Patientenzentrierte Information in der onkologischen Versorgung

Andrea Gaisser
Susanne Weg-Remers
(*Hrsg.*)

Patientenzentrierte Information in der onkologischen Versorgung

Evidenz und mehr

Mit Geleitworten von Prof. Dr. Wolfgang Knauf und Ralf Rambach

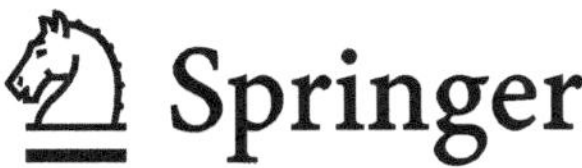 Springer

Hrsg.
Andrea Gaisser
Krebsinformationsdienst
Deutsches Krebsforschungszentrum
Heidelberg, Deutschland

Dr. med. Susanne Weg-Remers
Krebsinformationsdienst
Deutsches Krebsforschungszentrum
Heidelberg, Deutschland

ISBN 978-3-662-60460-1   ISBN 978-3-662-60461-8   (eBook)
https://doi.org/10.1007/978-3-662-60461-8

Die Deutsche Nationalbibliothek verzeichnet diese Publikation in der Deutschen Nationalbibliografie;
detaillierte bibliografische Daten sind im Internet über ▶ http://dnb.d-nb.de abrufbar.

Planung/Lektorat: Sabine Hoeschele
Springer ist ein Imprint der eingetragenen Gesellschaft Springer-Verlag GmbH, DE und ist ein Teil von
Springer Nature.
Die Anschrift der Gesellschaft ist: Heidelberger Platz 3, 14197 Berlin, Germany

Geleitwort von Wolfgang Knauf

„Man braucht vor dem Leben keine Angst zu haben. Man muss es nur verstehen."
(Marie Curie, Nobelpreisträgerin für Physik 1903 und für Chemie 1911)

Als praktisch tätige Onkologen wissen wir, dass Krebspatienten umfassende und verständliche Informationen brauchen, um ihre Erkrankung, ihre Situation, ihre Optionen und ihre Perspektiven zu verstehen und Entscheidungen entsprechend ihren Präferenzen treffen zu können. Wir erleben in unserem Praxisalltag aber auch, dass es oft nicht einfach ist, den individuellen Bedürfnissen im gewünschten Maß zu entsprechen. Manchmal ist es für die Patienten und ihre Angehörigen schwer, die für sie wichtigen Fragen zu stellen. Manche, für den individuellen Patienten bedeutsame Themen werden nicht angesprochen, und wir sehen sie nicht – objektiver Informationsbedarf und individuelle Bedürfnisse gehen nicht immer zusammen. Viele Fragen von Patienten lassen sich zudem nicht ohne weiteres beantworten oder berühren die zahlreichen Ungewissheiten, die medizinischen Fragen immanent sind. So bleiben Antworten für Patienten oft lückenhaft und unbefriedigend. Wenn sie dann versuchen, sich Informationen aus anderen Quellen zu beschaffen, besteht die Gefahr, sich im Dickicht der Meinungen und Heilsversprechen zu verlaufen: Das Angebot ist riesig, aber von sehr unterschiedlicher Qualität. Zudem können sie die Verlässlichkeit von Anbietern und die individuelle Relevanz für ihre eigene Situation oft nur schwer einschätzen.

Ein „Anker" ist hier seit rund 35 Jahren der Krebsinformationsdienst (KID) des Deutschen Krebsforschungszentrums, an den sich Patienten und Angehörige mit ihren individuellen Anfragen wenden können. Ich selbst habe das noch junge „Start-up" mit seinem damals neu- und in Deutschland einzigartigen Angebot während meiner Zeit an der Heidelberger Universitätsklinik mit Fachwissen unterstützt. Längst hat sich der KID allerdings von „eminenzbasierter" Information emanzipiert: Die Antworten des KID gründen auf der aktuellen wissenschaftliche Evidenz.

In das vorliegende Buch fließen die gebündelten Erfahrungen des KID-Teams aus all den Jahren ein. Es greift die häufigsten und für Patienten wichtigsten Fragen auf, auch diejenigen, die im Arzt-Patient-Gespräch eben oft nicht angesprochen werden, erläutern deren Hintergrund und geben Hinweise, wie sie verständlich, patientenzentriert und an den Anliegen orientiert beantwortet werden können – gerade wenn es um „schwierige" oder mit viel Unsicherheit behaftete Themen geht. Auch für schwierige Fragen gibt es Antworten, die den Patienten Orientierung geben können.

So kann dieses Buch uns Ärzte und andere in der onkologischen Versorgung Beteiligte bei der Kommunikation mit Patienten unterstützen und helfen, ihre Bedürfnisse und Anliegen besser zu verstehen, befriedigende Antworten zu geben und Angebote der Unterstützung zu machen. Es ist so etwas wie ein evidenzbasierter Ratgeber für den Umgang mit Patientenfragen und -anliegen, und dadurch ein Buch, das auch unseren Patienten zugutekommt. Patientenzentrierte Information und Kommunikation stellt die Patienten jederzeit in den Mittelpunkt, und das unterstreichen die Beiträge. Ich wünsche ihnen viele interessierte Leser.

Prof. Dr. Wolfgang Knauf
Centrum Hämatologie und
Onkologie Bethanien, Frankfurt

Geleitwort von Ralf Rambach

Sie halten ein umfassendes Werk in Händen, das so gut wie alle Aspekte des Themas behandelt. Um den besten Nutzen daraus ziehen zu können, möchte ich Ihnen gerne aus meiner persönlichen Erfahrung und der weiterer über Tausend Krebspatienten ein paar Anregungen geben.

Der Mensch, der Ihnen gegenüber steht, sitzt oder liegt, befindet sich wohl in einer der größten Krisen seines Lebens. Er ist nicht mit den üblichen Maßstäben zu messen. Er ist mental, seelisch und häufig auch körperlich auf einem nie gekannten Tiefpunkt seiner gesamten Leistungsfähigkeit und soll die größte Herausforderung seines Lebens meistern: nämlich dieses zu erhalten. Er sucht – häufig verzweifelt – nach Rat und Hilfe. Er sucht Halt – vor allem bei Ihnen – dem Fachmann, der Fachfrau.

Wenn Sie dieses Buch gelesen haben, sind Sie möglicher Weise (nur) 10 % auf dem Weg zum Ziel gegangen. Wenn Sie sich die für Sie relevanten Dinge angeeignet haben, haben Sie weitere gut 20 % geschafft. Immerhin schon 1/3! Die übrigen 2/3 stecken nicht explizit in diesem Buch. Wo dann? In Ihnen! Sie haben alles Notwendige an Bord. Mit Ihren „Bordmitteln" und dem Faktenwissen dieses Buches werden Sie wahrscheinlich nahezu alle Fragen Ihrer onkologischen Patienten (und deren Angehöriger!) zu deren Zufriedenheit beantworten.

Das klingt schön einfach – und ist doch schwer. Ihre soft skills sind gefragt. Empathie und menschliche Nähe – ohne sich vereinnahmen zu lassen. Geduld und – noch mehr Geduld. Machen Sie sich klar: Sie sind wahrscheinlich der Fels in der Brandung – oder der rettende Strohhalm. Für Ihre Situation kann ich Ihnen vier erprobte „Rezepte" geben, die auch hinlänglich bekannt sind, aber nur wirken, wenn sie aus innerer Überzeugung „rüber" kommen. Die Eselsbrücke heißt **„AUGE".**

Führen Sie das Gespräch auf **A**ugenhöhe – im übertragenen Sinn und real. Bieten Sie einen adäquaten Sitz an. Weder sitzen Sie hinter dem Schreibtisch noch stehen Sie am Bett und schauen herab. Suchen und halten Sie **A**ugenkontakt – auch wenn es Ihnen und dem Patienten nicht leicht fällt. Ob ein Mensch, das, was Sie ihm gerade gesagt haben, verstanden hat, erkennen Sie entgegen aller gegensätzlichen Beteuerungen nur in seinen **A**ugen.

Die **U**mgebung beeinflusst ein Gespräch immens. Innerlich wissen wir das und die Tradition überliefert es: Geburtstage, Anträge und Hochzeiten bekommen ihren Rahmen, damit sie gelingen mögen. Das kostet Zeit und Aufwand- es ist gut investierter Aufwand! Je besser sich Ihr Patient fühlt, umso schneller wird er verstehen und Sie wieder „freigeben".

Was wir häufig am wenigsten haben, ist **G**eduld – Geduld im **G**espräch. Sie führen es mit einem „Nichtfachmann". Er versteht nicht nur Ihre Fachsprache nicht, sondern ist außerdem noch aufgewühlt, verängstigt, verzweifelt oder auch abwesend. Er fragt Sie zum wiederholten Mal etwas, was Sie ihm schon gefühlte tausend Mal erklärt haben.

Auch hier hilft eine Binsenweisheit: Es gibt keine unpassenden Fragen, sondern nur unpassende Antworten. Versuchen Sie es mit einer Fiktion: Stellen Sie sich Ihr (oder ersatzweise ein) Kind, das Sie über alles lieben, vor und ergründen Sie, was es mit seiner Frage meint. Die Freude im Gesicht Ihres Gegenübers, wenn sein Verstehen aus seinen Augen spricht, ist der Bonus zu Ihrem Gehalt.

Das alles erfordert den **E**insatz Ihrer **E**mpathie. Scheuen Sie sich nicht, diese wundervolle **E**igenschaft gezielt einzusetzen und das Wissen dieses Buches wird eine wertvolle **E**rgänzung für Ihre Arbeit sein.

Ralf Rambach
Mitglied des Vorstandes der Deutschen
Leukämie- & Lymphom-Hilfe

Vorwort

Die onkologische Versorgung liegt vor allem in den Händen spezialisierter Ärzte und Einrichtungen.

Aber auch Ärzte anderer Fachrichtungen und Vertreter zahlreicher weiterer Berufsgruppen sind immer häufiger involviert. Das Thema ist komplex, und Krebspatienten haben viele Fragen, sachliche wie weniger sachliche, berührt die Erkrankung doch alle Lebensbereiche. Viele dieser Fragen sind nicht leicht zu beantworten, manche werden den behandelnden Ärzten gar nicht direkt gestellt, aus Scham, Angst, Rücksichtnahme oder gefühltem Zeitdruck, stehen aber unausgesprochen im Raum.

Mit solchen Fragen hat es der Krebsinformationsdienst (KID) des Deutschen Krebsforschungszentrums zu tun: Dorthin können sich Patienten und auch Angehörige wenden, wenn sie weitergehenden Informations- und Gesprächsbedarf haben, Orientierung und Unterstützung bei Entscheidungen suchen. Die Erfahrungen aus rund 35 Jahren geben ein gutes Bild von den Themen, die Krebspatienten bewegen, die in der Versorgungspraxis zu wenig Berücksichtigung finden oder im Arzt-Patienten-Gespräch aus Patientensicht zu wenig angesprochen oder vertieft werden.

Die gesammelten Erfahrungen im Umgang mit den individuellen Anfragen von Krebsbetroffenen – über die Jahre sind es mehrere Hunderttausend – haben wir in diesem Buch zusammengefasst: Es greift die häufigsten Themen und Anliegen auf, die beim KID ankommen. Wir schauen aus dem Blickwinkel der Patienten darauf, der oft ein anderer als der ärztliche ist: Objektiver Bedarf und subjektive Bedürfnisse sind nicht immer deckungsgleich. Der KID entspricht in seiner Informations- und Beratungstätigkeit beidem und ist dabei gleichermaßen der wissenschaftlichen Evidenz, der Guten Praxis Gesundheitsinformation und der patientenzentrierten Kommunikation verpflichtet.

Wie der KID den teilweise komplexen und schwierigen Fragen inhaltlich und kommunikativ begegnet, zeigen die einzelnen Beiträge. Alle Fakten und Informationen basieren auf der beim KID recherchierten und in einer wissenschaftlichen Datenbank dokumentierten besten verfügbaren Evidenz zu den einzelnen Themen, die Aspekte der Vermittlung auf Erkenntnissen der Kommunikationspsychologie, der Psychoonkologie und der Erfahrung aus der täglichen Arbeit. Einzelquellen sind im Text nur ausnahmsweise genannt, aber jedes Kapitel enthält einen Teil „Mehr Information", in dem online verfügbare hilfreiche Informationsressourcen für Fachleute und Patienten und ausgewählte weiterführende Literatur zusammengestellt sind. Patienten wünschen sich von ihren Ärzten Hinweise auf zusätzliche verlässliche Informationsangebote, wir nennen eine Auswahl qualitätsgesicherter, geeigneter Quellen.

Mit diesem Buch möchten wir Ärztinnen und Ärzten wie auch Vertretern anderer Berufsgruppen, die Krebspatienten versorgen, eine Unterstützung für Gespräche anbieten, gerade auch zu „schwierigen" Themen und solchen, die mehr die Bedürfnisse als den objektiven Bedarf berühren: Was ist für Patienten jeweils wichtig? Was wollen sie wirklich wissen? Was steht ggf. hinter den Fragen?

Viele Mitarbeiterinnen und Mitarbeiter haben an dem Buch mitgewirkt, schreibend oder beratend und unterstützend. Ein solches Vielautorenwerk ist immer eine Herausforderung, aber gerade die zahlreichen Autoren repräsentieren die fachliche und kommunikative Expertise und die nun schon jahrzehntelange Erfahrung des KID mit der Beantwortung von Patientenfragen zu Krebsthemen in ihrer ganzen Breite. Es ist auf diese Weise ein echtes „KID-Buch" geworden, von dem hoffentlich behandelnde Ärztinnen und Ärzte und andere in der onkologischen Versorgung Beteiligte profitieren können – ein Fachbuch aus der Perspektive der Patientenbedürfnisse.

Wir würden uns wünschen, dass Sie, die Leserinnen und Leser, in den Beiträgen hilfreiche Anregungen für die Kommunikation mit Ihren Patientinnen und Patienten finden. Ihnen und ihren unzähligen Einzelschicksalen widmen wir dieses Buch.

Andrea Gaisser
Susanne Weg-Remers

Danksagung

Unser Dank gilt zunächst allen Autorinnen und Autoren, die neben ihrer Expertise viel Zeit und Engagement in die Beiträge investiert haben – wie immer in solchen Projekten weit mehr als ursprünglich gedacht und geplant.

Ebenso herzlich danken wir all den Mitarbeiterinnen des Krebsinformationsdienstes, die die Autoren beraten oder die Beiträge aus der Perspektive und auf der Basis der Erfahrungen im Telefondienst und im E-Mail-Service gegengelesen haben:

Daniela Hirschberg, Barbara Kraft, Dr. Kristine Kranzhöfer, Dr. Christina Offenhäuser, Martina Schulte und Dr. Michaela van Kampen

Lena Passek hat die Grafiken für dieses Buch wunderbar gestaltet und ihnen ein einheitliches Gesicht gegeben. Ohne sie wäre das nicht möglich gewesen. Für diese neben ihrem Grafik-Design-Studium geleistete Arbeit gebührt ihr ein großes Dankeschön.

Mit Zahlen und Statistiken hat Evelyn Kludt, medizinische Dokumentarin beim KID, die Autoren unterstützt, danke sehr auch dafür.

Und darüber hinaus danken wir dem gesamten Team des KID, das die Grundlagen für dieses Buch über viele Jahre geschaffen hat.

Dass es überhaupt entstehen konnte, verdanken wir der nachhaltigen Anregung von Dr. Sabine Höschele, der verantwortlichen Planerin beim Springer-Verlag. Besonderer Dank gilt auch Barbara Knüchel, die als Projektmanagerin die zahlreichen auf dem Weg der Umsetzung aufgetretenen Fragen immer mit Kompetenz und Umsicht geklärt und die Abläufe mit ruhiger Hand professionell koordiniert hat.

Danke einfach allen, die zum Werden und Gelingen dieses Projekts beigetragen haben!

Inhaltsverzeichnis

III   Behandlung und Versorgung

V   Wie geht es nach der Behandlung weiter?

VI Leben mit und nach Krebs

VIII Hilfen für Kommunikation und Informationsvermittlung

Autorenverzeichnis

Dr. med. Andrea Busche-Bässler
Krebsinformationsdienst
Deutsches Krebsforschungszentrum
Heidelberg, Deutschland
a.busche-baessler@dkfz.de

Bettina Dräger
Krebsinformationsdienst
Deutsches Krebsforschungszentrum
Heidelberg, Deutschland
b.draeger@dkfz.de

Dr. rer. nat. Anke Ernst
Krebsinformationsdienst
Deutsches Krebsforschungszentrum
Heidelberg, Deutschland
anke.ernst@dkfz.de

Carmen Flecks
Krebsinformationsdienst
Deutsches Krebsforschungszentrum
Heidelberg, Deutschland
c.flecks@dkfz.de

Dr. phil. nat. Frauke Focke
Krebsinformationsdienst
Deutsches Krebsforschungszentrum
Heidelberg, Deutschland
f.focke@dkfz.de

Andrea Gaisser
Krebsinformationsdienst
Deutsches Krebsforschungszentrum
Heidelberg, Deutschland
a.gaisser@dkfz.de

Dipl. Biol. Julia Geulen
Krebsinformationsdienst
Deutsches Krebsforschungszentrum (DKFZ)
Heidelberg, Deutschland
j.geulen@dkfz.de

Karin Hagedorn
Krebsinformationsdienst
Deutsches Krebsforschungszentrum
Heidelberg, Deutschland
k.hagedorn@dkfz-heidelberg.de

Dipl. Biol. Christopher Heidt
Krebsinformationsdienst
Deutsches Krebsforschungszentrum
Heidelberg, Deutschland
c.heidt@dkfz.de

Alexandra Hennemann
Krebsinformationsdienst
Deutsches Krebsforschungszentrum
Heidelberg, Deutschland
a.hennemann@dkfz.de

Dr. sc. hum. Birgit Hiller
Krebsinformationsdienst
Deutsches Krebsforschungszentrum
Heidelberg, Deutschland
b.hiller@dkfz.de

Dr. med. vet. Stefanie Klein
Krebsinformationsdienst
Deutsches Krebsforschungszentrum
Heidelberg, Deutschland
stefanie.klein@dkfz.de

Dr. rer. nat. Eva Krieghoff-Henning
Krebsinformationsdienst
Deutsches Krebsforschungszentrum
Heidelberg, Deutschland
e.krieghoff@dkfz.de

Dr. med. Petra Krömer
Krebsinformationsdienst
Deutsches Krebsforschungszentrum
Heidelberg, Deutschland
p.kroemer@dkfz.de

Dr. med. Beatrice Kunz
Krebsinformationsdienst
Deutsches Krebsforschungszentrum
Heidelberg, Deutschland
b.kunz@dkfz.de

Dipl. Psych. Doris Lintz
Krebsinformationsdienst
Deutsches Krebsforschungszentrum
Heidelberg, Deutschland
d.lintz@dkfz.de

Dr. med. Andrea Penzkofer
Krebsinformationsdienst
Deutsches Krebsforschungszentrum
Heidelberg, Deutschland
a.penzkofer@dkfz.de

Dr. med. Brigitte Schwikowski-Kukla
Krebsinformationsdienst
Deutsches Krebsforschungszentrum
Heidelberg, Deutschland
b.schwikowski-kukla@dkfz.de

Dr. rer. nat. Grit Vollmer
Krebsinformationsdienst
Deutsches Krebsforschungszentrum
Heidelberg, Deutschland
g.vollmer@dkfz.de

Dr. med. Susanne Weg-Remers
Krebsinformationsdienst
Deutsches Krebsforschungszentrum
Heidelberg, Deutschland
s.weg-remers@dkfz.de

Dr. med. Ursula Will
Krebsinformationsdienst
Deutsches Krebsforschungszentrum
Heidelberg, Deutschland
u.will@dkfz.de

Dr. rer. nat. Kerstin Wittenberg
Krebsinformationsdienst
Deutsches Krebsforschungszentrum
Heidelberg, Deutschland
k.wittenberg@dkfz.de

Bedarf und Bedürfnisse von Krebspatienten

Andrea Gaisser

© Springer-Verlag GmbH Deutschland, ein Teil von Springer Nature 2020
A. Gaisser, S. Weg-Remers (Hrsg.), *Patientenzentrierte Information in der onkologischen Versorgung*,
https://doi.org/10.1007/978-3-662-60461-8_1

1.1 Hilfe, mein Patient stellt Fragen …?

WENN Krebspatienten fragen, ist das gut: Es hilft zu verstehen, was sie glauben, was sie brauchen, was sie erwarten und wie sie unterstützt werden möchten. Darauf einzugehen, kann die Arzt-Patient-Beziehung stärken und Ver- und Zutrauen schaffen. Oft fragen Patienten aber nicht, oder nicht alles, was für sie wichtig ist, aus Scham, Rücksicht, Angst vor Zurückweisung. Auch der empfundene – und tatsächliche – Zeitdruck in den Gesprächen spielt oft eine Rolle. Unausgesprochene Fragen und nicht erhaltene Informationen ziehen aber Kreise ins familiäre und soziale Umfeld hinein, beeinträchtigen die Arzt-Patient-Beziehung und die Compliance und können zu anderweitiger Suche nach der vermissten Unterstützung führen. An sich legitim, aber als verschwiegene Parallelaktivität nicht immer zuträglich und oft nicht sinnvoll, nicht selten auch in die Irre führend, wenn den falschen Informationen Glauben geschenkt wird. „Fake News" und Desinformation sind bei medizinischen Themen eine große Gefahr, einfache Erklärungen und Lösungen für Menschen ohne medizinischen und naturwissenschaftlichen Sachverstand verführerisch. Aber einfach, klar und eindeutig ist in der Onkologie wie in der Medizin überhaupt nicht Vieles, und auch das ist eine Herausforderung in der Kommunikation: Wie können die Ungewissheiten greifbar gemacht werden? (▶ Kap. 12 „Wie soll ich mich entscheiden?").

> Hilfreiche Kommunikation mit Krebsbetroffenen bedeutet: Bedarf und Bedürfnisse, Vorinformationen und Einschätzungen erfragen, zuhören und dann empathisch darauf eingehen und verständlich antworten, mindestens ein Angebot machen und Hinweise auf verlässliche Informationsquellen und auf Ansprechpartner geben – *erst fragen, dann sagen.*

Das gilt für alle Gespräche, aber besonders für solche, in denen schlechte Nachrichten zu überbringen sind, für „sensible" Themen wie Sexualität oder für gern ausgeklammerte und übergangene wie komplementäre Methoden, ebenso wie für das Thema des „advance care planning", der vorausschauenden Versorgungsplanung mit frühzeitiger Ansprache und Einbeziehung palliativer Versorgung bei fortgeschrittener Erkrankung (▶ Kap. 15 „Worüber ungern und oft zu spät gesprochen wird"). Allerdings sind solche Gespräche auch für Ärzte nicht leicht: Ehrlich sein, ohne die Hoffnung zu nehmen, mit Emotionen umgehen und genügend Zeit aufbringen sind wesentliche Schwierigkeiten.

Dieses Kapitel gibt einen Überblick zu den zentralen Informationsbedürfnissen von Krebspatienten, zu ihrem Beteiligungswunsch, zu Barrieren und wahrgenommenen Defiziten. Es stellt Strategien für eine verständnisorientierte, patientenzentrierte Kommunikation und Informationsvermittlung vor, wohl wissend, dass dieses Ideal unter den Bedingungen in der alltäglichen Praxis nicht immer zu erreichen ist.

1.2 Bedeutung von Information

Umfassende, verständliche Informationen sind für Patienten wichtig und umso wichtiger, wenn sie sich aktiv an der Planung ihrer Behandlung und Versorgung beteiligen sollen und das auch mehrheitlich wollen. Information ist aber mehr: Sie kann eine „Rettungsleine" und eine Bewältigungsstrategie sein, die aus einer gefühlten Abhängigkeit heraushilft, ein Stück Autonomie und Selbstwirksamkeit zurückbringt.

Die Quintessenz zahlreicher in den letzten 20 Jahren durchgeführter Studien zur Bedeutung von Information für Krebspatienten ist: Patienten, die sich ihren Bedürfnissen gemäß informiert fühlen und geringe Informationsbarrieren erfahren, haben überwiegend eine bessere gesundheitsbezogene

Lebensqualität und sind weniger ängstlich oder depressiv (Husson et al. 2011).

Und die Informations*bedürfnisse* sind ein wichtiges Stichwort:

> ❯ **Es ist zu unterscheiden zwischen objektiv aus medizinischer Sicht erforderlichen Informationen – dem Bedarf – und den individuellen Informationswünschen, die nicht unbedingt deckungsgleich sind: Was Patientinnen und Patienten wissen *sollten* und was sie wissen *wollen*, was für sie bedeutsam und wichtig ist.**

Weil das Eingehen auf die individuellen Bedürfnisse im Arzt-Patient-Gespräch mindestens in der Wahrnehmung der Patienten nicht immer so wie gewünscht Berücksichtigung findet, fühlen sich viele Betroffene danach nicht ausreichend informiert – auch wenn vielleicht aus ärztlicher Sicht alle Informationen vermittelt wurden, die (objektiv) für ein informiertes Einverständnis bezüglich medizinischer Maßnahmen erforderlich sind. Aus zahlreichen Untersuchungen und Befragungen von Krebsbetroffenen geht hervor, was ihre wesentlichen Informationsbedürfnisse sind, was sie wissen *wollen* (◘ Tab. 1.1).

Auch beim schwierigen Thema Gespräch über die Prognose bei fortgeschrittener Erkrankung gilt: Die meisten Patienten wünschen sich Aufklärung – allerdings nicht ungefragt, nur nach individueller Maßgabe und immer mit einem Hoffnungsaspekt, der sich nicht allein aus der Heilungschance ergibt (▶ Kap. 25 „Bin ich geheilt? Wie lange habe ich noch? – Die Prognosefrage").

1.2.1 Erfahrungen des KID

Der Krebsinformationsdienst steht seit 1986 Patientinnen und Patienten, ihren Angehörigen und allgemein Interessierten für alle krebsbezogenen Fragen zur Verfügung und ist bis heute der größte auf dieses komplexe Thema spezialisierte unabhängige Informationsanbieter in Deutschland. Rund 35 Jahre hat der KID also bereits das Ohr an den Fragen und Anliegen von Krebsbetroffenen, und er hat in dieser Zeit hunderttausende von Anfragen individuell auf der Basis des aktuellen Wissensstandes und der besten verfügbaren Evidenz beantwortet. Patienten und Angehörige stellen rund drei Viertel der Nutzer. Die anonyme Dokumentation aller Anfragen und regelmäßige detaillierte Nutzerbefragungen ergeben ein recht klares Bild von den wesentlichen und wichtigen Themen, das sich über die Jahre nur wenig verändert hat (▶ Kap. 30 „Krebsinformationsdienst").

Im Vordergrund stehen danach

- Die (beste) Behandlung in der individuellen Situation
- Nebenwirkungen und Behandlungsfolgen

◘ Tab. 1.1	Unbefriedigter Informationsbedarf und Informationsbedürfnisse von Krebspatienten	
Objektiver Bedarf	**Wichtig, aber häufig „vernachlässigt"**	**Häufig unbefriedigte subjektive Bedürfnisse**
– Gesichertes, relevantes Wissen zur Erkrankung und deren Behandlung – Vorgeschriebene Inhalte der Aufklärung	– (Aktuellste) Behandlungsmöglichkeiten – Alle Optionen (auch Nichtbehandlung!) – Therapienebenwirkungen und -folgen – (Verständliche) Information zu Nutzen und Risiken, prognostische Information – Nachsorge	– Auswirkungen von Erkrankung und Therapie auf unterschiedliche Lebensbereiche – Möglichkeiten des eigenen Beitrags (Was kann ich selbst tun?) – Remissionsstatus, Prognose – Informationen zu komplementären und alternativen Methoden in der Krebsmedizin (KAM) – Entscheidungshilfe

- Aktuelle Erkenntnisse (für die individuelle Situation)
- Nachsorge
- Komplementäre und alternative Methoden
- Überlebenschance/Prognose
- Versorgungsangebote

Verändert hat sich allerdings der Zeitpunkt, zu dem sich Patienten an den Dienst wenden: Begaben sie sich in den 1980er und 1990er Jahren noch ganz überwiegend erst nach Abschluss der Behandlung aktiv auf Informationssuche, tun sie das heute schon viel früher, teilweise noch während der Diagnostik. Die Verteilung der Anfragen über die Krankheitsphasen – Diagnosestellung, Primärtherapie, die Zeit danach, Rückfall und palliative Situation – hat sich deutlich nivelliert. Information ist zu allen Zeitpunkten wichtig, wenn auch der Hauptbedarf während und nach der Primärtherapie besteht: *Was ist die beste Behandlung für mich?*", "*Was kann man gegen die Nebenwirkungen tun?*", "*Wie geht es jetzt weiter?*", "*Wie kann die Heilung unterstützt, das Rückfallrisiko verringert werden?*" und "*Was kann ich selbst tun, was sollte ich vermeiden?*" sind zentrale Themen, die in unterschiedlichsten Facetten ankommen.

Die Kapitel dieses Buches gehen darauf ein, was die Fragen, Themen und Anliegen im Einzelnen sind, wie der Krebsinformationsdienst ihnen begegnet und sie beantwortet – und wie auch Ärzte ihnen begegnen können.

1.3 Informationssuche, Erwartungen und Präferenzen

Patienten hängen informatorisch schon lange nicht mehr allein am Tropf des Arztes: Informationen auch zu Krebsthemen sind heute vielfältig verfügbar und niederschwellig zugänglich. Auch ist Krebs heute häufig kein Tabuthema mehr, Betroffene gehen offener damit um, Erfahrungen werden in Internetforen und auch in den klassischen Medien geteilt. Allerdings hat die Überfülle an Informationen nicht wirklich zu besserer Informiertheit geführt, und das ist allenfalls scheinbar paradox: Die Qualität dessen, was verfügbar ist, stellt sich sehr heterogen dar. Was richtig, ein bisschen oder gänzlich falsch, was für einen individuellen Patienten, eine individuelle Patientin in ihrer Situation relevant und umsetzbar ist, bleibt für Menschen ohne Fachwissen weithin unklar, Fachinformationen werden nicht verstanden. Widersprüchliche Informationen verwirren, interessengeleitete oder gänzlich falsche Informationen führen auf Irrwege oder bestätigen ebenfalls falsche Vorstellungen und Erwartungen.

Obwohl dies erkannt ist und trotz breiter Bemühungen, Qualitätskriterien für Gesundheitsinformation zu entwickeln, durchzusetzen und Informationssuchende gezielt zu "guten" Informationen zu lenken, ist das Feld noch nicht gut bestellt. Ausnahmen qualitativ hochwertiger Informationen zu Krebs bestätigen auch hier die Regel, aber sie werden im "Dschungel" der Angebote oft nicht gefunden. Unterstützung bei der Bewertung und Einordnung von Informationen ist für Patienten somit unerlässlich – und sie wünschen sich das auch von ihren Ärzten.

Dabei haben sie klare Vorstellungen, was sie von Gesundheitsinformationen und Informationsanbietern erwarten – und das ist nicht wenig. Wie sich dies in einer 2016 durchgeführten großen Nutzerbefragung beim KID darstellte, zeigt ◘ Tab. 1.2.

Am liebsten erhalten Patientinnen und Patienten Informationen zu Gesundheitsfragen von einem, von ihrem Arzt – theoretisch, denn in der Praxis werden ihre Erwartungen nach subjektivem Empfinden oft nicht erfüllt. Und so nimmt das Internet mittlerweile die führende Rolle als Informationsquelle ein – mit allen genannten Schwächen und Gefahren.

Hier kommt dann doch wieder der Arzt ins Spiel, der die Aufgabe der Bewertung und Einordnung übernehmen könnte, so wünschen es sich Patienten. Jede Ärztin, jeder Arzt hat

● **Tab. 1.2** Was erwarten Krebspatienten von Informationsangeboten? (KID-Nutzerbefragung 2016, n = 2010 Patienten)

Erwartungen	Nennungen (%)
Aktualität	86
Fundiertheit	80
Verständlichkeit	76
Sachkompetenz des Anbieters	70
Vertrauenswürdigkeit	67
Passung für individuellen Bedarf	62
Unabhängigkeit	60
Hinweis auf weitere Quellen	52
Ausführlichkeit	48

das schon erlebt: Patienten bringen andernorts erhaltene Informationen zum Termin mit oder berichten davon: *„Wäre das etwas für mich?"*, *„Was ist davon zu halten?"*, *„Wer macht das?"*, *„Kann ich das auch bekommen?"*. Das ist nicht immer beliebt, aber das akzeptierende Eingehen darauf ist eine Chance für die Arzt-Patient-Beziehung und hilft, Patienten in ihrer Autonomie zu stärken. In der erwähnten Nutzerbefragung des KID konnten Patienten auch angeben, was sie in den Gesprächen mit Ärzten am meisten vermissen: Neben mehr Zeit für die Gespräche – deren Mangel das am häufigsten genannte Manko ist – stehen auf dieser Liste das Interesse an ihrer Person und das Eingehen auf individuelle Fragen und Anliegen.

1.4 Beteiligungswunsch und partizipative Entscheidung

Für Entscheidungen über das medizinische Vorgehen in einer individuellen Situation gibt es verschiedene Modelle. „Klassisch" – und überkommen – ist das paternalistische Modell, nach dem der Arzt allein die Entscheidung trifft. Am anderen Ende des Spektrums steht das Informationsmodell, nach dem der Patient nach Information autonom entscheidet. Dazwischen ist das Modell der gemeinschaftlichen Entscheidung von Arzt und Patient (● Abb. 1.1) angesiedelt.

Die Beteiligung von Patientinnen und Patienten in medizinischen Entscheidungsprozessen – das „shared decision making" (SDM), deutsch partnerschaftliche Entscheidungsfindung (PEF) – steht seit 20 Jahren auf der gesundheitspolitischen Agenda, wird eigentlich von allen grundsätzlich

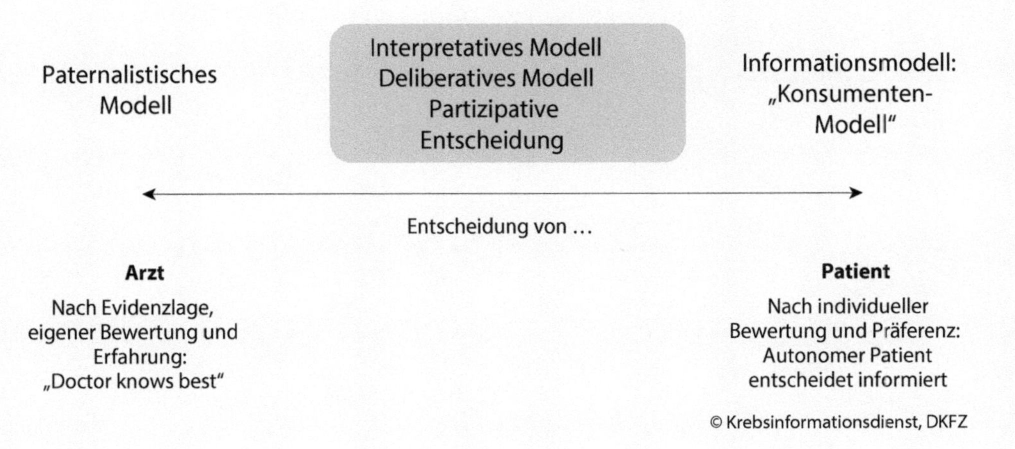

● **Abb. 1.1** Modelle der Arzt-Patient-Beziehung (Nach Emanuel und Emanuel 1992)

befürwortet und von den Patienten nach individueller Maßgabe gewünscht – das haben zahlreiche Untersuchungen gezeigt. So richtig und in der gewünschten Weise in der Praxis angekommen ist die partizipative Entscheidung allerdings noch nicht, wie Patientenbefragungen erkennen lassen.

Partizipative Entscheidungsfindung erfordert eine bestimmte Haltung des Arztes und ein bestimmtes kommunikatives Konzept, in dem Patienten zunächst die Tür zur Beteiligung geöffnet wird: im Sinne einer Einladung und Erklärung, dass man sich gleichberechtigt und auf Augenhöhe gegenübersitzt, und dass die Einschätzung, die Erwartungen der Patienten gleichermaßen wichtig und bedeutsam sind wie die ärztliche Expertise. In Kürze umfasst es die in ◗ Abb. 1.2 dargestellten Schritte.

Partizipative Entscheidung ist insbesondere dort angebracht, wo mehrere nach Stand des Wissens gleichwertige („Equipoise"), aber im Hinblick auf Aspekte der Anwendung und der Auswirkungen für die Betroffenen unterschiedliche Optionen des medizinischen Vorgehens bestehen: unterschiedliche Behandlungsdauer, unterschiedliche Behandlungs- oder Anwendungsformen und entsprechend unterschiedliche Nebenwirkungen, mehr oder weniger Arzt- oder Klinikvisiten und Kontrolluntersuchungen, und andere präferenzsensitive Aspekte. Das ist die klassische „Indikation".

Aber auch in einem erweiterten Sinn ist sie in den meisten Situationen der beste Weg, eine informierte Zustimmung zu einer Behandlung zu erreichen, die so gut wie möglich im Einklang mit Patientenpräferenzen steht. Wenn eine Entscheidung auf dem Verständnis der Optionen, ihrer Evidenz und der Begründung für die Anwendung in der individuellen Situation basiert und mit den individuellen Präferenzen kompatibel ist, ist das eine gute Entscheidung. Wie erwähnt, klaffen Theorie und Realität bei der partizipativen Entscheidung noch deutlich auseinander.

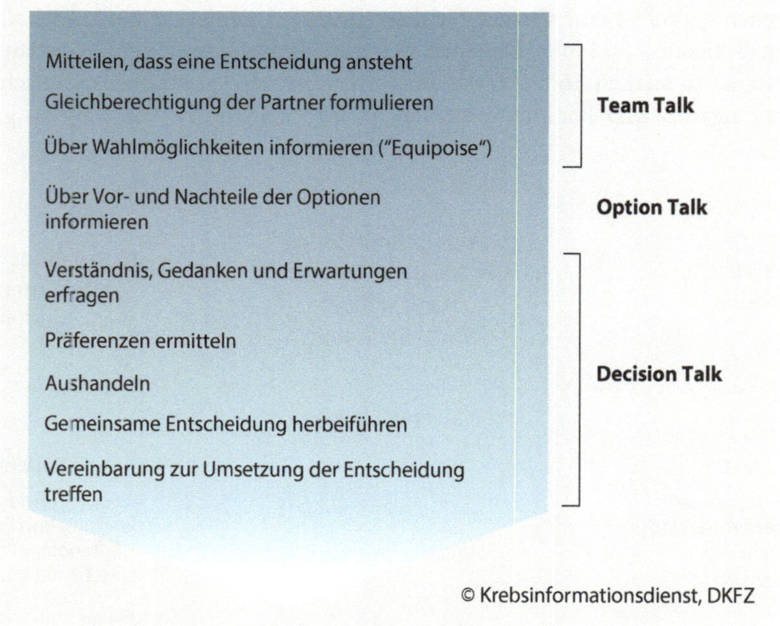

◗ **Abb. 1.2** Schritte zur partizipativen Entscheidung: ein kommunikativer Prozess (Nach Härter 2004)

So stellte es sich auch in einer schriftlichen Befragung von 1650 Patienten dar, die sich an den KID gewandt hatten. Sie wurden gebeten, die Realisierung der PEF-Schritte bei der letzten Entscheidungssituation mit einem validierten PEF-Fragebogen (PEF-FB 9, Kriston et al. 2010) zu bewerten. Aus den Antworten geht hervor, dass einerseits die Klärung der Beteiligungspräferenz und die Einladung zur gleichberechtigten Beteiligung wie auch die Information, dass nicht nur eine Option der Behandlung besteht, in vielen Fällen nicht erfolgte – jedenfalls in der Wahrnehmung der Befragten. Auch der „Decision Talk" – die Exploration der Patientenpräferenzen nach Erläuterung der Optionen, die gemeinsame Abwägung, das „Aushandeln" und die gemeinsame Entscheidung wurden aus Patientensicht nur in knapp einem Drittel der Fälle „lege artis PEF" umgesetzt. Der Informationspart („Option Talk") – Erläuterung von Vor- und Nachteilen der Optionen und Unterstützung beim Verstehen – wurde dagegen deutlich besser bewertet.

Zu berücksichtigen ist auch, dass der Wunsch nach Beteiligung sich im Verlauf der Erkrankung verändern kann und nicht in allen Situationen gleich ist.

In der Befragung des KID, in der die individuellen Beteiligungserfahrungen und -präferenzen nach unterschiedlichen Situationen und Fragestellungen – von Diagnostik bis hin zur Einbeziehung von Angehörigen – differenziert erhoben wurden, zeigte sich, dass die Patienten ganz überwiegend mehr Autonomie und Beteiligung gewünscht hätten, als sie erfahren haben. Insbesondere würden sie sich aber mehr gemeinsame Entscheidungen mit ihrem Arzt wünschen. Bei der Frage, wo die Behandlung erfolgen soll und ob andere Ärzte hinzugezogen werden sollen, erleben sie dagegen oft eher mehr Autonomie als gewünscht. Das spiegelt sich auch in den Anfragen an den KID (► Kap. 6 „Wo erhalte ich die beste Versorgung?").

Natürlich kann es auch Gründe geben, warum sich Patienten lieber nicht an medizinischen Entscheidungen beteiligen möchten. Auch dazu hat der KID in seiner Untersuchung einen Fragebogen vorgelegt – mit interessanten Ergebnissen, die Gedankenanstöße für die Gestaltung der Kommunikation sein können.

Die am häufigsten genannten Begründungen für entsprechende Vorbehalte waren, dass der Arzt die Beteiligung nicht angeboten und dass er nicht über die Verfügbarkeit unterschiedlicher Optionen informiert hat. Weitere Begründungen waren die gefühlt mangelnde eigene Kompetenz und zu wenig Information und bei über einem Viertel der Befragten auch

Bedenken, dass der Arzt durch den Wunsch nach Entscheidungsbeteiligung verärgert sein könnte und dass dieser Wunsch unangemessen sei – die befragten Patientinnen und Patienten sehen und verstehen sich nicht in einer gleichberechtigten Rolle.

Die Umsetzung der partizipativen Entscheidung bedarf also noch der Entwicklung. Dabei zeigen die dazu durchgeführten wissenschaftlichen Untersuchungen alle mehr oder weniger deutlich, dass dieses Konzept überwiegend Vorteile hat: Partizipative Entscheidung fördert das Wissen, reduziert Entscheidungsunsicherheit und erhöht die Versorgungszufriedenheit, insbesondere wenn die Patienten sich subjektiv beteiligt fühlen – was nicht zwangsläufig mit objektiven Bewertungen übereinstimmt. Negative Effekte wurden dagegen bisher nicht gezeigt.

Auch wenn noch nicht ganz klar ist, was genau für Patienten eine gemeinsame Entscheidung ausmacht, spricht doch vieles, wenn nicht alles dafür, dieses Konzept weiter zu verfolgen und zu implementieren. Ethisch ist es sowieso geboten, und die Patientinnen und Patienten wünschen es sich mehrheitlich so.

Dennoch: In vielen Fällen ist es nicht einfach oder wird auch nach Besprechung aller Details nicht gelingen, eine für beide Seiten gleichermaßen befriedigende gemeinsame Entscheidung zu erreichen. Es kann sein, dass Patienten sich einfach nicht in der Lage fühlen oder nicht willens sind, sich an Entscheidungen zu beteiligen. Dann ist es legitim, wenn sie im Sinne eines Treuhändermodells ihrem Arzt die Verantwortung übertragen. Auf die Facetten und auf die Schwierigkeiten gerade bei Entscheidungen zu Fragen einer Krebsbehandlung geht ► Kap. 12 „Wie soll ich mich entscheiden?" ein.

1.5 Gesundheitskompetenz als Verantwortung der Versorgung

Damit Patienten sich entsprechend ihren Wünschen an Fragen ihrer Versorgung beteiligen können, ist eine wesentliche

Voraussetzung umfassende, bedarfsgerechte Information, die sie dort abholt, wo sie stehen: bei ihrem Vorwissen, ihren Bedürfnissen, ihren Erwartungen und ihrer individuellen Gesundheitskompetenz („Health Literacy"): ihrer Fähigkeit, sich relevante Gesundheitsinformationen zugänglich zu machen, sie zu verstehen, zu bewerten und in ihrem besten Interesse anzuwenden.

> **Definition**
>
> Gesundheitskompetenz umfasst das Wissen, die Motivation und die Kompetenzen von Menschen in Bezug darauf, relevante Gesundheitsinformationen in unterschiedlicher Form zu finden, zu verstehen, zu beurteilen und anzuwenden, um im Alltag in den Bereichen der Krankheitsbewältigung, der Krankheitsprävention und der Gesundheitsförderung Urteile fällen und Entscheidungen treffen zu können, die die Lebensqualität im gesamten Lebensverlauf erhalten oder verbessern (nach Sørensen et al. 2012).

Nach den Ergebnissen einer großen repräsentativen Befragung zur Gesundheitskompetenz in der deutschen Bevölkerung (HLS-GER, Schaeffer et al. 2016) steht es um diese nicht zum Besten. Im Bereich Krankheitsbewältigung – also bei Anforderungen im Zusammenhang mit einer konkreten Krankheitssituation – haben neben älteren, sozial schwachen und weniger gebildeten Menschen diejenigen mit einer chronischen Erkrankung – und dazu ist auch Krebs zu zählen – die schlechtesten Indexwerte: Ihre Gesundheitskompetenz wurde aufgrund der Antworten zu 63 % als eingeschränkt eingestuft. Gerade sie brauchen besondere Unterstützung, gut verständliche Information und patientenzentrierte Kommunikation seitens derer, mit denen sie im Krankheitsfall in unserem Gesundheitssystem zu tun haben.

Unabhängig davon muss berücksichtigt werden, dass die Zahl der funktionalen Analphabeten in Deutschland höher ist als gemeinhin angenommen: Der zweiten LEO-Studie (Leben mit geringer Literalität) aus dem Jahr 2018 zufolge beträgt sie in der deutschsprachigen Bevölkerung zwischen 18 und 64 Jahren rund 6,2 Mio. (12,1 %). Diese Menschen haben schon mit dem Verständnis von einfachen allgemeinen Texten Schwierigkeiten, mit medizinischen Informationen sind sie überfordert.

In einem immer komplexer werdenden Gesundheitswesen und in der Flut von Informationen ist das ein Problem. Dessen hat sich mittlerweile auch die Politik angenommen und 2018 die Nationale Allianz Gesundheitskompetenz ins Leben gerufen, in der alle medizinischen Spitzenorganisationen Partner sind (▶ „Mehr Information"). Drei wesentliche Handlungsfelder wurden formuliert:

1. Die allgemeine Gesundheitskompetenz der Bevölkerung durch Gesundheitsbildung stärken
2. Wissenschaftlich abgesicherte Informationsangebote – insbesondere im Internet – bündeln und allgemein verständlich aufbereiten (im Sinne eines nationalen Portals für Gesundheitsinformationen)
3. Die Kommunikationskompetenz aller im Gesundheitswesen Tätigen in der Aus-, Weiter- und Fortbildung fördern

Insbesondere der dritte Punkt trägt der wachsenden Erkenntnis Rechnung, dass die individuelle Gesundheitskompetenz das Ergebnis eines Wechselspiels zwischen dem Individuum und dem (Gesundheits)System ist, dem jeweiligen Versorgungskontext, in dem er oder sie sich befindet:

Der Prozess von Informationssuche, Informationsfindung, Verständnis, Bewertung im individuellen Kontext und Umsetzung für die eigenen Zwecke kann auf allen Stufen von den Gegebenheiten des Systems positiv oder negativ beeinflusst werden (◼ Abb. 1.3).

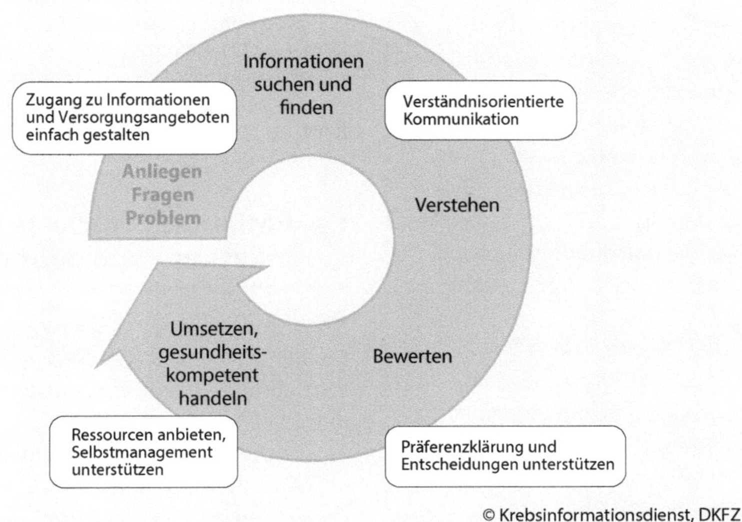

◗ **Abb. 1.3** Individuelle Gesundheitskompetenz als Wechselspiel zwischen Individuum und Grad der Verständnisorientierung im Versorgungskontext

Auch ist Gesundheitskompetenz situations- und kontextspezifisch: Ein Mensch, der sich normalerweise gut im Gesundheitssystem orientieren kann, mag in einer neuen und gar lebensbedrohlichen Situation trotzdem überfordert sein.

1.5.1 Gesundheitskompetente Gesundheitseinrichtungen

Aus dieser neuen Sicht erwuchs ein Konzept, das die Institutionen und Organisationen des Gesundheitssystems und alle in der gesundheitlichen Versorgung Tätigen in die Pflicht nimmt: das Konzept der „organisationalen Gesundheitskompetenz" bzw. der gesundheitskompetenten Versorgung: Sie orientiert sich an den entsprechenden Fähigkeiten der einzelnen Nutzerinnen und Nutzer, der Patientinnen und Patienten, und unterstützt sie dabei, die Angebote des Gesundheitssystems in ihrem besten Interesse zu nutzen.

Das fängt – gar nicht trivial – bei klaren Wegweisern in Kliniken und anderen Versorgungseinrichtungen an und hört bei der individuellen Unterstützung von Patienten und Angehörigen in schwierigen, riskanten und ambivalenten Situationen auf. Die Qualifizierung der an der Versorgung Beteiligten ist ebenso wichtig wie die Schaffung von Rahmenbedingungen, die den Zugang zu Versorgungsangeboten einfach machen.

Zehn Merkmale gesundheitskompetenter Gesundheitsorganisationen
(nach Brach et al. 2012;
▶ „Mehr Information")
Eine solche Organisation
▬ macht auf Leitungsebene Gesundheitskompetenz zum integralen Bestandteil ihres Auftrags, ihrer Struktur und ihrer Arbeit
▬ integriert Gesundheitskompetenz in die strategische Planung
▬ fördert die Qualifizierung ihrer Mitarbeiter in den Anforderungen gesundheitskompetenter Versorgung und überprüft den Fortschritt

- beteiligt ihre Zielgruppe/n an der Gestaltung, Umsetzung und Evaluierung von Gesundheitsinformationen und -leistungen
- entspricht dem Bedarf ihrer Zielgruppe/n und vermeidet Stigmatisierung
- kommuniziert verständnisorientiert und versichert sich des Verstehens der Nutzer
- macht den Zugang ihrer Klientel zu Gesundheitsinformationen und -leistungen einfach und unterstützt die Orientierung
- gestaltet Informationsmaterialien für alle Zielgruppen leicht verständlich
- berücksichtigt die Gesundheitskompetenz in Hochrisikosituationen einschließlich Versorgungsübergängen und Kommunikation über Arzneimittel
- kommuniziert klar versicherte und Selbstzahlerleistungen

Besonders wichtig: Verständnisorientierung

Ein Aspekt steht hier für Patientinnen und Patienten im Vordergrund des Interesses: die verständnisorientierte Information und Kommunikation. Und das betrifft nicht nur den Anspruch, Fachsprache zu vermeiden, sondern vielmehr die Sicherstellung des Verständnisses dessen, was gesagt und besprochen wird.

Wie erleben es Patienten?

In einer Befragung von rund 300 Patienten, die sich an den E-Mail-Service des KID wandten, hat der KID dies mit einem validierten Fragebogen erhoben (Ernstmann et al. 2017). Wesentliche Aspekte sind hier neben verständlicher und deutlicher Sprache u. a. die Ermunterung von Patienten zum Nachfragen und die wiederholte Rückversicherung, ob sie alles verstanden haben.
Im Schnitt über ein Drittel der Teilnehmer verneinten, dass die abgefragten Aspekte in der Kommunikation

berücksichtigt wurden. Der Auswertung zufolge hakt es insbesondere da, wo Beteiligung gefördert werden könnte – oder eben nicht. Der Schlüssel ist, Patienten in der Kommunikation so entgegenzukommen, wie sie es in der jeweiligen Situation brauchen: patientenzentrierte Kommunikation.

1.6 Patientenzentrierte Kommunikation – wie geht das?

Noch ein Schlagwort, das aber die Klammer um alle zuvor angesprochenen Themen bildet und alles beinhaltet. Patientenzentrierte Kommunikation bedeutet

- das Andocken beim Patienten,
- eine offene Haltung,
- das Interesse an der Person und ihren Anliegen,
- das Erfragen von Erwartungen, Vorwissen und Präferenzen, den Austausch von Informationen zum beiderseitigen Nutzen,
- das Anerkennen von und Eingehen auf Emotionen,
- die Unterstützung beim Umgang mit der allgegenwärtigen Unsicherheit und
- die Unterstützung zum „Selbstmanagement", also beim „Navigieren" im Gesundheitssystem und bei der Nutzung verfügbarer Ressourcen im eigenen besten Interesse.

Der Patient mit seinen Bedürfnissen und Werten steht im Mittelpunkt. Die Haltung des Arztes ist getragen von Respekt, Wertschätzung und Empathie: sich auch temporär in die Situation und die Gefühlswelt und Wahrnehmung des Patienten zu versetzen, „in seinen Schuhen zu gehen". Diese Form der Kommunikation schafft die Grundlage für eine vertrauensvolle Arzt-Patienten-Beziehung, unterstützt Beteiligung, Gesundheitskompetenz und Selbstwirksamkeit und, dafür gibt es ebenfalls Hinweise, die Versorgungszufriedenheit.

Ronald Epstein und Richard Street haben in einer 2007 vom National Cancer Institute der USA herausgegebenen Monographie

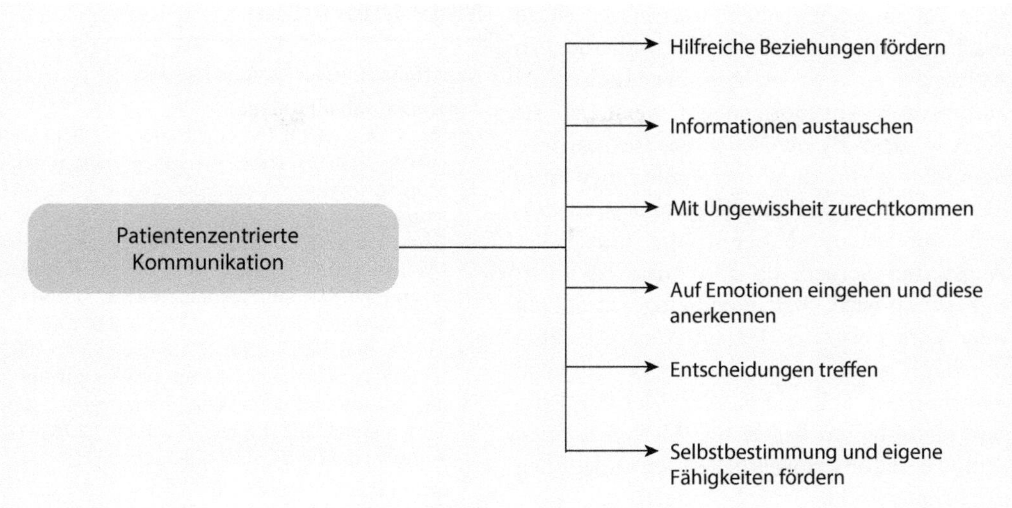

◘ Abb. 1.4   Die 6 Kernfunktionen patientenzentrierter Kommunikation in der Onkologie (Keller 2014, mod. nach Epstein und Street 2007)

ausgearbeitet, was patientenzentrierte Kommunikation in der Onkologie bedeutet, was sie bewirken kann, was förderlich ist und was nicht und was in unterschiedlichen Situationen zu beachten ist (► „Mehr Information"). Die sechs Kernfunktionen patientenzentrierter Kommunikation in der Onkologie sind in ◘ Abb. 1.4 dargestellt.

Auch die S3-Leitlinie Psychoonkologie gibt Hinweise für die Umsetzung patientenzentrierter Kommunikation mit Krebspatienten (Empfehlung 11.3; ► „Mehr Information"):

— Gewährleistung einer atmosphärisch angemessenen und ungestörten Umgebung ohne Unterbrechungen
— Aufbau einer tragfähigen Beziehung zum Patienten
— Gesprächsführung auf der Basis des Aktiven Zuhörens
— direktes und einfühlsames Ansprechen schwieriger Themen
— Vermittlung von bedeutsamen Informationen in einer patientennahen Sprache unter Vermeidung von medizinischem Fachvokabular, ggf. Erklärung von

Fachbegriffen. Sie soll aufrichtig sein und gleichzeitig Raum für realistische Hoffnung lassen
— Verwendung von Strategien, um das Verständnis zu verbessern (Wiederholung, Zusammenfassung wichtiger Informationen, Nutzung von Grafiken u. ä.)
— Ermutigung, Fragen zu stellen wie auch Gefühle auszudrücken
— Einbeziehung von Angehörigen oder Bezugspersonen in Abhängigkeit vom Wunsch des Patienten
— Anbieten weiterführender Hilfen

1.7   Und die Angehörigen?

Während die Patienten mindestens in kontinuierlichem Kontakt mit den behandelnden Ärzten stehen, bleiben die Angehörigen häufig buchstäblich „außen vor". Was vielfach unter den Tisch fällt ist, dass sie häufig in hohem Maße mitleiden und als Mitbetroffene ebenfalls das starke Bedürfnis haben, die Situation und die Optionen zu verstehen, gewappnet zu sein, den Patienten oder Patientinnen zu helfen, nichts falsch zu machen. Etwa ein Drittel der individuellen Anfragen an den Krebsinformationsdienst kommt von Angehörigen. Oft verstehen sie noch weniger als die Patienten, was passiert, besonders wenn diese nicht mit ihnen über die Situation sprechen wollen, und sind deshalb mindestens so beunruhigt und voller Angst und Sorgen, ob alles und das Richtige getan wird. Bei alten, eingeschränkten oder stark belasteten Patienten kann es aber durchaus auch sein, das die betreuenden Angehörigen, z. B. die Kinder oder der Partner, die Situation besser überblicken können und die dafür erforderlichen Informationen der behandelnden Ärzte benötigen.

Die Angehörigen sollten als Teil der therapeutischen Allianz gesehen werden. Sie sind in der Wahrnehmung der meisten Patienten ihre wichtigste Stütze. Dafür müssen sie wissen, wie die Situation ist, was sie tun können und auch wo sie selbst Unterstützung erhalten können. Denn sie können sich leicht überfordern und subjektiv wie objektiv großen Belastungen ausgesetzt sein. ▶ Kap. 26 „Unterstützung für Angehörige" geht auf dieses Thema ein.

Gut ist es, Angehörige – mit Einverständnis und auf Wunsch der Patienten – in Gespräche einzubeziehen. Manches, was Patienten in ihrer Aufregung, Angst und Verwirrung nicht aufnehmen können, wird von den Angehörigen eher gehört und verstanden. Sie können auch Fragen stellen, die die Patienten in der Situation nicht formulieren können oder nicht aussprechen wollen, weil sie in einer psychischen Ausnahmesituation sind. Zu berücksichtigen ist hier aber auch, dass sich je nach Situation die Werte, Vorstellungen und Erwartungen der Angehörigen von denen der Patienten unterscheiden können, besonders bei fortgeschrittener und terminaler Erkrankung. Im Mittelpunkt steht in solchen Gesprächen die Patientin, der Patient.

Mehr Information

Weiterführende Quellen und Literatur

Bedeutung von Information

Fletcher C et al (2017) The information needs of adult cancer survivors across the cancer continuum: A scoping review. Patient Educ Couns 100(3):383–410. ▶ https://doi.org/10.1016/j.pec.2016.10.008

Harrison JD et al (2009) What are the unmet supportive care needs of people with cancer? A systematic review. Support Care Cancer 17(8):1117–1128. ▶ https://doi.org/10.1007/s00520-009-0615-5

Husson O et al (2011) The relation between information provision and health-related quality of life, anxiety and depression among cancer survivors: a systematic review. Ann Oncol 22:761–772. ▶ https://doi.org/10.1093/annonc/mdq413

Partizipative Entscheidung

Emanuel EJ, Emanuel LL (1992) Four models of the physician-patient relationship. JAMA 267(16): 2221–2226. ▶ https://doi.org/10.1001/jama.1992.03480160079038

Härter M (2004) Partizipative Entscheidungsfindung (Shared Decision Making) – Ein von Patienten, Ärzten und der Gesundheitspolitik geforderter Ansatz setzt sich durch. Z ärztl Fortbild Qual Gesundh wes 98: 89–92

Kashaf MS, McGill E (2015) Does Shared Decision Making in Cancer Treatment Improve Quality of Life? A Systematic Literature Review. Med Decis Making 35(8):1037–1048. ▶ https://doi.org/10.1177/0272989X15598529

Kriston L et al (2010) The 9-item Shared Decision Making Questionnaire (SDM-Q-9). Development and psychometric properties in a primary care sample.Patient Educ Couns 80(1):94–99. ▶ https://doi.org/10.1016/j.pec.2009.09.034

Tariman JD et al (2010) Preferred and actual participation roles during health care decision making in persons with cancer: a systematic review. Ann Oncol 21(6):1145–1151. ▶ https://doi.org/10.1093/annonc/mdp534

Gesundheitskompetenz

Bitzer EM, Sørensen K (2018) Gesundheitskompetenz – Health Literacy. Gesundheitswesen 80(08/09):754–766. ▶ https://doi.org/10.1055/a-0664-0395

Brach C et al (2012) Ten Attributes of Health Literate Health Care Organizations ▶ http://nam.edu/wp-content/uploads/2015/06/BPH_Ten_HLit_Attributes.pdf

Bundesministerium für Gesundheit. Allianz für Gesundheitskompetenz ► https://www.bundes-gesundheitsministerium.de/ministerium/meldungen/2017/juni/allianz-fuer-gesundheitskompetenz.html

Deutsches Netzwerk Gesundheitskompetenz e. V.: Informationen und Links zum Thema Gesundheitskompetenz, Linkverzeichnis verlässliche Gesundheits- und Patientenformationen ► https://dngk.de/

Ernstmann N et al (2017) Measuring attributes of health literate health care organizations from the patients' perspective: Development and validation of a questionnaire to assess health literacy-sensitive communication (HL-COM). Z Evid Fortbild Qual Gesundh wesen (ZEFQ) 121:58–63. ► https://doi.org/10.1016/j.zefq.2016.12.008

Grotlüschen A et al (2019) LEO 2018 – Leben mit geringer Literalität. Pressebroschüre. ► https://leo.blogs.uni-hamburg.de/

Nationaler Aktionsplan Gesundheitskompetenz: Informationen und Strategiepapiere zum Thema ► https://www.nap-gesundheitskompetenz.de/

Schaeffer D et al (2016) Gesundheitskompetenz der Bevölkerung in Deutschland – Ergebnisbericht. Universität Bielefeld. ► https://doi.org/10.2390/0070-pub-29088450

Sørensen K et al (2012) Health literacy and public health: a systematic review and integration of definitions and models. BMC Public Health 12:80. ► https://doi.org/10.1186/1471-2458-12-80

Patientenzentrierte Kommunikation

Epstein RM, Street RL (2007) Patient-Centered Communication in Cancer Care: Promoting Healing and Reducing Suffering. National Cancer Institute, NIH Publication No. 07-6225. Bethesda, MD, 2007. ► https://pubs.cancer.gov/ncipl/detail.aspx?prodid=T099

Keller M (2013) Patientenzentrierte Kommunikation in der Onkologie. Imago Hominis 20 (4): 267–276 ► https://www.imabe.org/index.php?id=2010 ► https://www.imabe.org/fileadmin/imago_hominis/pdf/IH020_267-276.pdf

Keller M (2014) Patientenzentrierte Kommunikation mit Tumorkranken und ihren Angehörigen. Im Fokus Onkologie 17(11):50–53

Leitlinienprogramm Onkologie: S3-Leitlinie Psychoonkologische Diagnostik, Beratung und Behandlung von erwachsenen Krebspatienten. Version 1.1 – Januar 2014. AWMF-Registernummer: 032/051OL ► https://www.leitlinienprogramm-onkologie.de/leitlinien/psychoonkologie/

Krebsursachen und Krebsrisikofaktoren

Inhaltsverzeichnis

„Warum ich?" Krebsursachen aus Patientensicht und die Fakten

Birgit Hiller, Frauke Focke und Eva Krieghoff-Henning

© Springer-Verlag GmbH Deutschland, ein Teil von Springer Nature 2020
A. Gaisser, S. Weg-Remers (Hrsg.), *Patientenzentrierte Information in der onkologischen Versorgung*,
https://doi.org/10.1007/978-3-662-60461-8_2

„Seit ich von meinem Krebs weiß, frage ich mich die ganze Zeit, was falsch gelaufen ist. Und ich will wissen, was ich in Zukunft anders machen könnte, damit ich wieder gesund werde."

Was verursacht Krebs? Diese Fragen beschäftigen nicht nur Gesunde, die sich schützen möchten. Die Anfragen an den Krebsinformationsdienst zeigen: Die Suche nach dem Auslöser der eigenen Erkrankung gehört für viele Patientinnen und Patienten zur Krankheitsbewältigung.

Den meisten Betroffenen ist zudem nicht bewusst, dass nach heutigem Verständnis Tumoren nicht nur aufgrund externer – und teilweise vermeidbarer – Risikofaktoren entstehen. Sie kann das Wissen entlasten, dass Krebs nicht selten auch die Folge mehr oder weniger zufällig entstandener Veränderungen der Erbinformation ist, denen sich nach heutigem Kenntnisstand nicht vorbeugen lässt.

2.1 Die Suche nach dem Auslöser

Betroffene wollen nicht nur Fakten zu Krebsrisikofaktoren. Sie suchen nach dem eigenen Anteil an der Krebsentstehung. Dazu gehört der Rückblick: „Wer oder was ist schuld? Was habe ich falsch gemacht?". Doch sie hinterfragen auch ihre Selbstwirksamkeit: Für die Zukunft wollen Betroffene wissen, welche Risiken sie meiden können, um gesund zu werden. Auch der Wunsch, Angehörige vor Krebs zu schützen, kann ein Motiv für die Ursachensuche sein.

2.1.1 Risikowahrnehmung und subjektive Krebstheorien

Risikoinformationen haben einen wichtigen Stellenwert für Erkrankte: Unter dem Eindruck der eigenen Betroffenheit gehen Patientinnen und Patienten zunächst von ihren persönlichen Vorstellungen aus, was Krebs auslöst. Diese subjektiven Krebstheorien werden durch neue Informationen aktualisiert oder auch verfestigt.

Können Patientinnen und Patienten das Thema für sich nicht zufriedenstellend abschließen, wirkt sich dies gegebenenfalls ungünstig auf ihre Krankheitsverarbeitung aus. Dies ist durch zahlreiche Studien belegt. Auch die S3-Leitlinie „Psychoonkologische Diagnostik, Beratung und Behandlung von erwachsenen Krebspatienten" (▶ „Mehr Information") nennt „maladaptive Kausal- und Kontrollattributionen" als ein Problem, das zu entsprechendem Beratungs- oder sogar Therapiebedarf führen kann (▶ Kap. 21 „Die Krankheit macht mir zu schaffen").

> **Die meisten Menschen haben ganz persönliche Vorstellungen davon, wie Krebs entsteht und welche Risikofaktoren beteiligt sind. Diese subjektiven Krebstheorien können bei Betroffenen auch die Therapiewahl und die individuellen Strategien zur Krankheitsbewältigung beeinflussen.**

Ihre individuellen Vorstellungen davon, „wie Krebs funktioniert", beeinflussen die Therapiepräferenzen Betroffener. Dies beginnt bereits bei der Kommunikation zwischen Ärzten und Patienten: Gibt es eine Diskrepanz zwischen der subjektiven Krebstheorie eines Betroffenen und der Sicht der behandelnden Ärzte auf die Krankheitsauslöser? Gelingt es nicht, diese einfühlsam zu thematisieren und nach Möglichkeit aufzulösen, kann daraus eine Barriere für die partizipative Entscheidungsfindung entstehen (▶ Abschn. 1.4 „Beteiligungswunsch und partizipative Entscheidung").

Je größer diese Diskrepanz, desto größer ist zudem die Wahrscheinlichkeit, dass sich Patientinnen und Patienten von wissenschaftlich fundierten Methoden ab- und alternativen Krebstherapien zuwenden: Viele alternativen Methoden bedienen ihre persönlichen Vorstellungen von Krebs gezielter, als es die „Schulmedizin", also die evidenzbasierte

Onkologie tut (▶ Kap. 16 „KAM: Motivation und Informationsbedarf").

2.1.2 Evidenzbasierte Fakten oder moderne Krebsmythen?

Was wissen Betroffene über die Ursachen von Krebs? In den Medien sind Berichte über Umweltrisiken allgegenwärtig. Auch den Appellen, den eigenen Lebensstil zu optimieren oder Stress abzubauen, kann man kaum entgehen. Viele Betroffene haben zudem in ihrem eigenen Umfeld bereits eine Krebserkrankung erlebt und damit auch die Suche nach möglichen Auslösern.

Trotzdem kann man nicht davon ausgehen, dass ihr Wissen mit den wissenschaftlich fundierten Grundlagen übereinstimmt.

- Zwar gibt es eine wachsende Zahl von Menschen, die wissen: Jeder Tumor entsteht aufgrund von Veränderungen auf Zellebene. Aber dass dazu nicht nur externe Risikofaktoren beitragen, sondern auch mehr oder weniger zufällige Fehler zu Krebs führen, ist schon weniger bekannt (▶ Abschn. 2.2 „Patientenzentrierte Kommunikation zu Krebsrisiken").
- Auch der Stellenwert, den erbliche Faktoren bei bestimmten Krebserkrankungen einnehmen, wird von vielen Menschen überschätzt. Gleichzeitig wissen zu wenige Betroffene davon, dass es in ihren Familien tatsächlich ernst zu nehmende Hinweise auf vererbbare Risiken gibt.
- Man trifft auf Patienten, die ihre Krankheit als Schicksal annehmen und wenig interessiert an den Ursachen sind. Bei anderen findet sich eine mehr oder weniger diffuse Mischung aus fundierten Fakten und häufig kolportierten, aber kaum belegten Annahmen.
- Viele Betroffene unterscheiden zudem nicht zwischen Krebsrisikofaktoren im engeren Sinn und den Faktoren, die sich negativ auf ihren Krankheitsverlauf auswirken.

Naturwissenschaftliche Sichtweisen können sich mit eher philosophischen Betrachtungen der Krankheit Krebs ebenso überschneiden wie mit einem religiös oder spirituell geprägten Weltbild. Manche Anfragen an den Krebsinformationsdienst drehen sich um regelrechte Krebsmythen: zu enge Büstenhalter als Auslöser von Brustkrebs oder Hodenkrebs als Strafe für Selbstbefriedigung. Selbst das Thema Ansteckung hat durch die Forschung zu krebsfördernden Viren neue Nahrung erhalten.

Diese Mythen rund um Krebs gab es zwar immer schon. Neu ist jedoch die Geschwindigkeit, mit der sich immer neue Varianten über das Internet und die sozialen Medien um die ganze Welt verbreiten und die zuständigen Behörden dazu gezwungen sind, solche Annahmen auf ihren Wahrheitsgehalt hin zu überprüfen.

Diskussion um Deos und Antitranspirantien

- Bereits in den 80er und 90er Jahren befürchteten Anruferinnen und Anrufer beim Krebsinformationsdienst, Deos könnten zu Krebs führen. Genährt wurde diese Sorge damals von einigen Verfechtern alternativer Krebstherapien. Die Begründung: Wenn der Schweiß nicht ungehindert abfließe, könnten sich „Schlacken" ansammeln und den Körper vergiften.
- Einige Jahre später begann die Diskussion um die möglicherweise hormonähnliche Wirkung einiger Konservierungsstoffe in Kosmetika und ein gesteigertes Brustkrebsrisiko. Diese Befürchtung ging auf einige wenige Studien sehr mangelhafter Qualität zurück. Sie war jedoch Anlass zum Beispiel für das deutsche Bundesinstitut für Risikobewertung (BfR), ab 2004 entsprechende Stellungnahmen für die allgemeine Bevölkerung zu publizieren. Bis heute ist ein Risiko durch Parabene insbesondere für Brustkrebs weder bezifferbar noch belegt; die Diskussion um endokrin aktive Stoffe in Kosmetika hält jedoch an.

- Abgelöst wurde die Diskussion um Konservierungsstoffe als potenziellem Auslöser von Brustkrebs ab etwa 2012 durch die Sorge um Aluminium in Antitranspirantien. Obwohl es keine belastbaren Hinweise auf ein Krebsrisiko gibt, sondern eher andere Langzeitfolgen von Aluminium die wissenschaftliche Diskussion bestimmen, hält sich diese Annahme hartnäckig. Aluminiumhaltige Deos gelten als ungesund – gleichzeitig unterschätzen die meisten Verbraucherinnen und Verbraucher, wie viel Aluminium sie durch die Nutzung von Grillschalen oder Alufolie im eigenen Haushalt zu sich nehmen, so das Bundesinstitut für Risikobewertung.

2.1.3 Subjektive Krebstheorien – eine Klassifizierung

In den Anfragen an den Krebsinformationsdienst lassen sich verschiedene subjektive Krebstheorien identifizieren (◘ Tab. 2.1).

Was mehrere dieser Vorstellungen verbindet: Ein Tumor wird als Folge eines Ungleichgewichts wahrgenommen – ob seelisch oder körperlich, ist dabei weniger wichtig. Zusätzlich zur eigentlichen Krebstherapie wünschen sich viele Betroffene daher eine „ganzheitliche" Behandlung, die sie wieder „in Balance" bringen soll (▶ Kap. 17 „Anliegen und Erwartungen an KAM - und die Fakten"). Und sie fürchten Therapien, die vermeintlich ihr körperliches oder seelisches Gleichgewicht weiter erschüttern. Wird diese gefühlte Dysbalance bei der Therapieplanung aus Patientensicht nicht ausreichend adressiert, kann dies zu Problemen in der Kommunikation zwischen Betroffenen und ihren Ärzten führen.

Die Suche nach dem Auslöser bringt noch einen weiteren problematischen Aspekt mit sich: Sowohl Patientinnen und Patienten mit bekannten Risikofaktoren in der Anamnese wie auch Menschen, die „immer gesund gelebt" haben, stoßen früher oder später auf die Frage der eigenen Verantwortung. Insbesondere Rauchern wird nicht selten sogar

◘ Tab. 2.1 Subjektive Krebstheorien. (Nach Hiller 2003, Dtsch Arztebl 100(18): A-1182)

Krebstheorie	Mögliche Formulierungen aus Patientensicht
Das naturwissenschaftlich orientierte, am aktuellen Wissen angelehnte Konzept	„Mein Krebs ist durch Veränderungen der Erbsubstanz einer Zelle entstanden. Was bei mir diese Veränderungen angestoßen hat, lässt sich im Nachhinein nicht klären. Vielleicht waren es äußerliche Risikofaktoren. Vielleicht waren es zufällige Fehler bei einer Zellteilung."
Mein Immunsystem hat versagt	„Mein Immunsystem hat versagt: Es war zu schwach, um die ersten Krebszellen abzutöten. Womöglich wird die Behandlung meine Abwehr weiter schwächen."
Stress, Depression und die Unfähigkeit, Probleme zu lösen, sind die Ursache	„Ich kann in meinem Leben Dinge benennen, die mich krankgemacht haben. Diese Dinge muss ich ändern, Probleme muss ich lösen. Die eigentliche Krebstherapie kuriert sonst nur meine Symptome."
Auslöser sind Umweltgifte, Gifte in der Nahrung, Strahlung usw.	„Ich muss mich unbedingt vor neuen Belastungen schützen und von Giften in meinem Körper befreien, um gesund zu werden. Eine Chemotherapie oder eine Bestrahlung werden mehr schaden als nützen."
„Krebs ist meine Strafe" oder „Krebs ist die mir auferlegte Aufgabe"	„Ich habe Schuld auf mich geladen, ich habe die Erkrankung verdient" „Die Krankheit ist ein Zeichen für mich. Ich habe durch den Krebs die Chance bekommen, mein bisheriges Leben zu ändern. Dann werde ich gesund."

von ihrem Umfeld suggeriert, sie seien selbst schuld an ihrer Erkrankung. Ebenso problematisch kann es sein, wenn Angehörige oder Freunde die Betroffenen mehr oder weniger offen dazu auffordern, ihr bisheriges Leben zu überdenken und vermeintliche Ursachen in der eigenen Persönlichkeit zu erkennen und zu ändern.

2.2 Patientenzentrierte Kommunikation zu Krebsrisiken

Eine Voraussetzung für die Kommunikation zu Krebsrisikofaktoren: Im Kontakt mit Patienten sollte zunächst keine Bewertung oder Gewichtung ihrer Sichtweisen stattfinden. Aus kommunikationspsychologischer Sicht präsentieren sich auch evidenzbasierte Fakten im Gespräch nur als die persönliche Sichtweise von Ärzten und Ärztinnen. Das bedeutet: Für Betroffene bleiben sie zunächst ebenso subjektiv wie ihre eigenen Vorstellungen von Krebs; sie werden unter Umständen sogar als Abwertung ihrer eigenen Sichtweise erlebt.

2.2.1 Über Ursachen verständigen

Um eine gemeinsame Basis zu schaffen, sollten die persönlichen Sichtweisen Betroffener im Gespräch gezielt erfragt und bei der Vermittlung von Risikowissen einbezogen werden. Dieser respektvolle Umgang erleichtert es, Patientenbedürfnisse zu erkennen und bei der Therapieplanung zu berücksichtigen. Und er zeigt Möglichkeiten auf, Patientinnen und Patienten bei der Krankheitsbewältigung zu unterstützen.

> **Das Wissen, dass Krebs auch durch mehr oder weniger zufällige Fehler im Erbmaterial entstehen kann – also keineswegs nur durch externe Risikofaktoren –, kann entlasten. Dies gilt insbesondere für Betroffene, die sich selbst eine Schuld an der Erkrankung zumessen.**

Ebenso kann evidenzbasierte Information zu Krebsursachen den Druck von Patienten nehmen, die davon überzeugt sind, dass ihre Prognose stark vom zukünftigen Vermeiden vermeintlicher oder echter Krebsrisiken abhängt.

Dabei sollte man jedoch nicht außer Acht lassen, dass die Aufklärung über die Rolle externer Risikofaktoren bei der Krebsentstehung und ihren Einfluss auf den weiteren Verlauf der Erkrankung zunächst verunsichern kann: Man nimmt Betroffenen damit auch die subjektive wahrgenommene Möglichkeit, durch Vermeidung vermeintlicher Risikofaktoren selbst etwas zur Heilung beitragen zu können. Dies führt unter Umständen zu einem Verlust der erlebten Selbstwirksamkeit.

Daher gehört im Gespräch unbedingt die evidenzbasierte Information dazu, was Patienten selbst tun können, um sich im Rahmen ihrer Erkrankung etwas Gutes zu tun, ihre Lebensqualität zu verbessern und womöglich doch etwas zur Verbesserung ihrer Prognose beizutragen (▶ Kap. 22 „Was kann ich selbst tun?").

2.2.2 Sicherheiten und Unsicherheiten kommunizieren

Eine Herausforderung für Ärzte bleibt die verständliche Darstellung von Sachverhalten und Zahlen zu Krebsursachen und Risikofaktoren. Betroffene erwarten zudem, dass man die überwiegend aus epidemiologischen Studien gewonnenen Informationen auf ihre individuelle Situation bezieht. Beides ist nicht einfach.

Wie man Zahlen und Wahrscheinlichkeiten verständlich kommunizieren kann, ist seit langem Gegenstand umfänglicher Forschung. Daraus entstanden Empfehlungen, wie etwa die nach der Darstellung von Wahrscheinlichkeiten möglichst in natürlichen (absoluten) Häufigkeiten (▶ Kap. 12 „Wie soll ich mich entscheiden?").

Zu einem Gespräch „auf Augenhöhe" mit Betroffenen gehört es außerdem, das offenzulegen, was man weiß und was man bisher *nicht* weiß zur Krebsentstehung, wo der Kenntnisstand lückenhaft ist, oder wo die Fakten bisher nicht ausreichen, die Höhe eines vermuteten Risikos einzuschätzen.

2.3 Die Fakten: Krebs als Krankheit der Gene

Auf welchen Fakten zur Krebsentstehung können Ärzte und Ärztinnen bei der Beratung Betroffener aufbauen?

Als grundlegend wird heute vorausgesetzt: Anders als gesunde Körperzellen unterliegen Tumorzellen nicht der physiologischen Wachstumskontrolle. Sie wachsen und teilen sich auch dann, wenn sie es eigentlich nicht sollten. Sie altern nicht und können sich unbegrenzt teilen – auch dann, wenn sie bereits so stark verändert sind, dass sie eigentlich absterben oder vom Immunsystem erkannt und entfernt werden müssten. Und sie können ihren angestammten Platz im Gewebeverband verlassen, sich in anderen Körperregionen ansiedeln und dort weiterwachsen.

Krebs gilt heute als eine Krankheit der Gene: In allen Tumorzellen finden sich Veränderungen der Erbinformation. Diese verändern die „Bauanleitung" für die betreffenden Genprodukte oder verhindern, dass diese bei Zellteilungen oder innerhalb des normalen Stoffwechsels korrekt genutzt werden können. Die Folge: fehlende, veränderte, im Übermaß oder zur Unzeit entstehende Strukturproteine, Enzyme, Hormone und weitere Botenstoffe oder für den Zellstoffwechsel wichtige Moleküle.

Veränderungen in den Tumorzellen tragen auch dazu bei, dass diese der Kontrolle durch das Immunsystem entgehen – zum Beispiel, weil sie keine tumortypischen Erkennungsmerkmale mehr auf ihrer Oberfläche tragen, T-Lymphozyten bremsen oder Botenstoffe

produzieren, die eine Immunantwort abschwächen.

Um eine Zelle zur Krebszelle zu machen, sind in der Regel mehrere Schritte nötig:
- Tumorsuppressorgene, also Gene, die die Krebsentwicklung bremsen, werden inaktiviert.
- Proto-Onkogene, also Gene, die die Krebsentstehung fördern, werden angeschaltet.

Bis aus gesunden Zellen Tumorzellen werden, vergehen nicht selten Jahre und Jahrzehnte: Manche Fehler in der Erbsubstanz werden durch körpereigene Reparaturmechanismen behoben oder durch physiologische Mechanismen funktionell kompensiert. Trotzdem können sich im Lauf des Lebens in den Zellen immer mehr zunächst scheinbar folgenlose Änderungen anhäufen – eine Erklärung dafür, warum das Krebsrisiko mit dem Alter steigt (◘ Abb. 2.1).

Man geht heute davon aus, dass nicht alle Zellen innerhalb eines Tumors die gleichen Eigenschaften haben. Hauptverantwortlich für das Tumorwachstum sind vermutlich sogenannte Tumorstammzellen. Noch weiß man nicht, ob sie aus normalen Gewebezellen oder tatsächlich aus gesunden Stammzellen entstehen, die in allen Geweben und Organen für Wachstum und Regeneration verantwortlich sind. Mit diesen normalen Stammzellen haben sie viele Fähigkeiten gemeinsam, beispielsweise die Fähigkeit, sich unbegrenzt zu teilen. Sie verfügen über andere Eigenschaften als die Mehrheit der Tumorzellen und sind mit den konventionellen Krebstherapien wie Bestrahlungen oder Chemotherapien schwerer zu erreichen.

Verbleiben Tumorstammzellen trotz Therapie im Körper, sind sie in der Lage, einen komplett neuen Tumor oder Metastasen zu bilden. Entstehen in Krebsstammzellen weitere Genveränderungen, kann sich ein neuer Zellklon mit veränderten Eigenschaften entwickeln. So lässt sich beispielsweise erklären, warum Resistenzen entstehen und Metastasen nicht selten andere Eigenschaften aufweisen als der Ursprungstumor.

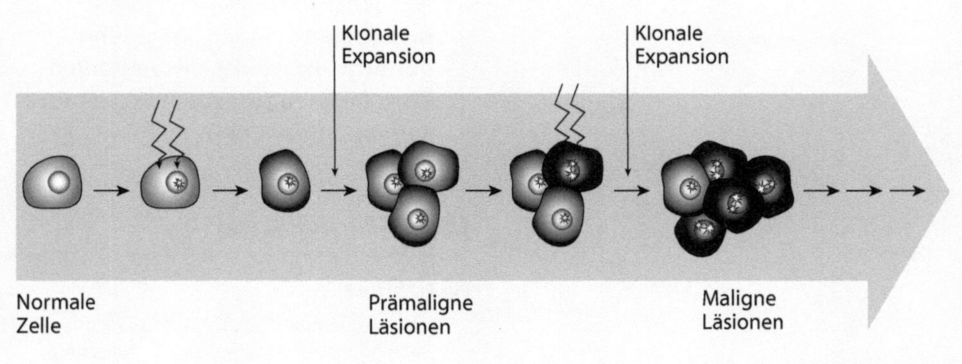

◘ **Abb. 2.1**   Mehrschrittmodell der Krebsentstehung: Sehr wahrscheinlich sind immer mehrere krebsfördernde Genveränderungen notwendig, um aus einer normalen Zelle eine Krebszelle zu machen. Dabei werden Protoonkogene aktiviert und Tumorsuppressorgene inaktiviert. Bei erblicher Belastung liegt eine solche Veränderung bereits in sonst gesunden Körperzellen vor

2.3.1 Die Auslöser: Genetische und epigenetische Veränderungen

Was löst diese Prozesse aus? Welche Rolle spielen externe Risikofaktoren, welche Fehler passieren eher zufällig? Und was genau geschieht mit der Erbinformation, wenn eine Tumorzelle entsteht? Man unterscheidet heute genetische und epigenetische Veränderungen.

- Genetische Veränderungen betreffen die Basenabfolge der DNA – sei es in Form von Punktmutationen, Deletionen oder Insertionen, also Fehlern, Verlusten, Hinzufügung oder Verschiebung einzelner Bausteine oder ganzer Abschnitte. Die entsprechenden Genprodukte fehlen, von ihnen wird zu viel oder zu wenig produziert, oder sie haben andere Eigenschaften.
- Epigenetische Veränderungen passieren „auf" der DNA und an ihrer „Verpackung", den Histonen, etwa durch angehängte Moleküle (◘ Abb. 2.2). Können deshalb z. B. krebsunterdrückende Gene nicht

abgelesen werden und fehlt entsprechend ihr Genprodukt, kann dies ein Schritt in Richtung Krebs sein.

Heute weiß man: Epigenetische Modifikationen sind potenziell reversibel. Das macht sie zum Ansatzpunkt neuer Therapien. Möglicherweise können auch manche Lebensstiländerungen (▶ Abschn. 3.1 „Ich habe doch immer gesund gelebt") epigenetische Veränderungen wieder rückgängig machen.

2.3.2 Die Ursachen: Lebensstil, Schadstoffe, Vererbung – oder Zufall

Es gibt externe Risikofaktoren, die direkt oder indirekt genetische oder epigenetische Änderungen auslösen. Dazu gehören zum Beispiel Lebensstilfaktoren wie Rauchen, Ernährung oder Bewegung, krebsfördernde Krankheitserreger und Umwelteinflüsse wie chemische Substanzen oder Strahlung.

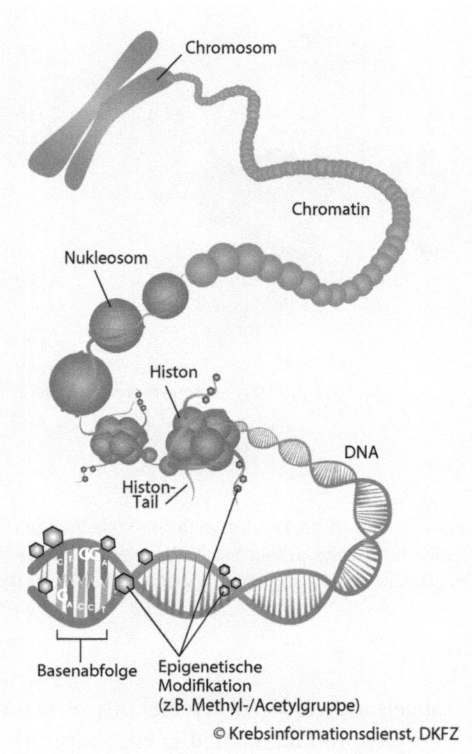

◘ Abb. 2.2 Genetische Veränderungen betreffen die Basenabfolge der DNA; epigentische Veränderungen beeinflussen – oft nur zeitweilig – deren Zugänglichkeit und damit Ablesbarkeit und Umsetzung

Manche Menschen haben eine krebsfördernde Genveränderung geerbt, die ihr Erkrankungsrisiko steigert.

Eine wichtige Rolle spielt allerdings auch der Zufall: Bei jeder Zellteilung wird die Erbsubstanz verdoppelt und auf zwei Tochterzellen verteilt. Dabei kann es zu Fehlern kommen. Auch beim normalen Zellstoffwechsel entstehen Stoffe, die Schäden an der Erbsubstanz verursachen.

> **Bei einzelnen Patienten lässt sich im Nachhinein praktisch nie feststellen,**

was genau die Ursache für ihre Krebserkrankung war. Umgekehrt gilt auch: Nicht jeder, der bekannten Risikofaktoren ausgesetzt ist, erkrankt automatisch an Krebs.

Mehr Information

Für Fachleute

Leitlinienprogramm Onkologie: S3-Leitlinie Psychoonkologische Diagnostik, Beratung und Behandlung von erwachsenen Krebspatienten, Langversion 1.1, 2014, AWMF-Registernummer: 032/051OL (Stand: 20.01.2019) ► https://www.leitlinienprogramm-onkologie.de/leitlinien/psycho-onkologie/

Für Patienten

Krebsinformationsdienst. Risiken kennen und vermeiden ► https://www.krebsinformationsdienst.de/vorbeugung/risiken/.
Krebsinformationsdienst. Krebsentstehung und Metastasenbildung ► https://www.krebsinformationsdienst.de/tumorarten/grundlagen/krebsentstehung-index.php

Weiterführende Literatur (Auswahl)

Subjektive Krebstheorien und Krankheitsverarbeitung

Breuning M et al (2017) Subjektive Krankheitserfahrungen und Patientenorientierung. Bundesgesundheitsbl 60:453. ► https://doi.org/10.1007/s00103-017-2524-y
Hiller B (2003) Was Krebspatienten wissen wollen – alternative Krebstherapie seit 1991. Dtsch Arztebl 100: A 1182–1185 [Heft 18] ► https://www.aerzteblatt.de/archiv/36689/Was-Krebspatienten-wissen-wollen-alternative-Krebstherapie-seit-1991

Krebsentstehung

Hanahan D, Weinberg RA (2000) The hallmarks of cancer. Cell 100:57–70. ► https://doi.org/10.1016/S0092-8674(00)81683-9
Hanahan D, Weinberg RA (2011) Hallmarks of cancer: the next generation (2011) Cell 144(5):646–74. DOI: ► https://doi.org/10.1016/j.cell.2011.02.013

Wovon kommt der Krebs?

Grit Vollmer, Doris Lintz und Christopher Heidt

© Springer-Verlag GmbH Deutschland, ein Teil von Springer Nature 2020
A. Gaisser, S. Weg-Remers (Hrsg.), *Patientenzentrierte Information in der onkologischen Versorgung*,
https://doi.org/10.1007/978-3-662-60461-8_3

3.1 „Ich habe doch immer gesund gelebt...?"

Täglich erreichen den Krebsinformationsdienst Anfragen von Patienten, die nach der Krebsdiagnose nicht fassen können, dass gerade sie betroffen sind – haben sie doch, wie sie betonen, nicht geraucht, sich bewusst an die einschlägigen Ernährungsempfehlungen gehalten oder immer auf ausreichend Bewegung geachtet. Vielen stellt sich dann die Frage, ob sie irgendetwas falsch gemacht haben. Haben sie vielleicht nicht „richtig" gegessen, sich doch nicht genug bewegt, zu oft „gesündigt" oder andere Fehler gemacht? Sie sind verunsichert, suchen nach einer Ursache, suchen Schuld bei sich. Patienten, deren Lebensstil tatsächlich nicht „präventionskonform" war, empfinden diese Schuld unter Umständen als eine große (zusätzliche) Belastung, die in eine fatalistische Haltung münden kann.

Was kann man Patienten in dieser Situation sagen? Kann man sie entlasten? Welchen Anteil haben Lebensstilfaktoren an der Krebsentstehung? Und was kann man durch die Befolgung präventiver Empfehlungen realistischerweise erreichen?

3.1.1 Lebensstil und Krebsrisiko

Dass Lebensstilfaktoren das Krebsrisiko beeinflussen – es erhöhen, aber auch senken können –, ist lange bekannt. Nach aktuellen Berechnungen auf der Basis epidemiologischer Daten haben Rauchen, Übergewicht, geringe körperliche Aktivität, ungesunde Ernährung und hoher Alkoholkonsum einen beträchtlichen Anteil an der Krebsinzidenz. Von den rund 440.000 Krebsneuerkrankungen 2018 bei der 35- bis 84-jährigen Bevölkerung in Deutschland lassen sich danach rund 85.000 auf Tabakkonsum, also in erster Linie das Rauchen, zurückführen. Das entspricht einem Anteil von 19 % der Neuerkrankungen. Mehr als 30.000 Krebsneuerkrankungen (7 %) sind durch Übergewicht bedingt, fast genauso viele

Fälle – nämlich mehr als 27.000 bzw. 6 % – durch eine geringe körperliche Aktivität. Eine geringe Ballaststoffzufuhr wird für über 14.000 bzw. 3 % der Krebsfälle verantwortlich gemacht, ein geringer Obst- und Gemüseverzehr für über 9000 (2 %). Ebenfalls jeweils 2 % der Neuerkrankungen lassen sich auf hohen Verzehr von verarbeiteten Fleischwaren und auf einen hohen Alkoholkonsum zurückführen. Die Auswirkungen von UV-Strahlung aus Solariennutzung sind in dieser Kalkulation nicht berücksichtigt. Sie trägt zu 0,2 % der Krebsinzidenz bei. ◘ Tab. 3.1 gibt für ausgewählte Krebserkrankungen einen Überblick, welche Lebensstilfaktoren epidemiologischen Studien zufolge das Erkrankungsrisiko erhöhen können.

> **Das heißt aber im Umkehrschluss, dass ein erheblicher Teil der Krebserkrankungen andere (Mit-) Ursachen hat. Und es bedeutet auch, dass die Vermeidung von Risikofaktoren oder allgemein ein gesunder, aktiver Lebensstil nicht sicher vor Krebs schützt – auch nicht vor den Tumoren, bei denen Lebensstilfaktoren nachweislich eine Rolle spielen.**

3.1.2 Krebspräventionspotenzial durch gesunden Lebensstil

Der Weltgesundheitsorganisation (WHO) zufolge könnten 30–50 % aller Krebsfälle durch Präventionsmaßnahmen verhindert werden. Dabei nennt die WHO als vermeidbare Risikofaktoren Tabakkonsum, fehlende körperliche Aktivität, Übergewicht bzw. Fettleibigkeit, Alkoholkonsum, Infektion, Umweltverschmutzung, berufliche Kanzerogenbelastung und Strahlung. Wissenschaftlich fundierte Aussagen dazu liefert die Internationale Krebsforschungsagentur (IARC): Im Europäischen Kodex zur Krebsbekämpfung wird ausgeführt, was jeder einzelne tun kann, um sein Krebsrisiko zu senken. Dazu gehören beispielsweise regelmäßige Bewegung und wenig Sitzen, ein gesundes Körpergewicht und eine gesunde Ernährungsweise, der Verzicht

◘ Tab. 3.1 Lebensstil-Risikofaktoren für ausgewählte Krebsarten mit Güte der verfügbaren Evidenz. (Nach: World Cancer Research Fund/American Institute for Cancer Research; International Agency for Research on Cancer 2014)

Tumorart	Risikosteigernde Faktoren	Evidenz
Darmkrebs	Ernährung: wenig Ballaststoffe, wenig Obst und Gemüse, viel rotes Fleisch und verarbeitete Fleischprodukte	Vermutet bis überzeugend
	Geringe körperliche Aktivität	Überzeugend
	Übergewicht	Überzeugend
	Alkohol	Überzeugend
Brustkrebs	Übergewicht	Überzeugend bei Frauen in der Postmenopause (in der Prämenopause reduziert dagegen Übergewicht im Erwachsenenalter vermutlich das Risiko) Vermutet bei Männern
	Geringe körperliche Aktivität	Vermutet
	Alkohol	Überzeugend (Postmenopause), Vermutet (Prämenopause)
Pankreaskarzinom	Ernährung: viel rotes Fleisch und verarbeitete Fleischprodukte	Vermutet
	Alkohol	Vermutet
	Übergewicht	Überzeugend
Endometriumkarzinom	Geringe körperliche Aktivität	Vermutet
	Übergewicht	Überzeugend
Magenkrebs	Ernährung: wenig Obst, hoher Salzkonsum, verarbeitete Fleischprodukte	Vermutet
	Übergewicht	Vermutet
	Alkohol	Vermutet
Kopf-Hals-Tumoren	Ernährung: wenig Obst und Gemüse	Vermutet
	Übergewicht	Vermutet
	Rauchen	Überzeugend
	Alkohol	Überzeugend
Nierenzellkarzinom	Übergewicht	Überzeugend
Lungenkrebs	Rauchen	Überzeugend
	Ernährung: rotes Fleisch, verarbeitete Fleischprodukte	Vermutet
	Alkohol	Vermutet
	Geringe körperliche Aktivität	Vermutet
Hepatozelluläres Karzinom	Alkohol	Überzeugend
	Übergewicht	Überzeugend
	Geringe körperliche Aktivität	Vermutet

aufs Rauchen und ein möglichst geringer Alkoholkonsum sowie die Vermeidung von zu viel Sonnenstrahlung. Die Empfehlungen des Europäischen Kodex sind mit ausführlichen Erläuterungen und wissenschaftlichen Begründungen auch im Internet verfügbar, und der Krebsinformationsdienst hat sie in einer Broschüre aufbereitet (▶ „Mehr Information").

Erfahrungsgemäß messen Patienten besonders der Ernährung eine große Bedeutung zu. Was kann man ihnen sagen, wenn sie konkret danach fragen, was sie hätten beachten können oder müssen, um die Erkrankung zu verhindern? Zunächst, dass es nicht allein die Ernährung ist, die eine Rolle spielt, sondern die Energiebilanz – also das Verhältnis von Kalorienaufnahme und Verbrauch. Und das wiederum ist eng mit körperlicher Aktivität und Körpergewicht verknüpft. Übergewicht ist erwiesenermaßen ein Risikofaktor für eine ganze Reihe von Krebserkrankungen, der sich durch eine ausgewogene Ernährung und körperliche Aktivität vermeiden lässt. Gesunder Lebensstil ist ein „Paket", in dem die einzelnen Elemente im Zusammenspiel wirken. Konkrete Empfehlungen zum Was und Wieviel gibt der Europäische Kodex gegen Krebs. Aber was wäre durch deren Beachtung im individuellen Fall genau gewonnen gewesen? Hier muss konstatiert werden:

> Mit Ausnahme des Rauchens in Bezug auf Lungenkrebs ist der krebsprotektive Effekt durch Vermeidung einzelner Risikofaktoren nicht verlässlich zu beziffern.

Und wenn Patienten fragen, was sie jetzt, da die Erkrankung da ist, tun können? Auch hier kann man, sofern keine besonderen Einschränkungen hinsichtlich Bewegung und Ernährung gegeben sind, im Wesentlichen auf die Empfehlungen des Europäischen Kodex verweisen. Den geschätzten Anteil durch Ernährungsfaktoren (mit)bedingter Krebserkrankungen zeigt ◼ Abb. 3.1.

3.1.3 Krebs – eine multifaktorielle Erkrankung

Ein gesunder Lebensstil allein kann die Gefahr, an Krebs zu erkranken, zumindest für manche Tumorarten verringern. Aber eben nur verringern. Niemand kann sein persönliches Krebsrisiko auf null setzen. Bei vielen Krebsarten spielen bekannte Lebensstilfaktoren ursächlich gar keine oder nur eine untergeordnete Rolle – soweit bisher bekannt.

Grundsätzlich sind an der Krebsentstehung viele Faktoren beteiligt, von denen sich ein großer Teil nicht oder nur bedingt durch individuelles Verhalten beeinflussen lässt: Einige Krebsarten werden durch ererbte Genveränderungen verursacht oder begünstigt. Andere können als Folge von Infektionen entstehen oder werden durch Umweltfaktoren ausgelöst (▶ Kap. 4 „Ist der Krebs erblich?", ▶ Abschn. 3.3 „War vielleicht DAS die Ursache?", ▶ Kap. 5 „Ist Krebs ansteckend?"). Immer geht es letztendlich um Veränderungen des Wachstumsverhaltens von Zellen, bedingt durch Genveränderungen. Prinzipiell erhöhen alle Einflüsse, die dazu führen können, das Krebsrisiko, seien sie endogen – wie chronische Entzündungsprozesse, Hormone, Wachstumsfaktoren oder Stoffwechselprodukte – oder von außen einwirkend. Krebs kann aber auch durch zufällige Fehler bei der Zellteilung entstehen, wenn Gene betroffen sind, die an der Kontrolle des Zellwachstums beteiligt sind. Da sich solche zufälligen Mutationen mit zunehmendem Alter anhäufen, steigt bei älteren Menschen das Risiko, an Krebs zu erkranken. Laut Zentrum für Krebsregisterdaten im Robert Koch-Institut liegt das mittlere Erkrankungsalter für Frauen derzeit bei 69 und für Männer bei 70 Jahren. Endogen und exogen verursachte Veränderungen können sich auch „ergänzen" und zusammenwirken (▶ Abschn. 2.3 „Die Fakten: Krebs als Krankheit der Gene").

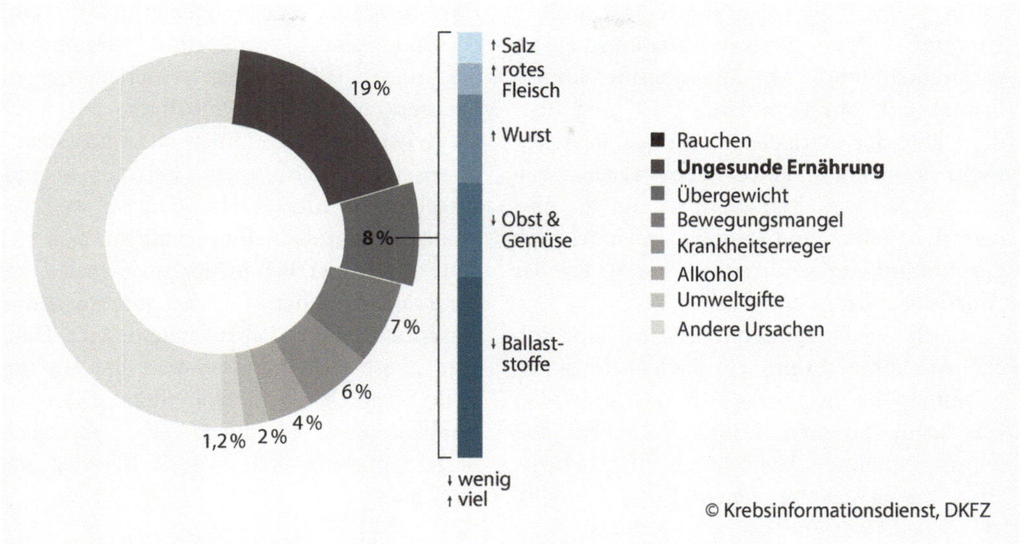

◘ **Abb. 3.1** Geschätzter Anteil der Krebserkrankungen in Deutschland, die durch Ernährungsfaktoren (mit-) verursacht sind. Die Ringgrafik zeigt die ebenfalls geschätzte Bedeutung der übrigen vermeidbaren Risiko-faktoren bezogen auf die Gesamt-Krebsinzidenz bei 35- bis 84-Jährigen im Jahr 2018. (Nach Behrens et al. 2018 und Gredner et al. 2018)

3.1.4 Fazit: Lebensstil ist nicht alles

Auch eine noch so gesunde Lebensweise bietet keinen sicheren Schutz vor Krebs. Man kann trotzdem daran erkranken. Die externen Risikofaktoren sind für jede Tumorentität unterschiedlich, und jeder Mensch hat eine unterschiedliche genetische Anfälligkeit für Krebs. Es ist also kaum möglich, gezielt allen Krebserkrankungen vorzubeugen.

❯ **Wenn ein Mensch an Krebs erkrankt, bedeutet dies nicht automatisch, dass er etwas falsch gemacht hat. Niemand ist „schuld" an seiner Erkrankung.**

Wie stark die Beeinflussung eines einzelnen Faktors – also ein Mehr oder Weniger davon – das individuelle Krebsrisiko senkt, ist kaum zu beziffern. Zu viele Faktoren, die teilweise auch miteinander interagieren, spielen mit, und zu unterschiedlich ist ihre Bedeutung für die verschiedenen Krebserkrankungen.

3.2 „Lag es am Stress?" - Psyche und Krebsentstehung

„Im letzten Jahr hatte ich sehr viel um die Ohren. Vor allem bei der Arbeit habe ich mir viel zu viel aufgehalst. Jetzt beschäftigt mich die Frage, ob das wohl meinen Krebs ausgelöst hat."

„Krank geworden bin ich nach meiner Scheidung, die für mich sehr belastend war. Da gibt es doch bestimmt einen Zusammenhang?"

Viele Krebspatienten befassen sich mit der Frage, ob es psychische Faktoren sein könnten, die die Erkrankung verursacht oder begünstigt haben. Manchmal wird diese Hypothese von Angehörigen oder im Freundes- und Bekanntenkreis an den Patienten herangetragen („Das wundert mich nicht, dass *Du* krank geworden bist!"), auch in den Medien werden entsprechende Theorien immer wieder postuliert.

In einer bevölkerungsrepräsentativen Umfrage des Krebsinformationsdienstes zusammen mit dem Meinungsforschungsinstitut GfK aus dem Jahre 2017 ging über die Hälfte der Befragten davon aus, dass seelische Probleme und Stress Krebs verursachen können. Bei den Befragten, die nicht selbst betroffen, jedoch im persönlichen Umfeld mit der Erkrankung konfrontiert waren, lag der Anteil sogar bei zwei Drittel.

Doch welche Konsequenzen hat eine solche Annahme? Wenn ein Patient Ursachen vermutet, die in ihm selbst begründet liegen, kann dahinter – ähnlich wie bei den bereits genannten Hypothesen zum Lebensstil – die Erwartung stehen: *Wenn ich selbst die Erkrankung (mit-)verursacht habe, habe ich möglicherweise im positiven Sinne auch meine Genesung selbst in der Hand.* Andererseits kann die Annahme einer „Selbstverursachung" nicht nur zu Schuldgefühlen führen, sondern auch dazu, dass Patienten sich mit Blick auf die Zukunft unter Druck setzen. So glauben manche Betroffene, Konflikte oder Stresssituationen künftig um jeden Preis vermeiden zu müssen, damit es nicht zum Rezidiv oder zur Verschlechterung kommt. Das jedoch ist weder realistisch noch sinnvoll, denn Krisen und Auseinandersetzungen sind Bestandteil des Lebens, und das unbedingte Vermeiden-Wollen wird leicht zum eigenständigen Stressfaktor. Allerdings kann es für manche Menschen hilfreich sein, einen veränderten Umgang mit schwierigen Situationen zu erlernen und damit Belastungen zu reduzieren.

3.2.1 Diskutierte Einflussfaktoren

Zu den Faktoren, die als potenzielle „Krebsverursacher" im Gespräch sind, zählen
- Persönlichkeitsmerkmale
- Kritische Lebensereignisse (z. B. der Tod eines nahen Angehörigen)
- Stress
- Depression
- Psychische Traumata

Das Konzept einer sogenannten „Krebspersönlichkeit" – also einer Kombination bestimmter Charaktereigenschaften, die Krebserkrankungen begünstigen soll – gilt als wissenschaftlich überholt und scheint inzwischen auch unter Betroffenen und Angehörigen nicht mehr ganz so weit verbreitet zu sein. Jedoch beschäftigen sich viele Nutzer des Krebsinformationsdienstes mit der Frage nach dem Einfluss von Stress oder einschneidenden Lebensereignissen. Dabei wird meist dem Immunsystem eine wichtige Rolle zugeschrieben, von dem Betroffene glauben, dass es durch eine psychische Belastung geschwächt worden ist oder „versagt" hat.

3.2.2 Datenlage zum Zusammenhang zwischen Psyche und Krebsentstehung

Die Untersuchung des Zusammenhangs zwischen psychosozialen Faktoren und der Entstehung einer Krebserkrankung ist methodisch schwierig. Dies beginnt bei der näheren Bestimmung potenzieller Einflussfaktoren. Für Stress beispielsweise gibt es keine allgemeingültige Definition. Was als (belastender) Stress erlebt wird und was nicht, ist von Mensch zu Mensch unterschiedlich. Hinzu kommt: Befragt man Krebsbetroffene retrospektiv nach vorausgegangenen Belastungen, sind die Ergebnisse aufgrund möglicher Wahrnehmungsverzerrungen schwierig zu interpretieren.

Randomisiert kontrollierte klinische Studien, die eine Gruppe zufällig ausgewählter Probanden gezielt und über längere Zeit einem fraglichen Risikofaktor wie „Stress" aussetzen würden, sind selbstverständlich nicht denkbar. Beforscht wird das Thema Psyche und Krebsentstehung daher hauptsächlich im Rahmen von epidemiologischen Beobachtungsstudien. Für Studien dieser Art gilt die Einschränkung, dass unterschiedliche Einflussfaktoren mitunter schwer voneinander zu trennen sind. Umfangreiche Kohortenstudien lieferten bis dato inkonsistente Ergebnisse und insgesamt keine überzeugenden Belege dafür, dass psychische Belastungen für sich genommen ein bedeutsamer Risikofaktor für die Entstehung von Krebserkrankungen sind. Wenn allerdings Stress oder andere Belastungen dazu führen, dass der oder die Betroffene mehr raucht, Alkohol trinkt oder an Gewicht zunimmt, kann dadurch indirekt das Krebsrisiko steigen (▶ Abschn. 3.1 „Ich habe doch immer gesund gelebt…?")

Noch erheblicher Forschungsbedarf

Auch Ergebnisse aus der biologischen Grundlagenforschung lassen keine eindeutigen Schlüsse bezüglich der Rolle der Psyche zu. Zwar ist belegt, dass es infolge psychischer Belastungen wie Stress zu Veränderungen wie einer Modulierung des Immunsystems oder epigenetischer Prozesse kommen kann. Jedoch bleibt unklar, inwieweit diese Vorgänge letztendlich für die Entstehung einer Krebserkrankung von Bedeutung sind. Denn Krebs entsteht in aller Regel über einen längeren Zeitraum, in dem viele Einflüsse zusammenspielen. Eine klare Ursache-Wirkungs-Kette von psychischen Einflüssen auf das Immunsystem oder andere Zellen und Gewebe bis hin zur Krebsentstehung gilt bislang nicht als nachgewiesen. Ob psychische Faktoren anteilig eine Rolle spielen könnten, wird daher Gegenstand weiterer Forschung bleiben.

Dies gilt gleichermaßen für die Frage, in welchem Maße die Psyche den Verlauf einer bereits bestehenden Krebserkrankung beeinflussen kann. Studien im Bereich der Grundlagenforschung zeigen beispielsweise, dass im Tierversuch längerfristig erhöhte Stresshormone unter bestimmten Bedingungen die Bildung von Metastasen fördern können. Solche Ergebnisse sind jedoch nicht ohne Weiteres auf den Menschen übertragbar. Einige Beobachtungsstudien wiederum deuten darauf hin, dass bei Patienten mit bestehender Krebserkrankung eine komorbide depressive Störung mit einer erhöhten Mortalität assoziiert

ist. Eine mögliche Erklärung dafür ist, dass ausgeprägte psychische Belastungen zu einer schlechteren Therapiecompliance führen und damit indirekt den Krankheitsverlauf beeinflussen könnten.

3.2.3 Fazit: Was kann man Patienten sagen?

Subjektiven Krankheitstheorien, die immer mit der individuellen Lebensgeschichte des Patienten in Zusammenhang stehen, sollte man grundsätzlich mit Respekt begegnen. Dass Betroffene sich Gedanken darüber machen, ob ihre persönliche Lebenssituation oder vergangene Belastungen Einfluss genommen haben, ist nachvollziehbar und verständlich.

Aus wissenschaftlicher Sicht fehlen allerdings bislang eindeutige Nachweise dafür, dass psychische Faktoren eine maßgebliche Rolle bei der Krebsentstehung spielen. Es ist davon auszugehen, dass die Entstehung von Krebs ein komplexes Geschehen ist, bei dem viele Einflussgrößen zusammenwirken und bei dem auch der Zufall eine Rolle spielt (▶ Abschn. 2.3 „Die Fakten: Krebs als Krankheit der Gene").

> Inwieweit psychische Belastungen einen gewissen Anteil an der Entstehung oder dem Verlauf einer Krebserkrankung haben könnten, ist derzeit nicht abschließend zu beantworten. Einseitige Zuschreibungen im Sinne von „Wer psychische Probleme oder Stress hat, bekommt Krebs" sind aus wissenschaftlicher Sicht *nicht* gerechtfertigt. Ein einzelnes belastendes Ereignis oder eine Stress-Periode als einzige Ursache für eine Krebserkrankung ist nach derzeitigem Wissensstand sehr unwahrscheinlich.

Diese Information kann insbesondere diejenigen Betroffenen entlasten, die dazu neigen, Schuldgefühle wegen eines vermeintlichen „Eigenanteils" bei der Krankheitsentstehung zu entwickeln. Ebenso kann es hilfreich sein, besorgten Patienten zu vermitteln, dass sie im Hinblick auf den weiteren Verlauf der Erkrankung nicht in Panik geraten sollten, wenn das Leben phasenweise Stresssituationen oder Sorgen mit sich bringt.

Dies bedeutet jedoch nicht, geschilderte Belastungen zu ignorieren. Es ist ratsam, insbesondere dann aufmerksam zu sein, wenn Patienten von chronischem Stress über lange Zeit oder anderen anhaltenden Beeinträchtigungen berichten. Denn auch unabhängig von der Verursachungsfrage (die letztlich nicht vollständig geklärt werden kann) gilt: Mit Blick auf die gesundheitliche Gesamtverfassung und die Lebensqualität ist es ist immer ein sinnvolles Ziel, erlebte Belastungen im Rahmen des Möglichen zu reduzieren. Wenn es angezeigt ist, Lebensumstände konkret zu verändern oder anders mit schwierigen Situationen umgehen zu lernen, kann professionelle Unterstützung helfen. Beispielsweise werden Stressbewältigungsprogramme oder Entspannungstrainings im Rahmen von stationären Reha-Maßnahmen, in onkologischen Zentren oder ambulanten psychosozialen Krebsberatungsstellen angeboten. Auch in einer individuellen Beratung oder Psychotherapie können Belastungen thematisiert und bearbeitet werden (▶ Kap. 21 „Die Krankheit macht mir zu schaffen. Psychische Belastung und Hilfen").

3.3 War vielleicht DAS die Ursache?

„Bei mir (schlank, sportlich, gesundheitsbewusst) wurde 2017 mit 61 Jahren ein Gallengangskarzinom diagnostiziert. In meiner Tennismannschaft gab es seit 2013 eine Reihe von Krebsfällen bei Spielerinnen, davon allein drei Fälle von Gallen(gangs)karzinom. Die angesprochenen Ärzte haben alle mit „Zufall" reagiert. Gerade wurde neben unserer Tennisanlage eine Schrebergartenanlage mit dem Hinweis auf krebserregende Substanzen im Boden teilweise stillgelegt. In einem Zeitungsartikel heißt es: „Nach hohen Arsen- und

Bleiwerten am Bürgerpark kommen auch andere Anlagen unter die Lupe." Ich frage mich nun, ob das irgendetwas mit unseren Erkrankungen zu tun haben kann und wenn ja, welche Schlussfolgerungen daraus zu ziehen wären?"

3.3.1 Umweltfaktoren unter Verdacht

Der mögliche Einfluss von Umweltfaktoren auf die Erkrankung ist für Krebspatienten ein wichtiges Thema, das zeigen die Anfragen, die den Krebsinformationsdienst erreichen. Die Patientinnen und Patienten suchen nach einer Ursache für ihre Erkrankung. Sie fragen sich, ob ein Zusammenhang zwischen ihrer Krebserkrankung und einer Exposition gegenüber einem chemischen oder physikalischen Auslöser besteht. Es kann sein, dass sie diesbezüglich einen konkreten Verdacht haben, zum Beispiel den Kontakt mit einem Kanzerogen wie Asbest beziehungsweise Feinstaub in der Luft oder mit elektromagnetischen Feldern, wie sie von Funkmasten oder Mobiltelefonen ausgehen.

Bei der Antwort auf die Frage gilt es zu beachten, dass jeder Patient eine ganz eigene Vorstellung davon hat, wie Krebs entsteht. Zudem können unterschiedliche Beweggründe hinter der Frage stehen. Diese zu verstehen und die individuelle Krankheitstheorie (▶ Abschn. 2.1 „Die Suche nach dem Auslöser") zu berücksichtigen, kann helfen, die Frage für den Patienten zufriedenstellend zu beantworten.

Warum fragen Patienten nach der Ursache für Ihre Erkrankung?

- Sie haben die Hoffnung, durch das Wissen um die Ursache die Krankheit psychisch besser verkraften und verarbeiten zu können.
- Sie haben den Wunsch, den Krankheitsverlauf positiv zu beeinflussen, indem sie den Auslöser meiden.
- Sie benötigen eine offizielle Stellungnahme, zum Beispiel für eine Auseinandersetzung mit Dritten.

3.3.2 Einfluss von Kanzerogenen auf den Menschen

Grundsätzlich besteht die Möglichkeit, dass jemand durch eine Schadstoff- oder Strahlenexposition an Krebs erkrankt. Zahlreiche Substanzen sind bekannt, die Krebs auslösen können oder im Verdacht stehen, dies zu tun. Die Internationale Krebsforschungsagentur (IARC) in Lyon analysiert im Auftrag der Weltgesundheitsorganisation (WHO) Jahr für Jahr die Studienlage zu den unterschiedlichsten Substanzen, um ihr krebsauslösendes Potenzial zu bewerten (◘ Tab. 3.2).

Als Basis für die Bewertung dienen ihr epidemiologische Daten und Laborstudien. Erstere sind dazu geeignet, eine Korrelation zwischen der Verbreitung einer Substanz und dem Auftreten von Krebs aufzuzeigen. Einen kausalen Zusammenhang zwischen dem Kontakt mit einer Substanz und einer Krebserkrankung können hingegen experimentelle Studien belegen. Auf diese Weise lässt sich einer Substanz – oder auch einer Situation – ein krebsauslösendes Potenzial zuschreiben. Dieses bezeichnet man als Gefährdungspotenzial oder „Hazard".

Vom Gefährdungspotenzial zu unterscheiden ist das tatsächliche Risiko, durch den Kontakt mit einem Kanzerogen an Krebs zu erkranken. Das tatsächliche Risiko beschreibt die Wahrscheinlichkeit, dass eine Erkrankung unter bestimmten Umständen auch auftritt. Es hängt vom Gefährdungspotenzial und der Exposition ab. Dabei ist die Exposition sowohl von der Dauer des Kontakts als auch von der Dosis während des Kontakts gekennzeichnet.

Am Beispiel Asbest lässt sich das veranschaulichen: Für das Gefährdungspotenzial macht es einen Unterschied, ob es zu einer einmaligen Exposition gegenüber Asbestfasern kam oder ein wiederholter, beziehungsweise ein dauerhafter Kontakt bestand. Zudem spielen die Größe, Länge und Menge der freigesetzten Asbestfasern eine Rolle, da die Fasern in die Lunge gelangen müssen, um eine schädigende Wirkung zu entfalten.

> **Definition**
>
> Gefährdungspotenzial (Hazard): Potenzial einer Substanz oder Situation, ein schädliches Ereignis auszulösen
> Tatsächliches Risiko: Wahrscheinlichkeit, dass eine Erkrankung bei Exposition gegenüber einem Schadstoff auftritt

3.3.3 Zuständigkeiten in Deutschland

Für die Einschätzung von Risiken, einschließlich des Krebsrisikos, aus vielen Bereichen des täglichen Lebens ist in Deutschland das Bundesamt für Risikobewertung (BfR) zuständig. Zwei weitere wichtige Einrichtungen im Zusammenhang mit Umweltgiften sind das Umweltbundesamt (UBA) und das Bundesamt für Strahlenschutz (BfS). Die Kontrolle von Lebensmitteln liegt im Verantwortungsbereich des Bundesamts für Verbraucherschutz und Lebensmittelsicherheit (BVL). All diese Einrichtungen bieten im Internet Informationsmaterialien an, die für die Beratung von Patienten hilfreich sind (► „Mehr Information").

◘ **Tab. 3.2** Gefährdungspotenzial ausgewählter Umweltgifte. (Nach: IARC-Monographien zur Klassifizierung karzinogener Risiken)

„Umweltgift"	Gefährdungspotential (Hazard)
Asbest	Krebserregend
Arsen	Krebserregend
Feinstaub	Krebserregend
Radon	Krebserregend
Tabakrauch	Krebserregend
UV-Strahlung	Krebserregend
Blei	Wahrscheinlich krebserregend
Elektromagnetische Felder	Vielleicht krebserregend

Besteht der Verdacht einer beruflichen Exposition, können sich Betroffene oder ihre Ärzte an die Deutsche Gesetzliche Unfallversicherung (DGUV) wenden: Sie bietet eine telefonische Infoline, den Kontakt zu Gutachtern sowie ein Onlineportal zur Unterstützung von Ärzten beim Erkennen und Melden von Berufskrankheiten. Über die für den Arbeitsschutz zuständigen staatlichen Behörden informiert die Bundesanstalt für Arbeitsschutz und Arbeitsmedizin (BAUA). Weitere mögliche Ansprechpartner sind die Deutsche Gesellschaft für Arbeitsmedizin und Umweltmedizin (DGAUM) und die umweltmedizinischen Beratungsstellen und Ambulanzen (► „Mehr Information").

3.3.4 Ein Gefühl für das Risiko aus der Umwelt vermitteln

Ob im Einzelfall die Exposition gegenüber einem Kanzerogen als Ursache für eine Krebserkrankung zutrifft, lässt sich im Nachhinein meist nur schwer sagen. An der Entstehung von Krebs sind viele Faktoren beteiligt. Zudem muss der Kontakt mit einem Kanzerogen nicht zwingend zu einer Erkrankung führen. Statistisch betrachtet tragen Umweltfaktoren verglichen mit Lebensstil-bedingten Faktoren nur in sehr geringem Maße zur Zahl der Krebsfälle in Deutschland bei (◘ Abb. 3.2).

Experten schätzen, dass in Deutschland im Jahr 2018 bei Betroffenen im Alter zwischen 35 und 84 Jahren beispielsweise etwa 3000 Krebsneuerkrankungen auf Radon und etwa 1000 auf Feinstaub zurückzuführen sind, während im gleichen Jahr etwa 34.000 Krebsneuerkrankungen aufgrund ungesunder Ernährung und etwa 85.000 aufgrund von Tabakkonsum auftraten.

Auch eine regionale Häufung von Krebserkrankungen muss nicht zwangsläufig auf Umweltfaktoren zurückzuführen sein. Dass in einem bestimmten Gebiet viele Krebserkrankungen auftreten, ist nicht ungewöhnlich. Aus statistischen Gründen sind die Erkrankungsfälle geografisch nicht gleichmäßig verteilt, was zu einer zufälligen Häufung führen kann.

Daher ist es hilfreich, im Gespräch mit der Patientin oder dem Patienten die Umstände der Exposition genauer zu beleuchten.

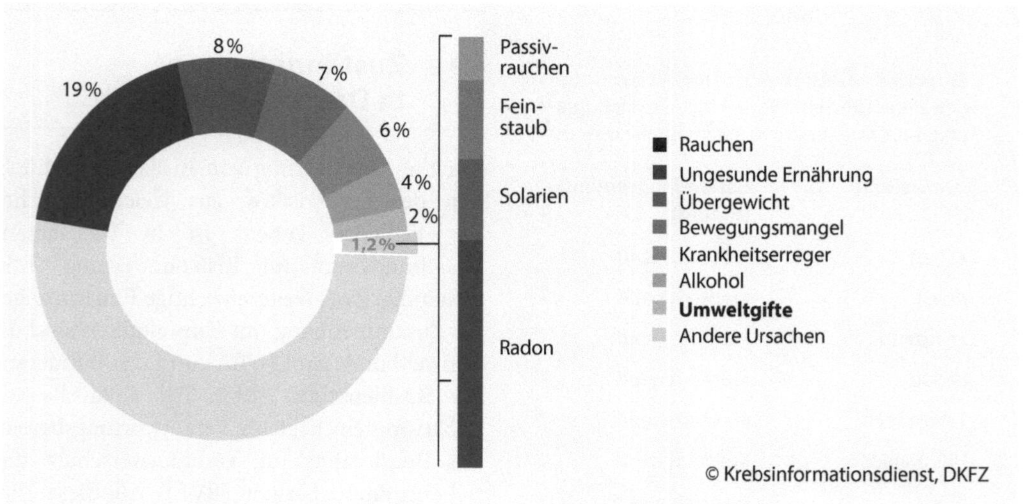

◘ **Abb. 3.2** Geschätzter Anteil der Krebserkrankungen in Deutschland, die durch ausgewählte Umweltfaktoren (mit-)verursacht sind. Die Ringgrafik zeigt die ebenfalls geschätzte Bedeutung der übrigen vermeidbaren Risikofaktoren bezogen auf die Gesamt-Krebsinzidenz bei 35- bis 84-jährigen im Jahr 2018. (Nach Gredner et al. 2018)

Ausgehend von einem Gefährdungspotenzial (Hazard) empfiehlt das Bundesinstitut für Risikobewertung (BfR) bei der Risikokommunikation die Bedeutung der Betroffenheit, der Höhe der Exposition beziehungsweise der Wirkungsschwelle und des Expositionsszenarios zu erläutern:

Betroffenheit Das Risiko, das von einer Substanz ausgeht, ist nicht zwangsläufig für jeden gleich. Es kann abhängig von der jeweiligen Substanz Personengruppen geben, für die eine Exposition schwerwiegendere Folgen hat als für eine andere. Als Beispiel seien hier teratogene, also reproduktionstoxische Substanzen genannt, die das Kind im Mutterleib schädigen können. Für Männer stellen sie ein geringeres Risiko dar.

Höhe der Exposition/Wirkungsschwelle Bei manchen Substanzen ist eine Wirkungsschwelle definiert, unterhalb derer ein Kontakt unbedenklich ist. Für Substanzen ohne Wirkungsschwelle gilt, dass auch bei einer niedrigen Exposition ein Risiko für die Gesundheit besteht, wenn auch ein entsprechend geringes. Mit der Höhe der Exposition nimmt dann das Risiko proportional zu (Dosis-Wirkungs-Beziehung).

Expositionsszenarien In der Realität kann das Gefährdungspotenzial mehrerer Substanzen zusammenkommen. Außerdem spielt der Expositionsweg eine Rolle: Bestand Hautkontakt? Hat der Patient etwas eingeatmet oder oral aufgenommen?

> ❯ **Oft müssen bei der Antwort auf die Frage zum tatsächlichen Krebsrisiko durch einen Umweltschadstoff Teilaspekte offenbleiben. Zwar kann man Aussagen zum grundsätzlichen Risikopotenzial durch eine Exposition gegenüber potenziell krebserregenden Stoffen treffen, eine genaue Einschätzung ist jedoch nicht möglich.**

Letztlich ist es immer eine Herausforderung, Patientinnen und Patienten, die Kontakt zu krebserregenden Substanzen hatten oder dies vermuten, zu erklären, dass es im Einzelfall nicht sicher nachweisbar ist, ob die Krebserkrankung durch die Exposition (mit)verursacht ist. Man kann jedoch versuchen, eine Einordnung des Risikos zu geben und dieses in Relation zu anderen Krebsrisiken zu setzen.

Mehr Information

Lebensstilfaktoren

Für Fachleute

Behrens G et al (2018) Krebs durch Übergewicht, geringe körperliche Aktivität und ungesunde Ernährung. Schätzung der attributablen Krebslast in Deutschland. Dtsch Arztebl Int 2018; 115: 578–585. ▶ https://doi.org/10.3238/arztebl.2018.0578

Mons U et al (2018) Krebs durch Rauchen und hohen Alkoholkonsum. Schätzung der attributablen Krebslast in Deutschland. Dtsch Arztebl Int 2018; 115: 571–577. ▶ https://doi.org/10.3238/arztebl.2018.0571

World Cancer Research Fund/American Institute for Cancer Research. Continuous Update Project. Diet, Nutrition, Physical Activity and the Prevention of Cancer. Interactive cancer risk matrix ▶ https://www.wcrf.org/dietandcancer/interactive-cancer-risk-matrix

Für Fachleute und Patienten

International Agency for Research on Cancer (IARC) (2014) Europäischer Kodex zur Krebsbekämpfung, European Code against Cancer, 4th Edition ▶ http://cancer-code-europe.iarc.fr/index.php/de/

Für Patienten

Krebsinformationsdienst. Lebensstil und Krebsrisiko - Wie kann man sich schützen? Was lässt sich erreichen, was nicht? ▶ https://www.krebsinformationsdienst.de/vorbeugung/krebs-vorbeugen/lebensstil.php

Krebsinformationsdienst. Risiken vermeiden – Krebs vorbeugen: Welche Krebsauslöser sind bekannt? Kann man das Risiko senken? ▶ https://www.krebsinformationsdienst.de/vorbeugung/risiken/index.php

Psyche und Krebsentstehung

Für Fachleute und Patienten

Krebsinformationsdienst. Psyche und Krebsentstehung
▶ https://www.krebsinformationsdienst.de/vorbeugung/risiken/psyche-und-krebsrisiko.php
Krebsinformationsdienst. Stress und Krebsrisiko
▶ https://www.krebsinformationsdienst.de/vorbeugung/risiken/stress.php

Weiterführende Literatur

Bergelt C (2016) Psychosoziale Risikofaktoren bei der Entstehung einer Krebserkrankung. In: Mehnert A, Koch U (Hrsg) Handbuch der Psychoonkologie. Hogrefe. Kapitel 11, S 113–120
Gold SM, Schulz K-H (2016) Psychoneuroimmunologie und Krebs. In Mehnert A, Koch U (Hrsg) Handbuch der Psychoonkologie. Hogrefe. Kapitel 34:373–383
Koch U, Holland J, Mehnert A (2016) Geschichte und Entwicklung der Psychoonkologie. In: Mehnert A, Koch U (Hrsg) Handbuch der Psychoonkologie. Hogrefe. Kapitel 1, S 13–23
Lang K (2013) Krebs und Psyche. In: Schulz-Kindermann F: Psychoonkologie – Grundlagen und psychotherapeutische Praxis. Beltz. Kapitel 5, S 87–98

Umweltschadstoffe

Für Fachleute

Bundesamt für Risikobewertung (BfR) ▶ https://www.bfr.bund.de/de/start.html
Bundesamt für Strahlenschutz (BfS) ▶ http://www.bfs.de/
Bundesamt für Verbraucherschutz und Lebensmittelsicherheit (BVL) ▶ https://www.bvl.bund.de/
Bundesanstalt für Arbeitsschutz und Arbeitsmedizin (BAUA) ▶ https://www.baua.de/
Deutsche Gesellschaft für Arbeitsmedizin und Umweltmedizin (DGAUM) ▶ https://www.dgaum.de/

Deutsche Gesetzliche Unfallversicherung (DGUV)
▶ https://www.dguv.de/de
Gredner T et al (2018) Krebs durch Infektionen und ausgewählte Umweltfaktoren. Schätzung der attributablen Krebslast in Deutschland. Dtsch Arztebl Int 115:586–593. ▶ https://doi.org/10.3238/arztebl.2018.0586
International Agency for Research on Cancer (IARC) IARC-Monographien zur Klassifizierung karzinogener Risiken ▶ https://monographs.iarc.fr/list-of-classifications
Umweltbundesamt (UBA) ▶ https://www.umweltbundesamt.de/

Für Patienten

Krebsinformationsdienst. Asbest: Krebsrisiko noch auf lange Zeit? ▶ https://www.krebsinformationsdienst.de/vorbeugung/risiken/asbest.php
Krebsinformationsdienst. Handys, Mobilfunk, Elektrosmog – Diskussion um Krebsrisiko ▶ https://www.krebsinformationsdienst.de/vorbeugung/risiken/krebs-durch-handys-mobilfunk-elektrosmog.php
Krebsinformationsdienst. Handys und Mobilfunk – Gesundheitsschäden durch Telefonieren? ▶ https://www.krebsinformationsdienst.de/vorbeugung/risiken/mobilfunk-und-handys.php
Krebsinformationsdienst. Hormone als Risiko? ▶ https://www.krebsinformationsdienst.de/vorbeugung/risiken/krebsrisiko-hormonersatz-therapie-in-den-wechseljahren.php
Krebsinformationsdienst. Umweltgifte – Schadstoffe in Lebensmitteln, Haushalt, Arbeit und Umwelt ▶ https://www.krebsinformationsdienst.de/vorbeugung/risiken/umweltgifte.php

„Ist der Krebs erblich?"

Frauke Focke

© Springer-Verlag GmbH Deutschland, ein Teil von Springer Nature 2020
A. Gaisser, S. Weg-Remers (Hrsg.), *Patientenzentrierte Information in der onkologischen Versorgung*,
https://doi.org/10.1007/978-3-662-60461-8_4

Viele Krebspatienten, aber auch ihre Angehörigen, machen sich Gedanken über ein vererbtes Krebsrisiko. Dieses Thema spielt auch bei Anfragen an den Krebsinformationsdienst häufig eine Rolle. Dabei geht es Betroffenen sowohl um die eigene Krebserkrankung und ihre Ursachen sowie die Frage „Warum gerade ich?" als auch um die Sorge, dass Familienmitglieder ebenfalls an Krebs erkranken könnten. Auch Angehörige von Krebspatienten wenden sich regelmäßig mit der Frage nach ihrem eigenen Krebsrisiko an den Krebsinformationsdienst.

„Ich bin 2011 im Alter von 42 Jahren an Brustkrebs erkrankt. Dieser wurde erfolgreich behandelt und ist glücklicherweise bis heute nicht mehr aufgetreten. Meine Tante väterlicherseits hatte ebenfalls Brustkrebs, zwar mit über 60 Jahren, aber trotzdem bin ich nicht die einzige in der Familie. Ich habe zwei Töchter von jetzt 20 und 16 Jahren. Kann es sein, dass ich die Krebserkrankung an sie weitervererbt habe?"

„Meine Mutter ist an Bauchspeicheldrüsenkrebs verstorben im Jahr 2001, ihre Schwester an Unterleibskrebs, ihr Bruder an Magenkrebs. Ich möchte gern mein Risiko für eine Krebserkrankung testen lassen und suche dafür eine Anlaufstelle."

„In meiner Familie sind viele Todesfälle durch Krebs verursacht worden (Oma – Darmkrebs, Opa – Blasenkrebs, Tante – Leberkrebs und jetzt zuletzt mein Vater mit 67 Jahren – Magenkrebs). Ich bin jetzt 40 Jahre alt und habe sehr große Angst auch an Krebs zu erkranken. Habe ich durch meine Genetik ein erhöhtes Risiko? Welche Möglichkeiten habe ich, dies auf Kosten der Krankenkasse zu testen? Nur zur Vorsorge zu gehen ist m. E. nicht ausreichend."

4.1 Erblicher Krebs: Was ist das?

Nicht die Krebserkrankung selbst ist vererbbar, sondern nur die Prädisposition. Das bedeutet: Im Erbgut aller Zellen, auch der Keimzellen, finden sich genetische (oder auch epigenetische) Veränderungen, die an die Nachkommen weitergegeben werden können. Von einigen ist heute bekannt, dass sie das Risiko für bestimmte Krebserkrankungen in unterschiedlichem Ausmaß erhöhen (■ Tab. 4.1).

■ Tab. 4.1 Erbliche Krebserkrankungen (Auswahl)

Erkrankung	Betroffene Gene	Auftretende Tumoren, Häufigkeit
Familiärer Brust- und Eierstockkrebs	Vor allem *BRCA1, BRCA2*	5–10 % aller Mammakarzinome Etwa 10 % aller Ovarialkarzinome
Hereditäres nicht polypöses kolorektales Krebssyndrom (HNPCC)/Lynchsyndrom	Häufig: *MSH2, MLH1,* seltener: *MSH6, PMS2, EpCAM*	5–10 % aller kolorektalen Karzinome Seltener: z. B. Karzinome des Magens, Endometriums, Harntrakts, der Leber oder Galle
Familiäre adenomatöse Polyposis (FAP)	*APC*	Etwa 1 % aller kolorektalen Karzinome Seltener: z. B. Karzinome des Magens, Dünndarms, der Leber oder Schilddrüse
Familiäres Pankreaskarzinom	Häufig: *BRCA2* seltener: z. B. *p16, ATM*	5–10 % aller Pankreaskarzinome
Li-Fraumeni-Syndrom	*TP53*	z. B. Weichteilsarkome, ZNS-Tumoren, Leukämien, Mammakarzinome, Osteosarkome
Familiäres medulläres Schilddrüsenkarzinom	*RET*	Etwa 25 % aller medullären Schilddrüsenkarzinome

Es gibt auch eine Reihe von vererbbaren Syndromen, die jeweils mit erhöhter Inzidenz verschiedener Tumoren einhergehen („erbliche Krebssyndrome"). Jedes dieser Syndrome hat ein eigenes Spektrum an Krebserkrankungen, die bei den betroffenen Personen häufiger auftreten als in der Normalbevölkerung. Bekannte Beispiele sind das Lynch-Syndrom, das Li-Fraumeni-Syndrom oder der familiäre Brust- und Eierstockkrebs.

Die meisten bekannten Tumorsyndrome sind durch eine Mutation in einem einzelnen Gen bedingt. Der Erbgang ist überwiegend autosomal-dominant. Das heißt, dass erstgradig Verwandte (Eltern, Kinder und Geschwister) der Betroffenen ein Risiko von 50 % haben, ebenfalls die ursächliche Genveränderung zu tragen.

> Für etwa 5–10 % der Krebserkrankungen ist aktuellen Schätzungen zufolge eine erbliche Veranlagung verantwortlich, also eine Mutation, die über die Keimbahn von Vater oder Mutter ererbt wurde. Die meisten Tumoren entstehen dagegen spontan, also durch Veränderungen im Erbmaterial, die im Laufe des Lebens „passieren" (sogenannte somatische Mutationen).

4.2 Wann sollte man an eine genetische Disposition denken?

Es gibt Hinweise, die auf ein vererbbares Krebsrisiko hindeuten:

- Die gleiche Tumorerkrankung tritt bei mehreren Verwandten auf. Dabei müssen die mütterliche und die väterliche Linie getrennt betrachtet werden.
- Die Betroffenen sind zum Diagnosezeitpunkt deutlich jünger im Vergleich zu dem Lebensalter, in dem die Erkrankung üblicherweise auftritt.
- Ein Patient oder eine Patientin erkrankt an mehreren Tumoren (synchron oder sequenziell).

Mit einer einfachen Stammbaumanalyse lässt sich abschätzen, ob ein genetisch bedingtes Krebsrisiko vorliegen könnte (siehe ◗ Abb. 4.1).

Selbst wenn es mehrere Krebsbetroffene in einer Familie gibt, bedeutet das nicht, dass der Auslöser eine vererbte Veränderung im Erbgut sein muss. Es kann auch sein, dass die Mitglieder der Familie ähnlichen lebensstilbedingten Risikofaktoren ausgesetzt sind: zum Beispiel weil sie sich ähnlich ungesund ernähren, sich wenig bewegen oder rauchen. Denkbar wäre auch, dass die Verwandten von den gleichen Umweltrisiken betroffen sind, zum Beispiel berufsbedingten Risiken oder Infektionen. Ein Beispiel ist die Infektion mit Helicobacter pylori, die als wichtiger Risikofaktor für ein Magenkarzinom gilt.

> Solche Hinweise können Krebserkrankten und ihren Verwandten Ängste nehmen: Selbst wenn es zwei oder mehr Krebsfälle in ihrer Familie gab oder gibt, heißt das nicht, dass eine genetische Disposition vorliegen muss. Hinzu kommt: Auch wenn eine erbliche Veranlagung durch Testung bestätigt wird, erkranken Betroffene nicht zwangsläufig an Krebs (unvollständige Penetranz). Das Risiko ist aber im Vergleich zur Allgemeinbevölkerung erhöht. Nur bei einigen wenigen Mutationen beträgt die Penetranz nahezu 100 %, z. B. bei einer Familiären Adenomatösen Polyposis.

4.3 Was können Ärzte raten?

Steht die Möglichkeit im Raum, dass in einer Familie eine erbliche Belastung vorliegt, ist zunächst eine sorgfältige Familienanamnese erforderlich. Dann kann bei entsprechendem Verdacht mithilfe eines Gentests untersucht werden, ob eine bekanntermaßen krebsfördernde Mutation nachweisbar ist. Vor einer solchen Testung müssen Betroffene eine eingehende genetische Beratung erhalten, da das

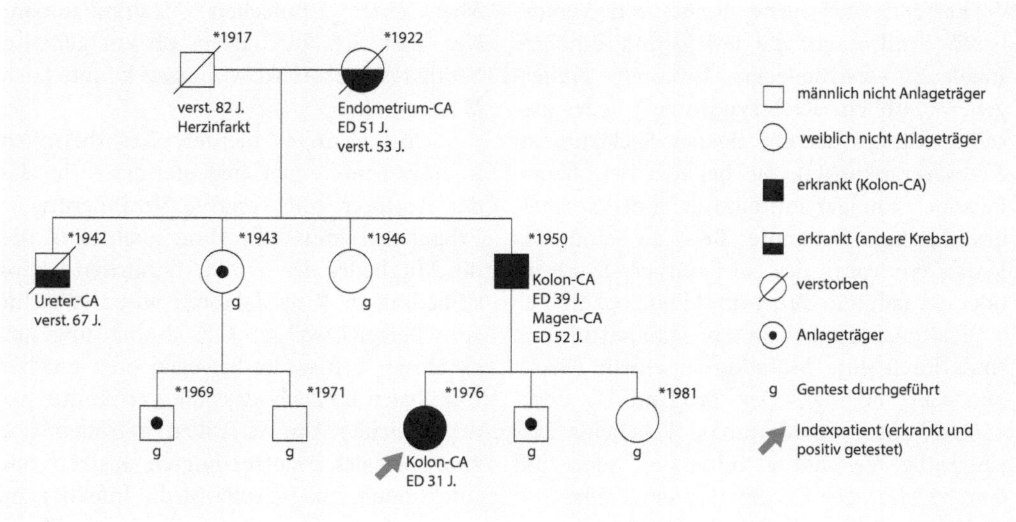

◘ Abb. 4.1   Beispiel-Stammbaum einer Familie, bei der die klinischen Kriterien für HNPCC erfüllt sind. Bei einer erkrankten Person (Indexpatientin) wurde die verantwortliche Keimbahnmutation im *MLH1*-Gen bestimmt. Durch prädiktive Gentests bei Risikopersonen wurden drei weitere Anlageträger identifiziert. (Nach: Spier et al., Der Gastroenterologe 2013; 8 (4): 303–315)

Testergebnis eine Aussage über das persönliche Krebsrisiko nicht nur für die getestete Person erlaubt, sondern auch für deren Verwandte. Hinzu kommt, dass nicht jeder Mensch gut mit dem Wissen leben kann, dass er ein hohes Risiko hat, im Laufe des Lebens an Krebs zu erkranken.

Für die Beratung und Testung sollten Betroffene an eine humangenetische Beratungsstelle mit entsprechend qualifiziertem Personal überwiesen werden (Adressen siehe „Mehr Information") Spezialisierte Anlaufstellen gibt es für Menschen mit Verdacht auf familiären Darmkrebs, Brust- und Eierstockkrebs und Bauchspeicheldrüsenkrebs (► „Mehr Information").

Die Kosten der humangenetischen Beratung trägt bei begründetem medizinischen Verdacht die gesetzliche Krankenversicherung. Dies gilt auch für die indizierte genetische Diagnostik. Bei erweiterten Untersuchungen oder Anwendung spezieller Methoden sollte vorab mit der Krankenkasse geklärt werden, welche Kosten sie übernimmt. Dazu ist ggf. genau zu begründen, weshalb genau diese Diagnostik erforderlich ist. Auch private Krankenkassen bezahlen meist für die humangenetische Beratung und Diagnostik. Im Einzelfall sollten Privatversicherte vorab prüfen, ob und wieweit die Leistungen durch ihre Police abgedeckt sind.

Eine humangenetische Beratung und Testung kommt für Krebspatienten infrage, bei denen der Verdacht auf das Vorliegen einer erblichen krebsverursachenden Genveränderung besteht (Indexpatient/in) sowie für ihre gesunden Verwandten (prädiktiver Gentest) (Kriterien siehe ► Abschn. 4.2 und „Mehr Information"). In der Regel wird zunächst der Indexpatient untersucht. Wird bei ihm eine Krebsrisiko-Mutation gefunden, so kann bei gesunden Angehörigen gezielt nach dieser Veränderung gesucht werden.

Familienangehörige eines Erkrankten müssen bei einer genetischen Testung in der Regel volljährig sein. Eine Ausnahme ist zum Beispiel die „Familiäre Adenomatöse Polyposis" (FAP), die unter anderem das Risiko für Dickdarmkrebs stark erhöht. Die Erkrankungswahrscheinlichkeit ist bereits in jungem Alter hoch, weshalb ein Gentest bereits ab dem Alter von 10 Jahren empfohlen wird.

> **Die Inanspruchnahme der genetischen Beratung ist freiwillig. Die Durchführung eines Tests ebenfalls.**

4.4 Wie läuft die humangenetische Beratung und Testung ab?

Die Beratung beinhaltet eine ausführliche Stammbaumanalyse (◨ Abb. 4.1) und Aufklärung darüber, was erblicher Krebs ist, welche Erkrankungsrisiken bestehen, wie ein genetischer Test funktioniert und welche Konsequenzen er haben kann. Außerdem geht es um Früherkennungs- und Präventionsmöglichkeiten bei Nachweis einer genetischen Veranlagung. Auch das mögliche Risiko von Angehörigen wird besprochen. Je nach Situation des Patienten oder der Patientin kann eine psychosoziale Beratung hinzukommen.

> **Die Beratung wird ergebnisoffen durchgeführt. Danach erhält die oder der Betreffende eine angemessene Bedenkzeit, um sich für oder gegen einen Test zu entscheiden.**
> **Auch Patienten bzw. Angehörige, die sich gegen einen Test entscheiden, erhalten eine Risiko-Abschätzung und darauf aufbauend eine Empfehlung für sinnvolle Präventions- und Früherkennungsmöglichkeiten.**

Prädiktive Gentests erfolgen in der Regel an einer Blutprobe. Die molekulargenetische Untersuchung ist aufwendig. Bis das Testergebnis vorliegt, können einige Wochen vergehen. In dringenden Fällen, z. B. wenn eine Therapieentscheidung davon abhängt, kann die Untersuchung aber auch innerhalb weniger Tage durchgeführt werden, soweit die Kapazität des Labors es zulässt.

> **Das Ergebnis eines solchen Tests muss der Arzt, der die genetische Beratung durchgeführt hat, dem Betroffenen persönlich mitteilen. Je nach Testergebnis erfolgt eine weitere Beratung, in der es um die möglichen Folgen und Maßnahmen geht.**

4.5 Was sind die möglichen Konsequenzen eines Gentests?

Verschiedene Ergebnisse kommen infrage:
- Es wird eine bekannte, das Krebsrisiko steigernde Mutation gefunden (bei Indexpatient/in oder Verwandten).
- Die beim Indexpatienten nachgewiesene Mutation liegt bei einer untersuchten verwandten Person nicht vor.
- Das Ergebnis ist nicht eindeutig zu interpretieren.

4.5.1 Gentest zeigt eine vererbbare krebsrisikosteigernde Veränderung

Wird beim Gentest eine bekannte krebsfördernde Mutation gefunden, gilt eine erbliche Veranlagung als gesichert. Dieses Wissen kann für den Betreffenden belastend sein.
- Indexpatienten mit einer risikosteigernden Genveränderung erfahren, dass ihr Risiko für eine erneute Krebserkrankung erhöht ist: für die gleiche Krebsart wie bei der ersten Diagnose, bei Krebssyndromen aber ggf. auch für eine andere. Verwandte des Indexpatienten können ebenfalls ein erhöhtes Krebsrisiko haben, wenn die spezielle Mutation bei ihnen vorliegt.
- Erfährt man als Verwandter eines Krebspatienten, dass man Anlageträger ist, kann dies Auswirkungen auf die Lebensplanung haben und psychisch belastend sein.

Von Vorteil ist das Wissen um das Vorliegen einer krebsverursachenden Mutation, wenn für die betreffenden Krebserkrankungen spezifische Vorbeugungs- und Früherkennungs-Maßnahmen möglich sind. Das ist zum Beispiel bei einer erblichen Prädisposition für Brust- und Eierstockkrebs oder für Darmkrebs der Fall. Dazu gehören in jüngeren Jahren beginnende oder erweiterte Früherkennungsuntersuchungen, aber auch vorbeugende Medikamente und Operationen.

Beispiel

Empfehlungen für HNPCC-Patienten und verwandte Risikopersonen (Quelle: S3-Leitlinie „Kolorektales Karzinom" 1/2019):

- Ab 25 Jahren bzw. 5 Jahre vor dem frühesten Erstmanifestationsalter von Darmkrebs in der Familie: jährliche komplette Koloskopie
- Ab 25 Jahren: jährliche körperliche Untersuchung und gynäkologische Untersuchung einschließlich transvaginalem Ultraschall im Hinblick auf Endometrium- und Ovarialkarzinome
- Ab 35 Jahren: jährliche Ösophago-Gastro-Duodenoskopie im Hinblick auf Magen- und Duodenumkarzinome und Endometriumbiopsie
- Eine Chemoprävention mittels Acetylsalicylsäure sollte auf individueller Basis entschieden werden.
- Von einer prophylaktischen Kolektomie bzw. Proktokolektomie wird abgeraten.
- Mit betroffenen Frauen kann mit 40 Jahren bzw. fünf Jahre vor dem frühesten Erkrankungsalter in der Familie die Möglichkeit einer prophylaktischen Hysterektomie und ggf. Ovarektomie besprochen werden.

Müssen Verwandte informiert werden?

Findet sich eine vermutlich krebsfördernde Genveränderung bei einer Person, so sind mit gewisser Wahrscheinlichkeit auch Verwandte betroffen. Ärzte dürfen diese aber nicht eigenmächtig über das Risiko informieren. Allein der oder die Betroffene entscheidet darüber, ob dies Verwandten mitgeteilt werden soll – oder nicht. Ärzte können Betroffene aber beraten und bei der Entscheidung unterstützen, ob und wie sie mit Angehörigen darüber ins Gespräch kommen können.

4.5.2 Gentest zeigt keine erbliche Veranlagung

Für Krebspatienten, bei denen der Gentest zeigt, dass ihre Erkrankung nicht auf einer vererbbaren Veranlagung beruht, kann diese Nachricht eine große Erleichterung sein: Sie wissen dann, dass sie selbst die krebsfördernde Mutation nicht tragen und entsprechend auch nicht ihre Nachkommen. Sie brauchen außerdem kein intensiviertes Krebsvorsorge-Programm zu absolvieren oder über andere präventive Maßnahmen wie beispielsweise Operationen nachzudenken. Das gilt auch für Verwandte von Patienten, bei denen der Verdacht auf ein erhöhtes Krebsrisiko durch den Test ausgeräumt werden kann (Nicht-Anlageträger).

> **Was vielen Menschen nicht klar ist: Es ist auch bei negativem Gentest nicht ausgeschlossen, dass sie irgendwann in ihrem Leben an Krebs erkranken. Denn auch die bekannten Krebsrisikofaktoren (Lebensstil, Umweltfaktoren) sowie zufällige Veränderungen im Erbmaterial spielen für sie weiterhin eine Rolle. Daher kann man sie immer auf die Vermeidung von Risikofaktoren und das gesetzliche Krebsfrüherkennungsprogramm hinweisen – mit dem keinesfalls unnötigen Hinweis, dass auch das nicht sicher vor Krebs schützt.**

4.5.3 Kein eindeutiges Ergebnis

In manchen Fällen erbringt der Test kein eindeutig zu interpretierendes Ergebnis beim Indexpatienten.

- Das kann passieren, wenn über eine gefundene Genveränderung noch zu wenig bekannt ist, z. B. über die Erkrankungswahrscheinlichkeit.
- Bei manchen Patienten aus einer Familie mit vielen Krebsfällen lässt sich keine der bekannten Genveränderungen nachweisen.

Ist keine bekannte krebsfördernde Mutation nachweisbar, dann ist eine prädiktive Testung von Familienangehörigen nicht möglich bzw. sinnvoll. Der Verdacht auf ein vererbbares Krebsrisiko ist allerdings trotzdem nicht ausgeräumt. Indexpatienten und Familienmitgliedern stehen deshalb abhängig von den in der Familie vorliegenden Krebserkrankungen ebenfalls erweiterte Früherkennungs- und Präventionsmöglichkeiten offen. Zudem schreitet die Forschung zu krebsrisikofördernden Genveränderungen rasch voran. Man kann Betroffene darauf hinweisen, dass sie nach einiger Zeit erneut nachfragen können, ob inzwischen mehr zu ihrer Erkrankung bekannt und vielleicht eine erneute genetische Testung möglich ist.

Mehr Information

Für Fachleute

Bundesministerium der Justiz. Gesetze im Internet: Gesetz über genetische Untersuchungen bei Menschen (Gendiagnostikgesetz). ▶ http://www.gesetze-im-internet.de/gendg/index.html
Deutsche Gesellschaft für Humangenetik e. V. Verzeichnis genetischer Beratungsstellen. ▶ http://www.gfhev.de/de/beratungsstellen/beratungsstellen.php
Deutscher Ethikrat (2013) Die Zukunft der genetischen Diagnostik – von der Forschung in die klinische Anwendung. Stellungnahme. ▶ https://www.ethikrat.org/publikationen/kategorie/stellungnahmen/
Deutsches Konsortium Familiärer Darmkrebs: Zentren für familiären Darmkrebs. ▶ http://www.krebshilfe.de/helfen/rat-hilfe/familiaerer-krebs/zentren-fuer-familiaeren-darmkrebs/
Deutsches Konsortium Familiärer Brust- und Eierstockkrebs. ▶ https://www.konsortium-familiaerer-brustkrebs.de/
Leitlinienprogramm Onkologie. S3-Leitlinie Kolorektales Karzinom: Bethesda- und Amsterdam-Kriterien zur Diagnostik des hereditären nicht polypösen kolorektalen Karzinoms (HNPCC). ▶ https://www.leitlinienprogramm-onkologie.de/leitlinien/kolorektales-karzinom/
Nationale Fallsammlung familiäres Pankreaskarzinom. ▶ http://www.fapaca.de/
Robert Koch Institut (RKI): Richtlinien der Gendiagnostik-Kommission (GEKO). ▶ https://www.rki.de/DE/Content/Kommissionen/Gendiagnostik-Kommission/Richtlinien/Richtlinien_node.html

Für Patienten

BRCA-Netzwerk: Bundesweite Selbsthilfeorganisation für Betroffene und Angehörige mit familiärem Brust- und Eierstockkrebs. ▶ http://www.brca-netzwerk.de/
Familienhilfe Darmkrebs e. V. Semi Colon: Gemeinnütziger Verein, der Menschen mit einer erblichen Veranlagung zu Darmkrebs unterstützt. ▶ https://www.semi-colon.de/
Familienhilfe Polyposis coli e. V. Bundesweite Selbsthilfeorganisation für Familien, die von der familiären adenomatösen Polyposis (FAP) betroffen sind. ▶ https://familienhilfe-polyposis.de/
Krebsinformationsdienst: Erbliches Risiko bei einzelnen Krebsarten. ▶ https://www.krebsinformationsdienst.de/tumorarten/index.php
Krebsinformationsdienst: Informationsblatt „Familiärer Brust- und Eierstockkrebs" (PDF). ▶ https://www.krebsinformationsdienst.de/service/iblatt/

Weiterführende Literatur

Heald B et al (2016) Strategies for clinical implementation of screening for hereditary cancer syndromes. Semin Oncol 43(5):609–614. ▶ https://doi.org/10.1053/j.seminoncol.2016.08.008
Macaron C et al (2015) Hereditary colorectal cancer syndromes and genetic testing. J Surg Oncol 111(1):103–111. ▶ https://doi.org/10.1002/jso.23706
Rahner N, Steinke V (2008) Erbliche Krebserkrankungen – Hereditary Cancer Syndromes. Dtsch Arztebl 105(41):706–713. ▶ https://doi.org/10.3238/arztebl.2008.0706
Spier I et al (2013) Genetik gastrointestinaler Tumoren – Welche Folgen haben Keimbahnmutationen? Der Gastroenterologe 8:303–315. ▶ https://doi.org/10.1007/s11377-013-0764-4

Ist Krebs ansteckend?

Eva Krieghoff-Henning

© Springer-Verlag GmbH Deutschland, ein Teil von Springer Nature 2020
A. Gaisser, S. Weg-Remers (Hrsg.), *Patientenzentrierte Information in der onkologischen Versorgung*,
https://doi.org/10.1007/978-3-662-60461-8_5

Der Opa, der sein Enkelkind auf den Schoß nehmen möchte, die Krankenschwester, die die Verbände eines Krebspatienten wechselt, der Partner einer Frau mit Gebärmutterhalskrebs – für viele Menschen ist nicht klar, ob man sich oder andere mit Krebs „anstecken" kann.

„Ich bin gelernter Maler und Lackierer, 50 Jahre alt und an Blasenkrebs erkrankt. Muss ich jetzt eine separate Toilette benutzen, damit ich meine Familie nicht anstecke?"

„Meine Mutter ist mit 71 Jahren an Lungenkrebs erkrankt. Kann sie meine Kinder mit dem Krebs anstecken, wenn sie sie anhustet?" „Ich pflege zuhause meine Frau, die Brustkrebs hat. Inzwischen ist die Brust an der Stelle ganz offen. Kann ich mich darüber mit Krebs anstecken?"

„Ich bin Krankenschwester. Vorhin habe ich einer Patientin mit Eierstockkrebs Blut abgenommen und mich dabei versehentlich selber mit der Kanüle gestochen. Habe ich mich dabei vielleicht an ihrem Krebs angesteckt?"

„Ich hatte eine OP wegen Gebärmutterhalskrebs. Das liegt ja an diesen HPV-Viren. Jetzt steigt bei meinem Partner der PSA-Wert an und er hat Angst, dass ich ihn beim Sex mit Krebs angesteckt habe. Können Sie mich dazu informieren?"

Die Frage der Ansteckung ist für Freunde und Angehörige von Krebspatienten insbesondere dann ein Thema, wenn jemand selbst nach eigener Einschätzung ein geschwächtes Immunsystem hat, also zum Beispiel an einem Infekt leidet. In dieser Situation ist die Befürchtung, das Immunsystem könnte zu schwach sein, um fremde Krebszellen oder krebserregende Viren abzuwehren und unschädlich zu machen. Aber auch die Patienten selber fürchten, andere zu gefährden. Besonders häufig sind solche Bedenken erfahrungsgemäß, wenn die Erkrankung Haut oder Schleimhäute betrifft, weil die Krebserkrankung hier offen sichtbar ist und es sehr offensichtlich zu einem direkten Kontakt mit Krebszellen kommen könnte.

5.1 Was kann man zu solchen Bedenken sagen?

Auch bei der Frage nach der Möglichkeit einer Ansteckung mit Krebs ist es wichtig, die zum Ausdruck gebrachten Sorgen ernst zu nehmen. Gerade weil in der Presse immer häufiger über „Krebs-Impfungen" und dergleichen berichtet wird, liegt die Vermutung für viele nahe, dass es sich bei Krebs um eine Art Infektionskrankheit handelt.

Dass das Ansteckungsrisiko richtig eingeordnet wird, ist zentral für das Wohlergehen der Patienten: Sie könnten sonst durch ihre eigenen Befürchtungen oder durch die Unsicherheit ihrer Familienmitglieder oder Freunde vollkommen unnötig isoliert und ihrer Sozialkontakte beraubt werden.

Erfahrungsgemäß kann man häufig Bedenken nehmen, indem man grundlegende Fakten zur Entstehung von Krebs (▶ Abschn. 2.3 „Die Fakten: Krebs als Krankheit der Gene") und zu den verschiedenen Hindernissen erläutert, die der Übertragung von Krebs im Weg stehen.

> **Es ist äußerst unwahrscheinlich, dass sich eine gesunde Person durch die Übertragung von Krebszellen mit einer Krebserkrankung ansteckt. Insgesamt gibt es weltweit nur eine Handvoll Fallberichte, bei denen eine Übertragung von Krebszellen von Mensch zu Mensch als Ursache einer Krebserkrankung diskutiert wurde.**

Eine Ansteckung mit Krebs könnte nur dann erfolgen, wenn lebende, gewissermaßen funktionsfähige Krebszellen in den Körper gelangen, sich dort ansiedeln und wiederum eine vollständige Krebserkrankung ausbilden. Warum das so gut wie nie passiert, erläutern die folgenden Abschnitte.

Nur wenige Tumorzellen sind überhaupt „gefährlich". Zunächst einmal ist wohl nur ein sehr kleiner Anteil der Zellen eines Tumors in der Lage, einen neuen Tumor auszubilden. Man nennt diese Zellen Krebs-Stammzellen. Experten gehen derzeit davon aus, dass nur etwa 0,01 % aller von einem Tumor in die Umgebung entlassenen Zellen die erforderlichen Eigenschaften besitzen.

Krebszellen gelangen nicht leicht in einen fremden Körper. Im Gegensatz zu manchen Bakterien oder Viren sind Tumorzellen nicht dazu in der Lage, längere Zeit an der Luft, also beispielsweise auf der Oberfläche von Gegenständen oder auf Bettwäsche, zu überleben.

Selbst wenn man als Gesunder, beispielsweise als Chirurg, in direkten Kontakt mit lebendigen Krebszellen kommen würde, könnten diese nicht durch eine intakte Hautschicht hindurch in den Körper aufgenommen werden.

Das Immunsystem erkennt und vernichtet (fast) immer fremde Krebszellen. Selbst in den seltenen Fällen, in denen lebende Krebszellen wirklich in den Körper einer gesunden Person gelangen, z. B. über eine Wunde oder auch über eine Bluttransfusion, geht von ihnen in der Regel keine Gefahr aus. Das liegt daran, dass unser Immunsystem eine wirksame Waffe gegen Eindringlinge darstellt. Die menschlichen Zellen unterscheiden sich in ihren feingeweblichen Merkmalen von Individuum zu Individuum. Das Immunsystem lernt im Laufe der Entwicklung, körpereigene Zellen und Strukturen zu erkennen und in Ruhe zu lassen, aber fremde Zellen und Strukturen zu bekämpfen. Krebszellen, aber auch gesunde Zellen eines anderen Menschen werden damit bei Patienten mit einem intakten Immunsystem als „fremd" erkannt und entfernt.

Dies gilt umso mehr, wenn es sich bei dem „Krebspatienten" um ein Haustier handelt – auch das eine Frage, die manchmal gestellt wird. Zwischen Menschen und (anderen) Tierarten, aber auch zwischen verschiedenen Tierarten unterscheiden sich die Zellen auch ohne bösartige Veränderungen feingeweblich noch mehr als innerhalb einer Art. Gelangten also Krebszellen eines Haustieres in den menschlichen Körper, würden diese tierischen Krebszellen sehr viele Angriffspunkte für das Immunsystem des Menschen bieten und von diesem entfernt werden.

5.1.1 Aber bei Tieren gibt es doch ansteckenden Krebs?

Tatsächlich gab es zuletzt solche Berichte von den sogenannten Tasmanischen Teufeln oder Beutelteufeln. Die Tiere beißen sich gegenseitig bei Kämpfen und übertragen dabei Tumoren im Gesichtsbereich, die „Devil Facial Tumour Disease (DFTD)". Wie kann das sein? In gewissen Grenzen weichen alle Krebszellen, ob bei Mensch oder Tier, durch verschiedene Mechanismen der Erkennung durch das Immunsystem aus – sonst könnten sie nicht überdauern und einen Tumor ausbilden. Gelangen sie in einen anderen Organismus, wird es umso unwahrscheinlicher, dass sie sich vor dessen Immunsystem schützen können, je „fremder" sie diesem Organismus sind. Bei den Tasmanischen Teufeln wird die Übertragung möglicherweise dadurch begünstigt, dass die Tiere untereinander genetisch sehr ähnlich sind. Nach derzeitigem Wissensstand ist die DFTD nicht auf andere Tierarten oder gar den Menschen übertragbar – dafür sind die Tumorzellen bei aller Tarnung zu „anders".

> **Grundsätzlich ist zwar nicht gänzlich ausgeschlossen, dass sich ein übertragbarer Krebs auch bei Menschen entwickeln könnte, wenn Tumorzellen so umfassende Schutzmechanismen entwickeln. Dies scheint allerdings auch im Tierreich nur extrem selten vorzukommen.**

5.1.2 Achtung bei Immunsuppression

Ein Sonderfall ist die Situation organtransplantierter Patienten, weil ihr Immunsystem medikamentös unterdrückt werden muss. Sonst würde das Immunsystem des Empfängers das fremde Organ „abstoßen". Wenn das Immunsystem aber so unterdrückt wird, kann es auch veränderte Körperzellen oder körperfremde Krebszellen viel schlechter erkennen und bekämpfen.

Vom alltäglichen Umgang mit Krebspatienten geht auch für Immunsupprimierte zwar normalerweise dennoch keine Gefahr aus, schließlich ist z. B. die „mechanische" Hautbarriere in der Regel noch intakt. Es wurde aber berichtet, dass Organtransplantierte Krebs bekamen, weil sie ein Organ eines Menschen erhalten hatten, der selbst an Krebs erkrankt war. Daher sind Krebspatienten als Organspender ausgeschlossen. In seltenen Einzelfällen kann es allerdings sein, dass Organe eines Menschen transplantiert werden, der an einer noch nicht diagnostizierten Krebserkrankung gelitten hat. Ein solcher Fall einer Frau mit nicht diagnostiziertem schwarzem Hautkrebs wurde z. B. 2018 in der Presse aufgegriffen. Auch für Blutspenden gilt eine Krebserkrankung als Ausschlusskriterium. Ausnahmen werden bei In-situ-Karzinomen nach vollständiger Entfernung und bei einem länger zurückliegenden Basaliom gemacht. Dieser weiße Hautkrebs ist in aller Regel keine lebensbedrohliche Erkrankung und metastasiert meist nicht. Daher schätzt man in dieser Situation den Nutzen der Blut- oder Organspende höher ein als das mögliche Risiko für die Empfänger.

> **Im Gegensatz zu einer „gewollten" und starken Immunsuppression, wie sie bei Transplantierten erforderlich ist, beeinträchtigt ein kurzzeitiger Infekt, etwa eine Erkältung, das Immunsystem normalerweise kaum. Es ist nicht zu erwarten, dass dadurch das Risiko steigt, sich mit Krebs „anzustecken".**

Bei der Angst, sich mit Krebs anzustecken, vergessen viele Menschen, dass Krebspatienten viel mehr gefährdet sind, sich bei anderen mit einer Infektion anzustecken – was für sie je nach Allgemeinzustand und besonders bei Knochenmarksuppression durch Chemotherapie gefährlich sein kann.

5.2 Krebsfördernde Infektionen: HPV und Co

Während eine Krebserkrankung selbst so gut wie nicht übertragbar ist, gibt es einige Erreger, die das Risiko für einzelne Krebserkrankungen erhöhen und übertragbar sind. Das bedeutet allerdings nicht, dass jeder, der sich damit infiziert, zwangsläufig an Krebs erkrankt. Bei den meisten Menschen heilt eine Infektion mit krebsfördernden Krankheitserregern folgenlos aus.

> **Nur eine kleine Minderheit derer, die sich mit den jeweiligen Erregern anstecken, erkrankt als Folge der Infektion an Krebs.**

Insgesamt ist in den westlichen Industrienationen der Anteil der Krebserkrankungen, die auf Infektionen zurückzuführen sind, vergleichsweise gering.

In Deutschland besonders relevant sind chronische Infektionen mit Humanen Papillomviren, kurz HPV, die das Risiko für Gebärmutterhalskrebs erhöhen. Auch bei manchen Formen von Kopf-Hals-Tumoren und weiteren Krebserkrankungen der Haut und Schleimhäute gelten Infektionen mit HPV als Risikofaktor.

Ein weiteres bekanntes Beispiel sind Hepatitis-B- und C-Viren. Sie können zu einer chronischen Leberentzündung führen, die das Risiko für Leberkrebs erhöht. Das Bakterium Helicobacter pylori fördert die Entstehung von Magenkrebs. Weitere Beispiele für Erreger, die mit einem erhöhten Risiko für einzelne Krebserkrankungen in Verbindung gebracht werden, finden sich in ◘ Tab. 5.1. Den geschätzten Anteil von infektionsbedingten

Tab. 5.1 Beispiele für einen wahrscheinlichen Zusammenhang zwischen Infektionen und Krebs

Erreger/Organismus	Krebserkrankung
Viren	
HPV-Hochrisikotypen	Zervixkarzinom Kopf-Hals-Tumoren Analkarzinom
Hepatitis B- und C-Viren (HBV und HCV)	Leberkrebs B-Zell-NHL
Epstein-Barr-Viren (EBV)	Lymphome Nasopharynx-Karzinome Magenkrebs
Kaposi sarcoma associated herpes virus (KSHV) = Humanes Herpesvirus Typ 8 (HHV-8) (bei AIDS-Patienten)	Kaposi-Sarkom Lymphoproliferative Erkrankungen
Humanes T-lymphotrophes Virus Typ 1 (HTLV-1)	Adulte T-Zell-Leukämie
Bakterien	
Helicobacter pylori	Magenkrebs
Parasiten	
Schistosoma haematobium (Bilharziose-Erreger)	Blasenkrebs
Opisthorchis viverrini und Clonorchis sinensis (Saugwürmer)	Gallengangskarzinome

Krebserkrankungen an der Gesamtinzidenz in Deutschland zeigt Abb. 5.1.

Für die Mehrheit aller Krebserkrankungen ist zurzeit kein Zusammenhang mit einer Infektion belegt.

5.2.1 Was kann man dagegen tun?

Inzwischen kann man Infektionen mit den gefährlichsten HPV-Typen wirksam durch eine **Impfung** vorbeugen. Auch gegen Hepatitis B-Viren gibt es eine Impfung. Beide Impfungen werden von der Ständigen Impfkommission (STIKO) des Robert Koch-Instituts empfohlen. Für andere Erreger, die das Krebsrisiko erhöhen, sind bisher keine Impfungen verfügbar.

Das Risiko für potenziell krebsfördernde Infektionen lässt sich auch durch verschiedene **Schutzmaßnahmen** senken:

- Die Verwendung von Kondomen senkt das Risiko, an sexuell übertragbaren Infektionen (z. B. mit HPV oder Hepatitis B) zu erkranken.
- Allgemeine Hygienemaßnahmen wie Händewaschen und Toilettenhygiene senken das Risiko für Infektionen mit Parasiten wie Saugwürmern, manchen Viren und Bakterien.
- Fleisch und Fisch oder Meeresfrüchte sollten ganz durchgegart werden, um möglicherweise enthaltene Erreger wie Saugwürmer abzutöten.
- Bei Urlaub in von Bilharziose betroffenen Regionen sollte das Baden bzw. Wassersport in Süßwasser unterlassen werden.

Bereits bestehende Infektionen mit Helicobacter pylori, Hepatitis-Viren oder manchen Parasiten können medikamentös behandelt werden.

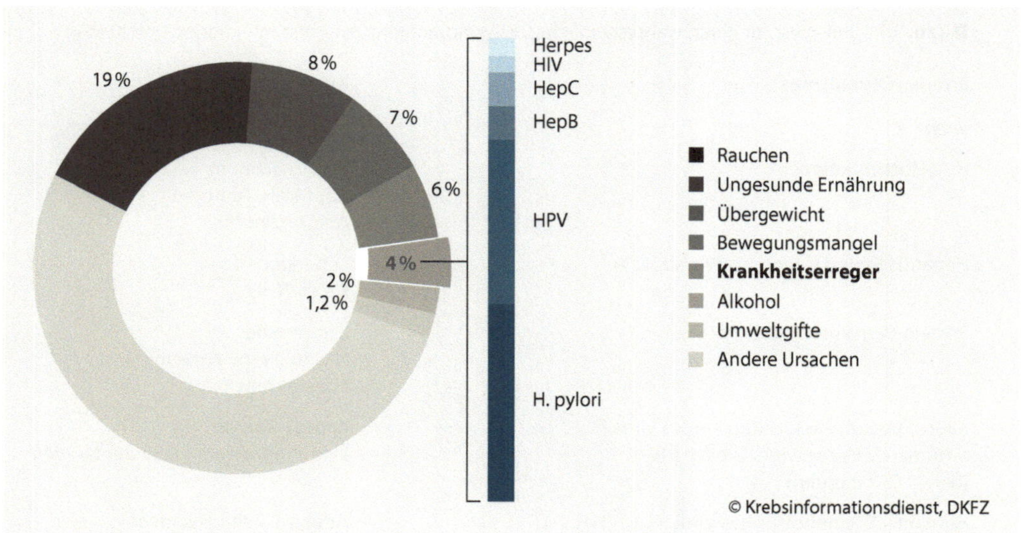

◘ Abb. 5.1   Geschätzter Anteil der Krebserkrankungen in Deutschland, die durch Infektionen (mit)verursacht sind. Die Ringgrafik zeigt die ebenfalls geschätzte Bedeutung der übrigen vermeidbaren Risikofaktoren bezogen auf die Gesamt-Krebsinzidenz bei 35- bis 84-Jährigen im Jahr 2018 (Nach Gredner et al. 2018)

Mehr Information

Für Fachleute

International Agency for Research on Cancer (IARC) Informationen zu Infektionen und Krebs. ► https://gco.iarc.fr/causes/infections/home

Gredner T et al (2018) Krebs durch Infektionen und ausgewählte Umweltfaktoren. Schätzung der attributablen Krebslast in Deutschland. Dtsch Arztebl Int 115:586–593. ► https://doi.org/10.3238/arztebl.2018.0586

Für Fachleute und Patienten

Bundeszentrale für Gesundheitliche Aufklärung (BZgA) Schutz vor Infektionskrankheiten. ► www.infektionsschutz.de/

Krebsinformationsdienst. Ansteckungsgefahr durch Krebs. ► https://www.krebsinformationsdienst.de/vorbeugung/risiken/ansteckung.php

Krebsinformationsdienst. Humane Papillomviren. → Humane Papillomviren: Ein Risiko für die Gesundheit? ► https://www.krebsinformationsdienst.de/service/iblatt/

Krebsinformationsdienst. Viren und weitere Krankheitserreger als Krebsauslöser. ► www.krebsinformationsdienst.de/vorbeugung/risiken/viren.php

Robert Koch-Institut. Informationen zu Helicobacter pylori. ► https://www.rki.de/DE/Content/InfAZ/H/HelicobacterPylori/Helicobacter_node.html

Wo erhalte ich die beste Versorgung?

Ursula Will

© Springer-Verlag GmbH Deutschland, ein Teil von Springer Nature 2020
A. Gaisser, S. Weg-Remers (Hrsg.), *Patientenzentrierte Information in der onkologischen Versorgung*,
https://doi.org/10.1007/978-3-662-60461-8_6

Wie, warum, und wo am besten behandeln lassen – das sind zentrale und vor allem auch ganz entscheidende Fragen für Krebspatientinnen und Patienten.

Eigentlich sollte die Antwort ganz einfach sein, wäre da nicht diese Vielzahl onkologischer Versorgungsstrukturen, in denen sich Betroffene orientieren müssen. Patientinnen und Patienten fühlen sich häufig von der großen Zahl an Ärzten und Kliniken sowie von der unüberschaubaren Menge an Bezeichnungen und unterschiedlichen Spezialisierungen regelrecht erschlagen und suchen Orientierung. Der Wunsch nach einheitlichen Konzepten, Bezeichnungen und Zertifizierungen onkologischer Behandlungseinrichtungen, wie im Nationalen Krebsplan als Ziel definiert, und die Wirklichkeit liegen noch weit auseinander.

» Nationaler Krebsplan, Handlungsfeld 2, Ziel 5, Teilziel I:
Es existieren einheitliche Konzepte und Bezeichnungen für die Zertifizierung onkologischer Behandlungseinrichtungen

6.1 Die onkologische Versorgungslandschaft in Deutschland

Die Frage nach dem Spezialisten ist eine der häufigsten Fragen von Krebspatienten und ihren Angehörigen. Wer will mit der Diagnose einer lebensbedrohlichen Erkrankung nicht zum besten Arzt oder in die beste Klinik?

In rund einem Drittel der individuellen Anfragen von Patienten und Angehörigen an den Krebsinformationsdienst im Jahr 2018 war die Frage nach „dem Spezialisten" ein Thema:

„Wo finde ich spezielle Kliniken/Ärzte für meine GIST- Erkrankung?"

„Hallo, mein Vater hat Speiseröhrenkrebs. Wissen Sie zufällig, welche Klinik sich in Deutschland darauf spezialisiert hat?"

„Ich habe in meinem Umfeld einen Angehörigen, der an Leukämie leidet. Bloß weiß ich nicht, welches Krankenhaus in Deutschland das Beste für ihn wäre. Meine Frage wäre, wo in Deutschland die besten Kliniken für die Versorgung von Leukämie-Patienten sind?"

Die Antwort – gar nicht so einfach. Auf der einen Seite ist eine Vielzahl spezialisierter Ärzte und geeigneter Kliniken verfügbar, wenn es um die Behandlung von Krebs geht. Auf der anderen Seite aber steht der Wunsch nach dieser einen, besten Klinik, dem einen besten Arzt für den vorliegenden Erkrankungsfall ganz im Vordergrund. Also, wie orientieren?

Zur Verwirrung von Betroffenen tragen dann noch Zertifizierungen und die verschiedenen Bezeichnungen von Fachärzten und Zentren der onkologischen Versorgung bei. Einige Beispiele: Fachärzte, wie beispielsweise Gynäkologen und Internisten, können sich mit dem Schwerpunkt Onkologie qualifizieren und nennen sich dann Gynäkologen mit dem Schwerpunkt Gynäkologische Onkologie oder Internisten im Schwerpunkt Hämatologie und Onkologie. Dazu kann von verschiedenen Fachärzten die Zusatzbezeichnung „Medikamentöse Tumortherapie" erworben werden. Anästhesisten können sich mit dem Schwerpunkt „Spezielle Schmerztherapie" weiterbilden. Krankenhäuser führen Bezeichnungen als Tumorzentrum, Onkologischer Schwerpunkt, Organkrebszentrum, Onkologisches Zentrum, Comprehensive Cancer Center, Onkologisches Spitzenzentrum und/oder Universitätsklinikum (◘ Abb. 6.1).

6.2 Krebsspezialisten

Bei der Versorgung eines Krebspatienten arbeiten in der Regel mehrere Fachärzte zusammen. Den einen Krebsspezialisten gibt es daher nicht. Auch Vertreter weiterer

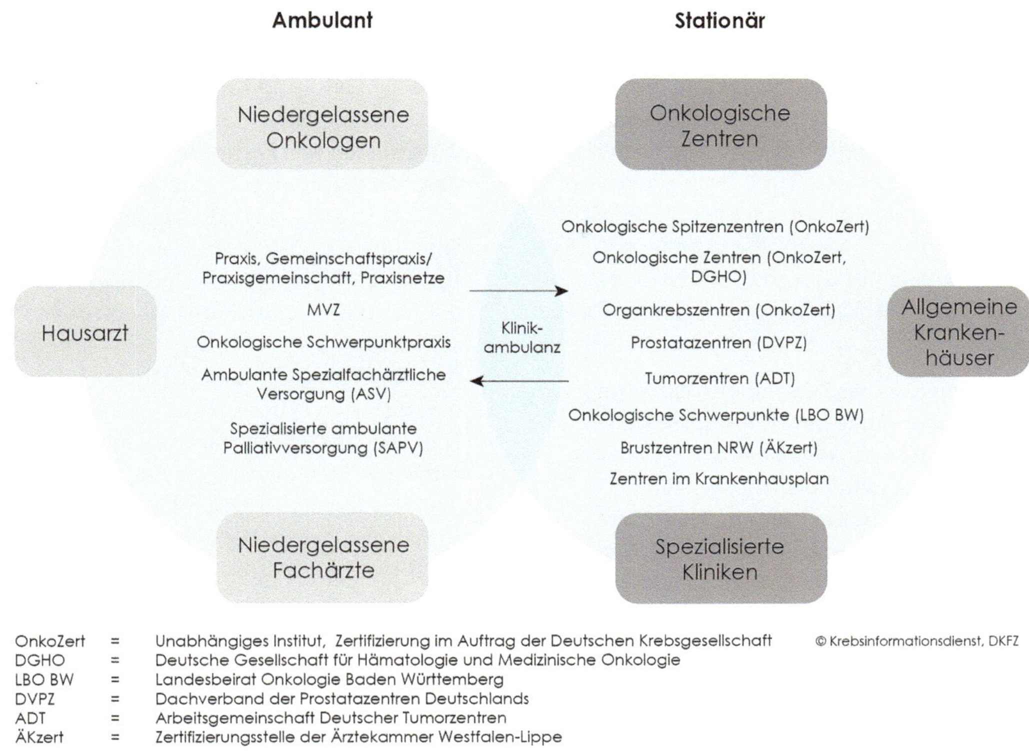

▪ Abb. 6.1   Überblick über die Strukturen der onkologischen Versorgung in Deutschland

Berufsgruppen wie Pflegekräfte, Psychoonkologen und viele andere mehr sind an der Versorgung beteiligt.

Viele Menschen gehen bei Beschwerden zunächst zum Hausarzt. Die Krebsbehandlung gehört jedoch selten zu seinem Spezialgebiet. Trotzdem spielt der Hausarzt als Vertrauensperson eine wichtige Rolle: Er führt bei Krebsverdacht erste Untersuchungen durch. Auch nach Abschluss der Krebsbehandlung bleibt er oft einbezogen und übernimmt die Betreuung, wenn es nicht um die Krebserkrankung, sondern um andere medizinische Fragen geht. Häufig ist er auch Ansprechpartner für die Versorgung zu Hause. Die eigentliche Diagnoseklärung und „Therapieführung" liegt meist in der Hand spezialisierter Fachärzte.

6.2.1 Welche Fachärzte kommen als erste Anlaufstelle infrage?

Abhängig von den Beschwerden und der Lokalisation des Primärtumors übernehmen häufig Gynäkologen, Gastroenterologen, Urologen oder andere Fachärzte die spezifische Diagnostik. Weitere Spezialisten, wie etwa Radiologen, Pathologen und Labormediziner, werden zur Diagnosesicherung einbezogen.

Auch an der Krebsbehandlung sind verschiedene Fachärzte beteiligt, etwa Internisten, ggf. Gynäkologen, Chirurgen, Strahlentherapeuten, Nuklearmediziner und Schmerztherapeuten. Innerhalb vieler Fachdisziplinen können sich Ärzte auf das Thema

Krebs spezialisieren. Niedergelassene Onkologen koordinieren die Diagnostik, Therapie und Nachsorge bei ambulant behandelten Krebspatienten, und sie arbeiten dabei mit weiteren Fachärzten oder Kliniken zusammen. Sie begleiten Betroffene auch dann, wenn die Erkrankung fortschreitet. Speziell für die Begleitung von Menschen mit fortgeschrittenen Erkrankungen stehen Palliativmediziner zur Verfügung (▶ Kap. 15 „Worüber ungern und oft zu spät gesprochen wird").

> **Regelung der Zuständigkeiten:** Wenn mehrere Ärzte beteiligt sind, sollten die Zuständigkeiten eindeutig geregelt sein. Doppeluntersuchungen und sich gegenseitig störende Therapien werden so vermieden. Optimal ist es, wenn ein Arzt die Rolle des therapieführenden Arztes übernimmt, der den Überblick behält und bei dem alle Fäden zusammenlaufen.

- Wer erhält Befunde?
- Wer stellt Überweisungen, Rezepte, Krankmeldungen und Bescheinigungen aus?
- Wer ist im Notfall da?

6.2.2 Möglichkeiten der Arztsuche

Folgende Möglichkeiten gibt es, um niedergelassene Fachärzte zu suchen und zu finden:

- **Auskunft der Ärztekammern und Kassenärztlichen Vereinigungen.** Die Kassenärztlichen Vereinigungen (KV) und Ärztekammern der Regionen in Deutschland sind die einzigen Einrichtungen, die gesicherte Angaben über die Qualifikation (Facharztbezeichnungen und Zusatzbezeichnungen) aller im jeweiligen Bundesland niedergelassenen Ärzte und Psychotherapeuten haben. Ihre Verzeichnisse ermöglichen die regionale Suche nach Ärzten mit Kassenzulassung in Deutschland. Eine Aussage über die Qualität der individuellen ärztlichen Leistung ist dadurch jedoch nicht möglich.

- **Anfrage bei den Krankenkassen.** Krankenkassen bieten Suchmaschinen an, die eine Arzt- (und Krankenhaus-) Suche ermöglichen.
- **Adresslisten von Fachgesellschaften und Berufsverbänden,** z. B. Bundesverband der Niedergelassenen Hämatologen und Onkologen in Deutschland e. V. (BNHO) Beachte: Mitgliederlisten sind aufgrund der freiwilligen Mitgliedschaft ggf. nicht vollständig.
- **Arztbewertungsportale.** Arztbewertungsportale bieten Patienten – und auch ärztlichen Kollegen – die Gelegenheit, subjektive Meinungen über einen Arzt, Therapeuten oder Krankenhausaufenthalt abzugeben. Die Qualität der Arztbewertungsportale ist jedoch sehr uneinheitlich. Inzwischen gibt es Qualitätsstandards, wie z. B. die vom Ärztlichen Zentrum für Qualität in der Medizin (ÄZQ) gemeinsam mit einem Expertenkreis entwickelten Qualitätskriterien. Sie beziehen sich auf rechtliche, inhaltliche und technische Aspekte sowie auf Verständlichkeit, Transparenz und Pflichten des Portalbetreibers. Problematisch können neben der Subjektivität der Bewertungen auch bezahlte Einträge („Premiumeinträge") sein, die besonders attraktiv aussehen und prominent platziert werden.

6.3 Krebszentren

Der Begriff „Krebszentrum" ist nicht einheitlich definiert. Oft trägt die Klinik eine bestimmte Bezeichnung mit dem Begriff im Namen. Die Abteilung, in der man tatsächlich behandelt wird, verwendet nochmal einen anderen Namen. Manchmal ist ein und dieselbe Einrichtung mehreren Kategorien, bzw. Zentren zugeordnet, und verwendet je nach Situation auch mehrere Bezeichnungen. Der Grund dafür liegt in der historisch gewachsenen Zentrenlandschaft: Einerseits sind, meist aus regionalen Einzelinitiativen, Zentrenstrukturen entstanden, bei denen die Verbesserung einzelner Versorgungsaspekte das Ziel war. Andererseits haben „Normengeber", wie Fachgesellschaften, und weitere staatliche und unterstaatliche „Normengeber" (z. B. Bundesländer, das Bundesministerium für Bildung und Forschung, Zulassungsausschüsse der Kassenärztlichen Vereinigungen) selbst durch Zertifizierungen bzw. auf der Basis der Zulassungsverordnung (§ 95 (1a) SGB V) oder im Rahmenprogramm Gesundheitsforschung zur Bildung weiterer Zentrumsstrukturen beigetragen. Diese „Normengeber" legen ihrerseits selbst fest, was ein Zentrum ist bzw. ob ein Zentrum als solches ausgewiesen werden darf. ◘ Tab. 6.1 gibt einen Überblick.

Schließlich spielt in der Versorgungspraxis neben der fachlichen Qualifikation auch die Abrechenbarkeit der Zentrenleistungen bei den Krankenkassen eine bedeutende Rolle: Häufig ist die Voraussetzung für den Erhalt von Zuschlägen eine Zertifizierung. Trotzdem sind auch zertifizierte Zentren nicht automatisch zuschlagsberechtigt. Mitentscheidend für den Anspruch auf eine gesonderte Vergütung ist die Abgrenzung des Zentrums von der „Normalversorgung".

Welche Einrichtung die „beste" Behandlung bietet, lässt sich aus alledem nicht zwangsläufig ableiten:

- Einige Bezeichnungen beziehen sich zum Beispiel auf den Träger der Einrichtung. Ein Beispiel dafür ist der Begriff „Universitätsklinik": Sie ist direkt der Medizinischen Fakultät einer Universität zugehörig. In Regionen, in denen es keine Universitäten mit medizinischer Fakultät gibt, sind es oft die großen Krankenhäuser der Kreise und Städte, kirchliche Krankenhäuser oder auch die Kliniken privater Träger, die die Krebstherapie übernehmen.
- Andere Bezeichnungen geben dagegen die Spezialisierung einer Klinik an. Dahinter steht meist, dass ein bestimmter Bereich oder eine ganze Klinik von externen Gutachtern überprüft wurde, und deshalb ein entsprechendes Zertifikat tragen darf. So sind z. B. in Deutschland

verschiedene Organkrebszentren (C), Onkologische Zentren (CC) und Onkologische Spitzenzentren (CCC) nach von der Deutschen Krebsgesellschaft definierten Kriterien zertifiziert. Dabei handelt es sich um Netzwerke aus stationären und ambulanten Einrichtungen, in denen alle an der Behandlung eines Krebspatienten beteiligten Fachrichtungen eng zusammenarbeiten. Neben Chirurgen, Radioonkologen, Pathologen, Experten für die medikamentöse Tumortherapie und weiteren Fachdisziplinen gehören dazu unter anderem auch onkologische Pflegekräfte, Psychoonkologen und Sozialarbeiter. Auch andere Fachgesellschaften bieten Zertifizierungen für die onkologische Versorgung an.

Ein Beispiel ist die besondere Spezialisierung auf die Brustkrebsbehandlung (zertifiziertes Brustzentrum). Die Einhaltung der fachlichen Anforderungen der durch die Deutsche Krebsgesellschaft (DKG) und die Deutschen Gesellschaft für Senologie (DGS) zertifizierten Brustzentren wird jährlich durch das unabhängige Zertifizierungsinstitut *OnkoZert* überprüft (▶ „Mehr Information"). Universitätsfrauenkliniken und andere größere Kliniken müssen nicht unbedingt aufgeführt sein, erfüllen gegebenenfalls aber die gleichen oder noch strengere Kriterien (etwa die EUSOMA-Kriterien der European Society of Breast Cancer Specialists, ▶ http://www.eusoma.org). In Nordrhein-Westfalen werden Brustkrebszentren nach einem eigenen Verfahren zertifiziert (ÄKzert).

- Krebszentren können auch Tumorzentren (TZ) oder, in Baden-Württemberg, Onkologische Schwerpunkte (OSP) heißen. In diesen arbeiten ebenfalls Spezialisten unterschiedlicher Fachrichtungen zusammen. Alle TZ und OSP in Baden-Württemberg werden nach einem einheitlichen Kriterienkatalog des Landesbeirates „Onkologie" bewertet.

Für die Qualität der Versorgung von Patienten mit einem bestimmten Krankheitsbild kann es eine Rolle spielen, wie viele entsprechende Behandlungen pro Jahr an einem Zentrum durchgeführt werden. Diese

☐ Tab. 6.1 „Normengeber" von Zentren in Deutschland. (Nach den Ergebnissen der Arbeitsgruppe „Gute Zentrenzertifizierung" der Bundesärztekammer 2015)

	Kriterien	Definition/ Zulassung durch	Kategorien	Zentrentyp
Fachgesellschaften als Normengeber				
Zentren in der Tumorversorgung	Kriterienkatalog, Zertifizierung	Onkozert (DKG, DKH)	Onkozert: Organkrebszentrum (C), Onkologisches Zentrum (CC), Onkologisches Spitzenzentrum (CCC) Dachverband der Prostatazentren Deutschlands e. V. (DVPZ): Prostatazentren Deutsche Gesellschaft für Allgemein- und Viszeralchirurgie (DGAV): Darmkrebszentren Deutsche Gesellschaft für Hämatologie und medizinischer Onkologie (DGHO): Onkologische Zentren	Krankheits-orientiertes Zentrum
Zentren in anderen Fachbereichen	Kriterienkatalog für Zertifizierung	Fachgesellschaften, Verbände	Beispiel: Deutsche Gesellschaft für Allgemein- und Viszeralchirurgie (DGAV): Kompetenzzentrum, Referenzzentrum, Exzellenzzentrum	i. d. R. krankheits-orientiertes Zentrum
Staatliche und unterstaatliche Normengeber				
Zentren im Krankenhausplan	Ausweisung im Krankenhausplan, Feststellungsbescheid	Bundesland, z. T. Orientierung an anderen „Normengebern" (z. B. zertifizierte Zentren)	–	unterschiedlich
Tumorzentren, Onkologische Schwerpunkte	Kriterienkatalog, Zertifizierung	Arbeitsgemeinschaft Deutscher Tumorzentren (ADT) Beirat Onkologie der Landesregierung Baden-Württemberg	–	Krankheits-orientiertes Zentrum

(Fortsetzung)

◘ Tab. 6.1   (Fortsetzung)

	Kriterien	Definition/ Zulassung durch	Kategorien	Zentrentyp
Brustzentren NRW	Kriterienkatalog, Zertifizierung	Land Nordrhein-Westfalen ÄKzert	–	Krankheits-orientiertes Zentrum
Medizinische Versorgungszentren (MVZ)	§ 95 (1a) SGB V, Zulassungsverordnung	Zulassungsausschuss der KV	–	i. d. R. Funktionales Zentrum
Deutsche Zentren der Gesundheitsforschung (DZG)	Im Rahmenprogramm Gesundheitsforschung	Bundesministerium für Bildung und Forschung (BMBF)	z. B. Deutsches Konsortium für Translationale Krebsforschung (DKTK)	Forschungsver-bund

Zahlen kann man z. B. den Qualitätsberichten der Krankenhäuser entnehmen (▶ „Mehr Information"). Die Erstellung und Veröffentlichung eines strukturierten Qualitätsberichtes ist seit 2005 für alle zur Behandlung gesetzlich krankenversicherter Patienten zugelassenen Krankenhäuser im Abstand von zwei Jahren verpflichtend (§ 108 SGB V). Qualitätsberichte enthalten Struktur- und Leistungsdaten des Krankenhauses und seiner einzelnen Fachabteilungen sowie Aspekte der Qualitätssicherung, wie beispielsweise die Umsetzung von Mindestmengen.

Vergleichende Qualitätsurteile über Arztleistungen beinhalten sie jedoch nicht. Die Ergebnisqualität von einzelnen Praxen oder Kliniken wird derzeit (noch) nicht veröffentlicht.

Spezialfall: Seltene Tumorerkrankung

Manche Tumorerkrankungen sind so selten, dass es nur wenige Zentren bzw. Ansprechpartner gibt, die Erfahrung damit haben. Als selten gilt ein Tumor, wenn pro Jahr weniger als 6 von 100.000 Personen davon betroffen sind.

Inzwischen haben sich deutschlandweit Zentren gebildet, die sich der Versorgung von Patienten mit seltenen Erkrankungen verschrieben haben. Eine Übersicht bietet beispielsweise der Versorgungsatlas für seltene Erkrankungen (▶ „Mehr Information").

6.3.1 Wie findet man sie: die beste Klinik?

Zur Beantwortung der Frage, ob es diese eine beste Klinik gibt, können sowohl **objektive** als auch **subjektive Aspekte** eine Rolle spielen. Es gibt unterschiedliche Wege, im individuellen Fall „die beste Klinik" zu finden.

Objektive Kriterien
- Die Einrichtung hat eine Zulassung als reguläres Krankenhaus
- Die gesetzlichen Krankenkassen übernehmen die Kosten
- Die Qualitätsdaten der Klinik sind offengelegt (jährlicher Qualitätsbericht)
- Die Klinik bzw. Abteilung hat entsprechende Erfahrung, ablesbar etwa an der Zahl der behandelten Krebspatienten oder bestimmter Eingriffe
- Spezialisten verschiedener Fachrichtungen arbeiten eng zusammen
- Die Klinik orientiert sich an wissenschaftlich fundierten Behandlungsempfehlungen und Leitlinien
- Die Klinik führt Studien mit neuen Medikamenten und Verfahren zur Verbesserung der bisherigen Krebstherapie durch
- Die Klinik verfügt über eine Ambulanz und/oder eine Tagesklinik: Sie kann bei Bedarf auch die Nachbetreuung übernehmen und ist Anlaufstelle im Notfall

Subjektive Aspekte

Auch persönliche Wünsche und Vorstellungen dürfen berücksichtigt werden, wie etwa

- Die Nähe zum Wohnort
- Die Erreichbarkeit mit öffentlichen Verkehrsmitteln
- Gute Erfahrungen anderer Patientinnen und Patienten
- Empfehlung durch vertraute Personen (Familie, Freunde, Kollegen)

Weitere Kriterien

Fallzahlen Für viele Fachärzte, aber zum Beispiel auch für die von der Deutschen Krebsgesellschaft (DKG) zertifizierte Organzentren, ist der Nachweis von Fallzahlen erforderlich. Fachärzte für Innere Medizin mit der Zusatzbezeichnung Hämatologie und internistische Onkologie müssen z. B. die Betreuung von durchschnittlich 120 Patienten pro Quartal und Arzt (in den letzten 12 Monaten vor Antragstellung) mit soliden oder hämatologischen Neoplasien nachweisen, darunter 70 Patienten, die mit medikamentöser Tumortherapie behandelt werden. Für zertifizierte Brustzentren werden mindestens 100 Fälle von neu diagnostiziertem Brustkrebs (Primärfälle) pro Jahr gefordert.

Operationszahlen Zertifizierte Organkrebszentren müssen eine Mindestanzahl von Operationen nachweisen, die von der DKG zertifizierten Brustkrebszentren mindestens 50 Mamma-OP's pro Jahr (Entfernung eines invasiven Tumors oder DCIS, nicht auf Primärfälle beschränkt) pro benanntem Operateur.

Besonders komplizierte Tumoroperationen sollten ebenfalls bevorzugt an einem spezialisierten Zentrum mit viel Erfahrung auf diesem Gebiet erfolgen. Kleinere (zum Beispiel palliative) Eingriffe können unter Umständen auch an weniger spezialisierten Kliniken vorgenommen werden. Den Qualitätsberichten der Krankenhäuser sind unter anderem auch die OP-Zahlen zu entnehmen.

Medikamentöse Tumorbehandlung Komplexe medikamentöse Behandlungen, beispielsweise eine hochdosierte Chemotherapie mit anschließender Blutstammzelltransplantation, dürfen nur in spezialisierten Kliniken vorgenommen werden. Viele andere Patienten können dagegen ambulant behandelt werden, in spezialisierten Klinikambulanzen oder in onkologischen Praxen (ggf. in Zusammenarbeit bzw. in Abstimmung mit einem spezialisierten Zentrum).

Mindestmengen Für bestimmte ärztliche Leistungen existieren in Deutschland sogenannte Mindestmengen. Dazu gehören komplexe operative Eingriffe an Speiseröhre und Bauchspeicheldrüse sowie Leber-, Nieren- und Stammzelltransplantationen. Nach den Regelungen des Gemeinsamen Bundesausschusses gemäß § 136b Absatz 1 Satz 1 Nummer 2 SGB V für nach § 108 SGB V zugelassene Krankenhäuser werden beispielsweise für die Stammzelltransplantation pro Standort eines Krankenhauses mindestens 25 Stammzelltransplantationen gefordert (autologe/allogene Knochenmarktransplantationen, periphere hämatopoetische Stammzelltransplantation).

Auch im speziellen Versorgungssegment der ambulanten spezialfachärztlichen Versorgung, die onkologische Patienten betrifft, sind Mindestmengen festgelegt: So ist zum Beispiel ein Krankenhaus zur ambulanten Behandlung von gastrointestinalen Tumoren bzw. Tumoren der Bauchhöhle nach den Richtlinien des G-BA über die ambulante spezialfachärztliche Versorgung nach § 116b SGB V nur berechtigt, wenn es pro Jahr mindestens 230 Patienten mit diesen Erkrankungen behandelt.

Darüber hinaus muss das Kernteam zur Durchführung der tumorspezifischen Leistungen als zusätzliche Zulassungsvoraussetzung eines der folgenden Kriterien erfüllen:
Mindestens eine Fachärztin bzw. ein Facharzt für Innere Medizin und Hämatologie und Onkologie muss die Betreuung von durchschnittlich 120 Patientinnen

und Patienten mit soliden oder hämatologischen Neoplasien pro Quartal und Ärztin bzw. Arzt nachweisen, darunter 70 Patientinnen und Patienten, die mit medikamentöser Tumortherapie behandelt werden, und wiederum 30 davon mit intravenöser, intrakavitärer oder intraläsionaler Behandlung.
Oder
Mindestens eine Fachärztin bzw. ein Facharzt einer anderen Arztgruppe des Kernteams muss die Betreuung von durchschnittlich 80 Patientinnen und Patienten mit soliden Neoplasien pro Quartal und Ärztin bzw. Arzt nachweisen, darunter 60 Patientinnen und Patienten, die mit antineoplastischer Therapie behandelt werden, davon 20 mit intravenöser oder intrakavitärer antineoplastischer oder intraläsionaler Behandlung.

Weitere Mindestmengen sind den o. g. Richtlinien zu entnehmen.

Bestimmte Situationen gelten als Ausnahmetatbestände der Mindestmengenregelung: zum Beispiel Notfälle oder wenn es um die Gewährleistung der flächendeckenden Versorgung der Bevölkerung geht.

6.3.2 Mögliche Suchstrategien für die Kliniksuche

Da die meisten großen Krankenhäuser und Universitätskliniken heute auch für die Behandlung von Krebspatienten spezialisiert sind und über onkologische Abteilungen und onkologisch ausgebildetes ärztliches und pflegerisches Personal verfügen, kann es hilfreich sein, zunächst die unten aufgeführten Suchstrategien aufzuzeigen und anhand des vorliegenden, individuellen Krankheitsbildes eine Vorauswahl für eine Suchstrategie zu treffen.

- Informationsbeschaffung über die Internetseiten einzelner Kliniken
- Anfrage bei der Krankenkasse
- Klinik-Suchmaschinen, wie z. B. vom Gemeinsamen Bundesausschuss zusammengestellt: ▶ https://www.g-ba.de/institution/themenschwerpunkte/qualitaetssicherung/qualitaetsdaten/qualitaetsbericht/suche/
- Tumorzentren ▶ www.tumorzentren.de

- Organkrebszentren und Onkologische Zentren ▶ www.oncomap.de
- Comprehensive Cancer Centers – Onkologische Spitzenzentren ▶ http://www.ccc-netzwerk.de/spitzenzentren.html
- Deutsches Konsortium für Translationale Krebsforschung (DKTK) ▶ https://dktk.dkfz.de/de/standorte/overview
- Versorgungsatlas für seltene Erkrankungen: ▶ www.se-atlas.de

Kliniken oder Abteilungen, die eine auf die Behandlung von Krebspatienten bezogene Zertifizierung durchlaufen haben, weisen sich zumindest durch nachprüfbare Vorgaben bezüglich ihrer personellen und apparativen Ausstattung und Erfahrung in der Behandlung von Krebspatienten aus. Jedoch können auch Krankenhäuser, die nicht zertifiziert sind, die geforderten Kriterien erfüllen.

Heute populäre inoffizielle **Rankinglisten** sind aus wissenschaftlicher Sicht problematisch, häufig sogar unseriös und können zu einer Fehlinformation der Patienten führen:
- Häufig wird nur ein kleiner Ausschnitt der Qualität gemessen und dargestellt (z. B. Qualifikation der Fachkräfte, technische Ausstattung, Maßnahmen des klinischen Qualitäts- und Risikomanagements, Publikationen, eingeworbene Forschungsgelder). Zudem lässt sich das Abschneiden von Teilbereichen (Abteilungen, Personen) nicht ohne Weiteres auf die gesamte Klinik übertragen. Manche Aspekte sind nicht messbar, andere wären zu aufwendig zu erfassen.
- Ranglisten berücksichtigen meist nicht die vielen Faktoren, die die Qualität eines Krankenhauses beeinflussen und die nicht immer durch Risikoadjustierung völlig ausgeglichen werden können. Das heißt zum Beispiel, dass in Krankenhaus A hauptsächlich ältere Patienten behandelt werden, die meist an mehreren (chronischen) Krankheiten leiden. Deren Risiko für ein schlechteres Behandlungsergebnis oder Komplikationen ist vergleichsweise

hoch. Wahrscheinlich sind hier dann entsprechende Qualitätsergebnisse weniger gut als in Krankenhaus B mit einem höheren Anteil an jüngeren Patienten. Um beide Ergebnisse vergleichbar zu machen, muss das unterschiedliche Risiko, das die verschiedenen Patienten mitbringen, in die Betrachtungen einbezogen werden (Risikoadjustierung).

Bei der Betrachtung von Rankings sollte daher unbedingt berücksichtigt werden, was genau beurteilt wurde und wie.

6.4 Arzt- und Klinikwahl

6.4.1 Freie Wahl eines niedergelassenen Arztes

Versicherte der Gesetzlichen Krankenversicherung haben das Recht der freien Arztwahl. Dies bedeutet, dass sie den Arzt oder Psychotherapeuten unter den „zugelassenen" Kassenärzten und Therapeuten frei wählen können. Die meisten Vertragsärzte kann man direkt aufsuchen, bei einigen Fachärzten ist eine Überweisung erforderlich (z. B. Radiologische Diagnostik bzw. Radiologie, Strahlentherapie, Transfusionsmedizin).

Ausnahmen Die freie Arztwahl ist eingeschränkt, wenn Betroffene an einer integrierten Versorgung, am Hausarztmodell (hausarztzentrierte Versorgung) oder an einem strukturierten Behandlungsprogramm (DMP) teilnehmen, wie es im Bereich der Onkologie für Brustkrebs aufgelegt ist. Dann können die Versicherten nur zu Ärzten gehen, die am entsprechenden Programm teilnehmen. Die Krankenkasse gibt in diesen Fällen Auskunft darüber, welche Ärzte infrage kommen.

6.4.2 Freie Krankenhauswahl

Versicherte der gesetzlichen Krankenkassen können zwischen zugelassenen Krankenhäusern frei wählen. Wird ein Krankenhaus gewählt, welches vom Wohnort weiter entfernt ist und es dafür keinen wichtigen medizinischen Grund gibt, müssen die Fahrtkosten dorthin meist selbst übernommen werden. Eventuell muss auch zugezahlt werden, wenn die Behandlung dort teurer ist.

Für eine ambulante Behandlung im Krankenhaus braucht ein GKV-Versicherter häufig eine Überweisung von einem Vertragsarzt. Für eine stationäre Behandlung im Krankenhaus ist in der Regel eine Einweisung notwendig (Verordnung zur stationären Krankenhausbehandlung).

6.5 Zusammen entscheiden

„Der" eine Spezialist oder „die" eine Spezialklinik für eine bestimmte Erkrankung beziehungsweise eine bestimmte Therapie lassen sich in der Regel nicht benennen. Da die Ergebnisqualität einzelner Praxen oder Kliniken bisher noch nicht systematisch und nachvollziehbar offengelegt wird und vergleichende Qualitätsurteile über Arztleistungen oder offizielle Rankings fehlen, bleibt die Beantwortung der Fragen nach dem besten Arzt oder der besten Klinik schwierig. Welche Ansprechpartner – Kliniken, Abteilungen oder einzelne Ärzte – „die besten" sind, hängt immer auch von der ganz persönlichen Situation und den individuellen Präferenzen ab.

Im Dialog mit der/dem Betroffenen können auf dem Weg der Entscheidungsfindung objektive und subjektive Kriterien (▶ Abschn. 6.3.1 „Wie findet man sie: die beste Klinik?") für die Arzt- und Klinikwahl herangezogen und gemeinsam abgewogen werden.

> **Die Erfahrung aus Beratungsgesprächen beim Krebsinformationsdienst zeigt, dass Patienten und Angehörige sich hier oft überfordert und alleine gelassen fühlen. Sie wünschen sich Unterstützung für die Bewertung der einzelnen Kriterien für ihre individuelle Situation. Manchmal kann die Information, dass die Versorgungslage in Deutschland generell auf hohem Niveau ist, entlastend sein.**

Mehr Information

Für Fachleute

Ärztliches Zentrum für Qualität in der Medizin (ÄZQ): Informationen zu Arztbewertungsportalen. ▶ https://www.aezq.de/aezq/arztbewertungs-portale, ▶ https://www.aezq.de/mdb/edocs/pdf/info/gute-praxis-bewertungsportale.pdf

Bundesärztekammer: Wer legt in Deutschland fest, was ein Zentrum ist? ▶ https://www.bundesaerztekammer.de/aerzte/qualitaetssicherung/zentren-und-zertifizierung/zentrum/

Gemeinsamer Bundesausschuss (G-BA): Mindestmengenregelungen in der gesetzlichen Krankenversicherung. ▶ https://www.g-ba.de/richtlinien/5/

Krebsinformationsdienst.med: Seltener Tumor – und nun? Die richtigen Ansprechpartner finden. ▶ https://www.krebsinformationsdienst.de/fachkreise/nachrichten/2019/fk05-seltene-erkrankungen-krebs-augentumor.php

Qualitätsberichte

Deutsche Krebsgesellschaft: e. V. Jahresberichte der DKG-zertifizierten Onkologischen und Organkrebszentren. ▶ https://www.krebsgesellschaft.de/jahresberichte.html

Gemeinsamer Bundesausschuss: Referenzdatenbank Qualitätsberichte. ▶ https://g-ba-qualitaetsberichte.de/#/search

Zertifizierungsverfahren und – kriterien

Deutsche Gesellschaft für Hämatologie und Onkologie e. V. Zertifizierung von Onkologischen Zentren und Studienzentren: Verfahren und Kriterien. ▶ https://www.onkologie-zertifizierung.de/

Onkozert: Zertifizierung onkologischer Versorgungseinrichtungen im Auftrag der Deutschen Krebsgesellschaft. ▶ https://www.onkozert.de/

Für Fachleute und Patienten

Bundesärztekammer: Auskunft über Kassenzulassung und Spezialisierung von Ärzten. ▶ https://www.bundesaerztekammer.de/service/arztsuche/

Bundesverband der Niedergelassenen Hämatologen und Onkologen (BNHO) e. V.: Onkologische Schwerpunktpraxen (bundesweite Suchmöglichkeit). ▶ http://www.bnho.de/arztsuche.html

Deutsche Krebsgesellschaft: Zertifizierte Organkrebszentren und Onkologische Zentren. ▶ https://www.oncomap.de/centers

Gemeinsamer Bundesausschuss. Vorgaben und Regelungen zur Qualitätssicherung der Versorgung. ▶ https://www.g-ba.de/themen/qualitaetssicherung/

Gemeinsamer Bundesausschuss: Zugangsmöglichkeiten zu den Qualitätsberichten der Krankenhäuser. ▶ https://www.g-ba.de/themen/qualitaetssicherung/datenerhebung-zur-qualitaetssicherung/datenerhebung-qualitaetsbericht/

Netzwerk Onkologische Spitzenzentren (gefördert von der Deutschen Krebshilfe). ▶ http://www.ccc-netzwerk.de/startseite.html

Für Patienten

Krebsinformationsdienst: Informationsblatt Arzt- und Kliniksuche. ▶ https://www.krebsinformationsdienst.de/service/iblatt/iblatt-arzt-klinik-suchen.pdf

Ärztliches Zentrum für Qualität in der Medizin (ÄZQ): Woran erkennt man eine gute Arztpraxis? (Broschüre). ▶ https://www.patienten-information.de/

Ärztliches Zentrum für Qualität in der Medizin (ÄZQ): Checkliste Gute Praxis Bewertungsportale. ▶ https://www.patienten-information.de/checklisten/arztbewertungsportale

Was ist die beste Behandlung in meiner Situation?

Ursula Will

© Springer-Verlag GmbH Deutschland, ein Teil von Springer Nature 2020
A. Gaisser, S. Weg-Remers (Hrsg.), *Patientenzentrierte Information in der onkologischen Versorgung*,
https://doi.org/10.1007/978-3-662-60461-8_7

Ärzte (und Patienten) können auf der Suche nach der besten Behandlung häufig auf Leitlinienempfehlungen zurückgreifen, die das verfügbare evidenzbasierte Wissen zusammenfassen. Stehen aber mehrere, gar gleichwertige Behandlungsmöglichkeiten zur Verfügung, kann die Wahl zur Qual werden. Der Wunsch von Krebspatientinnen und -patienten nach Sicherheit, die bestmögliche Behandlung zu erhalten, ist mehr als nachvollziehbar. Betroffene greifen nicht selten auf Erfahrungen anderer Patientinnen und Patienten zurück. Dabei berücksichtigen sie nicht, dass die Erkrankungssituationen und die dafür empfohlenen Behandlungsoptionen nicht unbedingt vergleichbar sind.

Häufig haben sie auch im Internet recherchiert und über eine Vielzahl von Nebenwirkungen gelesen. Oder sie sind auf dubiose Behandlungen und Anbieter gestoßen, die mit scheinbar sanften und nebenwirkungsfreien Methoden die universelle Heilung in selbst ausweglos erscheinenden Erkrankungssituationen versprechen. Spätestens dann sind Patientinnen und Patienten noch mehr verunsichert: „Wem kann ich trauen?". Gerade im Zeitalter des Internets scheint die Flut an Informationen zur Behandlung und Versorgung uferlos.

Ein „Klassiker" ist die Frage eines Prostatakrebspatienten, der nach einer Biopsie aufgrund eines erhöhten PSA-Wertes aus heiterem Himmel mit der Diagnose „lokal begrenztes Prostatakarzinom" konfrontiert wird. Nach den Erfahrungen des Krebsinformationsdienstes erkundigen sich betroffene Männer in dieser Situation auch aufgrund der verschiedenen zur Verfügung stehenden Therapieoptionen besonders häufig nach der besten und vor allem schonendsten Behandlung – greift sie doch in ganz intime Lebensbereiche ein. Die Angst vor Inkontinenz und Impotenz treibt die Betroffenen um, und sie fragen hier sehr detailliert nach Nutzen und Risiken der zur Verfügung stehenden Behandlungsmöglichkeiten.

Recht auf umfassende und verständliche Aufklärung

Ärzte müssen ihre Patienten umfassend und verständlich aufklären. Die Aufklärungspflicht bezieht sich auf erforderliche Untersuchungen, die Diagnose und beabsichtigte Therapien sowie Behandlungsalternativen, und falls diese nicht von der Krankenversicherung bezahlt werden, die Aufklärung hinsichtlich der Kosten. Sie umfasst insbesondere auch zu erwartende Folgen und Risiken der Maßnahme sowie ihre Notwendigkeit, Dringlichkeit, Eignung und Erfolgsaussichten im Hinblick auf die Diagnose oder die Therapie. Die Aufklärung darf nicht durch Pflegende, medizinische Fachangestellte oder andere Personen erfolgen (§ 630e BGB, Aufklärungspflichten).

Patienten sollten verstehen, was das Behandlungsziel (kurativ/palliativ) ist, welche Möglichkeiten es in ihrer individuellen Situation gibt, welche Wirkungen und Nebenwirkungen zu erwarten sind und wie wahrscheinlich es ist, dass sie eintreten. Nur mit diesen Informationen können sich Patienten – wenn sie dies wünschen – an der Behandlungswahl beteiligen und ihre eigenen Bedürfnisse und Erwartungen in die Entscheidung einbringen. Patienten müssen auch ausreichend Zeit haben, die Möglichkeiten zu überdenken, zu besprechen und bei Bedarf weitere Informationen einzuholen – die Krebsdiagnose ist in der Regel kein Notfall.

Fragen und Informationen, die für die Behandlungswahl wichtig sein können

- Wie ist die genaue Bezeichnung der Erkrankung und des Stadiums?
- Was ist das Ziel der Behandlung? Soll sie heilen (kurative Therapie) oder das Fortschreiten verzögern, Komplikationen vermeiden, Symptome lindern und die Lebensqualität erhalten (palliative Therapie)?
- Welche Möglichkeiten der Behandlung gibt es? Eine oder verschiedene?
- Für **jede** Möglichkeit jeweils:
  - Wie wirkt die Behandlung?
  - Wie ist der wahrscheinliche Nutzen im Vergleich zu keiner Behandlung?
  - Trifft die Abschätzung von Nutzen und Risiko für Kollektive mit vergleichbaren Merkmalen wie den individuell vorliegenden zu?
  - Wie viel Erfahrung besteht mit der Behandlung? (generell und beim behandelnden Arzt)
  - Wie läuft die Behandlung ab?
  - Wie lange dauert die Behandlung/ der Krankenhausaufenthalt?

- Welche Nebenwirkungen gibt es? Wie häufig und ausgeprägt sind sie? Wie lange dauern sie an?
- Wie lassen sich Nebenwirkungen vermeiden oder behandeln?
- Wie häufig sind während der Behandlung Besuche beim Arzt/in der Klinik notwendig?
- Welche Untersuchungen sind während und nach der Behandlung erforderlich, und wie oft?
- Welche Auswirkungen hat die Behandlung auf das persönliche Leben – alltägliche Aktivitäten, Familie, Partnerschaft, Sexualität und Beruf?
- Sind Änderungen der Lebensweise oder der Ernährung nötig?
- Wer ist bei Fragen und Problemen während und nach der Behandlung ansprechbar?
- Worauf sollten Sie während der Behandlung selbst achten?
- Wo gibt es weitere Informationen?
- Wo können Patienten bei Bedarf vor der Entscheidung eine zweite Meinung erhalten?

Hinzu kommen persönliche Erwartungen und Bedürfnisse. Was ist dem Patienten, der Patientin wichtig (► Kap. 12 „Wie soll ich mich entscheiden? Und was bedeutet das für mich?")?

7.1 Ich will nach dem aktuellsten Stand des Wissens behandelt werden!

Nach dem aktuellsten Stand des Wissens behandelt werden, ist zweifelsfrei und verständlicherweise der Wunsch aller Betroffenen. Ärzte können sich heute meist auf wissenschaftlich fundierte und in ihrer Wirksamkeit bewiesene Behandlungsempfehlungen stützen. In dieser sogenannten **evidenzbasierten Medizin** sollen nur solche Methoden zur Anwendung kommen, für die belegt ist: Ihr Nutzen ist größer als ihr Risiko.

> **Evidenzbasierte Medizin (EbM)** ist die Behandlung eines individuellen Patienten auf der Grundlage der am besten gesicherten wissenschaftlichen Erkenntnisse zur jeweiligen medizinischen Fragestellung UND auf der Basis ärztlicher Erfahrung unter Berücksichtigung der Bedürfnisse des Patienten.

7.1.1 Leitlinien

Das verfügbare evidenzbasierte Wissen zur Diagnose und Behandlung mindestens der wichtigsten Tumorentitäten, wie auch zu verschiedenen indikationsübergreifenden Versorgungsthemen, ist in medizinischen Leitlinien zusammengefasst. Leitlinien sind das Resultat einer systematischen Aufarbeitung von Studien und der Fachliteratur, die verschiedene Entwicklungsstufen einnehmen kann (◘ Tab. 7.1). Sie müssen regelmäßig aktualisiert werden und einen Hinweis auf ihre Geltungsdauer enthalten. Sie stellen dar, welche Therapiemöglichkeiten für eine bestimmte Erkrankung – zum Beispiel Prostata-, Brust- oder Lungenkrebs – in einem definierten Stadium bestehen und wie sie nach den Kriterien der evidenzbasierten Medizin bewertet werden. Außerdem werden mehr oder weniger klare Empfehlungen ausgesprochen (◘ Tab. 7.1).

Also alles ganz einfach?

Selbst Leitlinienempfehlungen der höchsten Entwicklungsstufe (S3) lassen bei aller Evidenzbasierung Spielraum. Starke Empfehlungen mit klarem „soll umgesetzt werden" gibt es nicht immer. Nicht selten sind Empfehlungen weich oder abgeschwächt: Eine Maßnahme „sollte umgesetzt werden". Manchmal lässt die Datenlage weder Zu- noch Abraten zu, und eine Empfehlung „kann umgesetzt werden" resultiert. Spätestens dann spielt die Erfahrung des behandelnden Arztes eine große Rolle.

Schließlich gibt es noch einen weiteren Grund, warum sich nicht immer eins zu eins umsetzen lässt, was in der Leitlinie steht: Leitlinien können nicht alle individuellen Gegebenheiten abbilden. Sie geben Vorschläge und Orientierungshilfen, die stets auf die Besonderheiten des einzelnen Patienten, wie beispielsweise dessen Alter, seinen allgemeinen Gesundheitszustand, Begleiterkrankungen sowie Vorstellungen und Wünsche angepasst werden müssen – der Patient und die Patientin

◘ **Tab. 7.1**	Entwicklungsstufen von Leitlinien	

Stufe	Beschreibung	Kommentar
S1	Handlungsempfehlung einer Expertengruppe	– Informeller Expertenkonsens – Keine systematische Evidenzbasierung – Keine strukturierte Konsensfindung
S2k	Formale Konsensusfindung	– Konsensusbasierte Leitlinie – Expertengruppe, für den Anwenderkreis repräsentativ zusammengesetzt – Formales Konsensusverfahren – Leitlinienreport (Beschreibung des methodischen Vorgehens) hinterlegt – Keine systematische Evidenzbasierung
S2e	Formale Evidenzrecherche	– Systematische Evidenzbasierung – Leitlinienreport (Beschreibung des methodischen Vorgehens) hinterlegt – Selektierte Expertengruppe, nicht repräsentativ für den Anwenderkreis – Keine strukturierte Konsensusfindung
S3	Leitlinie mit allen Elementen systematischer Entwicklung	– Für den Anwenderkreis repräsentative Entwicklergruppe – Systematische Evidenzbasierung – Angabe von Evidenzgraden – Strukturierte Konsensusfindung – Festlegung von Empfehlungsgraden – Leitlinienreport hinterlegt

stehen im Mittelpunkt. Das ist ein wesentliches Element der evidenzbasierten Medizin.

Was, wenn es keine oder keine aktuelle Leitlinienempfehlung gibt?

Auch bei den häufigen Krebsarten kann es vorkommen, dass Leitlinien älteren Datums sind oder ihre Gültigkeitsdauer abgelaufen ist. Eine große Herausforderung für Arzt UND Patient sind außerdem Erkrankungssituationen, für die in Leitlinien keine Empfehlung zum Vorgehen zu finden ist. Überdurchschnittlich häufig werden daher beim Krebsinformationsdienst beispielsweise Fragen in der Situation eines x-ten Rezidivs oder auch bei gleichzeitigem Vorliegen einer Krebserkrankung und weiteren Begleiterkrankungen, wie kardialen, rheumatologischen oder anderen Leiden, gestellt. Dann können Empfehlungen von Fachgesellschaften, anderen Experten oder medizinisch-wissenschaftlichen Arbeitsgruppen als Orientierung herangezogen werden, aber auch Fachpublikationen, Fallberichte und letzten Endes sogar Expertenmeinungen. Dieser „Quellenhierarchie" folgt auch der Krebsinformationsdienst in seiner Beratungstätigkeit.

Auch bei sehr **seltenen Krebserkrankungen** fehlt es häufig an belastbarer Evidenz. Die wissenschaftliche Literatur bietet in dieser Situation häufig nur Publikationen kleiner Studien oder Fallberichte. Dies ist Betroffenen oft schwer zu vermitteln, ist doch die Erwartungshaltung an die moderne Medizin sehr hoch. Inzwischen gibt es jedoch vermehrt Initiativen und Forschungsprojekte zu seltenen Erkrankungen. So bündelt beispielsweise der Versorgungsatlas für Menschen mit seltenen Erkrankungen Versorgungseinrichtungen, übergeordnete Zentren und Selbsthilfegruppen. Im Orphanet finden sich ebenfalls Expertenzentren, Fachleute, laufende Forschungsprojekte und klinische Studien, Verzeichnisse medizinischer Labors, Arzneimittel für seltene Krankheiten („Orphan Drugs") sowie Patientenorganisationen (▶ „Mehr Information").

7.1.2 Und wenn ich nach dem allerneuesten Stand behandelt werden will?

In der Kommunikation mit Krebspatienten und Angehörigen bedarf es erfahrungsgemäß Erklärungen, wenn es um die Frage der „besten" und „neuesten" Behandlung geht. So bedeutet „Standardtherapie" nicht etwa, dass die entsprechende Behandlung nicht dem aktuellen Stand entspricht. Hier hilft es zu vermitteln, dass „Standard" in der Medizin eine etablierte und nachweislich wirksame Therapie bezeichnet. Für neue Methoden gilt es dagegen die Wirksamkeit erst noch in der Breite zu beweisen und mehr Erfahrungen mit der optimalen Anwendung zu gewinnen. Der Hinweis, dass eine (vorgeschlagene) Behandlung in den Leitlinien und/oder von Fachgesellschaften empfohlen wird, kann für Betroffene ebenfalls eine Beruhigung und Bestätigung bedeuten.

Patientinnen und Patienten kommen zunehmend häufiger auch mit Nachrichten aus den Medien, die über Erfolge mit neuen Therapien berichten. Oft liegen diesen jedoch beim genaueren Betrachten lediglich Ergebnisse aus der vorklinischen Forschung zugrunde. Die Nachricht, dass diese Ergebnisse nicht ohne Weiteres auf den Menschen übertragbar sind, muss erst einmal verdaut werden. Manche Patienten fürchten, dass ihnen vielleicht eine neue, vielleicht wirksamere Therapie vorenthalten wird. In dieser Situation kann gegebenenfalls die Möglichkeit einer Studienteilnahme unter kontrollierten Bedingungen angesprochen werden (▶ Kap. 9 „Klinische Studien: Soll ich, kann ich teilnehmen?").

7.1.3 Nicht vergessen: Kinderwunsch!?

Viele Krebstherapien können die Geschlechtsorgane, den Hormonhaushalt oder die Keimzellen schädigen. Ein Kinderwunsch ist dann später nur schwer oder gar nicht mehr zu verwirklichen. Durch entsprechende Anpassung der Behandlung oder protektive Maßnahmen lässt sich Unfruchtbarkeit häufig vermeiden. Patientinnen und Patienten sollten deshalb im Rahmen der Therapieplanung entsprechend informiert und beraten werden. Dies gilt auch für krebskranke Jugendliche, bei denen ein Kinderwunsch noch in weiter Ferne liegt. Informationen zu diesem Themenkomplex bietet unter anderem das Netzwerk FertiPRO-TEKT (▶ „Mehr Information").

Mehr Information

Für Fachleute

Arbeitsgemeinschaft der Medizinisch-Wissenschaftlichen Fachgesellschaften (AWMF): Leitlinien. ▶ https://www.awmf.org/leitlinien/aktuelle-leitlinien.html

Arbeitsgemeinschaft Gynäkologische Onkologie e. V. (AGO) Leitlinien/Empfehlungen. ▶ http://www.ago-online.de/de/infothek-fuer-aerzte/leitlinien-empfehlungen/

Bürgerliches Gesetzbuch (BGB) § 630e Aufklärungspflichten ▶ https://www.gesetze-im-internet.de/bgb/__630e.html

Deutsche Gesellschaft für Hämatologie und Onkologie e. V. (DGHO): Onkopedia Leitlinien. ▶ https://www.onkopedia.com/de/onkopedia-p/guidelines

Deutsches Leitlinien-Bewertungsinstrument (DELBI) ▶ https://www.leitlinien.de/leitlinien-grundlagen/leitlinienbewertung/delbi

krebsinformationsdienst.med: Evidenzbasierte Medizin (EbM) ▶ https://www.krebsinformationsdienst.de/fachkreise/ressourcen/evidenzbasierte-medizin.php

Leitlinienprogramm Onkologie ▶ https://www.leitlinienprogramm-onkologie.de/home/

Für Fachleute und Patienten

FertiPROTEKT Netzwerk e. V. Netzwerk für fertilitätsprotektive Maßnahmen. ▶ http://www.fertiprotekt.com

Krebsinformationsdienst: Broschüren und Informationsblätter ▶ https://www.krebsinformationsdienst.de/service/iblatt/index.php

Leitlinienprogramm Onkologie: Patientenleitlinien ▶ https://www.leitlinienprogramm-onkologie.de/home/

Orphanet: Das Portal für seltene Krankheiten und Orphan Drugs ▶ https://www.orpha.net/consor/cgi-bin/index.php

se-Atlas: Versorgungsatlas für Menschen mit seltenen Erkrankungen ▶ https://www.se-atlas.de/

Für Patienten

Krebsinformationsdienst: Informationsblatt „Behandlungswahl: Was muss ich wissen?" ▶ https://www.krebsinformationsdienst.de/service/iblatt/iblatt-behandlungswahl.pdf

Krebsinformationsdienst: Evidenzbasierte Medizin und Leitlinien ▶ https://www.krebsinformationsdienst.de/tumorarten/grundlagen/ebm-leitlinien.php

Krebsinformationsdienst: Seltene Tumoren: Informationen und Ansprechpartner finden ▶ https://www.krebsinformationsdienst.de/tumorarten/seltene-tumorarten.php

Muss die Behandlung wirklich sein? Was bringt mir das?

Karin Hagedorn

© Springer-Verlag GmbH Deutschland, ein Teil von Springer Nature 2020
A. Gaisser, S. Weg-Remers (Hrsg.), *Patientenzentrierte Information in der onkologischen Versorgung*,
https://doi.org/10.1007/978-3-662-60461-8_8

Den Krebsinformationsdienst erreichen auch viele Anfragen von Patienten, die – noch vor Beginn einer Behandlung – Zweifel an der empfohlenen Therapie haben. Die Gründe dafür sind vielfältig. Oft ist den Anfragenden nach einer ersten Behandlung, z. B. einer Operation, nicht klar, warum eine ergänzende (adjuvante) Therapie durchgeführt werden soll, die möglicherweise auch noch zusätzliche Nebenwirkungen haben wird. In manchen Fällen wird die Behandlung auch insgesamt infrage gestellt. Nach den Erfahrungen des Krebsinformationsdienstes helfen ausführliche Informationen zu Nutzen und Risiken den Betroffenen, die geplanten Behandlungsmaßnahmen besser zu verstehen und zu akzeptieren.

Beispiele

„Ich bin 42 Jahre alt und habe die Operation meines Brusttumors gut überstanden. Der Krebs war sehr klein und mein Arzt hat mir gesagt, dass die Tumorzellen Hormonrezeptoren tragen. Daher wurde mir zusätzlich eine antihormonelle Therapie mit Tamoxifen empfohlen. Aufgrund der vielen Nebenwirkungen frage ich mich aber, warum diese Behandlung nötig ist, wenn doch der Tumor komplett entfernt wurde und keine Metastasen gefunden wurden, auch nicht in den Lymphknoten."

„Obwohl bei der Operation der Darmkrebs und die befallenen Lymphknoten entfernt worden sind, wurde mir geraten, noch eine Chemotherapie zu machen. Lohnt sich das? Welche Langzeitfolgen hat eine Chemotherapie, und wie hoch wäre mein Rückfallrisiko, wenn ich sie ablehne?"

„Meine Mutter, 74 Jahre, hat vor ca. 6 Wochen die Diagnose Lungenkrebs erhalten und soll zur Behandlung eine Chemotherapie bekommen. Eine 77-jährige Bekannte, die auch an Lungenkrebs erkrankt war, hatte sich gegen eine Chemotherapie entschieden und hat noch 13 Monate gelebt. Ich denke, es wird meiner Mutter Lebenszeit durch die Chemotherapie geschenkt, aber zu welchem Preis?"

Letztlich entscheiden die Patienten selbst, ob und wie sie sich behandeln lassen möchten. Sie können eine Behandlung auch ablehnen, selbst wenn sie aus medizinischer Sicht notwendig ist. Für die Therapieentscheidung kommt der individuellen Risiko-Nutzen-Abwägung zusammen mit dem behandelnden Arzt eine große Bedeutung zu: Sie beeinflusst die Akzeptanz einer vorgeschlagenen Behandlung und damit die Therapietreue.

Wie beraten bei Zweifeln und Vorbehalten?

Eine wichtige Voraussetzung für ein gutes Gespräch ist es, den Befürchtungen und „Widerständen" der Patienten offen zu begegnen, diese ggf. auch aktiv zu erfragen und die oftmals sehr emotional vorgetragenen Vorbehalte nicht als allgemeine Kritik an der Behandlung oder etwa an der eigenen Person aufzufassen. Außerdem sollte man ausreichend Zeit einplanen. Es gilt, die Patienten mit ihren Bedenken abzuholen und herauszufinden, was genau dazu geführt hat, denn sie können dies nicht immer klar und direkt benennen. Erst wenn man verstanden hat, wo es hakt, welche Vorbehalte und ggf. Missverständnisse oder Verständnisprobleme bestehen, hat man einen guten Ansatzpunkt, bestehende „Barrieren" bezüglich der Therapie abzubauen.

Klärung des Anliegens und des Hintergrunds

Je nach Ausgangssituation und Entwicklung des Gesprächs kann man zunächst von allgemeinen, offenen Fragen zu eher spezielleren Aspekten kommen, wie zum Beispiel:

- Was macht dem Patienten Sorgen, worüber macht er sich Gedanken?
- Gibt es vielleicht nur Verständnisprobleme?
- Welche Einwände äußert der Patient gegen die vorgeschlagene Therapie?

- Hat der Patient Angst vor bestimmten Nebenwirkungen?
- Sind es eigene schlechte Erfahrungen mit vorangegangenen Behandlungen, Erfahrungen anderer Patienten oder Medienberichte, die die Patienten am Nutzen zweifeln lassen?
- Befürchtet der Patient negative Auswirkungen der Therapie auf seinen Alltag, auf seine Partnerschaft oder Sexualität?
- Steht möglicherweise auch die Sorge vor dem Verlust des Arbeitsplatzes oder um die Familie im Hinblick auf deren finanzielle Versorgung oder Betreuung im Hintergrund?
- Sucht der Patient nur eine Rückversicherung oder sucht er nach anderen Therapieoptionen?
- Lehnt der Patient die Behandlung komplett ab und sucht nach einer Rechtfertigung für eine Nichtbehandlung?
- Bestehen allgemeine Vorbehalte gegenüber einer schulmedizinischen Behandlung und wenn ja, aufgrund welcher Vorstellung/Krebstheorie?
- Sind die Zweifel am Sinn der Therapie oder die Sorgen vor Nebenwirkungen berechtigt?
- Wird die empfohlene Behandlung infrage gestellt, weil gleichwertige Alternativen bestehen?

8.1 Ansatzpunkte der Beratung

In Gesprächen, in denen Patienten Zweifel an einer geplanten Behandlung äußern, fallen beim Krebsinformationsdienst besonders häufig fehlende Information und mangelndes Verständnis auf, aber auch die Angst vor Nebenwirkungen, subjektive Krebstheorien, Gehörtes und Gelesenes, aber auch vor dem individuellen Hintergrund berechtigte

Zweifel, psychologische, psychosoziale und soziale Aspekte (◘ Abb. 8.1).

8.1.1 Informations- und Verständnisdefizite

Wenn Patienten unsicher sind, ob sie eine empfohlene Behandlung durchführen lassen sollen oder nicht, haben sie oft bestimmte Informationen nicht ausreichend erfasst und können die Empfehlung deshalb schwer nachvollziehen und für sich annehmen. Sie haben noch nicht verstanden, wie ihre Krankheitssituation ist und welche Befunde die vorgeschlagene Behandlung begründen. Zum einen ist ihnen die Bedeutung von medizinischen Fachbegriffen und Abkürzungen – z. B. TNM-Klassifikation oder Stadieneinteilung, Rezeptorstatus, Grading – in Arztbriefen und Befundberichten unklar. Zum anderen verstehen sie nicht, wie die Befunde mit den Therapievorschlägen zusammenhängen.

Hier kann man Patienten helfen, indem man ihnen nochmals den Befund verständlich erklärt und dabei darauf hinweist, was für die Therapieempfehlung relevant ist. Auch Erklärungen, wie die Therapie funktioniert und wirkt, können die Akzeptanz einer Behandlung verbessern.

Beispiel
Adjuvante Antihormontherapie mit Tamoxifen bei Hormonrezeptor-positiver Brustkrebserkrankung:
Im Körper verbliebene und derzeit in der Diagnostik nicht darstellbare Hormonrezeptor-positive Tumorzellen können durch eine antihormonelle Therapie im Wachstum gebremst werden.

Wichtig ist es, sich mit dem Betroffenen gemeinsam das Ziel der Behandlung vor Augen zu führen: Geht es um Senkung des Rückfallrisikos und um Heilung und um die Vermeidung eines Rezidivs mit erneuten, belastenden Therapien? Oder ist das Ziel die

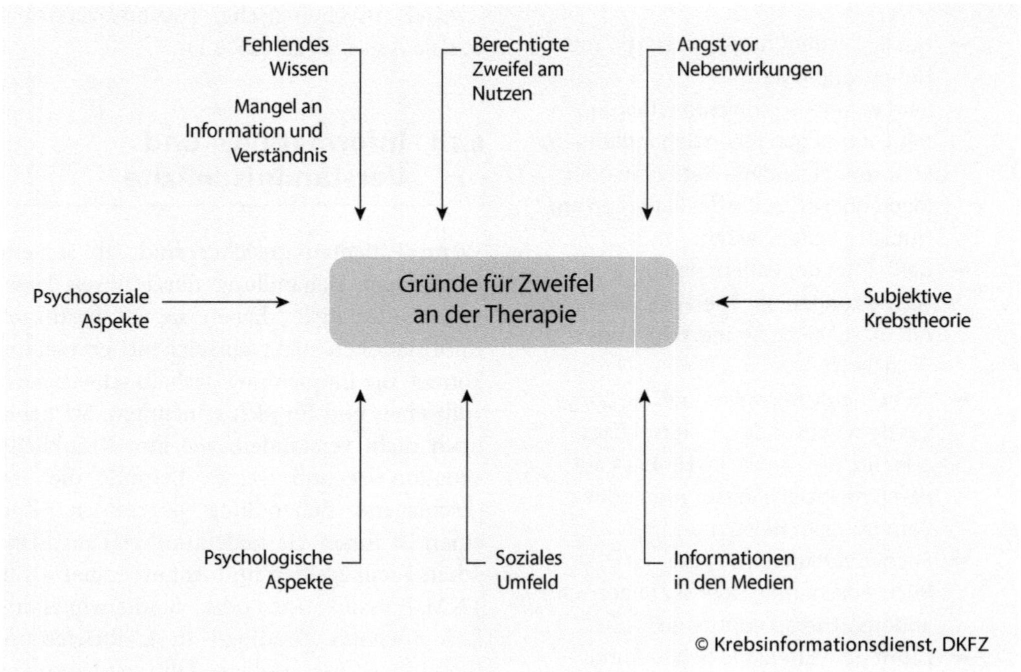

▫ Abb. 8.1   Warum zweifeln Patienten an einer (vorgeschlagenen) Behandlung?

Krankheitskontrolle, Lebensverlängerung, Verbesserung der Lebensqualität und die Linderung von Symptomen?

Vielen Betroffenen ist auch nicht klar, dass die ihnen empfohlene Behandlung nicht allein auf der Einschätzung eines einzelnen Arztes beruht. In der Regel werden die individuellen Erkrankungsfälle in einem Tumorboard mit allen an der Diagnostik und Therapie beteiligten Ärzten besprochen, um dann eine möglichst leitliniengerechte, aber auch auf die individuelle Situation zugeschnittene Therapie zu empfehlen.

Wenn die bei einem Patienten geplante Therapie den Leitlinienempfehlungen entspricht, kann es sich lohnen, näher zu erläutern, was Leitlinien sind: Die Definition von Standards der guten Behandlung in bestimmten Erkrankungsstadien aufgrund von Ergebnissen aussagekräftiger Studien. Dies kann Patienten helfen, eine diesen Empfehlungen entsprechende Therapie eher zu akzeptieren.

Zudem ist der Nutzen einer Therapie je nach Stadium der Krebserkrankung entsprechend vorhandener Studienergebnisse oft unterschiedlich zu bewerten. Hier kann allein die Erläuterung des individuellen Tumorstadiums und der jeweiligen stadienbezogenen Leitlinienempfehlung dazu beitragen, dass Patienten mehr Vertrauen in die vorgeschlagene Therapie fassen.

Beispiel

Stadienabhängige Indikation zur adjuvanten Chemotherapie nach Darmkrebs:
Im eingangs genannten Beispiel, Darmkrebs im Stadium III (mit Lymphknotenbefall), empfiehlt die S3-Leitlinie Kolorektales Karzinom, dass grundsätzlich eine adjuvante Chemotherapie durchgeführt werden soll. Hintergrund der Soll-Empfehlung ist, dass zahlreichen aussagekräftigen Studien zufolge eine adjuvante Chemotherapie bei diesen Patienten das Überleben verlängern kann.

Bei vorinformierten Patienten, die die Leitlinienempfehlungen bereits kennen, aber die Beweiskraft der zugrunde liegenden Studien anzweifeln oder dazu Fragen haben, ist es manchmal sinnvoll, weiter in die Tiefe zu gehen und die Ergebnisse aus Studien zu der vorgeschlagenen Behandlung genauer zu erläutern und zur individuellen Krankheitssituation in Beziehung zu setzen.

Manche Patienten, die Vorbehalte gegen eine Therapie haben, wünschen sich, dass man ihnen aufgrund vorhandener Studienergebnisse genau vorrechnet, wie groß ihr individuelles Rückfallrisiko mit oder ohne die jeweilige Therapie ist. Diese Daten gibt es leider nur sehr selten – und selbst wenn es sie gibt, darf der Hinweis nicht fehlen, dass statistische Daten nicht ohne Weiteres auf den Einzelfall übertragbar sind.

Besonders schwer fällt die Entscheidung für eine Behandlung Patienten, denen verschiedene Therapiealternativen vorgeschlagen wurde, für die es auch in Leitlinien keine klare Präferenz gibt – z. B. bei lokal begrenztem Prostatakrebs die Operation, eine Strahlentherapie oder die aktive Überwachung („Active Surveillance"). In dieser Situation ist es wichtig, die Vor- und Nachteile der Therapiealternativen genau zu erläutern, die individuell relevanten Aspekte der verschiedenen Vorschläge näher zu beleuchten und nach Möglichkeit auch schriftliches Informationsmaterial einzubeziehen. Das erleichtert es Patienten, die Menge an Informationen zu erfassen und möglicherweise Präferenzen für eine Therapieoption zu entwickeln.

8.1.2 Angst vor Nebenwirkungen

Bei Zweifeln an einer medikamentösen Therapie steht häufig eine diffuse Angst vor Nebenwirkungen und Langzeitfolgen im Vordergrund. Es gilt zunächst zu klären, welche Nebenwirkungen genau befürchtet werden, und dann konkrete Informationen zu geben,

- ob und wie oft diese Nebenwirkungen wahrscheinlich auftreten,
- wie lange sie anhalten können und was man dagegen tun kann (▶ Kap. 10 „Und die Nebenwirkungen?").

Auch Hinweise, wie andere Patienten mit Nebenwirkungen oder Therapiefolgen umgehen oder der Vorschlag, sich in einer Selbsthilfegruppe dazu umzuhören, können Betroffenen helfen, die Beeinträchtigung durch Nebenwirkungen für sich einzuschätzen.

Angst vor den Nebenwirkungen einer medikamentösen Therapie kommt oft daher, dass Patienten die Angaben im Beipackzettel nicht richtig einordnen können. Sie gehen beispielsweise von der falschen Annahme aus, dass alle aufgeführten Nebenwirkungen tatsächlich auftreten werden und dass alle auf das Medikament zurückzuführen sind.

In dieser Situation kann es hilfreich sein zu erläutern, was man unter einer Nebenwirkung versteht und wie die Häufigkeit definiert ist, um den Patienten zu einer realistischen Einschätzung zu verhelfen. Denn unter Nebenwirkungen werden in der Packungsbeilage auch Ereignisse aufgeführt, bei denen ein ursächlicher Zusammenhang mit der Medikamenteneinnahme zwar möglich, aber nicht gesichert ist - sie könnten also auch ohne Einnahme des Medikaments auftreten, und es besteht lediglich eine Koinzidenz.

Beispiel

Ischämische zerebrovaskuläre Ereignisse unter Tamoxifen:
können auch ohne Tamoxifen-Behandlung auf dem Boden anderer Vorerkrankungen, wie Diabetes oder Arteriosklerose, auftreten. Und Hitzewallungen unter Tamoxifen können als Nebenwirkung durch den antiöstrogenen Effekt von Tamoxifen hervorgerufen werden, aber auch im Sinne eines unerwünschten Ereignisses im Rahmen der natürlichen Wechseljahresbeschwerden auftreten.

Zu beachten ist auch: Wenn Patienten lesen, dass eine Nebenwirkung „häufig" ist, gehen sie oft irrtümlicherweise davon aus, dass sie bei der Mehrzahl der Patienten auftritt. Wenn man erklärt, wie die „Häufigkeit" einer Nebenwirkung definiert ist, kann das einige Missverständnisse ausräumen.

Beispiel
Die Angabe „Häufig (>1/100 bis <10/100)" in der Packungsbeilage bedeutet, dass die Nebenwirkung bei 1 bis 9 von 100 Patienten auftritt. Umgekehrt betrachtet, tritt die Nebenwirkung bei 91 bis 99 von 100 Patienten, also bei der Mehrzahl der Patienten, nicht auf.

8.1.3 Berechtigte Zweifel am Nutzen der Therapie

Bei älteren Patienten in schlechtem Allgemeinzustand, bei Vorliegen von Begleiterkrankungen oder in der palliativen Situation sind Zweifel am Nutzen der Therapie oft berechtigt: Im einen Fall ist das Risiko auch schwerwiegender Nebenwirkungen höher, im anderen sind Nebenwirkungen bei begrenztem Nutzen kritischer zu bewerten. Leitlinienempfehlungen helfen hier nicht unbedingt weiter. Es gilt individuell abzuwägen, was dem Patienten wichtig ist, was ihn besonders belasten würde, was er vermeiden möchte. Die Patienten brauchen hierbei Unterstützung, um Nutzen und Risiken einer Behandlung für sich selbst zu bewerten (► Kap. 12 „Wie soll ich mich entscheiden? Und was bedeutet das für mich?").

„Eine so große Operation, eine belastende Chemotherapie – muss das wirklich sein, in diesem Alter?", so oder ähnlich lautet eine typische Frage Betroffener und auch vieler Angehöriger.

Eine verständliche Frage. Allerdings ist bei der Entscheidung für oder gegen eine Behandlung nicht das chronologische, sondern das biologische Alter ausschlaggebend: der individuelle körperliche und geistige Gesundheitszustand und die darauf basierende Einschätzung der Lebenserwartung.

Wenn ältere Patienten neben der Krebserkrankung aber, wie häufig der Fall, zusätzliche chronische Begleiterkrankungen haben, die sich durch eine Krebstherapie verschlechtern könnten, sind bestimmte Therapien ggf. nicht wie in Leitlinien empfohlen durchführbar, sondern müssen individuell angepasst werden. Wichtig ist in dieser Situation die Abwägung, was auf absehbare Zeit mehr Probleme bereiten wird: Die Krebserkrankung mit ihren Folgen? Oder die Krebsbehandlung mit ihren Nebenwirkungen und Belastungen? Bewusste Einschränkungen bei der Behandlung, die ggf. auch das onkologische Ergebnis verschlechtern, oder gar der völlige Verzicht auf eine Therapie sind eine sehr persönliche Entscheidung, die nur individuell mit den Ärzten und ggf. gemeinsam mit Angehörigen getroffen werden kann.

Auch bei fortgeschrittener, nicht mehr kurativ behandelbarer Erkrankung muss eingeschätzt werden, ob der Patient oder die Patientin mehr unter den Folgen einer nur noch symptomatisch behandelten Krebserkrankung leiden wird als unter den Nebenwirkungen einer Krebstherapie – und was die antitumoröse Therapie realistischerweise erreichen kann.

Beispiel
Chemotherapie ja oder nein zur Behandlung bei nicht-kleinzelligem Lungenkrebs im fortgeschrittenen Stadium?
Im fortgeschrittenen Stadium ist Lungenkrebs in vielen Fällen schnell progredient, die Lebenszeit der Patienten begrenzt. Zu bedenken ist einerseits, dass die Erkrankung unbehandelt sehr belastende Symptome und Komplikationen verursachen kann, die sich durch eine Chemotherapie oft rasch und gut lindern oder verhindern lassen – es darf also nicht nur der Einfluss auf die Überlebenszeit gesehen werden. Andererseits ist die Akzeptanz einer Chemotherapie oft eher gering, und die Patienten möchten nicht den Großteil ihrer

verbleibenden Zeit in Krankenhäusern verbringen. In jedem einzelnen Fall müssen bei der Entscheidung zur Chemotherapie möglicher Nutzen und möglicher Schaden sorgfältig abgewogen und gleichzeitig auch die persönlichen Wünsche berücksichtigt werden.

8.1.4 Subjektive Krebstheorien

Nicht zuletzt wird die Akzeptanz einer medizinischen Behandlung auch von der subjektiven Krebstheorie der Betroffenen beeinflusst: Die individuelle Vorstellung davon, was der Grund der Krebsentstehung ist, beeinflusst auch die Haltung gegenüber einer Behandlung. Die Angst vor bestimmten Therapieverfahren wird besser verständlich, wenn man erfährt, woher sie resultiert. Ein Patient, der zum Beispiel davon ausgeht, dass ein gestörtes Immunsystem Ursache für die Krebserkrankung ist, kann den Nutzen einer Chemotherapie mit der damit verbundenen weiteren Schwächung der Abwehr vermutlich nicht nachvollziehen. Hier gilt es, diese Vorstellungen ernst zu nehmen, auf sie einzugehen und dann zu versuchen, die Zusammenhänge behutsam, „undoktrinär" und für den Patienten nachvollziehbar darzulegen – und im Idealfall die Vorstellungen zu revidieren (▶ Kap. 2 „„Warum ich?" Krebsursachen aus Patientensicht und die Fakten").

8.1.5 Die Medien und gut gemeinte Ratschläge

In den Medien werden regelmäßig neue – und der Darstellung nach „bessere" – Therapien propagiert, auch wenn sie noch gar nicht ausreichend erprobt oder nur für bestimmte Erkrankungen wirksam oder zugelassen sind. Zahlreiche Therapien, Diäten oder Nahrungsergänzungsmittel, deren Wirksamkeit nicht nachgewiesen ist, werden als Mittel gegen Krebs beworben, oft versehen mit dem Siegel der Ganzheitlichkeit,

und vor allem ohne „Chemie" (▶ Kap. 17 „Anliegen und Erwartungen an KAM – und die Fakten"). Oder Patienten haben im persönlichen Umfeld von angeblich schwerwiegenden Nebenwirkungen oder Folgen einer Behandlung gehört, Empfehlungen für bestimmte Therapien erhalten, die wiederum bei Bekannten gut wirksam waren. Nicht fachlich Vorgebildete können den Wahrheitsgehalt solcher Berichte oder gutgemeinter Ratschläge oft nicht einschätzen und haben das Gefühl, nicht die beste Behandlung zu erhalten. Kommt der Impuls aus dem vertrauten persönlichen Umfeld, wird diesem oft mehr Vertrauen geschenkt als der Empfehlung des Arztes (▶ Kap. 16 „KAM: Motivation und Informationsbedarf").

Warum soll der Patient oder die Patientin zum Beispiel einer nebenwirkungsreichen Chemotherapie zustimmen, wenn doch eine Misteltherapie oder Krebsdiät genauso wirksam ist? Von Tamoxifen bekommt man doch Gebärmutterkrebs, warum soll man dieses Risiko als Brustkrebspatientin auch noch auf sich nehmen?

Für die Abwägung solcher Fragen ist es wichtig, die Bedenken ernst zu nehmen und möglichst sachlich und fundiert den Stellenwert einer alternativmedizinischen Behandlung oder die Bedeutung einer Nebenwirkung genau zu erläutern.

8.1.6 Psychosoziale Aspekte

Psychologische Aspekte

Selbst Patienten, die bereits mehrfach ausführlich zu ihrer Erkrankung informiert wurden, können ihre Lage trotzdem oft noch nicht richtig erfassen: nicht nur wegen Verständnisproblemen, sondern auch aufgrund einer eingeschränkten Aufnahmefähigkeit durch die psychische Belastung nach der Krebsdiagnose. Um eine vorgeschlagene Behandlung für sich zu akzeptieren, benötigen sie daher die wiederholte Auseinandersetzung mit bestimmten Fragen und Bedenken. Es hilft ihnen, Vertrauen in die empfohlenen Maßnahmen zu gewinnen, wenn sie die gleichen Informationen mehrfach und von verschiedenen Seiten erhalten: von ihrem Arzt in der Klinik und in der Praxis, von unabhängigen Beratungsstellen, aus einer Patientenbroschüre, im Internet etc.

Manche Patienten fragen auch nur vordergründig, ob die Behandlung wirklich notwendig ist. Eigentlich suchen sie eine Rückversicherung und Bestätigung dafür, dass ihre Entscheidung für die anstehende Behandlung richtig ist und dass die Behandlung dem aktuellen Stand des medizinischen Wissens entspricht.

Psychosoziale Aspekte

Viele Patienten haben Vorbehalte gegen bestimmte Krebsbehandlungen, weil sie eine soziale Ausgrenzung und Stigmatisierung befürchten, zum Beispiel wenn die Krebserkrankung durch eine Therapie „sichtbar" wird: Haarverlust bei Chemotherapie, Verlust der sexuellen Attraktivität nach Brustoperationen, nach Anlage eines Stomas etc.).

Besonders Einschränkungen der Sexualität, wie der Verlust sexueller Funktionen nach Prostata- oder nach Gebärmutterhalskrebsbehandlung, führen zur Angst, den Partner zu verlieren. Wenn Patienten aus diesen Gründen einer Behandlung ablehnend gegenüberstehen, kann es allein schon helfen, darüber zu sprechen. Darüber hinaus kann man sie ermutigen, das offene Gespräch mit dem Umfeld und dem Partner zu suchen, man kann auf Informationsmaterial, auf Selbsthilfegruppen oder auf spezielle Beratungsangebote für Paare hinweisen. (▶ Kap. 24 „Das verschwiegene Thema: Wie ist es mit der Sexualität?")

Soziale Aspekte

Nicht selten sind auch finanzielle oder organisatorische Gründe ein Hindernis, eine Behandlung zu akzeptieren.

Der alleinstehende Rentner mit Prostatakrebs, der zur Bestrahlung 50 km weit fahren muss und das Taxi dafür nicht bezahlen kann. Die alleinerziehende Brustkrebspatientin mit drei kleinen Kindern, die nicht weiß, wie diese betreut werden können in der Zeit einer belastenden Behandlung mit Chemotherapie. Der Familienvater, der an Darmkrebs erkrankt ist, und befürchtet, dass ihm nach einem längeren Arbeitsausfall wegen der Chemotherapie die Arbeitsstelle gekündigt wird.

Viele dieser Bedenken können durch eine Beratung zu Sozialleistungen, wie Fahrkostenerstattung, Haushaltshilfe, Krankengeld etc., oder durch eine sozial- und arbeitsrechtliche Beratung gelöst werden. Dazu kann man die Patienten auch an weitere Ansprechpartner verweisen, wie den Kliniksozialdienst oder Krebsberatungsstellen, die wiederum je nach Problemstellung an weitere kompetente Stellen vermitteln können (▶ Kap. 27 „Unterstützung und Hilfen: Was steht mir zu?").

8.2 Was also hilft Patienten, die am Nutzen einer Behandlung zweifeln?

Patienten brauchen in dieser Situation Ansprechpartner, mit denen sie offen über ihre Zweifel, Ängste und Bedenken sprechen und mit denen sie mögliche Missverständnisse klären können. Oft haben sie aber das Gefühl, nicht genug zu wissen, und es fehlt ihnen der Mut, direkt mit ihren behandelnden Ärzten über ihre Fragen zu sprechen. Sie wenden sich zunächst an andere Ansprechpartner, wie zum Beispiel den Krebsinformationsdienst. Dann ist es das Ziel, die Patienten bestmöglich auf das Arztgespräch vorzubereiten: mit Informationen zur Erkrankung und Behandlung, mit Verständnis für das Anliegen und ausreichend Zeit für alle Fragen.

Die Erfahrung aus Gesprächen mit Betroffenen zeigt auch, dass viele Informationen trotz ausführlicher Erklärung bei den Patientinnen und Patienten nicht sofort „ankommen". Besonders in der ersten Zeit nach der Krebsdiagnose befinden sie sich in einer psychischen Ausnahmesituation, in der sie weniger aufnahmefähig sind.

> Geduld, das Angebot für weitere Gespräche oder auch der Hinweis auf verlässliche schriftliche Informationen und weitere Ansprechpartner können dazu beitragen, bestehende Zweifel an der Behandlung auszuräumen und lassen Patienten mehr Sicherheit gewinnen.

Der Krebsinformationsdienst versucht immer, das wichtige Vertrauensverhältnis zwischen Arzt und Patient zu stärken – hier durch die Ermutigung, Fragen und Zweifel an der Behandlung auch direkt und offen mit den behandelnden Ärzten zu besprechen. Denn viele Fragen sind im Detail nur in Kenntnis der gesamten Erkrankungssituation und aller Befunde zu beantworten.

Mehr Information

Für Fachleute

Krebsinformationsdienst. Evidenzbasierte Medizin und Leitlinien – Qualitätssicherung in Krebsforschung und Krebsmedizin. ▶ https://www.krebsinformationsdienst.de/fachkreise/ressourcen/evidenzbasierte-medizin.php

Krebsinformationsdienst. Arzneimittel und Komplementärmedizin in der Onkologie. ▶ https://www.krebsinformationsdienst.de/fachkreise/ressourcen/arzneimittelinformation.php

Für Patienten

Krebsinformationsdienst. Unsere Broschüren und Informationsblätter. ▶ https://www.krebsinformationsdienst.de/service/iblatt/index.php

Klinische Studien: Soll ich, kann ich teilnehmen?

Eva Krieghoff-Henning und Andrea Gaisser

© Springer-Verlag GmbH Deutschland, ein Teil von Springer Nature 2020
A. Gaisser, S. Weg-Remers (Hrsg.), *Patientenzentrierte Information in der onkologischen Versorgung*,
https://doi.org/10.1007/978-3-662-60461-8_9

„Mir wurde die Teilnahme an einer klinischen Studie angeboten. Was ist das überhaupt? Was habe ich davon?"

Das ist eine häufige Frage an den Krebsinformationsdienst. Umgekehrt kommt es auch vor, dass gut informierte Patienten eine Studienteilnahme als Chance ansehen und sich danach erkundigen, ob sie nicht vielleicht an einer Studie teilnehmen können. Was kann man Patienten auf diese Fragen antworten?

> Klinische Studien sind systematische Erprobungen von Wirkstoffen oder medizinischen Verfahren beim Menschen. Sie dienen der Untersuchung von Therapien oder Therapie-Kombinationen auf ihren Nutzen, aber auch auf ihren möglichen Schaden für Patienten. Geprüft wird häufig ein neues Medikament – es kann sich aber auch um ein Diagnoseverfahren, ein neues Medizinprodukt oder um lokale Therapien wie z. B. Bestrahlungsverfahren oder Operationsmethoden handeln. Die Durchführung klinischer Studien unterliegt strengen gesetzlichen und ethischen Regeln.

Was die Teilnahme für einen Patienten bedeutet, hängt auf der einen Seite entscheidend davon ab, in welcher Situation er sich befindet. Auf der anderen Seite kommt es auch darauf an, welcher Studientyp dem Patienten angeboten wurde bzw. ihm möglicherweise offenstehen könnte.

▸ **Insgesamt geht es immer um eine Abschätzung, wie viel Lebenszeit und/ oder Lebensqualität ein Patient durch die Studienteilnahme gewinnen könnte und welche Risiken er dafür in Kauf nehmen möchte und müsste.**

Eine Studienteilnahme trägt außerdem zum Erkenntnisgewinn für die Behandlung anderer Krebspatienten in einer ähnlichen Situation bei. Das bedeutet aber natürlich nicht, dass sich ein Krebspatient „für das große Ganze" mit einer belastenden, unter Umständen risikoreichen Therapie behandeln lassen sollte, die ihm selbst in seiner persönlichen Erkrankungssituation wahrscheinlich keinen Vorteil verschafft.

Das Nutzen-Risiko-Verhältnis bei der Teilnahme an einer Studie kann individuell sehr unterschiedlich sein. Das sollen die folgenden Situationsbeschreibungen verdeutlichen:

Studien zur Verbesserung einer Standardtherapie In Situationen, wo dem Patienten bereits gute etablierte Therapien zur Verfügung stehen, wird die Bereitschaft, an einer klinischen Studie teilzunehmen, möglicherweise geringer sein. Gleichzeitig ist allerdings das Risiko in einer solchen Situation auch oft überschaubar: In den entsprechenden Studien dürfen nur solche experimentellen Therapien eingesetzt werden, die bereits gut untersucht sind und von denen man sich bessere Wirksamkeit und/oder Verträglichkeit im Vergleich zur Standardtherapie erwartet.

Studien in Situationen, in denen es keine Standardtherapie gibt
Am anderen Ende des Spektrums gibt es Patienten, die sich bereits in fortgeschrittenen Stadien einer Krebserkrankung befinden und/ oder für die es keine etablierten Therapien (mehr) gibt, die man ihnen anbieten kann. Diese Patienten könnten möglicherweise von einer neuen, experimentellen Behandlung profitieren – wenn diese tatsächlich gegen die Erkrankung wirksam ist. Allerdings muss man bedenken, dass das Risiko für schwerwiegende Nebenwirkungen hoch sein kann, wenn eine experimentelle Therapie in frühen Stadien der klinischen Entwicklung eingesetzt wird. Bei einer weit fortgeschrittenen Erkrankungssituation muss man daher eine Studienteilnahme gemeinsam mit dem Patienten sorgfältig abwägen.

9.1 Wie kann man Patienten weiterhelfen?

Wenn Krebspatienten die Teilnahme an einer bestimmten klinischen Studie angeboten wurde, haben sie von ihren behandelnden Ärzten schon Vorinformationen dazu erhalten. Die Erfahrungen beim KID zeigen aber, dass bei vielen Patienten noch einige Fragen offenbleiben, die sich oft erst nach dem Arztgespräch ergeben haben.

„Ich bin im letzten Jahr an einem ausgedehnten kleinzelligen Lungenkrebs erkrankt. Inzwischen habe ich die Chemotherapie hinter mir. Jetzt wurde ich gefragt, ob ich an einer Studie teilnehmen will, in der eine Erhaltungstherapie mit einem neuen Medikament getestet werden soll. Die Studie heißt MERU oder so ähnlich. Aber wozu brauche ich überhaupt eine Erhaltungstherapie? Die Chemo hat doch gut gewirkt. Und was ist das denn eigentlich für eine Therapie, die da eingesetzt werden soll? Was ist darüber schon bekannt?"

Die Entscheidung für oder gegen die Teilnahme müssen die Patienten selbst treffen. Sie benötigen dafür allgemeine Informationen über Art und Zweck der fraglichen Studie, die im Regelfall von der Studienleitung zur Verfügung gestellt wird. Damit ist dann schon einiges über das Nutzen-Risiko-Profil ausgesagt. Man kann auch erste Informationen zu der Studie im Internet recherchieren – die jeweilige Studiengruppe bietet häufig eine kurze Zusammenfassung der geplanten Therapie und des Ablaufs der Studie. Auch in Studienregistern finden sich entsprechende Informationen (▶ „Mehr Information"). Für konkrete Fragen sollte man an den behandelnden Onkologen oder an die Studienverantwortlichen (rück-)verweisen, um beispielsweise zu erfragen

- was die Behandlungsalternativen sind,
- welcher Nutzen gegenüber der Vergleichstherapie erwartet wird
- und mit welchen Nebenwirkungen gerechnet werden muss.

Dem Patienten müssen alle Fragen beantwortet werden, die er bezüglich der Teilnahme an einer ihm vorgeschlagenen Studie hat, damit er eine informierte Entscheidung treffen kann, ob er teilnehmen möchte oder nicht.

Geht es nicht um eine konkrete Studie, sondern fragt ein Patient allgemein nach der Möglichkeit einer Studienteilnahme, bietet sich als Ansprechpartner ebenfalls der behandelnde Onkologe bzw. ein spezialisiertes Krebszentrum an. Dort ist durch Beteiligung in Studiengruppen und onkologischen Arbeitsgruppen häufig bekannt, welche Therapiestudien derzeit zu einer bestimmten Krebserkrankung laufen oder für die nahe Zukunft geplant sind.

„Ich bin 57 Jahre alt und habe seit 2017 Brustkrebs. Im Februar 2019 haben die Ärzte Lebermetastasen gefunden. Sie haben gesagt, ich soll jetzt eine Chemotherapie machen, das möchte ich aber nicht. Eine Hormontherapie geht nicht. Kann ich nicht vielleicht bei einer Studie mit einer Immuntherapie mitmachen? Das soll ja viel weniger Nebenwirkungen machen und besser sein."

Ärzte können auch zusammen mit ihren Patienten zur Orientierung in einem nationalen oder internationalen Studienregister nach einer passenden Studie suchen (▶ „Mehr Information"). Es ist aber oft auch für Fachleute schwierig, anhand der dort zur Verfügung gestellten Informationen und der genannten Einschlusskriterien zu beurteilen, ob eine Studie im individuellen Fall wirklich infrage kommt. Dies können die behandelnden Ärzte mit den Studienverantwortlichen klären.

Geht es um ein in der Entwicklung befindliches neues Arzneimittel, kann auch eine Anfrage beim Hersteller klären, ob der Patient möglicherweise an einer entsprechenden Studie teilnehmen kann.

Auch der Krebsinformationsdienst stellt bereits veröffentlichte (Studien-)Daten zu neuen Therapien für Ärzte und Patienten zusammen.

9.2 Welche Arten von Studien gibt es?

Die Entwicklung und Prüfung jeglichen Behandlungsverfahrens zur Anwendung beim Menschen verläuft in mehreren Stufen. Besonders klar geregelt – durch das Arzneimittelgesetz und die ethischen Richtlinien der Deklaration von Helsinki für Forschung am Menschen – ist das Vorgehen in der Arzneimittelentwicklung. Aber auch die klinische Prüfung von Medizinprodukten oder anderen neuen Verfahren orientiert sich an diesem Vorgehen. Im Folgenden sind die Charakteristika und die Vor- und Nachteile verschiedener Studientypen aus der Perspektive des Patienten am Beispiel der Medikamentenentwicklung dargestellt.

9.2.1 Klinische Prüfung von Arzneimitteln in der Onkologie

Bevor ein neuer Wirkstoff für die Krebstherapie in klinischen Studien eingesetzt werden darf, muss er sorgfältig präklinisch in Zellkulturversuchen und im Tiermodell untersucht werden. Wenn diese Versuche darauf hinweisen, dass die Substanz die gewünschte Wirkung, aber keine inakzeptablen Nebenwirkungen hat, kann die klinische Prüfung begonnen werden. Sie verläuft klassischerweise in mehreren aufeinander aufbauenden Phasen (◘ Abb. 9.1).

In **Phase-I-Studien** wird ein neuer Wirkstoff oder eine neue Wirkstoff-Kombination zum ersten Mal zur Behandlung beim Menschen eingesetzt. In der Onkologie nehmen im Unterschied zu anderen Bereichen der Medizin an diesen Studien in der Regel nur bereits anderweitig vorbehandelte Patienten mit meist weit fortgeschrittener Erkrankung teil, für die es ansonsten keine wirksame Therapie (mehr) gibt. Ziel ist die Untersuchung der *Verträglichkeit.* Zunächst erhalten nur wenigen Patienten das neue Medikament in niedriger Dosierung. Bei tolerablen Nebenwirkungen werden weitere Patienten mit nach einem festgelegten Schema stufenweise gesteigerter Dosierung behandelt, bis die maximal verträgliche (tolerable) Dosis (MTD) ermittelt ist. Die Patienten werden dabei sehr engmaschig überwacht. In Phase-I-Studien aus dem Bereich der Onkologie können sich erste Hinweise auf eine Wirksamkeit ergeben, aber dies ist nicht das primäre Ziel.

In **Phase-II-Studien** geht es darum, mit mehr Teilnehmern die mögliche *Wirksamkeit* der Therapie sowie ihre *Sicherheit,* also ihre Nebenwirkungen, zu untersuchen und die optimale Dosis und Anwendungsform festzulegen. Häufig haben diese Studien noch keine Kontrollgruppe, die den zu testenden Wirkstoff nicht erhält. Dann ist es nur eingeschränkt möglich einzuschätzen, wie gut das eingesetzte Medikament wirkt – insbesondere im Vergleich zur bisherigen Standardtherapie.

Entsprechen die Ergebnisse der Phase-I- und Phase-II-Prüfung den Erwartungen, kann die Entwicklung weitergeführt werden.

In **Phase-III-Studien** wird der neue Wirkstoff, oder die neue Kombination, bei den Krankheitsbildern, die in der Phase II gut

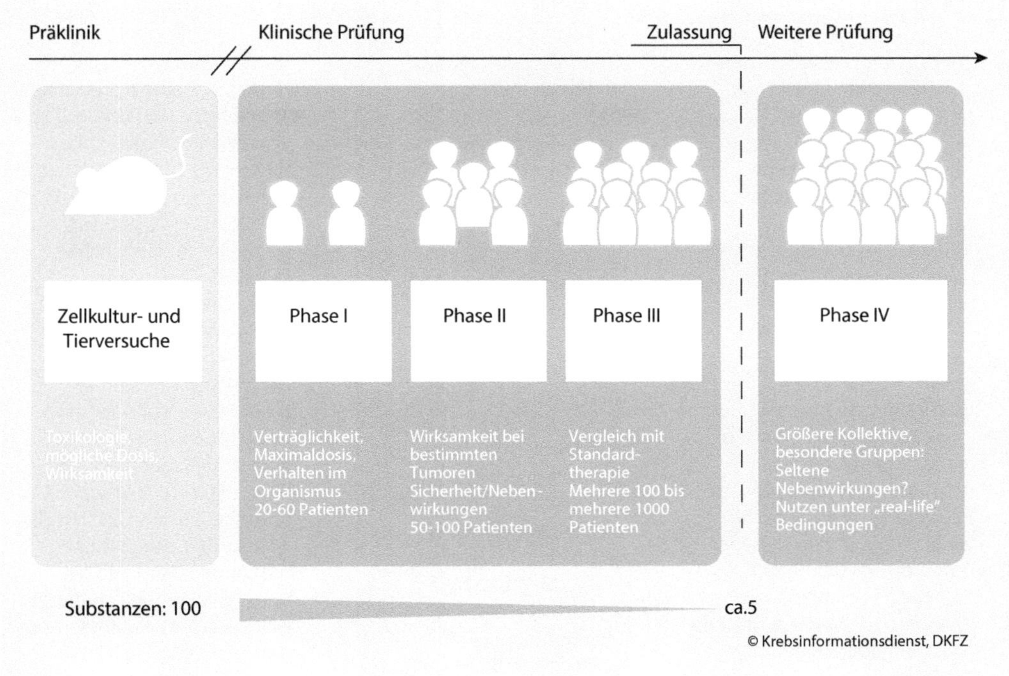

▣ Abb. 9.1   Phasen der Arzneimittelentwicklung

angesprochen haben, mit der Standardtherapie verglichen. Wenn die Wirksamkeit und Sicherheit eines neuen Medikamentes zusätzlich zur Standardtherapie getestet werden soll, erhält die Vergleichsgruppe die bisherige Standardtherapie und ein „Scheinmedikament", ein Placebo. Damit die Frage, ob die neue Therapie besser wirksam, vielleicht auch besser verträglich ist, möglichst zuverlässig beantwortet werden kann, nehmen an diesen Studien in der Regel mindestens mehrere hundert Patienten teil. Häufig gibt es relativ strikte Ein- bzw. Ausschlusskriterien, um Verzerrungen durch vorherige Therapien oder Begleiterkrankungen zu vermeiden. Die in die Studie aufgenommenen Patienten werden „randomisiert", also nach dem Zufallsprinzip den verschiedenen Studienarmen zugeordnet. Dadurch ist im Vorfeld nicht klar, welche Therapie ein Teilnehmer erhalten wird – die experimentelle Therapie oder die Vergleichstherapie.

Phase-III-Studien liegen, zumindest bisher, meist der Zulassung eines neuen Medikamentes zugrunde. Allerdings gibt es inzwischen gerade im Bereich der Onkologie zunehmend Medikamente, die auf der Basis von früheren Studien oder nach einem anderen Prüfungsprozedere beschleunigt zugelassen werden.

Auch nach der Zulassung können Medikamente noch in Studien weiter und längerfristig untersucht werden, beispielsweise in **Phase-IV-Studien,** um die Wirksamkeit und Verträglichkeit bei verschiedenen Patientengruppen zu überprüfen und um sehr seltene Nebenwirkungen aufzudecken.

Exkurs: Neue Studienkonzepte für molekular gezielte Therapien

Viele neue Wirkstoffe zielen auf bestimmte Mutationen in Tumoren bzw. auf Moleküle oder Signalwege, die durch eine Mutation verändert sind und dadurch das Tumorwachstum fördern. Das bedeutet auch: Diese Therapien sind nur wirksam, wenn die spezielle Veränderung in den Zellen vorhanden ist.

Bestimmte Organtumoren, etwa Lungenkrebs, weisen ganz unterschiedlich therapeutisch „ansteuerbare" Mutationen auf – manche sind häufig, andere seltener. Andererseits finden sich bei völlig verschiedenen Tumoren in unterschiedlichen Organen übereinstimmende Mutationen. Dabei ist dieselbe Mutation nicht bei jeder Tumorart gleich wichtig für das Krebswachstum – also ist auch eine auf die betreffende Veränderung zielende Behandlung unterschiedlich wirksam. Das gilt es zu untersuchen.

Neue Studiendesigns speziell für die frühe Prüfung von Therapien, die sich gegen spezifische molekulargenetische Veränderungen richten, sind die sogenannten „Umbrella"- und „Basket"-Studien.

Umbrella-Studie (Schirm-Studie)

In diese Studien werden Patienten mit einem bestimmten Tumor, beispielsweise Lungenkrebs, aufgenommen, und ihr Tumorgewebe wird auf bekannte molekulargenetische Veränderungen untersucht. Bei Nachweis einer bestimmten Mutation werden sie einem Studienarm zugeteilt, in dem die Behandlung mit einem entsprechenden zielgerichteten Wirkstoff erfolgt (◘ Abb. 9.2a). So lässt sich auch bei seltenen Veränderungen unter kontrollierten Bedingungen untersuchen, ob eine gezielte Therapie wirksam ist. Die einzelnen Studienarme können auch wie in einer Phase III-Studie mit einer gemeinsamen Kontrollgruppe verglichen werden, die eine etablierte Standardtherapie erhält.

Basket-Studie (Korb-Studie)

Das Prinzip lautet: Verschiedene Tumorarten, eine bei allen vorhandene Mutation, die das Tumorwachstum fördert, dieselbe zielgerichtete Therapie für alle (◘ Abb. 9.2b). Vor dem Studieneinschluss werden die Patienten darauf untersucht, ob die spezielle Veränderung vorhanden ist. Die Behandlung richtet sich weder nach dem betroffenen Organ noch nach den Gewebeeigenschaften, sondern nur nach der mutationsbedingten molekularen Veränderung. Solche Therapien nennt man „tumoragnostisch". In Basket-Studien lässt sich untersuchen, wie wirksam eine gezielte Therapie bei einer bestimmten Mutation bei unterschiedlichen Tumorarten ist. Eine direkte Kontrollgruppe gibt es nicht.

Solchen Studien liefern Hinweise, wie wirksam gezielte Wirkstoffe bei bestimmten molekulargenetischen Veränderungen sind und bei welchen Tumoren sie erfolgversprechend sind. Daraus ergibt sich auch, ob eine weitere klinisch Prüfung sinnvoll ist. Auch kommt es darauf an, dass geeignete „Biomarker" gefunden werden, die den Nutzen molekular gezielter Therapien zuverlässig voraussagen lassen.

9.3 Möglicher Nutzen und Schaden durch Studienteilnahme

❯ Oberstes Gebot bei klinischen Studien ist, dass den Teilnehmern kein Schaden entstehen soll. Darum muss eine geplante Studie immer von einer Ethikkommission und von den zuständigen Bundesbehörden genehmigt werden. Das Studiendesign muss so gewählt werden, dass keinem Krebspatienten eine als wirksam belegte Therapie vorenthalten wird.

Darum werden ganz neue Wirkstoffe für die onkologische Therapie normalerweise zunächst in Studien mit Krebspatienten getestet, für die es keine etablierte Behandlung (mehr) gibt. Wenn eine neue Substanz in früheren Erkrankungsstadien eingesetzt

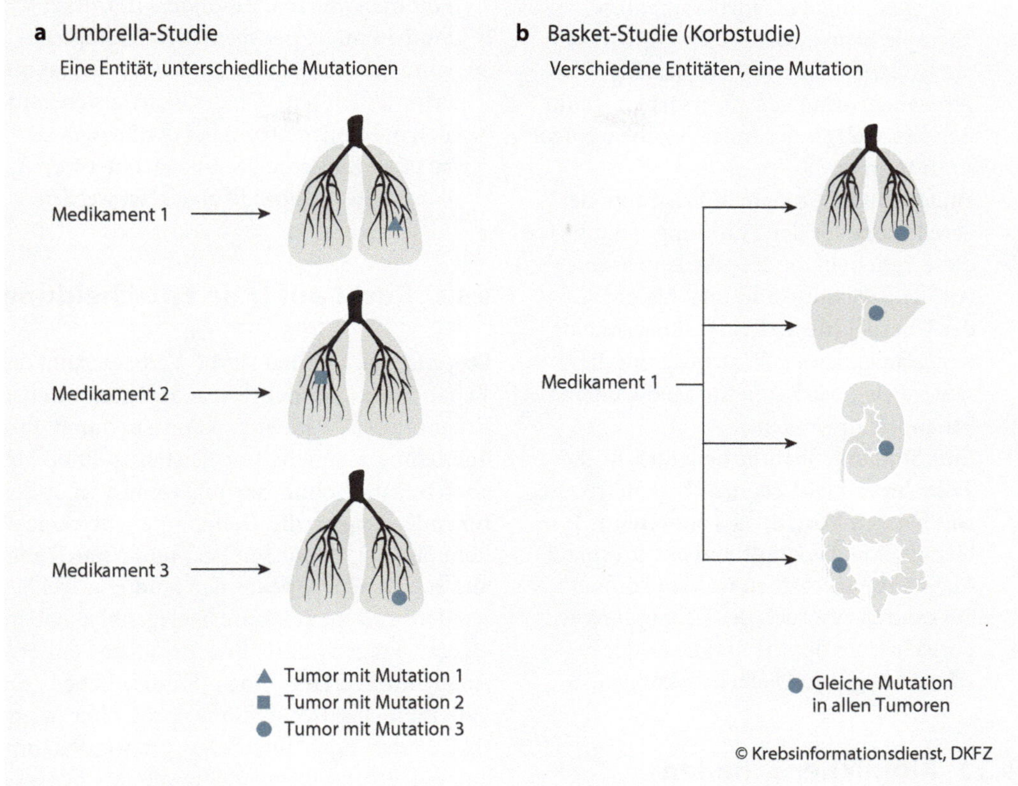

◘ **Abb. 9.2**   **a,b.** Studiendesigns für die frühe klinische Prüfung von Therapien, die auf spezifische molekulergenetische Veränderungen zielen. **a** Umbrella-Studie, **b** Basket-Studie

wird, erfolgt dies in der Regel *zusätzlich* zur Standardtherapie. Das bedeutet, dass alle Studienteilnehmer mindestens die Standardbehandlung in der jeweiligen Situation erhalten.

Soll eine neue Therapie nicht zusätzlich zu, sondern *anstelle* der Standardtherapie eingesetzt werden, muss man anhand präklinischer Ergebnisse, bzw. Daten aus frühen klinischen Studien davon ausgehen können, dass sie mit hoher Wahrscheinlichkeit zumindest ähnlich gut wirksam ist wie die Standardtherapie – sonst wäre die Durchführung der Studie unethisch.

Die Teilnahme an einer klinischen Studie birgt für einen Patienten Chancen, aber auch Risiken. Um einen möglichen Schaden oder Nutzen durch eine experimentelle Behandlung frühzeitig festzustellen, gibt es in Studien immer wieder Punkte, an denen entschieden wird, ob die Studie in dieser Form fortgesetzt werden sollte oder nicht. Stellt sich bei einer solchen Zwischenanalyse heraus, dass die Patienten von der einen Therapie einen wesentlich größeren Nutzen haben als von der anderen, wird den Patienten vielfach die Möglichkeit geboten, in den anderen Studienarm zu wechseln, und/oder die Studie wird vorzeitig beendet. Auch der Patient selbst hat jederzeit die Möglichkeit, aus einer Studie „auszusteigen".

9.3.1 Möglicher Nutzen

— Es kann sein, dass eine neue, experimentelle Therapie wirksamer gegen die Erkrankung ist als die konventionellen Therapien.

- Eine experimentelle medikamentöse Therapie kann auch ähnlich gut wirksam sein wie die Standardtherapie, aber weniger Nebenwirkungen verursachen – zum Beispiel, weil sie gesunde Gewebe weniger stark angreift.
- Laufen Studien zu einem Wirkstoff, der bereits kurz vor der Zulassung steht, bieten diese Patienten die Möglichkeit, schon vor der Zulassung und unabhängig von der Übernahme in den Leistungskatalog der Krankenkassen kostenfrei mit diesem – belegt wirksamen – Medikament behandelt zu werden.
- Eine Studienteilnahme bedeutet für die Teilnehmer meist engmaschige Betreuung. Das hat den Vorteil, dass auftretende Probleme schnell erkannt und entsprechende Maßnahmen ergriffen werden können, etwa durch Abbruch der Behandlung bei Fortschreiten der Erkrankung oder bei schwerwiegenden Nebenwirkungen.

9.3.2 Möglicher Schaden

- Keine Behandlung ist ohne Risiken und Nebenwirkungen. Es kann also sein, dass ein Patient, der an einer Studie teilnimmt, zwar bezüglich seiner Krebserkrankung nicht profitiert, aber dennoch beträchtliche Nebenwirkungen hat. Besonders schlecht vorhersehen kann man das in frühen klinischen Studien.
- Wird eine experimentelle Therapie anstelle der Standardtherapie eingesetzt, beispielsweise ein anderes (neo-)adjuvantes Chemotherapie-Schema, kann es auch passieren, dass sie etwas schlechter wirksam ist als die Standardtherapie. Dass die experimentelle Therapie sehr viel schlechter wirkt, ist allerdings wegen der geforderten Vorarbeiten unwahrscheinlich.
- Die engmaschige Betreuung im Rahmen einer Studie bedeutet, dass die Teilnehmer möglicherweise häufiger und längere Strecken zu Behandlungs- und Kontrollterminen ins Behandlungszentrum

kommen müssen. Besonders in frühen Studien mit experimentellen Therapien kann manchmal eine stationäre Aufnahme erforderlich sein. Ob die Fahrtkosten zum Behandlungszentrum bei der Teilnahme an einer klinischen Studie erstattet werden, sollte im Vorfeld abgeklärt werden.

9.3.3 Recht auf freie Entscheidung

Das Ziel von Studien ist die Verbesserung der Behandlung auf der Basis der gewonnenen Erkenntnisse. Patienten könnten durch ihre Teilnahme einen Beitrag leisten, sollten sich aber frei und ohne Beeinflussung von außen für oder gegen die Teilnahme entscheiden können. Dazu müssen sie umfassend über alle relevanten Aspekte der Studie aufgeklärt werden und ausreichend Gelegenheit haben, eigene Fragen und Bedenken zu äußern. Auch im Verlauf einer Studie haben die Patienten das Recht, umfassend über wichtige Änderungen informiert zu werden und auf Wunsch zu jedem Zeitpunkt aus der Studie auszuscheiden. Bei Nicht-Teilnahme oder einem vorzeitigen Ausscheiden aus der Studie dürfen sie keine Nachteile haben. Als oberstes Prinzip gilt nach wie vor: Dem Patienten soll kein Schaden entstehen.

Mehr Information

Für Fachleute

Auswahl nationaler und internationaler Studienregister Deutsches Register Klinischer Studien (DRKS). ▶ https://www.drks.de/drks_web/

Bundesinstitut für Arzneimittel: Informationen zur Arzneimittelentwicklung. ▶ https://www.bfarm.de/DE/Buerger/Arzneimittel/Arzneimittelentwicklung/_node.html

Bundesministerium für Bildung und Forschung: Informationen zu klinischen Studien. ▶ https://www.gesundheitsforschung-bmbf.de/de/wie-funktionieren-klinische-studien-6877.php

ClinicalTrials. ▶ https://clinicaltrials.gov/

EU Clinical Trials Register. ▶ www.clinicaltrialsregister.eu/ctr-search/search

International Clinical Trials Registry Platform der WHO (WHO – ICTRP). ▶ http://apps.who.int/trialsearch/Default.aspx

Krebsinformationsdienst: Informationen zur Studiensuche. ▶ https://www.krebsinformationsdienst.de/fachkreise/ressourcen/studiensuche-krebs.php

Register des Deutschen Konsortiums für Translationale Krebsforschung (DKTK). ▶ http://dktk.tivano.net/dktk_trial/index.html

Verband forschender Arzneimittelhersteller (VfA): Komplexe Studiendesigns – ihre Bedeutung für den medizinischen Fortschritt. Reflektionspapier. ▶ https://www.vfa.de/download/pos-komplexe-studiendesigns.pdf

Für Patienten

Bundesinstitut für Arzneimittel: Informationen zur Arzneimittelentwicklung. ▶ https://www.bfarm.de/DE/Buerger/Arzneimittel/Arzneimittelentwicklung/_node.html

Bundesministerium für Bildung und Forschung. ▶ https://www.gesundheitsforschung-bmbf.de/de/wie-funktionieren-klinische-studien-6877.php

Bundesministerium für Gesundheit: Allgemeine Informationen zu Patientenrechten. ▶ https://www.bundesgesundheitsministerium.de/themen/praevention/patientenrechte/patientenrechte.html

Europäische Patientenakademie EUPATI: Patientenrechte bezüglich klinischer Studien. ▶ https://www.eupati.eu/de/klinische-entwicklung-und-studien/patientenrechte-pflichten-organisationen/

Krebsinformationsdienst: Klinische Studien – was muss ich wissen? ▶ https://www.krebsinformationsdienst.de/service/iblatt/iblatt-klinischestudien.pdf%3Fm=1526316913

Und die Nebenwirkungen?

Kerstin Wittenberg und Ursula Will

© Springer-Verlag GmbH Deutschland, ein Teil von Springer Nature 2020
A. Gaisser, S. Weg-Remers (Hrsg.), *Patientenzentrierte Information in der onkologischen Versorgung*,
https://doi.org/10.1007/978-3-662-60461-8_10

10.1 Das wird doch eine Tortur!?

Mit einer Krebsbehandlung werden automatisch belastende Nebenwirkungen und Einschränkungen im Alltag in Verbindung gebracht, dabei ist die Diagnose schon schlimm genug. Auch wenn viele Nebenwirkungen und Begleiterscheinungen heute teilweise sehr gut beherrscht und durch geeignete Maßnahmen abgemildert oder gar verhindert werden können, fürchten sich viele Patienten davor. Schnell werden mit einer Krebsbehandlung Begleiterscheinungen, wie z. B. Übelkeit, Erbrechen, Haarausfall und allgemeine Schwächung, assoziiert. Dabei gelten der Chemotherapie die größten Vorbehalte, während die neuen zielgerichteten Therapien und Immuntherapien diesbezüglich ein besseres Ansehen genießen, obwohl auch sie keineswegs ohne Nebenwirkungen sind.

Die Kommunikation zu den möglichen Nebenwirkungen von Tumortherapien wird den Bedürfnissen von Patienten nach den Erfahrungen des Krebsinformationsdienstes nicht gut genug gerecht. Nebenwirkungen und Folgen einer Krebsbehandlung zählen zu den häufigsten Themen in den Anfragen. Sie zeigen, dass sich die Betroffenen nicht ausreichend darüber informiert fühlen, was sie zu erwarten haben, wie sich „das" anfühlt, was man dagegen tun kann und ob und wann „es" wieder weggeht.

Tatsache ist: Eine Krebsbehandlung ist eine große Herausforderung für die Patienten, und sie fordert den Betroffenen viel ab. Deshalb müssen sie gut auf das vorbereitet sein, was auf sie zukommt. Dann ist es vielleicht immer noch belastend, lässt sich aber ohne unangenehme Überraschungen eher durchstehen. ◘ Abb. 10.1 zeigt eine Auswahl typischer Fragen, die sich Krebspatienten stellen.

Bei vielen Therapien sind die zu erwartenden Nebenwirkungen und deren Ausprägung in etwa bekannt. Dennoch können die auftretenden Beschwerden je nach Allgemeinzustand des Betroffenen und mög-

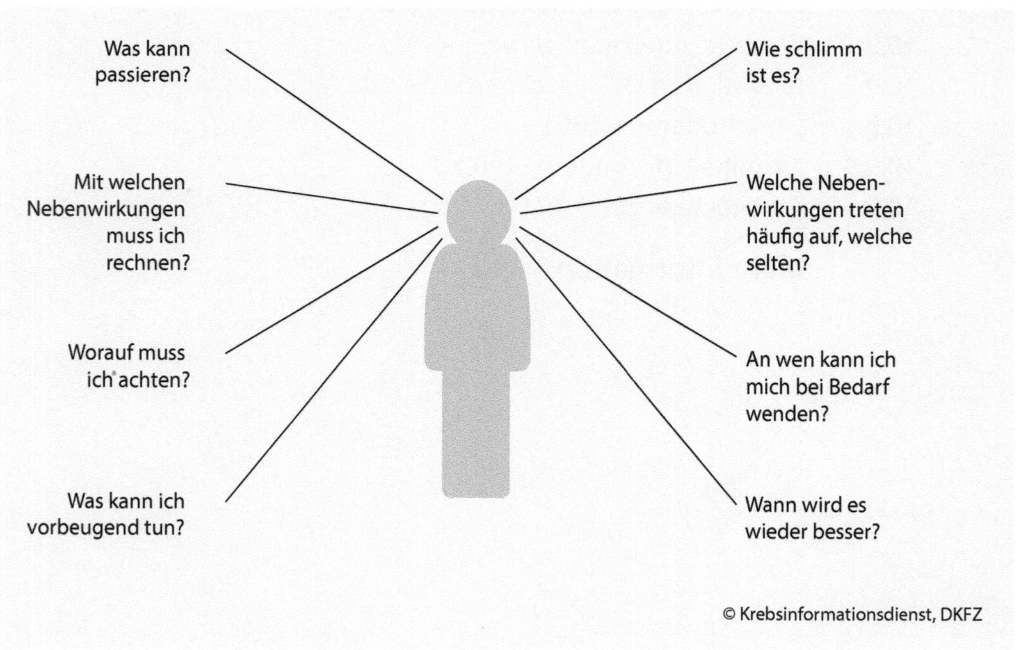

◘ **Abb. 10.1** Welche Fragen bewegen Krebspatienten im Zusammenhang mit Nebenwirkungen und Folgen der Behandlung?

lichen Begleiterkrankungen unterschiedlich und im Einzelfall schwer absehbar sein. Zudem werden sie individuell unterschiedlich wahrgenommen und beschrieben. Auch während einer Behandlung ist es notwendig, den Betroffenen bei ihrer Schilderung von Begleiterscheinungen genau zuzuhören und auf diese konkret einzugehen. Weil aber nicht alle Patienten von sich aus über Nebenwirkungen berichten – weil sie denken, das gehört einfach dazu, oder weil sie stark sein wollen – ist es sinnvoll, sie gezielt nach Nebenwirkungen oder allgemeiner, Änderungen der Befindlichkeit zu fragen: „Wie geht es Ihnen mit der Behandlung?" „Haben Sie (diese oder jene) Beschwerden?"

Dieses Kapitel geht zum einen auf die akuten behandlungsbedingten Nebenwirkungen ein, zu denen der Krebsinformationsdienst die meisten Anfragen erhält: allen voran Übelkeit und Erbrechen, gefolgt von oraler Mukositis, Neuropathie, Fatigue, gastrointestinalen Beschwerden und Hautveränderungen nach der Bestrahlung sowie weiteren belastenden Beschwerden. Dazu zählen nicht die „Labornebenwirkungen", die zwar medizinisch bedeutsam sein mögen, aber eben subjektiv in der Regel wenig belastend sind.

Einige Nebenwirkungen der Krebsbehandlung können auch noch (lange Zeit) nach Abschluss der Krebsbehandlung (ggf. abgeschwächt) vorliegen. Es ist auch möglich, dass akute Nebenwirkungen anhalten und sich zu chronischen Problemen entwickeln (▶ Abschn. 10.9 „Anhaltende Nebenwirkungen"). Hier ist es für den Patienten besonders problematisch, kompetente Ansprechpartner zu finden.

10.2 Übelkeit und Erbrechen

„Muss ich mit Übelkeit und Erbrechen während der Krebsbehandlung rechnen?"

Patienten, die eine Chemotherapie erhalten sollen, fürchten sich noch immer vor Übelkeit, Würgereiz und Erbrechen. Dabei lässt sich zumindest das Erbrechen relativ gut verhindern und behandeln: Heute stehen verschiedene Antiemetika zur Verfügung, die in Kombination (◘ Tab. 10.1) statistisch eine wirkungsvolle Antiemese bei 70 von 100 Patienten ermöglichen.

Für zahlreiche systemische Therapien, intravenös oder oral verabreicht, ist das emetogene Potenzial bekannt, und die Leitlinien sprechen für die jeweilige Krebsbehandlung Prophylaxe-Empfehlungen aus. Dabei ist zu unterscheiden, ob mit akutem oder verzögertem Erbrechen bzw. Übelkeit zu rechnen ist. Während akutes Erbrechen und akute Übelkeit innerhalb von 24 h nach Beginn der Krebsbehandlung beginnen, tritt verzögerte Übelkeit bzw. verzögertes Erbrechen erst danach auf und kann bis zu 5 Tage andauern. Auch mögliches antizipatorisches Erbrechen bzw. antizipatorischer Übelkeit – oft infolge von vorausgegangenen unangenehmen Erfahrungen mit der Chemotherapie – sollte berücksichtigt werden. Hier spielen Gerüche, visuelle Eindrücke, Angst und Anspannung eine Rolle.

Sowohl dem akuten als auch dem verzögerten Erbrechen kann vorgebeugt werden. Auch für das antizipatorische Erbrechen gibt es Behandlungsmöglichkeiten, wobei hier die Prophylaxe am wichtigsten ist – also die primäre Vermeidung von Erbrechen –, damit die unangenehme Erfahrung keine Prägung verursacht.

Vorbeugung
Es gibt diverse nationale und internationale Leitlinien und Empfehlungen, wie einer Übelkeit und einem Erbrechen vorgebeugt werden sollte und wie diese zu behandeln sind. Eine verkürzte Zusammenstellung von Antiemese-Empfehlungen findet sich in ◘ Tab. 10.1. Wird eine Chemotherapie mit einer Kombination von mehreren Medikamenten eingesetzt, so richtet sich die Antiemese nach der Substanz mit dem höchsten emetogenen Potenzial.

Was bisher nicht ausreichend verhindert werden kann, ist die Übelkeit. Diese ist für die Betroffenen sehr belastend. Übelkeit tritt

◼ Tab. 10.1 Antiemese-Empfehlungen bei medikamentöser Tumortherapie. (Gekürzt nach S3-LL Supportive Therapie 2017; MASCC 2019; ASCO 2017)

Tumortherapie	Antiemese
Hoch emetogen	**Akute Phase:** Prophylaxe mit 5-HT$_3$-RA + NK$_1$-RA + Dexamethason (+ Olanzapin)
	Verzögerte Phase: Dexamethason (+ Olanzapin)
Moderat emetogen	**Akute Phase:** Prophylaxe mit 5-HT$_3$-RA + Dexamethason
	Verzögerte Phase: Bei Oxaliplatin oder Anthrazyklin oder Cyclophosphamid: Dexamethason; sonst keine Routine-Prophylaxe
Ausnahme: Carboplatin-haltige Chemotherapie	**Akute Phase:** Prophylaxe mit 5-HT$_3$-RA + NK$_1$-RA + Dexamethason
	Verzögerte Phase: Keine Routine-Prophylaxe
Gering emetogen	**Akute Phase:** Prophylaxe mit 5-HT$_3$-RA oder Dexamethason oder Dopamin-Rezeptor-Antagonist
	Verzögerte Phase: Keine Routine-Prophylaxe

5-HT$_3$-RA 5-Hydroxytryptamin-3-Rezeptor-Antagonist; NK$_1$-RA Neurokinin-1-Rezeptor-Antagonist

mit einer Häufigkeit von etwa 40 bis 50 % auf – trotz leitliniengerechter Behandlung.

❯ **Nicht nur die Behandlung mit Zytostatika, sondern auch eine Bestrahlung und, seltener, die Therapie mit zielgerichteten Wirkstoffen können Übelkeit und Erbrechen verursachen. Patienten sollten vor einer entsprechenden Therapie darüber aufgeklärt werden.**

Daneben können Übelkeit und Erbrechen bei Krebspatienten auch andere Ursachen haben – unabhängig von der Tumortherapie – die speziell bei unklarem Erbrechen abgeklärt werden müssen. Als Auslöser kommen beispielsweise andere Medikamente (etwa Opioide), Infektionen, entzündliche oder metabolische Erkrankungen, Obstruktionen im Verdauungstrakt oder psychische Beschwerden in Betracht.

Ansprechpartner
Erster Ansprechpartner bei Beschwerden ist der behandelnde Onkologe. Es ist wichtig, ihm direkt Rückmeldung zu geben. Auch das onkologische Pflegepersonal und der onkologisch versierte Hausarzt können unterstützend helfen.

10.3 Orale Mukositis

„Ich kann gar nichts mehr essen. Der ganze Mund tut weh. Kann man da nichts machen?"

Chemotherapien oder Bestrahlungen im Kopf- und Halsbereich schädigen die sich schnell teilenden Zellen der Schleimhaut in Mund- und Rachenraum. Je nach Ausprägung der oralen Mukositis beeinträchtigen Schmerzen und Entzündungen die Essensaufnahme, das Trinken, Schlucken und Sprechen. Appetitlosigkeit bis hin zu Mangelernährung sind die Folgen. Anfragenden beim Krebsinformationsdienst geht es in erster Linie darum, was sie selbst tun können, um die belastenden Beschwerden zu lindern.

Diagnostik und Behandlung

Vor, während und nach der Tumortherapie ist die regelmäßige Pflege der Mundschleimhaut wichtig (◘ Tab. 10.2). Die Betroffenen sollten motiviert werden, sich selbst jeden Tag den Mundraum anzuschauen – oder Angehörige darum zu bitten: Wie sehen Schleimhaut und Zahnfleisch aus? Sind Veränderungen erkennbar? Nur so können sie frühzeitig erkannt und nach Ursachenklärung behandelt werden.

❯ **Als besonders wichtig werden, neben einer guten Mundhygiene und Zahnpflege, häufige Mundspülungen tagsüber erachtet. Oftmals reichen Spülungen mit Wasser oder 0,9 %-iger Kochsalzlösung aus.**

Bei manifester oraler Mukositis mit entzündlichen Veränderungen, Ulzera oder

---

◘ Tab. 10.2 Basismaßnahmen zur Pflege der Mundschleimhaut. (Nach S3-LL Supportive Therapie 2017; ESMO 2015)

Zahngesundheit, Maßnahmen vor Therapiebeginn

Zahnstein entfernen und Zahntaschen reinigen

– Kariöse erhaltungswürdige Zähne versorgen und ggf. geschädigte Zähne entfernen

– Glätten von Zahnkanten, Überprüfen einer Prothese auf Druckstellen, Auftrag fluoridhaltiger Lacke oder Gele durch den Zahnarzt

– Neue Prothesen aus leicht zu bearbeitendem Kunststoff anfertigen

Mundhygiene

– Regelmäßiges Zähneputzen nach jeder Mahlzeit und vor dem Schlafengehen

– Weiche Zahnbürste (jeden Monat wechseln) und milde, fluoridhaltige Zahnpasta verwenden

– Vorsichtige Reinigung der Zahnzwischenräume mit Zahnseide oder Bürstchen

– Wurden bisher die Zahnzwischenräume nicht gereinigt, sollte damit vor einer Tumorbehandlung nicht begonnen werden (Gefahr von Zahnfleischblutungen)

Mundspülungen

– Häufige Mundspülungen, mindestens 4- bis 6-mal täglich, für etwa 1 min mit 15 ml Wasser oder isotonischer Kochsalzlösung

– Nach dem Spülen für 30 min auf Essen und Trinken verzichten

Vermeiden von Schäden im Mundbereich

– Rauchen und Alkohol vermeiden

– Scharfe, säurehaltige und sehr heiße Speisen und Getränke meiden; ebenso scharfkantige, sehr trockene und bröselige Speisen

– Prothesen möglichst nur kurz tragen

– Bei Bestrahlung: Wenn Metall in Kontakt zur Schleimhaut steht (wie Stifte, Füllungen, Implantate), sollten während der Strahlentherapie Silikonschienen getragen werden

Superinfektion verschaffen zum Beispiel 0,5 %-ige Doxepin-Mundspülungen Linderung. Sind die Schmerzen anhaltend, können Analgetika eingesetzt werden.

Ansprechpartner
Ansprechpartner bei Schleimhautentzündungen ist der behandelnde Onkologe. In Zusammenarbeit mit dem Pflegepersonal sind mit den Patienten die Maßnahmen zur Mundhygiene zu besprechen. Es ist sehr wichtig, darauf zu achten, dass die Maßnahmen auch durchgeführt werden. Eventuell werden Zahnärzte und Schmerztherapeuten mit eingebunden.

10.4 Neuropathie

„An meinen Händen und Füßen habe ich von der Chemotherapie ein ganz blödes Gefühl. Ich kann gar nicht mehr richtig greifen. Muss ich die Chemotherapie abbrechen?"

Viele Krebspatienten, die sich an den Krebsinformationsdienst wenden, klagen im Verlauf einer Chemotherapie über Neuropathie und neuropathische Schmerzen. Besonders Platin-Derivate, Taxane, Vincaalkaloide, Eribulin, aber auch zielgerichtete Medikamente wie Bortezomib und Thalidomid können nervenschädigend wirken. Auch eine Strahlentherapie, eine Operation oder der Tumor selbst können die Nerven schädigen.

Bei einer Neuropathie treten im Bereich des sensiblen Nervensystems zum Beispiel sensorische Missempfindungen bei Berührung der Haut und Beeinträchtigungen des Vibrationsempfindens auf, aber auch motorische Störungen mit Lähmungen, Muskelkrämpfen, Gangunsicherheit und abgeschwächten Reflexen sind möglich. Seltener kommt es zur Schädigung der autonomen Nerven mit möglichen kardiovaskulären oder urogenitalen Störungen und Veränderung der Magen-Darm-Tätigkeit. Bestehen solche Beschwerden über einen langen Zeitraum, ist die Lebensqualität der Betroffenen erheblich beeinträchtigt, der Leidensdruck oft hoch. Für die behandelnden Ärzte stellen die neuropathischen Beschwerden aufgrund der vergleichsweise wenigen evidenzbasierten Behandlungsempfehlungen eine große Herausforderung dar.

Symptome
Typischerweise beginnen die neuropathischen Beschwerden an Fingerspitzen und Zehen und breiten sich dann im Verlauf der Therapie handschuh- bzw. strumpfförmig aus. Oft tritt die Neuropathie erst verzögert nach mehreren Behandlungszyklen auf, wenn eine bestimmte, für das jeweilige Medikament spezifische kumulative Gesamtdosis erreicht ist. Insbesondere nach einer Platin-basierten Behandlung können sich die Beschwerden nach Behandlungsende über einen Zeitraum von bis zu drei Monaten noch weiter verschlimmern.

Patienten berichten von Missempfindungen, Sensibilitätsstörungen, aber auch über motorische Einschränkungen, die die Aktivitäten des alltäglichen Lebens erschweren. Sie werden als extrem belastend beschrieben. Das Zuknöpfen des Hemdes oder das Greifen kleiner Gegenstände: Einfachste Handgriffe und Besorgungen werden zu einem – oft schmerzhaften – Problem.

Diagnostik und Behandlung
Optimal wäre es, wenn vor Beginn einer potenziell nervenschädigenden Tumortherapie und erneut nach jedem Therapiezyklus der neurologische Status des Betroffenen erhoben würde. Im Allgemeinen wird eine Neuropathie anhand der Anamnese und nach körperlichen Untersuchungen diagnostiziert. Es sollte aktiv erfragt werden: Sind Missempfindungen, Taubheitsgefühl, Feinmotorikstörungen, Schmerzen, Muskelschwäche oder Hautveränderungen aufgetreten? Die neuropathischen Beschwerden sind entsprechend zu dokumentieren. Zur genaueren Untersuchung können elektrophysiologische Untersuchungen durchgeführt werden.

Um einer Chemotherapie-induzierten peripheren Neuropathie vorzubeugen, stehen nur wenige Maßnahmen zur Verfügung. Diese sollten frühzeitig in Betracht gezogen werden:

- Unter bestimmten Bedingungen kann die Wahl eines weniger neurotoxischen Präparats, eine Dosisreduktion oder Therapieunterbrechung bei ersten Anzeichen einer Neuropathie erwogen werden, wenn das mit dem Therapieziel vereinbar ist. Bei potenziell kurativen Therapien wird über entsprechende Maßnahmen nach einer Nutzen-Risiko-Abwägung entschieden.
- Experten erachten es als sinnvoll, wenn Patienten mit Beginn einer potenziell neurotoxischen Tumortherapie eine Anleitung zu regelmäßigem Funktionstraining erhalten, was einem Verlust der Finger- und Zehenfunktion entgegenwirken soll.

Im Anschluss an eine neurotoxische Chemotherapie klingen nach einer unterschiedlich langen Plateau-Phase und je nach Schweregrad, die Nervenschädigungen in der Regel langsam wieder ab. Eine Neurotoxizität leichter oder mäßiger Ausprägung (Grad 1 bis 2) bildet sich häufig innerhalb von Wochen bis Monaten zurück. Schwerwiegendere Schädigungen können deutlich länger anhalten und sind möglicherweise gar nicht mehr vollständig reversibel. Evidenz-basierte Behandlungsempfehlungen für eine Chemotherapie-induzierte Neuropathie gibt es kaum. Die aktuelle S3-Leitlinie „Supportive Therapie" nennt infrage kommende nicht-medikamentöse (◘ Tab. 10.3) und medikamentöse Interventionen (◘ Tab. 10.4).

- Bei bereits bestehenden Beschwerden kann ein Gleichgewichts-, Koordinations- oder Funktionstraining erwogen werden. Kombiniertes Training aus aerobem Ausdauer-, Kraft- und sensomotorischem Training zeigte positive Effekte bezüglich Lebensqualität, Tiefensensibilität, Aktivitätslevel und Balancekontrolle. Es besteht

◘ **Tab. 10.3** Nicht-medikamentöse Interventionen zur Verbesserung der Funktionalität bei Neuropathie. (Nach S3-LL Supportive Therapie 2017)

Bewegungstherapie	Evidenz
Balanceübungen	Expertenkonsens
Sensomotorisches Training	
Koordinationstraining	
Vibrationstraining	
Feinmotoriktraining	

◘ **Tab. 10.4** Medikamentöse Interventionen bei neuropathischen Schmerzen. (Nach S3-LL Supportive Therapie 2017)

Arzneimittel	Evidenz
Duloxetin	Empfehlungsgrad B, Evidenzlevel 1b
Amitriptylin	Empfehlungsgrad 0, Evidenzlevel 1b
Gabapentin	Empfehlungsgrad 0, Evidenzlevel 1b
Venlafaxin	Expertenkonsens
Pregabalin	
Opioide (limitierter zeitlicher Einsatz)	
Topische Schmerzmedikation	
Capsaicin-Pflaster (8 %)	Expertenkonsens
Lidocain-Pflaster (5 %)	
Menthol-Creme (1 %)	

kein Anhalt für schädigende Effekte von Bewegungsinterventionen.

- Möglicherweise können elektrische Muskelstimulation und Vibrationstraining zu Verbesserungen führen.
- Als medikamentöse Behandlung gegen neuropathische Schmerzen zeigte bisher nur Duloxetin, ein Antidepressivum

der SSNRI (selektive Serotonin- und Noradrenalin-Wiederaufnahme-hemmer)-Gruppe, in Studien einen lindernden Effekt. Weitere Medikamente können als Intervention erwogen werden (◘ Tab. 10.4). Aussagekräftige Studien liegen allerdings nicht vor.

Ansprechpartner
Erster Ansprechpartner für Betroffene mit neuropathischen Beschwerden während oder nach einer Tumortherapie ist der behandelnde Onkologe. Je nach Beschwerdebild können auch Neurologen oder Schmerztherapeuten Ansprechpartner sein. Die unterstützende Behandlung wird durch Ergotherapeuten, Physiotherapeuten und Sporttherapeuten durchgeführt. Für die langfristige Krebsnachsorge gibt es in einzelnen Zentren außerdem Spezialsprechstunden (► Kap. 20 „Die medizinische Nachsorge") sowie spezielle Angebote zur Bewegungstherapie bei Neuropathie.

10.5 Haarausfall

„Ich soll eine Chemotherapie bekommen. Stimmt das, dass einem die Haare nicht ausfallen, wenn man eine Kältehaube benutzt?"

Wenn durch eine Tumortherapie die Haare ausfallen, wird die Krebserkrankung nach außen für jeden sichtbar. Allein die Vorstellung belastet viele Patienten – besonders Patientinnen – sehr, zusätzlich zu der ohnehin schon schwer zu verarbeitenden Diagnose. Haarverlust ist eine häufige Nebenwirkung vieler gängiger Chemotherapien. Welche das sind, ist bekannt, sodass die Betroffenen darauf vorbereitet werden können. Es ist wichtig zu erwähnen, dass auch Augenbrauen, Wimpern, Bart und Körperbehaarung vom Haarausfall betroffen sein können.

> Bei den meisten Betroffenen sind die Kopfhaare etwa drei Monate nach der letzten Chemotherapie wieder so lang, dass sie ohne eine Perücke auskommen. In diesem Zeitraum wachsen auch Wimpern, Augenbrauen und die übrige Körperbehaarung nach.

Weniger bekannt ist, dass auch zielgerichtete Medikamente oder Hormonpräparate die empfindliche Haarstruktur und die -wurzeln schädigen können. In ◘ Tab. 10.5 sind ausgewählte Chemotherapeutika und zielgerichtete Substanzen aufgeführt, die häufig zu Haarausfall führen. Letztere werden in den Anfragen beim Krebsinformationsdienst allerdings kaum thematisiert.

Wird Haarausfall durch die Krebsbehandlung erwartet, lassen sich viele

◘ **Tab. 10.5** Ausgewählte Chemotherapien und zielgerichtete Substanzen, die häufig Alopezie verursachen. (Nach Rubio-Gonzalez et al. 2018)

Therapie	Häufigkeit
Chemotherapeutika	
Mitosehemmstoffe	
Vincaalkaloide	ca. 80 %
Taxane	
Topoisomerase-Hemmstoffe	
Topotecan, Irinotecan	60–100 %
Etoposid, Mitoxantron	
Alkylierende Zytostatika	
Platin-Derivate	> 60 %
Cyclophosphamid, Melphalan, Bendamustin	
Zielgerichtete Therapien	
Cetuximab	50–90 %
Panitumumab	
Erlotinib	
Gefitinib	
Lapatinib	
Canertinib	
Vismodegib	ca. 60 %

Patientinnen die Haare vorher kurz schneiden – dadurch sieht das Haar voller aus. Auch sind ausfallende kurze Haare weniger offensichtlich als lange, was angenehmer ist. Und Kurzhaarperücken sind einfacher anzuwenden.

Derzeit gibt es keine Medikamente, die einen Haarausfall verhindern könnten. Was zumindest in einigen Fällen zu helfen scheint, ist die (Unter)Kühlung der Kopfhaut (englisch „Scalp Cooling"), durch die während und nach der Chemotherapie die Durchblutung der Kopfhaut verringert werden soll. Dadurch erreichen weniger Zytostatika die empfindlichen Haarwurzeln und die Stoffwechselaktivität der Haarfollikel wird verringert.

Kopfhautkühlung

Kommerziell werden unter anderem Kühlsysteme angeboten, bei denen das Kühlmittel durch Kopfkappen kontinuierlich zirkuliert. Eine weitere Möglichkeit sind Kältehauben, die vorgekühlt verwendet werden und in regelmäßigen Zeitabständen während und nach der Infusion der Chemotherapie ausgetauscht werden.

Besonders Patientinnen erhoffen sich von den Kältehauben, dass sie ihnen die Perücke „ersparen" können. Wie wirksam sind sie? Und kommen sie bei jeder Chemotherapie infrage?

Der aktuell gültigen S3-Leitlinie „Supportive Therapie" zufolge kann eine Kopfhautkühlung angeboten werden, um eine höhergradige Chemotherapie-induzierte Alopezie zu verhindern. Einschränkend wird allerdings festgestellt, dass die bisher vorliegenden Studien nur bedingt aussagekräftig und nicht auf alle Situationen übertragbar sind.

- Untersucht wurde die Methode überwiegend bei Brustkrebspatientinnen unter Anthrazyklin- und/oder Taxan-basierten Chemotherapien.
- Die Durchführung der Kühlung unterscheidet sich zwischen den Studien.

Verschiedene Studien von allerdings unterschiedlicher Qualität deuten darauf hin, dass die Kopfhautkühlung bei den oben angesprochenen Brustkrebsbehandlungen den Haarausfall bei einem Teil der Patientinnen tatsächlich so reduziert, dass eine Perücke verzichtbar ist. Das Kältegefühl am Kopf wird aber manchmal als so unangenehm empfunden, dass die Betroffenen die Kopfhautkühlung nicht mehr haben möchten.

Aussagekräftige Untersuchungen bei weiteren Indikationen oder mit anderen Medikamenten stehen noch aus. Bis heute ist nicht abschließend geklärt, ob die Kopfhautkühlung eine Metastasierung im gekühlten Gewebe begünstigen kann.

10.6 Fatigue

„Ich bin immer so müde. Wenn ich das meinem Arzt erzähle, hört er da gar nicht richtig hin."

Im Gespräch mit Anrufern beim Krebsinformationsdienst fällt häufig der Satz: „Und ich bin immer so müde und erschöpft." Im Sinne der Betroffenen ist es wichtig, bei der als sehr belastend beschriebenen Müdigkeit genau hinzuhören.

Symptome

Tumor(therapie)-bedingte Müdigkeit, die Fatigue, ist eine besonders ausgeprägte Form von körperlicher, geistiger und emotionaler Erschöpfung. Sie bessert sich nicht durch Ausschlafen und auch nicht durch körperliche Schonung. Den Betroffenen fällt es schwer, ihre Therapie oder Rehabilitationsmaßnahmen durchzustehen oder gar nach der Erkrankung wieder zurück in den Alltag zu finden und ihrem Beruf nachzugehen. Betroffene sprechen davon, dass sie zum Beispiel den ganzen Tag auf dem Sofa liegen und zu keiner Aktivität fähig sind. Das heißt, sie sind nicht mehr in der Lage, ihren Alltag – mit Anziehen, Waschen, Lebensmittel einkaufen und kochen – selbstständig zu regeln. Diese Situation kann sowohl die Betroffenen, aber auch Angehörige und Freunde stark belasten.

> **Fatigue ist ein multifaktoriell bedingtes Geschehen, und sie tritt häufig zusammen mit weiteren Beschwerden auf. Daher ist die genaue Analyse der Situation des Betroffenen der einzige Weg, die Fatigue zu verringern.**

Im Zusammenhang mit Fatigue berichten Patienten unter und nach der Tumortherapie oft von Schlafstörungen, Schmerzen, Traurigkeit, Schwäche, Antriebs- und Interessenlosigkeit, Konditionsabnahme, Konzentrationsmangel und Vergesslichkeit.

Diagnostik und Behandlung

Bevor sich die Behandlung auf die eigentliche Fatigue konzentrieren kann, sollte eine Ursachenabklärung der belastenden Müdigkeit erfolgen, um begleitende Störungen, die ebenfalls Fatigue bedingen oder verstärken können, zu erkennen und zu behandeln:

- **Bei Schlaflosigkeit:** Ein gut strukturierter Tagesablauf, regelmäßige Bettruhezeiten, Ausschaltung von Störfaktoren während der Schlafenszeit und Verzicht auf große Mahlzeiten, Koffein, Rauchen und Alkohol vor dem Schlafengehen können eine Fatigue günstig beeinflussen. Schlafprobleme lassen sich ggf. auch medikamentös behandeln.
- **Bei Schmerzen:** Eine adäquate Schmerztherapie kann auch die Symptome der Fatigue verringern.
- **Gewichtsverlust und Mangelernährung:** Hilfreich kann sich die Durchführung einer qualifizierten Ernährungsberatung und ggf. die Substitution von Nährstoffen und Elektrolyten auswirken.
- **Bei Infektionen, Hormon- und Stoffwechselstörungen** können entsprechende Therapien bzw. Substitutionen durchgeführt werden.
- **Verdacht auf Anämie:** Die Fatigue-Diagnostik beinhaltet in der Regel eine Blutbildkontrolle und möglicherweise weiterführende Laboranalysen, um eine mögliche Anämie zu diagnostizieren. Diese kann je nach Ursache durch Transfusion von Erythrozytenkonzentraten, Erythropoese-stimulierenden Agenzien (ESA) und/oder ggf. durch Substitution von Eisen behandelt werden.
- **Verdacht auf Depression:** Auch eine Depression kann die Ursache der Müdigkeit und Antriebslosigkeit sein. Zur Abklärung ist eine entsprechende Diagnostik notwendig. Bei Vorliegen einer klinisch manifesten Depression wird eine entsprechende Behandlung eingeleitet.

Wurde keiner dieser Risikofaktoren für eine Fatigue identifiziert und/oder bleibt sie auch nach gezielten Behandlungsversuchen bestehen, sind – abhängig von der persönlichen Situation – folgende rehabilitative Maßnahmen möglich:

- **Körperliches Training:** Ein individuell angepasstes, regelmäßig durchgeführtes moderates Ausdauer- und/oder Krafttraining kann sich während und nach der Tumortherapie günstig auf die Fatigue auswirken.
- **Entspannungsübungen:** Manchen Betroffenen bringen Verfahren wie die progressive Muskelrelaxation, Massagen oder Yoga Entlastung.
- **Psycho-physiologische Interventionen:** Kognitive Verhaltenstherapie und spezielle Formen von Aufmerksamkeitstraining (sogenannte achtsamkeitsbasierte Programme) können hilfreich sein. „Achtsamkeit" bedeutet in etwa die bewusste Lenkung der Aufmerksamkeit auf das gegenwärtige Erleben und die Offenheit für aufkommende Gedanken und Gefühle. Ein angeleitetes Training, das zusammen mit anderen Betroffenen durchgeführt wird, scheint hier am erfolgreichsten.

Vielen Betroffenen helfen in gewissem Ausmaß auch schon kleine Verhaltensänderungen im Alltag. So kann es sinnvoll sein, den Tagesablauf zu überdenken und gezielt die Kräfte einzuteilen: Prioritäten setzen, planen und delegieren kann für Entlastung sorgen.

Die meisten Symptome bessern sich innerhalb von Wochen oder Monaten nach Behandlungsabschluss. Aber es gibt auch Betroffene, die noch Jahre nach der Therapie mit der Erschöpfung zu kämpfen haben (▶ Abschn. 10.9 „Anhaltende Nebenwirkungen").

Ansprechpartner

Mögliche Ansprechpartner bei Fatigue sind neben dem behandelnden Onkologen onkologisch spezialisierte Sport- oder Physiotherapeuten, Psychotherapeuten, Psychoonkologen und Schmerztherapeuten. Weitere Informationen sind z. B. auf den Internet-Seiten der Deutschen Fatigue Gesellschaft e. V. zu finden.

10.7 Darmbeschwerden

„Ich habe eine Krebstherapie bekommen. Jetzt habe ich Durchfall und Bauchschmerzen? Was kann ich tun?"

Chemotherapien, zielgerichtete Therapien und Strahlentherapie können gastrointestinale Nebenwirkungen verursachen. So können durch die klassischen Zytostatika u. a. die Epithelzellen im unteren Gastrointestinaltrakt geschädigt werden. Auch kann die Abgabe von Sekreten und die Motilität des Darms durch die Krebsbehandlung gestört werden. Der Schädigungsmechanismus der zielgerichteten Substanzen ist noch nicht ausreichend verstanden. Die unerwünschten Folgen einer Strahlentherapie hängen von der Art und Durchführung der Bestrahlung, der Strahlendosis und dem Bestrahlungsfeld ab. Besonders bei der Bestrahlung des Bauchund/oder Beckenraumes treten häufig Störungen auf, die auf eine Schleimhautschädigung z. B. im Darm zurückzuführen sind.

10.7.1 Diarrhö

Bei drei- bis viermal ungeformtem Stuhlgang pro Tag wird in der Regel von einer Diarrhö gesprochen. Neben einigen Krebserkrankungen weisen auch bestimmte Krebsbehandlungen ein erhöhtes Risiko für Diarrhö auf: Zum einen sind es bestimmte Medikamente, aber auch Bestrahlung und Operationen, die zu einer Diarrhö führen können. Auch Begleiterkrankungen und Begleitmedikation des Patienten spielen eine Rolle.

Die Betroffenen sind je nach Ausprägung sehr beeinträchtigt: Alltagsabläufe und außerhäusliche Aktivitäten sind nur eingeschränkt möglich.

Vorbeugung

Gegen Diarrhö, verursacht durch eine medikamentöse Krebsbehandlung, können keine vorbeugend wirksamen Medikamente empfohlen werden. Möglicherweise ist bei Patienten mit einer ausreichenden Körperabwehr (intaktes Immunsystem) vorbeugend die Gabe von bestimmten Kleinstlebewesen (Probiotika) und deren Nahrungsgrundlage hilfreich.

Vor jeder Fraktion einer Strahlentherapie können Amifostin oder Sulfasalazin gegen Durchfall eingesetzt werden.

Behandlung

Bei akuter Diarrhö steht der Ausgleich mit Flüssigkeit und Elektrolyten im Vordergrund. Generell sollte auf Anzeichen einer Mangelernährung und auf Nährstoffmangel geachtet werden.

In vielen Fällen ist Loperamid zur Behandlung sehr gut wirksam. Da die in der S3-Leitlinie Supportive Therapie empfohlene Dosierung die Dosisangaben in der Fachinformation überschreitet, sollten Patienten vor einer Anwendung darauf hingewiesen werden. Wichtig ist für den Betroffenen auch zu wissen, dass bei einem Therapieversagen weitere Behandlungsmöglichkeiten zur Verfügung stehen, z. B. Opiumtinktur oder Octreotid.

Halten die Durchfälle trotz Behandlung an (refraktäre Diarrhö), ist eine erhöhte Loperamid-Dosis in Kombination mit einem weiteren Medikament möglich. Eventuell ist es notwendig, die Dosis der Krebsmedikamente zu verringern oder die Behandlung sogar zu unterbrechen.

Bei Chemotherapie Diarrhö wird abhängig davon, wie stark sie ausgeprägt ist, in vier Schweregrade eingeteilt: Bei einer leichten bis mäßigen Diarrhö (Grad 1 und 2) erfolgt eine medikamentöse Standardtherapie mit Loperamid. Besteht eine schwere Diarrhö (Grad 3 und 4) aufgrund der Gabe von Chemotherapeutika, ist eine stationäre Behandlung erforderlich. Hier erfolgt in der Regel eine Behandlung mit Loperamid in Kombination mit Octreotid oder nur mit Octreotid. Eventuell ist es notwendig, die Dosis der Krebsmedikamente zu verringern oder die Behandlung sogar zu unterbrechen.

Bei Strahlentherapie Bei einer Diarrhö, verursacht durch Strahlentherapie, wird zunächst ebenfalls Loperamid eingesetzt. Hält die Diarrhö weiter an, kann Loperamid zusammen mit Opiumtinktur erwogen werden. Sprechen weder Loperamid noch Opiumtinktur an, kann Octreotid eingesetzt werden.

Bei Immuntherapie Bei einer leichten Diarrhö (Grad 1) kann eine Behandlung mit Loperamid oder Racedadotril erfolgen. Bei einer mäßigen Diarrhö (Grad 2) können Budesonid oder Kortikosteroide eingesetzt werden. Bei einer schweren Diarrhö (Grad 3 und höher) erfolgt die Behandlung mit Prednison-Derivaten oder Infliximab oder Vedolizumab.

Praktische Hinweise

Unterstützend können Ernährungshinweise sein (◘ Abb. 10.2). Eine Diät mit Schonkost dient der Entlastung des Darmtrakts. Der Verzehr von stopfenden Nahrungsmitteln hat sich in der Praxis als unterstützend erwiesen. Bevorzugt sollten Patienten kleine Mahlzeiten zu sich nehmen und das Essen sollte eher Raumtemperatur haben. Wissenschaftliche Untersuchungen hierzu wurden jedoch nicht durchgeführt.

Auch sollte ein Hinweis auf die Analhygiene nicht fehlen: Betroffene sollten nach jedem Stuhlgang den Intimbereich abduschen und eine fetthaltige Salbe auf die Haut im Analbereich auftragen. Diese Maßnahmen helfen, Hautirritationen zu vermeiden.

10.7.2 Obstipation

Ausbleibender Stuhlgang tritt oft während einer fortgeschrittenen Krebserkrankung auf. Verschiedene Ursachen, wie der Tumor selbst oder die Tumorbehandlung, können zu einer Verstopfung führen. Aber auch Flüssigkeitsmangel, Ernährungsumstellung, Schmerz- und Begleitmedikamente, mangelnde Bewegung, neuromuskuläre Erkrankungen, neurologische Erkrankungen, Stoffwechselstörungen und psychische Belastungen können Ursache sein. Um eine effektive Behandlung zu ermöglichen, müssen daher die individuell vorliegenden Ursachen berücksichtigt werden.

Vorbeugung

Als generelle Maßnahme kann versucht werden, durch Ernährungsumstellung, ausreichende Flüssigkeitszufuhr und Bewegung einer Verstopfung entgegenzuwirken. Werden in der Krebsbehandlung Opioide eingesetzt, können entsprechende Abführmittel (Laxantien) die Darmtätigkeit anregen.

Behandlung

Zur Behandlung von Verstopfung sollen entsprechend einem Stufenschema (◘ Tab. 10.6) verschiedene Laxantien eingesetzt werden. Begleitend können physiotherapeutische Maßnahmen, wie aktive Bewegungsübungen, Mobilisation, Kolonmassage, unterstützend angewandt werden.

Und die Nebenwirkungen?

Ausreichende Flüssigkeitszufuhr

o möglichst oral

o keine/wenig Kohlensäure

o ggf. verdünnte Fruchtsäfte

o Suppe

o spezielle orale Rehydratations lösungen

o ab Grad 3 Diarrhö intravenöse Flüssigkeitszufuhr

Geeignete Lebensmittel

o Fisch, Geflügel, Fleisch im Backofen zubereitet

o Bananen, Apfelmus, geschälte Äpfel

o Weißbrot, Toast

o gekochte Kartoffeln

o Gemüse, wie Spargelspitzen, grüne Bohnen, Karotten, Spinat

o Eier, Joghurt, Buttermilch

o Cracker

Möglichst vermeiden

o Alkohol und Tabak

o Milch und Milchprodukte (außer Joghurt und Hartkäse)

o Vollkornprodukte und Müsli, Nüsse, fettreiches Essen

o frische und getrocknete Früchte

o rohes Gemüse

o stark gewürzte Speisen, Schokolade, Kaffee, Tee

Bei Bedarf

o Ersatz von Nährstoffen und Vitaminen

Allgemein

o Essen sollte Raumtemperatur haben

o eher kleine Mahlzeiten verzehren

© Krebsinformationsdienst, DKFZ

■ **Abb. 10.2** Praktische Ernährungshinweise bei Diarrhö

Praktische Hinweise

Begleitend zu allen Behandlungsstufen kann auf eine ausreichende Trinkmenge von 1,5 bis 2 L pro Tag hingewiesen werden. Bezüglich der Ernährung kann auf die Hinweise in ■ Abb. 10.2 verwiesen werden. Vorlieben des Patienten sollten jedoch berücksichtigt werden.

Ansprechpartner

Für Verdauungsprobleme sind während der Behandlung der behandelnde Onkologe und das onkologische Pflegepersonal die ersten Ansprechpartner. Nach Abschluss der Therapie können auch onkologisch versierte Hausärzte, Gastroenterologen, Internisten und ggf. Schmerztherapeuten weiterhelfen.

10.8 Hautveränderungen nach Strahlentherapie

„Ich bekomme eine Strahlentherapie. Darf ich duschen? Was muss ich bei der Hautpflege beachten?"

Unerwünschte Nebenwirkungen einer Strahlentherapie an den bestrahlten Hautarealen, wie

◘ Tab. 10.6 Behandlung der Obstipation. (Nach S3-Leitlinie Palliativmedizin 2019)

Stufe	Behandlung	Beispiel
1	Osmotisches Abführmittel ODER stimulierendes Laxans	Macrogol 3350/Elektrolyte ODER Natriumpicosulfat ODER Bisacodyl
	Nicht erfolgreich, dann ↓	
2	Osmotisches Abführmittel UND stimulierendes Laxans	Macrogol 3350/Elektrolyte UND Natriumpicosulfat ODER Bisacodyl
	Nicht erfolgreich, dann ↓	
3	Stufe 2 UND peripherer Opioid-Antagonist	Methylnaltrexon ODER Naldemedin ODER Naloxegol ODER Naloxon/Oxycodon
	Nicht erfolgreich, dann ↓	
4	a) mit medikamentösen Maßnahmen: Stufe 3 + Rizinusöl ODER Erythromycin ODER Amidotrizoeessigsäure b) mit nichtmedikamentöse Maßnahmen: Stufe 3 + Einläufe, manuelle Ausräumung	

Jucken und Brennen, Schmerzen, Schuppung oder Entzündungen bis hin zur Blasenbildung, sind durch schonendere Bestrahlungsmethoden zwar seltener geworden, besonders in ausgeprägter Form, aber vorbeugende Maßnahmen sind trotzdem erforderlich. Hier gibt es zwar eine Vielzahl von Empfehlungen, aber wegen unterschiedlicher Aussagen sind die Betroffenen bezüglich der „richtigen" Hautpflege häufig verunsichert. Hilfreich ist es daher, wenn bei der Erläuterung der Strahlentherapie auch dieses Thema aktiv angesprochen wird.

Das traditionelle Waschverbot unter Strahlentherapie wird heute nicht mehr vertreten. Vor der Bestrahlung können sich Patienten die Haut und die Haare mit pH-neutraler Seife waschen. Ebenso dürfen Deodorant, Puder, Lotion und Creme direkt vor der Bestrahlung dünn aufgetragen werden. Weitere Maßnahmen zur Vorbeugung und zur Behandlung von Hautveränderungen sind in ◘ Tab. 10.7 zusammengestellt. Dort sind auch Substanzen aufgeführt, die nicht eingesetzt werden sollen.

Praktische Hinweise

> **Generell gilt: Während einer Strahlentherapie sollten die Hautpartien im Bestrahlungsfeld möglichst schonend behandelt werden.**

Weite Kleidung In der Zeit um die Strahlentherapie sollte eher weite, nicht abschließende, nicht scheuernde und luftdurchlässige Kleidung getragen werden.

Vorsichtiges Abtrocknen Vor, während und nach den einzelnen Bestrahlungen sollten Patienten sich nach dem Duschen und Waschen vorsichtig abtrocknen und nicht „rubbeln" und zur Hautschonung auf langes heißes Duschen, Vollbäder, Schwimmen und Sauna verzichten.

Hautschonende Produkte verwenden Nur Produkte, die keine allergisierenden Substanzen wie Duftstoffe enthalten, sollten angewendet werden. Im Bestrahlungsfeld dürfen keine Pflaster aufgeklebt werden.

◘ Tab. 10.7   Maßnahmen zur Vorbeugung und Behandlung einer Radiodermatitis. (Nach S3-Leitlinie Supportive Therapie 2017)

Basismaßnahme	
Hautpflege mit Urea-haltiger Hautcreme (2–5 %)	Empfehlungsgrad A
Vorbeugung	
Silbersulfadiazin-Creme (1 %)	Empfehlungsgrad 0, Evidenzlevel 2b
Calendula-Creme (Kontaktallergie möglich)	Empfehlungsgrad 0, Evidenzlevel 1b
Mometasonfuroat-Creme (0,1 %)	Empfehlungsgrad 0, Evidenzlevel 1b
Nicht empfohlen: Methylprednisolon-Creme (0,1 %), Betametha-son-Creme (0,1 %), Hyaluronsäure-Creme, Trolamin topisch, Aloe vera topisch, Sucralfat topisch und oral, Acetylsalicylsäure oral	Empfehlungsgrad B, Evidenzlevel 2b Empfehlungsgrad A, Evidenzlevel 1b
Therapie (gegen Erythem, Juckreiz, Schmerz)	
Feuchte Umschläge mit antiseptischer Lösung	Expertenkonsens
Steroidhaltige Cremes	

Ansprechpartner

Falls Entzündungsreaktionen an Darm oder Blase, Schmerzen oder ausgeprägte Hautveränderungen auftreten, sind der Strahlentherapeut, der behandelnde Onkologe und das onkologische Pflegepersonal die ersten Ansprechpartner. Auch onkologisch versierte Hautärzte und ggf. Schmerztherapeuten können weiterhelfen.

10.9 Anhaltende Nebenwirkungen

Die oben beschriebenen Beschwerden können akut unter der Krebsbehandlung auftreten und in einem gewissen Zeitraum nach Behandlung wieder abklingen. Nicht selten jedoch haben sowohl die Behandlung als auch die Tumorerkrankung selbst anhaltende Folgen. Die häufig berichteten anhaltenden Nebenwirkungen in den Anfragen an den Krebsinformationsdienst sind in ◘ Tab. 10.8 zusammengestellt. Auf einige der Beschwerden wurde bereits eingegangen, auf die übrigen gehen wir in diesem Abschnitt ein. Zudem werden kognitive Beeinträchtigungen thematisiert, wenngleich diese bei den individuellen Anfragen an den

◘ Tab. 10.8   Häufigkeit der Anfragen zu anhaltenden Nebenwirkungen beim Krebsinformationsdienst

Rang	Nebenwirkung/Folgebeschwerden
1	Wechseljahresbeschwerden
2	Muskel- und Gelenkschmerzen
3	Neuropathie
4	Fatigue
5	Lymphödeme
6	Verdauungsprobleme

Krebsinformationsdienst nur wenig nachgefragt werden.

Evidenzbasierte Leitlinien, wie beispielsweise die Leitlinien für das Mammakarzinom und die S3-Leitlinie „Supportive Therapie bei onkologischen PatientInnen", geben Empfehlungen für den Umgang mit und die Behandlung von belastenden Nebenwirkungen und Spätfolgen.

> **Häufig bedarf es bis zur Linderung oder zum Rückgang der Symptome Geduld. Patienten sollten das wissen und zum Durchhalten ermutigt werden.**

10.9.1 Wechseljahresbeschwerden

Unter Symptomen des Hormonentzugs leiden vor allem Brustkrebspatientinnen mit endokriner Therapie, die zu Behandlungsbeginn noch nicht in den Wechseljahren waren. Haben Frauen bereits menopausale Beschwerden, können sich diese durch die Therapie verstärken. Aber nicht nur Frauen sind von Wechseljahresbeschwerden betroffen. Auch Prostatakarzinompatienten berichten über Hitzewallungen unter einer Hormonentzugstherapie.

> Eine effektive, individuelle Behandlung therapiebedingter Wechseljahresbeschwerden ist für die Patientinnen und Patienten wichtig, um ihre Lebensqualität zu erhalten und Therapieabbrüchen vorzubeugen.

Behandlung von Wechseljahresbeschwerden unter Hormonentzug bei Frauen

Eine systemische Hormon-(ersatz-)Therapie ist nach Einschätzung von Experten höchstens kurzfristig in schweren Fällen zulässig, weil sie nach gegenwärtiger Datenlage das Rückfallrisiko erhöhen kann, insbesondere bei hormonsensitiver Erkrankung. Die lokale Applikation von Hormonpräparaten ist dagegen nach derzeitiger Evidenzlage vermutlich ohne Risiko. Dies muss aber noch in weiteren Studien bestätigt werden.

Nichthormonelle Behandlungsmöglichkeiten umfassen die Anpassung der Lebensweise (Ernährung, Bewegung, Sport), Entspannungstechniken, pflanzliche Mittel sowie einige medikamentöse Therapien ohne hormonartige Wirkung. Dazu gehören beispielsweise einige Antidepressiva aus der SSRI/SSNRI-Gruppe wie Venlafaxin, aber auch das Antikonvulsivum Gabapentin oder der Blutdrucksenker Clonidin. Alle diese Arzneimittel sind jedoch nicht zur Behandlung von Wechseljahresbeschwerden zugelassen. Langzeit-Studien zu ihrer Anwendung bei Brustkrebs gibt es in der Regel nicht. Bei einem Einsatz solcher Medikamente parallel zur endokrinen Therapie müssen außerdem mögliche Wechselwirkungen beachtet werden. So wird z. B. von den Experten der Arbeitsgemeinschaft gynäkologische Onkologie (AGO) empfohlen, aus der Gruppe der SSRI-Antidepressiva bevorzugt solche einzusetzen, die das Enzym CYP2D6 nicht hemmen, um einen Einfluss auf die Verstoffwechselung von Tamoxifen auszuschließen.

Behandlung von Wechseljahresbeschwerden unter Hormonentzug bei Männern

Bisher ist unklar, wie man Hitzewallungen bei Männern mit Prostatakrebs am besten behandelt. Möglicherweise wirksam sind auch hier Medikamente, die normalerweise zur Behandlung von Depressionen (Antidepressiva wie z. B. Paroxetin) oder Epilepsie (Antikonvulsiva wie z. B. Gabapentin) eingesetzt werden. Auch eine Hormonbehandlung kann infrage kommen, wobei Nutzen und Risiko sorgfältig gegeneinander abgewogen werden müssen.

Für die Wirksamkeit komplementär-alternativer Methoden (zum Beispiel pflanzliche Produkte) gibt es bisher wenig aussagekräftige Daten. Möglicherweise kann Akupunktur Linderung verschaffen. Aber auch hier sind die Studiendaten noch nicht eindeutig. Hilfreich kann sein, auslösende Faktoren wie scharfe Gewürze zu meiden. Auch Entspannungstechniken können eingesetzt werden.

10.9.2 Muskel- und Gelenkschmerzen

Muskel- und Gelenkschmerzen können viele, auch nicht krebsbezogene Ursachen haben. Häufig treten sie unter Therapie mit Aromatasehemmern auf, wahrscheinlich als Nebenwirkung des Östrogenentzugs. Die Ursachen sind bisher noch nicht vollständig geklärt.

Gelenkschmerzen (und Muskelschmerzen) setzen meistens in den ersten sechs Monaten der endokrinen Therapie ein. Die Beschwerden treten bei Patientinnen häufiger auf, bei denen die Menopause noch nicht lange zurückliegt. Bei vielen Patientinnen werden bereits vorhandene Gelenkbeschwerden durch eine Aromatasehemmer-Therapie verstärkt. Zur Dauer der Beschwerden und zum Anteil der Patientinnen, bei denen Beschwerden auftreten, sind die Studienergebnisse sehr uneinheitlich. Typischerweise verschwinden die Symptome wenige Wochen nach Absetzen der Aromatasehemmer.

Behandlung

Bei vielen Frauen lassen sich Gelenk- und Muskelschmerzen mit Sport, körperlicher Aktivität und manueller Therapie lindern. Auch Entspannungsmethoden und Akupunktur können bei Schmerzen helfen. Darüber hinaus kann gegebenenfalls eine vier- bis sechswöchige Therapiepause oder eine individuell abgestimmte Schmerztherapie (z. B. nichtsteroidale Antirheumatika [NSAR], Paracetamol, COX-2-Hemmer) zur Entlastung beitragen. In manchen Fällen kann auch ein Präparatewechsel (zwischen Aromatasehemmern oder auf Tamoxifen) sinnvoll sein.

10.9.3 Lymphödeme

Bei manchen Krebspatienten treten Lymphödeme als Folge einer Lymphknotenentfernung oder einer ausgedehnten Bestrahlung auf. Auch der Tumor selbst kann Lymphabflusswege verlegen oder zerstören. Am bekanntesten sind Lymphödeme an den Armen bei Brustkrebspatientinnen. Betroffen können jedoch auch Patienten mit anderen Krebsarten sein, wenn bei ihnen Lymphknoten entfernt oder Lymphbahnen durch den Tumor beeinträchtigt wurden.

Im Alltag gibt es einige Auslöser, die dazu beitragen können, dass ein Lymphödem überhaupt erst auffällig wird oder sich verschlechtert. Je nach individueller Erkrankungssituation kann es deshalb hilfreich sein, solche Auslöser zu kennen und – wenn möglich – zu vermeiden. Dazu zählen beispielsweise Verletzungen, Überbelastungen, Temperaturextreme, einengende Kleidung und Schmuck, medizinische „Eingriffe" im betroffenen Bereich (zum Beispiel Blutdruck messen oder Blut abnehmen), (deutliches) Übergewicht und Nikotinkonsum.

Unbehandelt können Lymphödeme zu Komplikationen und bleibenden Folgestörungen führen. Dazu gehören erhöhte Infektionsgefahr, Bewegungseinschränkungen, Fibrosierung des Gewebes oder die Bildung von Lymphzysten und Lymphfisteln.

Behandlung

Idealziel der Therapie eines Lymphödems ist, dass der Lymphabfluss normalisiert wird. Bei Patienten mit bzw. nach einer Krebserkrankung sind allerdings die betroffenen Teile des Lymphgefäßsystems (Lymphbahnen und/oder Lymphknoten) meist nachhaltig geschädigt. Bei diesen Patienten besteht das Therapieziel häufig darin, das Lymphödem zu verringern und zu stabilisieren.

Betroffene sollten frühzeitig einer Behandlung mit einer Basistherapie, auch komplexe physikalische Entstauungstherapie (KPE) genannt, bei spezialisierten Therapeuten zugeführt werden. In der ersten Phase, der Entstauungsphase, kommen vor allem manuelle Lymphdrainage und Kompressionsbandagen zum Einsatz. In der zweiten Phase, der Erhaltungsphase, wird die Kompressionsbehandlung fortgeführt. Hinzu kommen entstauende Bewegungsübungen. Meist ist die Behandlung ambulant von zu Hause aus möglich; nur selten bedarf es einer stationären Therapie. Erst wenn eine KPE über einen Zeitraum von mehr als 6 Monaten das Lymphödem nicht verbessern konnte, können operative Behandlungsmethoden erwogen werden. Diese zählen jedoch (noch) nicht zu den Standardtherapien. Ergebnisse aus hochwertigen Studien fehlen meist. Ob und bei welchen Patienten sie eingesetzt werden können, muss im Einzelfall entschieden werden. Medikamente werden in der Regel nur zur Behandlung von Komplikationen eingesetzt, zum Beispiel von Entzündungen.

10.9.4 Kognitive Störungen

„Durch die Chemotherapie meiner Brustkrebserkrankung wurde ich dumm: Ich hatte plötzlich Wortfindungsstörungen und kein Kurzzeitgedächtnis mehr. Das besserte sich nach Ende der Chemo, ist aber immer noch ein Problem. Außerdem habe ich nie zu meinem alten Aktivitäts- und Energieniveau zurückgefunden. Das heißt ich leide unter chronischer Fatigue und Chemobrain und kann seither nur reduziert arbeiten. Tamoxifen kann ich nun bald nach 10 Jahren absetzen. Kann es sein, dass ich dann Besserung erwarten kann? Ich habe gelesen, dass Tamoxifen für Chemobrain mitverantwortlich sein kann."

Bei Krebspatienten treten im Laufe ihres Lebens nach der Krebsdiagnose oftmals kognitive Beeinträchtigungen auf. Bis zu 7 von 10 Überlebenden einer Krebserkrankung bemerken Veränderungen ihrer Fähigkeiten im Hinblick auf das Gedächtnis, das Lernen neuer Dinge, die Konzentration, das Planen und Treffen von alltäglichen Entscheidungen, als Folge der Krebsbehandlung. Ein Teil der Betroffenen kommt damit gut zurecht, bei einem anderen Teil kann die Lebensqualität aber auch deutlich beeinträchtigt sein. Die Beschwerden können zu unterschiedlichen Zeitpunkten auftreten. Sie können länger anhalten oder aber Patienten erholen sich – teilweise oder ganz.

Die früher häufig für entsprechende kognitiven Beeinträchtigungen verwendete Bezeichnung „Chemobrain" gilt inzwischen wissenschaftlich als überholt. Sie impliziert, dass die Beschwerden alleine Folge einer Chemotherapie seien. Heute geht man davon aus, dass unterschiedliche Faktoren eine Rolle spielen können (◘ Abb. 10.3): Kognitive Beeinträchtigungen können durch verschiedene Krebstherapien (z. B. Chemotherapie, Hormontherapie, zielgerichtete Therapie, Immuntherapie, Strahlentherapie und/oder Operation) bedingt sein. Aber auch psychosoziale Faktoren, wie z. B. posttraumatischer Stress, Schlaflosigkeit, berufliche „Auszeit", Angst, Depressivität sowie die Krebserkrankung selbst können kognitive Störungen begünstigen. Bei einem Drittel der Krebspatienten treten kognitive Veränderungen bereits auf, bevor die Krebstherapie überhaupt begonnen hat (also zwischen Krebsdiagnose und Therapie).

Studien weisen auf verschiedene Wirkmechanismen hin, wie es durch Krebs zu Veränderungen der Hirnstruktur, der Hirnfunktion und der kognitiven Fähigkeiten kommen kann. Krebstherapien können beispielsweise das Hirngewebe direkt schädigen (neurotoxische Nebenwirkung) und gegebenenfalls in einem zweiten Schritt (sekundär) entzündliche Reaktionen im Körper mit Durchblutungsstörungen auslösen. Unabhängig von neurotoxischen Vorgängen kann die normale Hirnleistung auch durch psychologische Faktoren eingeschränkt werden, wie etwa Angst, Depression und Schlafstörungen. Die Datenlage, welche Bedeutung psychosoziale Prozesse bei der Entstehung von kognitiven Störungen haben, ist allerdings uneinheitlich. Zudem muss berücksichtigt werden, dass es häufig Diskrepanzen zwischen den objektiv nachweisbaren Funktionsstörungen und der subjektiven Wahrnehmung gibt. Das heißt, verfügbare Tests fallen normal aus, aber die Betroffenen leiden unter Beschwerden.

Behandlung

Zur Therapie kognitiver Beschwerden bei Krebspatienten gibt es keine einheitlichen Empfehlungen. Klinische Studien weisen darauf hin, dass psychosoziale Interventionen, wie die kognitive Verhaltenstherapie und achtsamkeitsbasierte   (Mindfulness-based)

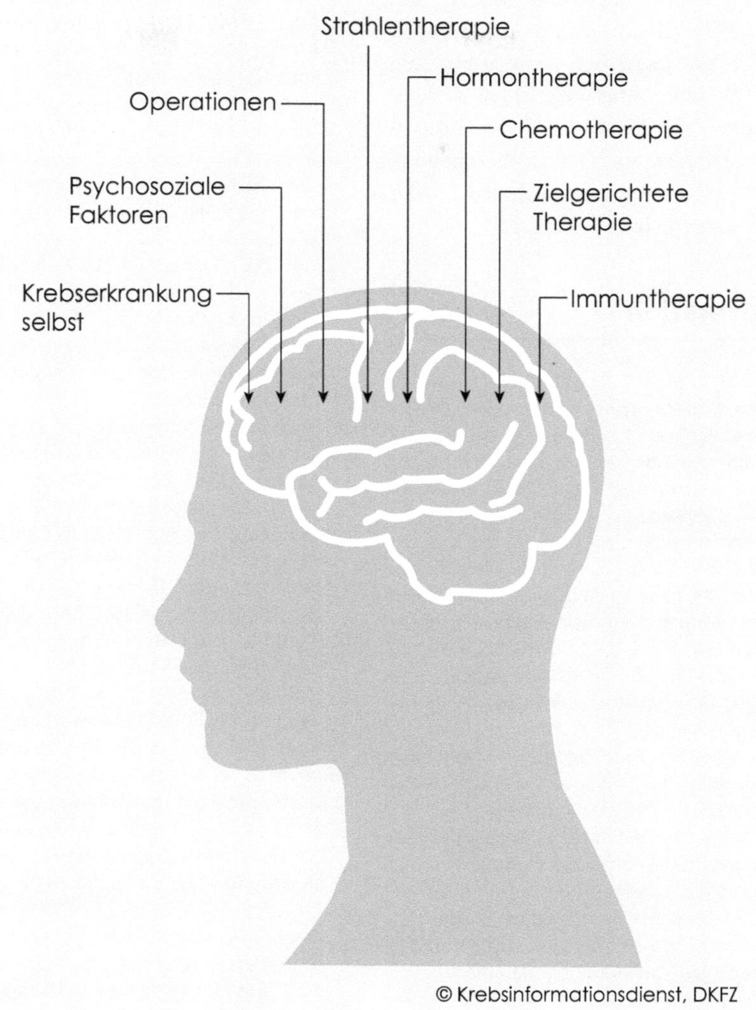

◘ Abb. 10.3 Mögliche Einflussfaktoren für kognitive Beeinträchtigungen

Programme, Bewegungstherapie (körperliches Training) und – nachrangig – Medikamente wirksam sein können.

Anmerkung: Kognitive Beeinträchtigungen im Zusammenhang mit Krebs werden auch dem Beschwerdebild des Fatigue-Syndroms zugeordnet. Daher können für Betroffene mit kognitiven Einschränkungen gegebenenfalls Therapieansätze aus dem Kontext der Fatigue-Behandlung infrage kommen (► Abschn. 10.6 „Fatigue").

10.9.5 Ansprechpartner

Bei anhaltenden Nebenwirkungen – nach Abschluss der Krebsbehandlung – brauchen Patienten einen Ansprechpartner, der die Nachsorge zumindest koordiniert und lenkt. Im Zweifelsfall übernimmt diese Funktion auch der Hausarzt, der problembezogen an weitere Fachleute überweisen kann. Dies können andere Fachärzte, z. B. Schmerztherapeuten, sein, aber auch Physiotherapeuten, Ernährungsberater, Psychoonkologen oder Fachleute für sozialrechtliche Fragen.

Mehr Information

Für Fachleute

Cochrane Kompakt: Interventionen bei kognitiven Störungen aufgrund von nicht lokalisierten Krebstherapien, wie Chemotherapie oder Hormontherapie. ▶ https://www.cochrane.org/de/CD011325/interventionen-bei-kognitiven-storungen-aufgrund-von-nicht-lokalisierten-krebstherapien-wie

Cramer H et al (2017) Yoga for improving health-related quality of life, mental health and cancer-related symptoms in women diagnosed with breast cancer. Cochrane Database Syst Rev 1:CD010802. ▶ https://doi.org/10.1002/14651858.CD010802.pub2

Deutsche Fatigue Gesellschaft e. V. ▶ https://deutsche-fatigue-gesellschaft.de/

Deutsche Gesellschaft für Hämatologie und Onkologie (DGHO): Onkopedia Leitlinien. ▶ https://www.onkopedia.com/de/onkopedia/guidelines

Arbeitsgemeinschaft Gynäkologische Onkologie e. V.: Empfehlungen der Kommission Mamma zur Diagnostik und Therapie von Patientinnen mit primärem und metastasiertem Brustkrebs (2019, vs1). ▶ https://www.ago-online.de/de/infothek-fuer-aerzte/leitlinienempfehlungen/mamma/

European Society for Medical Oncology: ESMO Clinical Practice Guidelines. Supportive and Palliative Care. ▶ https://www.esmo.org/Guidelines/Supportive-and-Palliative-Care

Hesketh PJ et al (2017) Antiemetics: American Society of Clinical Oncology Clinical Practice Guideline Update. J Clin Oncol 35(28):3240–3261. ▶ http://ascopubs.org/doi/pdfdirect/10.1200/JCO.2017.74.4789

Leitlinienprogramm Onkologie: Interdisziplinäre S3-Leitlinie für die Früherkennung, Diagnostik, Therapie und Nachsorge des Mammakarzinoms. Langversion 4.2. August 2019. AWMF-Registernummer: 032-045OL. ▶ https://www.leitlinienprogramm-onkologie.de/leitlinien/mammakarzinom/

Leitlinienprogramm Onkologie: Erweiterte S3-Leitlinie Palliativmedizin für Patienten mit einer nicht heilbaren Krebserkrankung. Langversion 2.0. August 2019. AWMF-Registernummer: 128/001OL. ▶ https://www.leitlinienprogramm-onkologie.de/leitlinien/palliativmedizin/

Leitlinienprogramm Onkologie: S3-Leitlinie Supportive Therapie bei onkologischen PatientInnen. Langversion 1.1. April 2017. AWMF-Registernummer: 032/054OL. ▶ https://www.leitlinienprogramm-onkologie.de/leitlinien/supportive-therapie/

Leitlinienprogramm Onkologie: Interdisziplinäre Leitlinie der Qualität S3 zur Früherkennung, Diagnose und Therapie der verschiedenen Stadien des Prostatakarzinoms. Version 5.1. Mai 2019. AWMF-Registernummer: 032-045OL. ▶ https://www.leitlinienprogramm-onkologie.de/leitlinien/prostatakarzinom/

Gesellschaft Deutschsprachiger Lymphologen (2017) Leitlinie Diagnostik und Therapie der Lymphödeme. AWMF Reg.-Nr. 058-001. ▶ https://www.awmf.org/leitlinien/detail/ll/058-001.html

Lalla RV et al (2014) MASCC/ISOO Clinical Practice Guidelines for the Management of Mucositis Secondary to Cancer Therapy. Cancer 120:1453–1461. ▶ https://doi.org/10.1002/cncr.28592

Multinational Association of Supportive Care in Cancer. MASCC/ESMO Antiemese Leitlinie 2016, mit Updates in 2019. ▶ https://www.mascc.org/assets/Guidelines-Tools/mascc_antiemetic_guidelines_english_v.1.5SEPT29.2019.pdf

Peterson DE et al (2015) Management of oral and gastrointestinal mucosal injury: ESMO Clinical Practice Guidelines for diagnosis, treatment, and follow-up. Ann Oncol 26(5):v139–v151. ▶ https://doi.org/10.1093/annonc/mdv202

Rubio-Gonzalez B et al (2018) Pathogenesis and treatment options for chemotherapy-induced alopecia: a systematic review. Int J Dermatol 57(12):1417–1424. ▶ https://onlinelibrary.wiley.com/doi/full/10.1111/ijd.13906

Deutschen Gesellschaft für Ernährungsmedizin (2015) S3-Leitlinie Klinische Ernährung in der Onkologie. ▶ https://www.dgem.de/leitlinien

Für Patienten

Krebsinformationsdienst: Kostenlose Broschüren zu Nebenwirkungen von Krebstherapien (eigene und von anderen Anbietern). ▶ https://www.krebsinformationsdienst.de/service/broschueren/nebenwirkungen.php

Leitlinienprogramm Onkologie: Patientenleitlinien (u. a. Supportive Therapie, Brustkrebs, Prostatakrebs, Palliativmedizin). ▶ https://www.leitlinienprogramm-onkologie.de/patientenleitlinien/

Deutsche Gesellschaft für Hämatologie und Onkologie (DGHO). Patienten-Onkopedia. ► https://www.onkopedia.com/de/my-onkopedia/guidelines

Deutsche Krebsgesellschaft: Konzentrationsschwäche und Gedächtnisverlust unter oder nach einer Krebstherapie. ► https://www.krebsgesellschaft.de/onko-internetportal/basis-informationen-krebs/nebenwirkungen-der-therapie/beschwerden-bei-krebstherapien-und-gegenmassnahmen/kon.html

Weiterführende Literatur

Margulies A et al (Hrsg) (2017) Onkologische Krankenpflege, 6. Aufl. Springer, Berlin

Birgt die Behandlung eine Gefahr für die Angehörigen?

Andrea Penzkofer

© Springer-Verlag GmbH Deutschland, ein Teil von Springer Nature 2020
A. Gaisser, S. Weg-Remers (Hrsg.), *Patientenzentrierte Information in der onkologischen Versorgung*,
https://doi.org/10.1007/978-3-662-60461-8_11

Ob Diagnostik, Bestrahlung oder Chemotherapie: Krebspatientinnen und -patienten werden sehr häufig ambulant betreut. Für Betroffene hat das auf der einen Seite den Vorteil, dass sie einen großen Teil der Zeit zu Hause verbringen können. Hier haben sie neben der gewohnten Umgebung auch mehr Möglichkeiten, Freunde und Verwandte um sich zu haben: Ein Stück „Normalität" im Alltag, das für Patientinnen und Patienten mit einer Krebserkrankung sehr wichtig sein kann. Auf der anderen Seite stellt sich die Frage: Wie sicher ist der Umgang mit Krebsbetroffenen unter der Therapie für Angehörige und Freunde?

An den Krebsinformationsdienst wenden sich dazu in erster Linie Angehörige. Eine typische Konstellation ist beispielsweise:

„Mein Schwiegervater hat Krebs und wir wollen ihn am Wochenende mit der gesamten Familie besuchen. Er ist noch nicht fertig mit der Chemo und ich mache mir Sorgen wegen meiner kleinen Tochter:

- Darf ich sie überhaupt mit in die Wohnung nehmen?
- Was ist, wenn sie dort auf die Toilette muss?
- Was ist mit einer Umarmung oder einem Kuss – kann das meiner Tochter schaden?"

Erhalten Patienten zielgerichtete Medikamente oder Immuntherapien, scheint dies bei Angehörigen seltener zu Besorgnis zu führen: Zum Risiko durch diese neuen Behandlungsmethoden erreichen den Krebsinformationsdienst eher wenige Anfragen. Dagegen ist die schädliche Wirkung von Zytostatika und Strahlen bekannt. Fragen, ob und wie sich eine herkömmlich dosierte Chemotherapie und eine Bestrahlung auf Angehörige auswirken können, lassen sich in der Regel mithilfe der folgenden Informationen gut beantworten:

11.1 Chemotherapie – gut zu wissen

11.1.1 Zytostatika

Viele Zytostatika sind krebserregend, mutagen und fruchtschädigend. Die Substanzen und ihre Abbauprodukte werden vor allem mit Urin und Stuhl ausgeschieden. Auch andere Körperflüssigkeiten wie Schweiß, Speichel und Erbrochenes können Spuren von Chemotherapeutika enthalten. In der Regel sind die Zytostatika in den Ausscheidungen der Patienten stark verdünnt. Die Ausscheidungen werden daher nicht als „Gefahrenstoffe" eingestuft – im Gegensatz zu den Medikamenten selbst.

Sonderfälle Liegt die Konzentration des Chemotherapeutikums in Ausscheidungen in einem Bereich, der als gesundheitsgefährdend eingestuft wird, ist besondere Sorgfalt geboten. Dies könnte in folgenden Situationen der Fall sein:

- Der Patient oder die Patientin übergibt sich bis zu etwa zwei Stunden nach der Einnahme von Chemotherapie-Tabletten.
- Der Patient oder die Patientin erhält eine Hochdosis-Chemotherapie im Rahmen einer Stammzelltransplantation.
- Der Patient oder die Patientin erhält eine Instillations-Chemotherapie bei Harnblasenkrebs: Das Zytostatikum wird direkt in die Harnblase verabreicht und nicht im Körper abgebaut, also auch vollständig und unverändert wieder ausgeschieden.

11.1.2 Körperkontakte

Besuch, Umarmen und Küssen Es gibt in der medizinischen Fachliteratur keine Hinweise darauf, dass Familienangehörige durch normalen sozialen Umgang und Körperkontakt mit Krebspatienten unter Chemotherapie gefährdet sind:

> **Übersicht**
> - Ein Besuch beim krebskranken Großvater ist für das Enkelkind auch während einer laufenden Chemotherapie unproblematisch.
> - Betroffene können sowohl Erwachsene als auch Kinder gefahrlos umarmen und küssen.
> - Auch ein gemeinsames Essen ist kein Problem. Benutztes Geschirr und Besteck kann wie gewohnt gemeinsam mit dem restlichen Familiengeschirr gereinigt werden.

Sexualkontakte Abbauprodukte von Zytostatika lassen sich in Spuren auch in Samenflüssigkeit und Vaginalsekret nachweisen. Während oder innerhalb von 48 h nach einer herkömmlich dosierten Chemotherapie sollten Betroffene zum Schutz des Partners oder der Partnerin ein Kondom verwenden. Dies gilt für alle Arten von Geschlechtsverkehr, sei es Vaginal-, Anal- oder Oralverkehr. Kondome schützen darüber hinaus vor möglichen Infektionen und sind Teil der im Rahmen einer Chemotherapie empfohlenen Verhütungsmaßnahmen.

11.1.3 Ausscheidungen: Schutzmaßnahmen für Angehörige

Zytostatika werden vor allem mit Urin und Stuhl ausgeschieden. Am höchsten ist die Konzentration eines Chemotherapeutikums in Ausscheidungen meist während und innerhalb der ersten 48 h nach der Verabreichung. Mit der Zeit nimmt die Konzentration immer weiter ab. Für die meisten Zytostatika gilt: Etwa eine Woche nach Beendigung einer

Chemotherapie sind Ausscheidungen nicht mehr durch Zytostatika belastet.

> Experten empfehlen, dass Schwangere, stillende Mütter und Kleinkinder möglichst nicht in direkten Kontakt mit Urin oder anderen Ausscheidungen von Patienten unter Chemotherapie kommen sollten.

Im Umgang mit Ausscheidungen sollten Angehörige einige einfache Vorsichtsmaßnahmen beachten:

Schutzhandschuhe Angehörige sollten Schutzhandschuhe tragen, wenn sie Kontakt mit Ausscheidungen haben, die mit Zytostatika belastet sein könnten.

Händewaschen Die Hände sollten regelmäßig und insbesondere nach Kontakt mit Ausscheidungen sorgfältig mit Wasser und Seife gewaschen werden. Dies gilt auch dann, wenn Schutzhandschuhe getragen wurden.

Reinigung von Toilette, Möbeln und Flächen Es ist nicht notwendig, dass Patientinnen und Patienten eine separate Toilette benutzen. Nach der Toilettenbenutzung sollte bei geschlossenem Deckel zweimal nachgespült werden. Verunreinigungen auf der Toilette sollten sorgfältig mit Wasser und Seife abgewaschen werden. Werden Bettpfannen oder Toilettenstühle verwendet, können auch diese so gereinigt werden.

Verschmutzte Flächen können – je nach Material – mit einem entsprechend geeigneten haushaltsüblichen Reinigungsmittel geputzt werden.

Schwer zu reinigende Polster und Teppiche, Kissen, Decken und Matratzen sollten möglichst nicht mit Ausscheidungen in Kontakt kommen. Im Bett kann ein Schutzbezug helfen, die Matratze sauber zu halten.

Wäsche Durch Ausscheidungen verschmutzte Kleidung sollte möglichst sofort gewechselt und auch gleich gewaschen werden. Es wird empfohlen, diese Wäschestücke getrennt von der restlichen Wäsche zu waschen. Ein normales Hauptwaschprogramm reicht aus, Kurzgramme sollten nicht verwendet werden. Für den Fall, dass die Wäsche nicht sofort gewaschen werden kann, können die Wäschestücke in der Zwischenzeit in einem geschlossenen Plastiksack aufbewahrt werden.

11.2 Ionisierende Strahlung – gut zu wissen

Gemäß Strahlenschutzverordnung müssen Ärzte ihre Patienten darüber aufklären, wenn sie in Folge einer radioonkologischen oder nuklearmedizinischen Diagnostik bzw. Therapie Strahlung abgeben. Patienten, die ein Risiko für ihre Umgebung wären, dürfen nicht nach Hause entlassen werden.

11.2.1 Wann „strahlt" ein Patient?

Nicht allen Anfragenden beim Krebsinformationsdienst ist bewusst, dass Menschen nach einer Untersuchung wie Röntgen oder Computertomografie (CT) nicht „strahlen". Auch eine Strahlentherapie von außen führt nicht dazu, dass Patienten danach ionisierende Strahlung abgeben.

Allein die Vermittlung dieser – für die behandelnden Ärzte selbstverständlichen – Information kann in einem solchen Fall entlasten.

Die meisten Anfragen beim Krebsinformationsdienst zum Strahlenrisiko durch Krebspatienten drehen sich um „Seeds", die zur Brachytherapie bei Prostatakrebs implantiert werden. Gelegentlich werden wegen der verwendeten radioaktiven Marker auch Fragen zu Positronenemissionstomografie (PET) bzw. der mit der Computertomografie (CT) kombinierten PET/CT gestellt.

> **Experten schätzen kurze Kontakte mit Patienten direkt nach Seeds-Implantation oder PET-Untersuchung als unproblematisch ein.**

11.2.2 Seeds bei Prostatakrebs

Seeds sind kleine, reiskorngroße Kapseln, die Strahlenquellen niedriger Energie und geringer Reichweite enthalten – in der Regel die Gammastrahler Jod-125 oder Palladium-103. Sie werden minimal-invasiv in die Prostata eingebracht und bleiben dort dauerhaft.

Beide Isotope haben kurze Halbwertszeiten von 60 Tagen (Jod-125) beziehungsweise 17 Tagen (Palladium-103). Seeds strahlen insgesamt etwa zwölf Monate lang. Die intensivste Strahlung geben sie innerhalb der ersten zwölf Wochen ab.

Die Strahlung der Seeds zerstört den Tumor von innen. Sie hat eine geringe Reichweite und wirkt zielgenau auf die Prostata. Die von einem Patienten nach Seeds-Implantation ausgehende Strahlung ist sehr gering. Sie wird grundsätzlich nach der Implantation gemessen und in einem Strahlenpass dokumentiert. Schon an der Haut ist sie kaum mehr messbar und im Abstand von zwei Metern nicht mehr nachweisbar.

Es sind keine umfangreichen Vorsichtsmaßnahmen für die Umgebung notwendig. Generell wird kein Patient mit Seeds aus der Klinik entlassen, der für seine Angehörigen ein Risiko darstellen würde.

Körperkontakt Experten raten dazu, dass Patienten nach Seeds-Implantation für einige Wochen keine Kleinkinder auf den Schoß nehmen und zu Schwangeren einen Abstand von etwa ein bis zwei Metern einhalten.

Sexualkontakte Mit Geschlechtsverkehr sollte nach der Behandlung für ein bis zwei Wochen pausiert werden, bis sich die Seeds in der Prostata „stabilisiert" haben. Bei der Wiederaufnahme des Geschlechtsverkehrs empfehlen Experten anfänglich Kondome, da in seltenen Fällen Seeds „wandern" und über den Harntrakt ausgeschieden werden können. Kondome schützen darüber hinaus vor möglichen Infektionen und sind Teil der im Rahmen einer Krebsbehandlung empfohlenen Verhütungsmaßnahmen.

11.2.3 PET und PET/CT

Positronenstrahler, wie sie bei der Positronenemissionstomografie (PET) eingesetzt werden, haben sehr kurze Halbwertszeiten. Beispielsweise hat der Tracer ^{18}F-Fluordeoxyglukose (FDG) eine physikalische Halbwertszeit von 110 min: Bereits nach 110 min ist also nur noch die Hälfte der ursprünglich injizierten Radioaktivität im Körper. Hinzu kommt, dass der Tracer auch vom Körper ausgeschieden wird.

> **Angehörige und andere Personen, die einen Patienten während der nuklearmedizinischen Untersuchung begleiten und sich nach der Untersuchung gemeinsam mit dem Betroffenen in einer Wohnung aufhalten, werden nur geringfügig Strahlung ausgesetzt. In diesen Fällen sind keine speziellen Strahlenschutzmaßnahmen erforderlich, so die Strahlenschutzkommission.**

Körperkontakt In Bezug auf den engen Kontakt zwischen Mutter bzw. anderen Bezugspersonen und Kind gibt es unterschiedliche Empfehlungen: Auch bei engem Kontakt zu kleinen Kindern sind laut Strahlenschutzkommission keine speziellen Schutzmaßnahmen erforderlich: Die gesetzlichen Grenzwerte werden nicht überschritten. Einzelne Hersteller empfehlen jedoch, innerhalb der ersten 12 h nach Injektion von ^{18}F-FDG auf engen Kontakt mit Babies beziehungsweise kleinen Kindern zu verzichten. Stillende Mütter sollten das Stillen für mindestens 12 h unterbrechen.

Sexualkontakte Generell ist die Strahlung, die von Personen nach einer PET-Untersuchung ausgeht, als gering einzuschätzen. Wer sichergehen möchte, kann in den ersten 12 h nach der Untersuchung auf engen (sexuellen) Kontakt mit dem Partner oder der Partnerin verzichten.

Ausscheidungen PET-Tracer wie ^{18}F-Fluordeoxyglukose (FDG) werden mit dem Harn ausgeschieden. Das Risiko einer Strahlenbelastung für Menschen im Umfeld ist gering. Die üblichen Hygienemaßnahmen beim Umgang mit Ausscheidungen – Händewaschen, wenn möglich Handschuhe tragen – reichen aus.

11.3 Aspekte der Kommunikation

Für die Beantwortung von Fragen zum Umgang mit Krebspatienten unter Chemo- und Radiotherapie ist es wichtig, sich in die Situation der Fragesteller hineinzuversetzen. Ihre Sorgen und Ängste sind eine natürliche Reaktion auf Unsicherheit und Bedrohung. Daher ist ein erster Schritt in der Kommunikation, Verständnis dafür zu zeigen und zu vermitteln, dass diese Fragen völlig legitim sind.

Hilfreich ist es, zu Gesprächsbeginn die Situation zu klären
- Was ist der Hintergrund der Frage? Geht es beispielsweise um einen Besuch oder pflegen die Angehörigen den Betroffenen?
- Welche Therapie(n) erhält der Patient bzw. die Patientin?
- Welche Vorkenntnisse sind da?
- Welche Ängste/Bedenken sind vorrangig?

Häufig lassen sich Bedenken und Sorgen allein durch sachliche Informationen ausräumen. Dies ist wichtig, denn Kontakte mit Familienangehörigen, Freunden und Bekannten während der Zeit der Therapie sind eine emotionale Unterstützung für die Patienten und können ihnen den Umgang mit der Situation erleichtern.

Gerade, wenn sich Sorgen und Ängste um kleine Kinder drehen, gerät oft aus dem Blick, dass im Kontakt mit Angehörigen auch die Patienten geschützt werden müssen: Alle, die mit ihnen leben oder sie besuchen, sollten infektfrei und wenn möglich gegen ansteckende Erkrankungen geimpft sein. Denn das Immunsystem von Krebspatienten kann so geschwächt sein, dass sie möglicherweise an einem für Gesunde ansonsten harmlosen Infekt oder einer Kinderkrankheit schwer erkranken.

Wie soll ich mich entscheiden? Und was bedeutet das für mich?

Andrea Gaisser und Petra Krömer

© Springer-Verlag GmbH Deutschland, ein Teil von Springer Nature 2020
A. Gaisser, S. Weg-Remers (Hrsg.), *Patientenzentrierte Information in der onkologischen Versorgung*,
https://doi.org/10.1007/978-3-662-60461-8_12

12.1 Wo ist das Problem?

Die Möglichkeiten zur Behandlung der Tumorerkrankung sind auf dem Tisch – und jetzt sollen die Patienten ihre Entscheidung treffen. Worüber können sie entscheiden? Und auf welcher Basis? Haben sie die Optionen verstanden?

Nicht selten stehen für Patienten mehrere, vom zu erwartenden Behandlungserfolg her (vermutlich) gleichwertige Behandlungsmöglichkeiten zur Verfügung. Dies kann in allen Erkrankungssituationen wie Ersttherapie, adjuvante Therapie und fortgeschrittene Erkrankungssituation der Fall sein. Nach dem Modell der Partizipativen Entscheidungsfindung (▶ Abschn. 1.4 „Beteiligungswunsch und partizipative Entscheidung"), das heute als „Goldstandard" gilt, sollen sie nach Abwägung der Optionen gemeinsam mit ihrem Arzt oder ihrer Ärztin die Entscheidung über das Vorgehen treffen (◘ Abb. 12.1). Aber in der Umsetzung gibt es Schwierigkeiten: Wie gut sind Patienten für die (Mit-)Entscheidung gerüstet? Wie gut werden sie bei der Bewertung der erhaltenen Informationen unterstützt? Wie gehen sie mit den so häufig vorhandenen Ungewissheiten um? Was macht die Entscheidung sonst noch schwer?

Für etwa die Hälfte der Patienten, die sich an den Krebsinformationsdienst wenden, ist die Unterstützung bei Entscheidungen ein wichtiges Anliegen. Einerseits geht es ihnen darum, für bereits erhaltene Therapievorschläge eine Bestätigung zu erfahren, andererseits um die Wahl zwischen unterschiedlichen

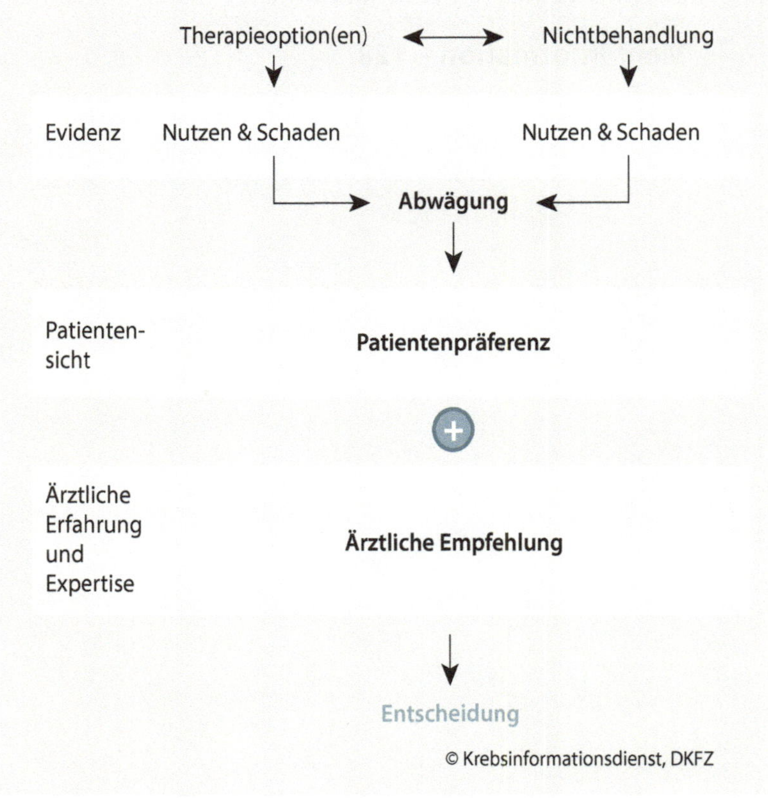

◘ Abb. 12.1 Der Weg zur gemeinsamen Entscheidung über die Behandlung

Empfehlungen von verschiedenen Seiten, etwa nach Einholen einer zweiten Meinung.

Ein Teil der Patienten fühlt sich von den behandelnden Ärzten nicht ausreichend aufgeklärt oder hat nicht alles ausreichend gut verstanden. Anderen fällt es grundsätzlich schwer, die Verantwortung für eine Entscheidung zu übernehmen, und sie suchen die „ultimative" Unterstützung, nachdem sie die Fakten bereits umfassend aus verschiedenen Quellen zusammengetragen haben.

12.1.1 Typische Entscheidungssituationen

Wenn für die Behandlung zwei oder mehr Optionen zur Verfügung stehen, sind Patienten in ihrer Entscheidung besonders gefragt. Dabei kann auch der Verzicht auf Therapie eine Option sein.

Beispiele sind:

- Örtlich begrenzter Prostatakrebs: Hier stehen je nach Ausgangsituation mehrere Behandlungsmöglichkeiten zur Verfügung.
- Brustkrebs bei günstigem Tumor-Brust-Größenverhältnis: Brusterhaltende Therapie mit anschließender Radiatio oder doch Ablatio und dadurch ggf. Verzicht auf Bestrahlung möglich.
- Brustkrebs mit ungünstiger Tumorbiologie oder großem Tumor: Sollte eine neo-adjuvante Therapie erfolgen?
- Darmkrebs mit mittlerem Rückfallrisiko: Sollte eine adjuvante Chemotherapie erfolgen und, wenn ja, welche?

Einige Beispiele für konkrete Anfragen

„Bei mir wurde durch Biopsie der Prostata in zwei von insgesamt zwölf Stanzen ein Prostatakarzinom, Gleason 6, cT2a, festgestellt. Der behandelnde Urologe hat mir erklärt, dass man bei diesem Befund den Tumor mit regelmäßigen Kontrollen aktiv überwachen könnte. Erst bei Hinweisen auf ein Fortschreiten der Erkrankung würde dann eine Behandlung in heilender Absicht durchgeführt werden. Alternativ käme eine Operation oder eine Strahlentherapie als sofortige Therapie infrage. Ich soll mich jetzt entscheiden, bin aber nicht sicher, was für mich am besten ist."

„Ich habe jetzt Brustkrebs mit Knochen- und Lebermetastasen. Die dritte Chemotherapie hat kein Ansprechen ergeben. Ich habe schlimme Nebenwirkungen durch die Chemotherapien gehabt und möchte eigentlich damit aufhören und keine vierte mehr beginnen. Meine Ärztin möchte aber unbedingt, dass ich jetzt noch eine Immuntherapie versuche."

„Ich habe Blutkrebs. Die Erkrankung wurde bereits vor einem halben Jahr festgestellt, aber mein Arzt will keine Therapie beginnen. Er sagt, es muss nur beobachtet werden. Kann das richtig sein? Warum bekomme ich keine Behandlung?"

„Prototypisch" für eine partizipative Entscheidung sind Situationen, in denen es mehrere nach Stand des Wissens gleichwertige Möglichkeiten des Vorgehens gibt und in denen Nutzen und Risiken dieser Behandlungsoptionen gegeneinander abgewogen werden müssen. Aber auch sonst sind viele Entscheidungen zu treffen, und auch da ist die Beteiligung von Patienten möglich und wichtig.

In fortgeschrittenen Krankheitsstadien geht es häufig darum, ob eine weitere antitumorale Therapie oder eine alleinige supportive Therapie erfolgen soll. Eine Entscheidung im Einklang mit den Interessen und Präferenzen der Patienten erfordert, ihre Erwartungen, Ängste und Hoffnungen herauszufinden. Besonders bei starkem Behandlungswunsch ist die weitere Therapie oft von vornherein positiv und mit „Gewinn" besetzt, der Verzicht darauf negativ. Hier kann es ggf. helfen, die Dinge auch unter umgekehrten Vorzeichen zu betrachten: Was ist der Verlust durch die Therapie und der Gewinn durch supportive Therapie? Trotzdem darf der Wunsch, Patienten zu einer „vernünftigen" Entscheidung zu führen, nicht in Manipulation münden.

Wie immer die Situation sein mag: Auch wenn Nutzen und Risiken aller möglichen Optionen auf dem Tisch – und verstanden – sind, fällt eine Entscheidung oder auch nur die Äußerung einer klaren Präferenz Patienten oft schwer. Das zeigen viele Gespräche beim Krebsinformationsdienst.

12.2 Was braucht es für eine Entscheidung?

Patienten sollen sich in ihrem besten Interesse an der Entscheidung über Behandlungswahl beteiligen können. Dazu müssen sie eine Vorstellung davon gewinnen, welche Bedeutung eine Behandlung für sie hat, kurz- und längerfristig – also von Nutzen und möglichem Schaden im Vergleich – und davon, was nach Abwägung für sie am ehesten akzeptabel und im Einklang mit ihren Bedürfnissen erscheint.

> **Der Verzicht auf eine Behandlung und die wahrscheinlichen Ergebnisse bzw. der wahrscheinliche Verlauf ohne Therapie sind ebenfalls in die Abwägung einzubeziehen.**

12.2.1 Die allgegenwärtige Ungewissheit

Ein mehr oder weniger hohes Maß an Ungewissheit prägt so gut wie alle Aussagen zu Nutzen, Risiken und Prognosen in der Medizin. Es darf in der Kommunikation nicht zu Sicherheit „gemacht" werden. Menschen haben aber eine natürliche Abneigung gegen Unsicherheiten und tendieren dann eher dazu, Entscheidungen zu vermeiden. Trotzdem ist für eine Vorstellung von Nutzen und Schaden verschiedener Behandlungsoptionen und damit von den (Aus-)Wirkungen einer Behandlung im Hinblick auf Krankheitsverlauf und alltägliches Leben auch die Nennung von Zahlen oder mindestens Größenordnungen,

mit ihren Unsicherheiten, erforderlich – obwohl auch oft behauptet wird, Patienten wollten es gar nicht so genau wissen. Was also tun?

Um Ungewissheit „einzuhegen" und zu einer – am besten gemeinsamen – Entscheidung über das Vorgehen zu gelangen, braucht es neben Zahlen, soweit die wissenschaftliche Evidenz sie hergibt, vor allem kommunikative Kompetenz.

> **Zentral sind im Prozess der Abwägung die Darlegung der medizinischen Aspekte und die Klärung der Vorstellungen, Erwartungen und Werte der Patienten, schließlich ihrer Präferenzen (▶ Abschn. 1.4 „Beteiligungswunsch und partizipative Entscheidung").**

Beispiele für besonders präferenzsensitive Entscheidungen sind z. B. die Wahl der Behandlung bei örtlich begrenztem Prostatakrebs, die operative Behandlung von Brustkrebs oder auch die adjuvante Therapie von Brustkrebs oder von Darmkrebs mit mittlerem Rückfallrisiko (siehe Beispiele unter 12.1.1). Dies sind auch die häufigsten Themen der Anfragen beim KID, in denen Entscheidungshilfe gesucht wird: Die verschiedenen Therapien – oder auch der Verzicht darauf – haben ganz unterschiedliche Auswirkungen für die Betroffenen, auch wenn sie nach Stand des Wissens medizinisch gleichermaßen sinnvoll und wirksam sind. Wie diese Auswirkungen bewertet werden, ist eben eine Frage der persönlichen Sicht. Für Patienten ist dabei wesentlich, was fühl- und erfahrbar ist und unmittelbare Folgen für ihr Leben und ihre Lebensqualität hat:

- Morbidität durch Erkrankung und Therapienebenwirkungen,
- Beeinträchtigungen ihrer Lebensgestaltung und
- Heilungschancen bzw. Verlauf der Erkrankung.

Ausgewogene und verständliche Information über die fragliche Behandlung in der gegebenen Krankheitssituation und über den zu erwartenden Nutzen, aber auch über die möglichen Nebenwirkungen und Risiken der vorgeschlagenen Therapien kann Patienten bei der Orientierung und der Entscheidungsfindung helfen.

Dazu gehören auch:

- Erläuterung des (wissenschaftlichen) Hintergrunds und der Rationale,
- Klärung, was die eine oder andere Maßnahme in der individuellen Situation für die Patientin oder den Patienten bedeutet,
- Einbeziehung der eigenen Vorstellungen und Wünsche der Patienten: Was ist für sie oder ihn wichtig? Was will sie oder er dafür in Kauf nehmen?

Dies sind wesentliche Schritte auf dem Weg zu einer Entscheidungsfindung, die dann zusammen mit den behandelnden Ärzten weitergeführt und im Idealfall vielleicht „partizipativ" erreicht wird.

12.2.2 Kommunikation von Nutzen und Schaden

Bestehen mehrere Optionen der Behandlung, gilt es Nutzen und Risiken so zu vermitteln, dass Patienten etwas damit anfangen können. Gerade bei der Frage nach dem Nutzen besteht allerdings oft die Schwierigkeit, dass dieser in der Regel mit statistischen Formaten dargestellt wird, die Patienten und ihren Angehörigen nicht leicht zugänglich sind. Die solchen Angaben bereits immanenten Unsicherheiten werden durch die übliche Darstellung also weiter verstärkt. „Der Durchschnittsmensch ist zahlenblind", so hat es der Verhaltens- und Kommunikationspsychologe Gerd Gigerenzer auf den Punkt gebracht, und das gilt auch für den Durchschnittsarzt. Ein Dilemma.

Hier Brücken zu bauen und die Zahlen greifbarer zu machen ist wichtig, um vor einer Entscheidung stehenden Patienten zu einer Einschätzung zu verhelfen. Ganz vorn unter den „schwierigen" und zu vermeidenden Formaten zur Darstellung relevanter Ergebnisparameter von Behandlungen sind relative Risiken und die relative Risikoreduktion:

„Das relative Risiko für die Entwicklung von schwerwiegenden Nebenwirkungen beträgt 0,7". „Die Behandlung senkt das Rezidivrisiko um 30 %."

Solche Zahlen ohne Bezugsgröße sind dem Verständnis nicht zuträglich, sagen sie doch nur, dass eine Methode in einer Studie offenbar bezüglich bestimmter Kriterien besser war als eine Vergleichstherapie. Solche Angaben vernebeln bestenfalls die Sachlage und führen schlimmstenfalls zu Fehleinschätzungen und ggf. folgenreichen Fehlentscheidungen. Denn: 30 % relative Risikoreduktion kann bei hohem absolutem Risiko viel sein, bei geringem Risiko aber sehr wenig. ◗ Tab. 12.1 illustriert dies in überspitzter Form. Absolute Zahlen kön-

◗ Tab. 12.1 Die Angabe der relativen Risikoreduktion sagt nichts über die tatsächliche Effektgröße aus

Rückfälle ohne Therapie	Rückfälle mit Therapie	Absolute Risikoreduktion	Relative Risikoreduktion (%)
300 von 1000 30 %	200 von 1000 20 %	100 von 1000 10 %	33
30 von 1000 3 %	20 von 1000 2 %	10 von 1000 1 %	33
3 von 1000 0,3 %	2 von 1000 0,2 %	1 von 1000 0,1 % 1 Promille	33

nen dagegen von Patientinnen und Patienten leichter eingeschätzt werden: Der Mensch ist an natürliche Zahlen gewöhnt.

▪ Wie kann es gehen?

Eine Arbeitsgruppe unter dem Dach des Netzwerks evidenzbasierte Medizin hat eine „Leitlinie evidenzbasierte Gesundheitsinformation" entwickelt, die die Ergebnisse von randomisierten Studien zu relevanten Fragestellungen der Vermittlung von Nutzen und Risiken, im Hinblick auf die Zielkriterien Wissen, Verstehen und Risikowahrnehmung berücksichtigt (▶ „Mehr Information"). Dies sind die wesentlichen Empfehlungen zum Aspekt Kommunikation von Nutzen und Schaden:

- Risiken, Nutzen und Schaden sollen nicht allein verbal dargestellt werden – also auch Zahlen nennen.
- Nutzen und Schaden sollen durch absolute Risikomaße dargestellt werden – also keine Relativprozente.
- Bei vergleichender Darstellung von Nutzen und Schaden unterschiedlicher Vorgehensweisen sollen die Bezugsgrößen gleich sein – also immer bezogen auf 100 oder 1000 (*„von 100 oder 1000 Patienten wie Sie …"*).
- Die Darstellung des Nutzens als „Number Needed to Treat" (NNT) sollte

nicht erfolgen (Zahl der erforderlichen Behandlungen, um in einem Fall das gewünschte Ergebnis zu erreichen).

Auch sollten Nutzen und Schaden ausgewogen dargestellt werden. So ist die Wahrnehmung unterschiedlich, je nachdem ob positive oder negative Konsequenzen hervorgehoben werden:

„Mit Behandlung *überleben* 50 von 100 Patienten"

wird anders aufgefasst als:

„Mit Behandlung *sterben* 50 von 100 Patienten".

> ❯ Bei der positiv (überlebens)orientierten Aussage werden mehr Menschen von der Behandlung überzeugt sein als bei der zweiten, obwohl das Ergebnis dasselbe ist. Man nennt das Framing, eine „Manipulation" der Aussage in eine bestimmte Richtung. Positives Framing (Überleben) wird bevorzugt gegenüber negativem Framing (Risiko zu sterben).

Als günstig gilt, verschiedene Formate der Darstellung zu verwenden, nutzen- und schadenorientiert, und wo möglich und vorhanden auch Grafiken wie Piktogramme (◘ Abb. 12.2).

Zur Unterstützung von Behandlungsentscheidungen gibt es für verschiedene

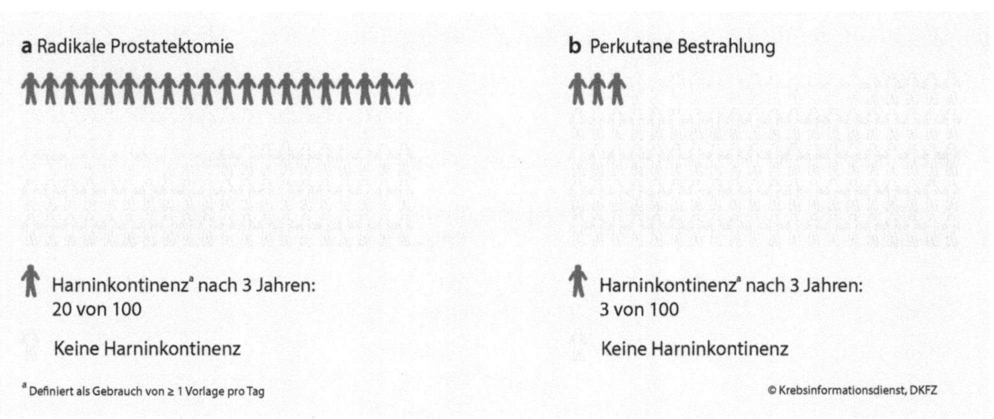

◘ **Abb. 12.2** Beispiel für ein Piktogramm zur vergleichenden Darstellung von Risiken: Harninkontinenz nach radikaler Prostatektomie (**a**) und perkutaner Bestrahlung (**b**) 3 Jahre nach der Behandlung: Ergebnisse der ProtecT-Studie (Donovan et al. 2016)

Exkurs: Entscheidungshilfen

Ein Cochrane-Review hat auch mit dem letzten Update 2017 bestätigt, dass evidenzbasierte Entscheidungshilfen das Wissen um die Optionen, die Klarheit über die eigenen Präferenzen und die Einschätzung von Nutzen und Risiken verbessern (Stacey et al. 2017). Wesentliche Elemente von solchen Entscheidungshilfen, in Print oder online, sind:

- Informationen zum natürlichen Verlauf der Erkrankung (Beschwerdebild und Prognose der Erkrankung ohne Intervention)
- Vollständige Nennung aller Optionen, ggf. einschließlich der Möglichkeit, auf eine Intervention (vorerst) zu verzichten
- Wahrscheinlichkeiten für Erfolg, Nichterfolg und Schaden zu den anstehenden medizinischen Interventionen
- Patientenrelevante Zielparameter
- Das Fehlen von Evidenz und bestehende Unsicherheiten
- Für diagnostische Maßnahmen: Daten zu möglichen falsch-positiven und falsch-negativen Ergebnissen.
- Ggf. Instrumente oder Anregungen zur Klärung der persönlichen Präferenzen

Ein einfaches und prägnantes Format sind sog. *Faktenboxen*, die evidenzbasiert, übersichtlich und verständlich die Größenordnungen von Nutzen und Risiken medizinischer Maßnahmen im Hinblick auf patienten-relevante Parameter und Endpunkte einander gegenüberstellen. Beispiele hat das Harding-Zentrum für Risikokompetenz für Krebsfrüherkennungsuntersuchungen entwickelt (▶ „Mehr Information").

Entscheidungshilfen unterstützen das Gespräch zwischen Ärzten und Patienten und die gemeinsame Entscheidungsfindung. In deutscher Sprache sind allerdings viel zu wenige dieser Instrumente verfügbar. Sie setzten ein hohes Maß an Entwicklungsarbeit und Evaluation voraus.

Auch nach den Regeln der guten Praxis Gesundheitsinformation (▶ „Mehr Information") erstellte evidenzbasierte Patienteninformationen – gedruckt oder online – können Entscheidungen unterstützen, besonders wenn sie im Beratungs-gespräch begleitet werden von der Einordnung in den individuellen Kontext und der Klärung der Patientensicht. Allerdings ist das große Angebot an Broschüren und Ratgebern zu Krebsthemen qualitativ sehr heterogen, und nur die wenigsten erfüllen die Anforderungen an eine Entscheidungshilfe.

Für die wichtigsten Tumorarten werden im Rahmen des Leitlinienprogramms Onkologie mittlerweile begleitend zu den evidenzbasierten ärztlichen Leitlinien Patientenleitlinien entwickelt, die kostenfrei zur Verfügung stehen (▶ „Mehr Information"). Weder diese noch die ärztlichen Leitlinien sind jedoch nach Form und Inhalt wirklich als Grundlage für eine partizipative informierte Entscheidung mit Abwägung von Vor- und Nachteilen aller Optionen in einer individuellen Situation geeignet.

Krankheitssituationen auch online nutzbare Tools, die die Abschätzung des Therapie-nutzens und den Vergleich unterschiedlicher Optionen erlauben. Einige berechnen auf-grund der patientenindividuellen Parameter das Risiko – also den wahrscheinlichen Ver-lauf –, was bei der Abwägung zwischen einer intensiveren oder weniger intensiven The-rapie helfen kann. Manche Instrumente, wie etwa PREDICT für Brustkrebs und Prostatakrebs (▶ „Mehr Information") stel-len die Ergebnisse in grafischer Form dar, die auch für das Gespräch mit Patienten nutzbar ist.

12.3 „Und was soll ich jetzt machen?"

Sie haben das Gefühl, alles Wichtige gesagt, Nutzen und Schaden, Vor- und Nachteile der vorhandenen Optionen verständlich ver-mittelt, die Rollen geklärt und die Patientin oder den Patienten eingeladen zu haben, ihre Vorstellungen und Erwartungen einzubringen, weil das wichtig und bedeutsam ist – trotz-dem: *„Herr Doktor, Frau Doktor, was raten Sie mir?"* Selbst nach bester Aufklärung, Ein-ladung zur Beteiligung und „kunstgerechter" Information, nach Abwägung der Optionen und Ermittlung der individuellen Präferenzen, möchten viele Patienten die endgültige Entscheidung doch lieber ihrem Arzt überlassen. In den Gesprächen beim Krebsinformationsdienst kommt oft zum Ausdruck, dass sie sich nicht in der Lage fühlen, für sich selbst die Verantwortung zu übernehmen, und Angst davor haben, eine „falsche" Entscheidung zu treffen. Sie äußern häufig die Sorge, nicht ausreichend kompetent zu sein („Ich habe das ja nicht studiert").

Das ist zu respektieren und kann im Übrigen dennoch bedeuten, dass sich die Patienten nach ihrer Wahrnehmung und Maßgabe an der Entscheidung beteiligt fühlen, ohne den letzten Schritt gehen zu müssen. Sie fühlen sich zugleich autonom und unterstützt – oder autonom, weil sie sich gut unterstützt fühlen. Der Arzt kann durchaus Behandlungsempfehlungen aussprechen – im Einklang mit den Grundsätzen der Praxis evidenzbasierter Medizin.

> **Die Praxis der Evidenzbasierten Medizin (EbM)bedeutet die Integration individueller klinischer Expertise mit der bestverfügbaren externen Evidenz aus systematischer Forschung (nach David Sackett 1997).**

In Entscheidungssituationen muss die Verletzlichkeit und existenzielle Unsicherheit bei lebensbedrohlicher Erkrankung respektiert und berücksichtigt werden. Patienten sollen zwar in ihrer Autonomie gestärkt werden, aber niemand kann wirklich autonom sein, ganz besonders nicht Krebskranke in ihrer verletzten und verletzlichen Situation. Das Autonomiekonzept darf kein Vorwand dafür sein, sie mit einer Entscheidung allein zu lassen.

Wenn die wichtigen Informationen mit Rückversicherung des Verständnisses gegeben wurden, die Erwartungen und Präferenzen des Patienten oder der Patientin im Austausch deutlich geworden sind, ist am Ende eine darauf abgestimmte – evidenzbasierte – Behandlungsempfehlung des behandelnden Arztes eine gute und bedürfnisgerechte Lösung:

„Ich habe Ihnen gesagt, welche Möglichkeiten es gibt und was Sie davon erwarten können, und ich habe gehört und verstanden, was Sie mir gesagt haben. Ich denke, dass wir diesen Weg versuchen sollten. Was meinen Sie?"

Eine Zustimmung dazu ist dann zumindest informiert – wenn sie auch nicht dem Ideal der partizipativen Entscheidung entspricht. Patienten, die sich subjektiv einbezogen und nach ihren Bedürfnissen informiert fühlen, sind weniger ängstlich und belastet und mit ihrer medizinischen Versorgung zufriedener und, auch dafür gibt es mindestens Hinweise, folgen dem eingeschlagenen Weg nachhaltiger und überzeugter.

Wenn es um ein Ja oder Nein zu einer Behandlung geht, muss eine Ablehnung akzeptiert werden, auch wenn es aus ärztlicher Sicht nicht die richtige Entscheidung sein mag:

> **Nichtbehandlung ist eine Option, die mit den Präferenzen eines Patienten (zunächst) im Einklang stehen kann.**

Hier ist es aber ganz wichtig, dass den Patienten eine „Hintertür" offenbleibt und dass sie sich der Unterstützung „trotzdem" versichert fühlen können.

Mehr Information

Für Fachleute

Gute Praxis Gesundheitsinformation. ▶ https://www.ebm-netzwerk.de/de/veroeffentlichungen/weitere-publikationen

Epstein RM, Street RL (2007) Patient-centered communication in cancer care: promoting healing and reducing suffering. National Cancer Institute, NIH Publication 07-6225. ▶ https://pubs.cancer.gov/ncipl/detail.aspx?prodid=T099. ▶ https://cancercontrol.cancer.gov/brp/docs/pcc_monograph.pdf

Leitlinie evidenzbasierte Gesundheitsinformation. ▶ https://www.leitlinie-gesundheitsinformation.de/

Entscheidungshilfen (international)

National Cancer Registration and Analysis Service. Predict Breast ▶ https://breast.predict.nhs.uk/tool Predict Prostate ▶ https://prostate.predict.nhs.uk/tool

Ottawa Hospital Research Institute: Patient Decision Aids. ► https://decisionaid.ohri.ca/AZsearch.php?criteria=cancer&search=Go

Shachar SS, Muss HB (2016) Internet tools to enhance breast cancer care. npj Breast Cancer Vol 2, Article number: 16011 (open access). ► https://doi.org/10.1038/npjbcancer.2016.11 ► https://rdcu.be/bRrRZ

Study Alliance Leukemia. Online-Tool zur Prognose-Abschätzung und Therapieplanung bei AML. ► https://www.aml-score.org/

Für Fachleute und Patienten

Harding-Zentrum für Risikokompetenz. Faktenboxen (aktuell vorwiegend zu Krebsfrüherkennung). ► https://www.harding-center.mpg.de/de/faktenboxen

PatientenAkademie – Akademie der Deutschen Urologen der Deutschen Gesellschaft für Urologie e. V. Online-Entscheidungshilfe für Patienten mit nicht metastasiertem Prostatakarzinom (persönlicher Zugangscode über den behandelnden Urologen oder über die Beratungs-Hotline des Bundesverbandes Prostatakrebsselbsthilfe). ► https://www.entscheidungshilfe-prostatakrebs.info/information-fuer-urologen/entscheidungshilfe/

Für Patienten

gesundheitsinformation.de: Zum Ausfüllen – eine Entscheidungshilfe ► https://www.gesundheitsinformation.de/zum-ausfuellen-eine-entscheidungshilfe.2221.de.html

Krebsinformationsdienst. Informationsblatt „Behandlungswahl: Was muss ich wissen?" ► https://www.krebsinformationsdienst.de/service/iblatt/iblatt-behandlungswahl.pdf%3Fm=1526316907

Krebsinformationsdienst. Broschüren und Informationsblätter (KID und andere Anbieter) ► https://www.krebsinformationsdienst.de/service/iblatt/index.php ► https://www.krebsinformationsdienst.de/service/iblatt/index.php

Leitlinienprogramm Onkologie. Patientenleitlinien ► https://www.leitlinienprogramm-onkologie.de/patientenleitlinien/

Weiterführende Literatur

Donovan JL et al (2016) Patient-reported outcomes after monitoring, surgery, or radiotherapy for prostate cancer. N Engl J Med 375:1425–1437. ► https://doi.org/10.1056/NEJMoa1606221

Gigerenzer G (2002) Das Einmaleins der Skepsis. Über den richtigen Umgang mit Zahlen und Risiken. Berlin Verlag

Stacey D et al (2017) Decision aids for people facing health treatment or screening decisions. Cochrane Database of Systematic Reviews, Issue 4. Art. No.: CD001431. ► https://doi.org/10.1002/14651858.CD001431.pub5

Bekomme ich die richtige und beste Behandlung?

Alexandra Hennemann, Carmen Flecks und Brigitte Schwikowski-Kukla

© Springer-Verlag GmbH Deutschland, ein Teil von Springer Nature 2020
A. Gaisser, S. Weg-Remers (Hrsg.), *Patientenzentrierte Information in der onkologischen Versorgung,*
https://doi.org/10.1007/978-3-662-60461-8_13

13.1 Zweifel und ihre Gründe

Viele Patientinnen und Patienten, die sich an den Krebsinformationsdienst wenden, haben Fragen zur individuell vorgeschlagenen Behandlung. Dabei geht es häufig zunächst um das vollständige und vertiefte Verständnis der Empfehlungen und des weiteren Ablaufs. Ein Teil der Patienten möchte das im Arztgespräch Gehörte verifizieren und durch Informationen einer von den behandelnden Ärzten unabhängigen Stelle absichern, analog zum Vorgehen bei anderen größeren Entscheidungen. Unsicherheit oder Zweifel an einer Behandlungsempfehlung können aus verschiedenen Gründen entstehen (◘ Abb. 13.1). Zusätzlich zum Anliegen der Rückversicherung fragt ein Teil der Patienten auch, wohin sie sich für eine Zweitmeinung wenden können (◘ Abb. 13.1).

13.1.1 Kommunikationsprobleme und widersprüchliche Informationen

Im Alltag der Ärztinnen und Ärzte in Kliniken und Praxen, die Krebspatienten

13

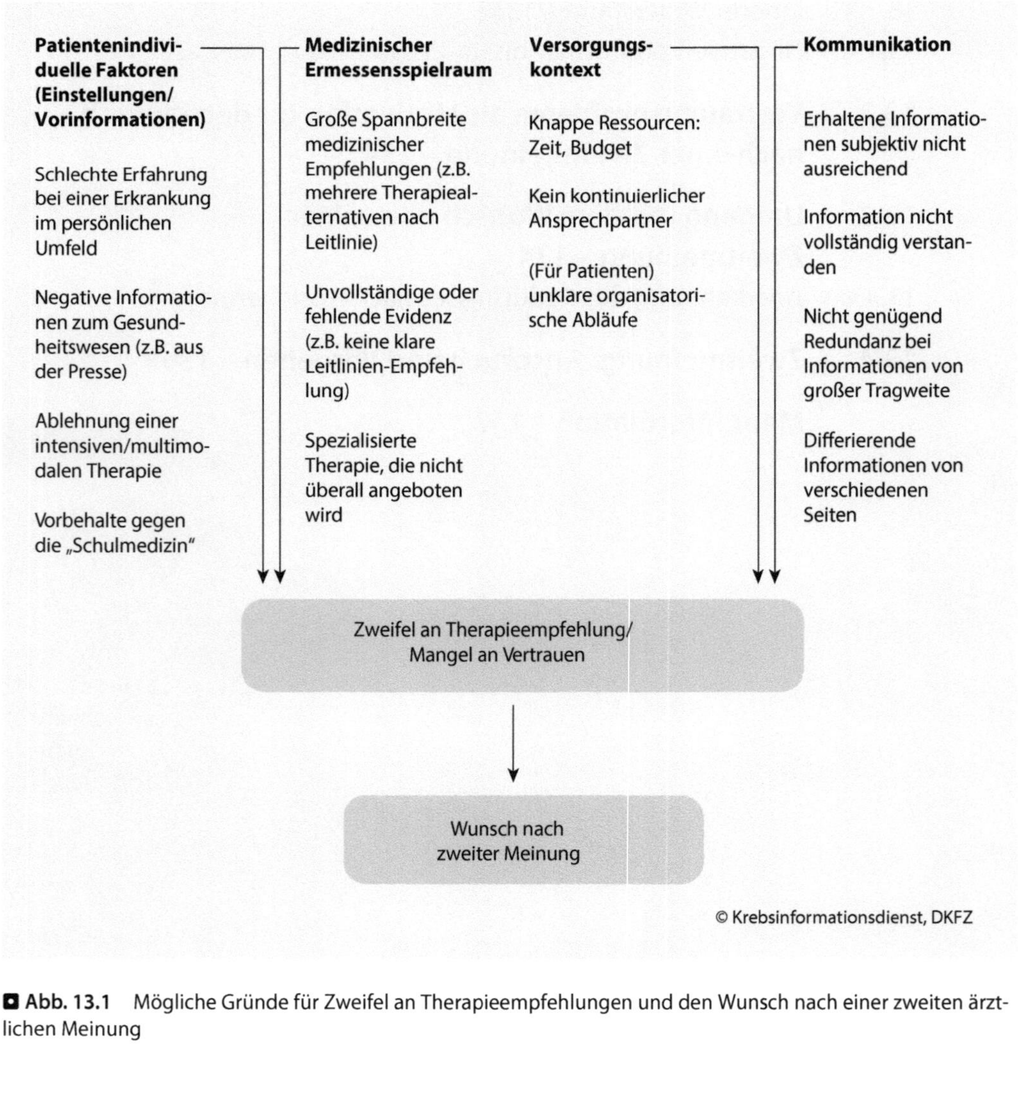

◘ **Abb. 13.1** Mögliche Gründe für Zweifel an Therapieempfehlungen und den Wunsch nach einer zweiten ärztlichen Meinung

versorgen, sind die Ressourcen oftmals knapp: Krebspatienten und ihre Angehörigen wünschen sich insbesondere häufig mehr Zeit für Gespräche mit ihnen. Das kommt besonders in schwierigen Behandlungssituationen zum Tragen, wenn komplexe Informationen von den Betroffenen beim ersten Kontakt nicht vollständig erfasst und verstanden werden können.

Wenn unterschiedliche Ärzte einander widersprechende Aussagen machen, löst das häufig Unsicherheiten bei Patienten aus. Ein Beispiel für das Zustandekommen abweichender Empfehlungen ist etwa, wenn sich eine vorläufige Einschätzung nach einer Beratung im Tumorboard noch verändert. Zum Teil äußern sich auch Ärzte auf unterschiedlichen Hierarchiestufen in einer Klinik zum selben Sachverhalt, und die Betroffenen interpretieren die jeweiligen Aussagen unterschiedlich. Abweichungen zwischen Aussagen von Fachärzten und mitbetreuenden Hausärzten werden ebenfalls häufig thematisiert. Unsicherheiten gibt es auch immer wieder, inwieweit Vor- und Begleiterkrankungen bei der geplanten Therapie berücksichtigt werden müssen. Meist vermissen Patientinnen und Patienten einen Arzt bzw. eine Ärztin, der oder die die gesamte Behandlungssituation überblickt und den Ablauf über die beteiligten Einrichtungen und Sektorengrenzen hinweg koordiniert.

13.1.2　Organisatorische Defizite

In Gesprächen des Krebsinformationsdienstes mit Patientinnen und Patienten zeigt sich auch ein weiterer möglicher Grund, weshalb Patienten unsicher sein können: Zweifel an der fachlichen Kompetenz von einzelnen Behandlern oder ganzen Einrichtungen. Ein Auslöser sind oft spürbare organisatorische Probleme im Verlauf von Diagnostik und Therapie. So schildert ein Teil der Patienten und Angehörigen insbesondere in größeren Zentren häufig wechselndes Personal verbunden mit schlecht vorbereiteten Ärzten, die die Patientenakte nicht oder nicht ausreichend kennen. Für Verunsicherung sorgt auch, wenn bereits mit leitenden Ärzten vorbesprochene besondere Erkrankungssituationen von nachfolgenden Ärzten bei der weiteren Betreuung nicht in der gleichen Weise gewichtet und berücksichtigt werden.

13.1.3　Innerer Widerstand

Unabhängig vom Kommunikationsverhalten der Ärzte oder den Abläufen in den betreuenden Einrichtungen fällt es Betroffenen manchmal schwer, die Behandlungsempfehlung für sich selbst zu akzeptieren. Besonders bei multimodalen Therapien haben viele Patientinnen und Patienten die (Wunsch-)Vorstellung, dass eine weniger umfangreiche (adjuvante) Therapie bereits ein gutes Behandlungsergebnis bieten würde, etwa die gleiche Sicherheit vor einem Rückfall. Manchmal favorisieren sie auch bestimmte alternativmedizinische Verfahren und stehen geprüften Behandlungsverfahren wie Operation, Chemo-, Hormon oder Strahlentherapie ablehnend gegenüber.

13.1.4　Negative Vorinformationen

Andere mögliche Störfaktoren sind beispielsweise Erfahrungen mit ungünstigen Krankheitsverläufen bei Angehörigen oder Bekannten mit Krebs. Auch Medienberichte über Fehlentwicklungen im Gesundheitswesen, z. B. über unnötige Operationen, oder das Fehlverhalten von einzelnen Leistungserbringern, z. B. Medikamentenfälschungen, können Zweifel an der empfohlenen Behandlung wecken.

13.2 Vertrauensprobleme als Motivation für den Wunsch nach einer Zweitmeinung

Ein Teil der Vertrauensprobleme resultiert aus einem Unbehagen gegenüber einem Gesundheitssystem, das als stark wirtschaftlich orientiert und wenig patientenzentriert wahrgenommen wird. Aus den Anfragen an den Krebsinformationsdienst werden zwei unterschiedliche Richtungen von Befürchtungen mit Bezug zu finanziellen Aspekten deutlich:

Zum einen fragen sich Betroffene, ob ihnen aus Kostengründen etwas vorenthalten werden könnte: Anlass können etwa Medienberichte über neue Therapieansätze oder diagnostische Verfahren sein, die im individuellen Fall nicht angeboten wurden, oder die Sorge, ab einem bestimmten Lebensalter nicht mehr die wirksamste oder vollständige Behandlung zu erhalten. Zum anderen gibt es die Befürchtung einer generell auf Basisleistungen reduzierten Versorgung von gesetzlich Versicherten in den Bereichen Diagnostik und Therapie. Eine Rolle spielt bei solchen Anfragen das Image der jeweiligen Therapieform: So wird eine Unterversorgung eher mit neuen, innovativen Therapienverfahren befürchtet, weniger mit Chemotherapien.

Auch in der Nachsorge fragen sich manche Patientinnen und Patienten, ob sie möglicherweise nicht alle notwendigen Untersuchungen erhalten. Sie thematisieren in dieser Situation vor allem bildgebende Verfahren oder Tumormarkerbestimmungen (▶ Kap. 20 „Medizinische Nachsorge").

Umgekehrt besteht manchmal auch die Befürchtung einer Behandlung oder Diagnostik über das medizinisch Notwendige und Sinnvolle hinaus aus Profitinteresse. In diesem Verdacht stehen etwa Arzneimittel- und Medizinproduktehersteller, aber auch Leistungserbringer. Mögliche Überversorgung wird dabei häufiger von Privatversicherten thematisiert, vor allem im Bereich Diagnostik. Außerdem wird Überversorgung häufiger bei ungeliebten Therapien vermutet – besonders bei Chemotherapien –, bei invasiven diagnostischen Verfahren wie Biopsien oder bei bildgebender Diagnostik mit Strahlenbelastung.

13.3 Umgang mit dem Wunsch nach einer Zweitmeinung

Patienten und Angehörige auf der Suche nach einer weiteren Meinung zu ihrem Fall wollen nicht in jedem Fall eine Zweitmeinung im engeren Sinne an einem weiteren Zentrum einholen. Meist sind zunächst zur besseren Orientierung zusätzliche Informationen zur empfohlenen Behandlung gefragt. Dabei wünschen sich Betroffene häufig eine unabhängige Einschätzung der bestehenden Therapieempfehlung.

> **Bei einem Teil dieser Anfragen befriedigt eine genauere Erläuterung der individuellen Therapieempfehlung und die Einordnung in den Rahmen übergeordneter Empfehlungen (z. B. Leitlinien) bereits das Bedürfnis der Betroffenen nach einer zweiten Meinung im Sinne einer neutralen Beurteilung unabhängig vom behandelnden Arzt.**

Wenn das Anliegen konkret eine Zweitmeinung oder weitere Meinung betrifft, wird im Gespräch zunächst der Hintergrund und Näheres zur Erkrankungs- und Therapiesituation in Erfahrung gebracht. Dann lässt sich meist differenzieren nach
- Situationen, für die eine eindeutige Leitlinien-Empfehlung vorliegt, sodass im Rahmen einer Zweitmeinung eine identische oder gleichartige Empfehlung zu erwarten ist, und
- Situationen, in denen keine eindeutige Empfehlung oder Datenlage existiert oder ein größerer Ermessensspielraum erkennbar ist.

Der Sohn einer 70-jährigen Darmkrebspatientin möchte eine zweite Meinung einholen, ob seine 450 Km entfernt lebende Mutter nach der Operation tatsächlich noch eine Chemotherapie benötigt und erkundigt sich auch nach einer Therapiemöglichkeit mit Antikörpern oder Immuntherapie. Die allein im eigenen Haushalt lebende Mutter macht sich große Sorgen über die Nebenwirkungen der bevorstehenden Therapie.

Auch bei Behandlung an einem spezialisierten Zentrum haben Patientinnen und Patienten in Entscheidungssituationen mit Ermessensspielraum häufig den Wunsch nach einer Zweitmeinung. Dies gilt insbesondere, wenn trotz einem gewissen Maß an Unsicherheit eine Entscheidung getroffen werden muss. Häufig besteht dann die Vorstellung, dafür „den führenden Spezialisten" zu konsultieren und eine entsprechende Empfehlung einzuholen. So wird bei planbaren chirurgischen Eingriffen beispielsweise „der deutschlandweit beste Chirurg" für die jeweilige Operation gesucht. Bei Betroffenen ist eher die Vorstellung eines allgemein anerkannten Ärzterankings innerhalb einer Fachdisziplin verbreitet, Kenntnisse über die Bedeutung evidenzbasierter Empfehlungen oder die Zertifizierung von Kliniken für die onkologische Versorgung haben sie dagegen meist nicht. Zudem stellen verschiedene Online-Portale Parameter wie Fallzahlen und Mindestmengen auf der Basis der Qualitätsberichte sowie Befragungsergebnisse zur Patientenzufriedenheit im Sinne von Empfehlungen zur Verfügung, was zu Unsicherheit über die Qualität „vor Ort" führen kann. Hinweise und Kriterien zur Suche nach Ärzten oder Kliniken für eine Behandlung oder ärztliche Zweitmeinung sind in (▶ Kap. 6 „Wo erhalte ich die beste Versorgung"?) ausführlich dargestellt.

13.3.1 Anerkennung des Bedürfnisses nach Absicherung

Zum Teil bedeutet es für Patienten oder Angehörige eine große Erleichterung zu hören, dass in der föderalen Struktur des deutschen Gesundheitssystems mit seinen zahlreichen Universitätskliniken, zertifizierten Zentren und großen städtischen Häusern gut erreichbare regionale Ansprechpartner bereits eine sehr gute Behandlung sicherstellen. Die Motivation für das Einholen einer Zweitmeinung kann dadurch entfallen.

Suche nach Zweitmeinung als Copingstrategie

Andererseits kann der Wunsch nach einer Zweitmeinung besonders in prognostisch ungünstigen palliativen Situationen der Motivation entspringen, im Kampf gegen die Erkrankung wirklich alle Möglichkeiten ausgeschöpft zu haben. Vor sehr eingreifenden Therapien, bei denen die behandelnden Ärzte im Vorfeld über ein hohes Risiko für belastende Nebenwirkungen aufklären müssen, kann die Motivation auch unabhängig von der Prognose in der Suche nach einer (möglichst gleichwertigen) schonenderen Therapieform bestehen. In diesem Sinne kann das Einholen einer Zweitmeinung auch Bestandteil der Krankheitsverarbeitung der Betroffenen und nicht zuletzt auch der Angehörigen sein.

Die Ehefrau eines Patienten mit Lebermetastasen bei CUP-Sydrom ist verunsichert, weil in der Klinik vor Ort in einem Zeitraum von sechs Wochen trotz verschiedener diagnostischer Schritte kein Primärtumor festgestellt werden konnte und die Krebsart nicht zweifelsfrei feststeht. Sie befürchtet ein schnelles weiteres Fortschreiten der Erkrankung trotz der empfohlenen Kombinationschemotherape, weil die medikamentöse Therapie vor dem Hintergrund der Diagnose nicht spezifisch zusammengesetzt werden kann. Sie fragt nach weiteren diagnostischen Möglichkeiten bei einem CUP-Syndrom und erkundigt sich nach einem spezialisierten Zentrum für eine Zweitmeinung zur Therapie.

13.4 Zweitmeinung: Anspruch und Vorgehen

In bestimmten Situationen kann es für Patienten sinnvoll sein, vor einer Behandlung eine zweite ärztliche Meinung einzuholen. Beispiele sind etwa

- ein Ermessensspielraum in den Empfehlungen, zum Beispiel mehrere gleichwertige Therapiemöglichkeiten oder Kann-Empfehlungen in Leitlinien
- unvollständige oder fehlende Evidenz als Entscheidungsgrundlage, sodass keine klare Empfehlung besteht
- komplexe Diagnose- und/oder Therapieverfahren, die besondere Expertise erfordern und nicht in jedem Zentrum oder von jedem Behandler angeboten werden

Allerdings besteht kein genereller Anspruch darauf, dass die Kosten dafür von der Krankenversicherung übernommen werden.

Grundsätzlich können gesetzlich Versicherte ihren Arzt bzw. ihre Behandlungseinrichtung frei wählen (§ 76 Absatz 1 SGB V). Sie haben damit die Möglichkeit, auf eigenen Wunsch einen anderen Arzt oder eine andere Ärztin aufzusuchen. Wechseln sie den Arzt jedoch ohne wichtigen Grund innerhalb eines Quartals, verstößt das gegen das Wirtschaftlichkeitsgebot (§ 12 SGB V), nach dem sie nur notwendige und wirtschaftliche Leistungen beanspruchen und Ärzte nur solche Leistungen erbringen oder verordnen können. Die gesetzlichen Krankenkassen dürfen Kosten für Leistungen, die nicht notwendig und wirtschaftlich sind, nicht übernehmen. Bei privat Versicherten ist die Kostenübernahme bei einem Arztwechsel vom individuell abgeschlossenen Vertrag abhängig.

Gründe für eine Überweisung an andere Ärzte oder Einrichtungen können Auftragsleistungen durch einen anderen Facharzt, etwa spezialisierte Diagnostik, oder eine Mit- oder Weiterbehandlung sein. Überweisungen an einen Vertragsarzt derselben Arztgruppe sind nur zulässig, wenn der behandelnde Arzt

besondere Untersuchungs- und Behandlungsmethoden nicht erbringt, bei einem Ortswechsel des Patienten oder zur Fortsetzung einer abgebrochenen Behandlung.

Unter Voraussetzungen, deren nähere Bestimmung dem Gemeinsamen Bundesausschuss (G-BA) obliegt, haben gesetzlich Versicherte zwar nach § 27b SGB V einen Anspruch auf Kostenübernahme für die Einholung einer ärztlichen Zweitmeinung.

> **Der G-BA hat bisher jedoch nur für bestimmte planbare nichtonkologische Eingriffe eine entsprechende Regelung getroffen, nicht aber für Krebserkrankungen, sodass der gesetzliche Anspruch der Versicherten auf dieser Grundlage bei onkologischen Zweitmeinungen derzeit juristisch ins Leere läuft.**

Gesetzliche Krankenkassen haben allerdings nach § 27b Absatz 6 SGB V die Möglichkeit, in ihrer Satzung zu regeln, dass sie die Kosten für das Einholen einer Zweitmeinung unter bestimmten Voraussetzungen übernehmen. Viele Krankenkassen haben das umgesetzt. Die Kostenübernahme kann an die Erfüllung von Voraussetzungen gebunden sein, etwa dass Zweitmeinungen nur bei Vertragspartnern der jeweiligen Kasse eingeholt werden. Die Satzung der Krankenkasse ist häufig auf deren Internetseite einsehbar. Bei privat Versicherten kommt es auf die Vereinbarungen im jeweils abgeschlossenen Vertrag an.

Die Möglichkeit, eine Zweitmeinung zu einer onkologischen Behandlung einzuholen, steht damit in Deutschland weiten Teilen der Bevölkerung offen. Das Angebot für Zweitmeinungen ist jedoch heterogen und durch seine Unübersichtlichkeit für viele Betroffene schwer zu durchschauen.

> **Patientinnen und Patienten sollten daher im Vorfeld direkt bei ihrer Krankenkasse nachfragen, ob und unter welchen Voraussetzungen eine Kostenübernahme für eine Zweitmeinung möglich ist.**

Auf eigene Kosten können alle Patientinnen und Patienten jederzeit eine ärztliche Zweitmeinung einholen.

Mehr Information

Für Fachleute

Gemeinsamer Bundesausschuss (2017) Richtlinie zum Zweitmeinungsverfahren ► https://www.g-ba.de/richtlinien/107/

Verbraucherzentrale (2019) Ärztliche Zweitmeinung: Was die Krankenkasse zahlt. ► www.verbraucherzentrale.de/wissen/gesundheit-pflege/aerzte-und-kliniken/aerztliche-zweitmeinung-was-die-krankenkasse-zahlt-13493

Weiterführende Literatur (Auswahl)

Geraedts M, Kraska R (2016) Zweitmeinungen: Inanspruchnahme und Nachfrage aus Sicht der Bevölkerung. Gesundheitsmonitor 01/2016. ► https://www.bertelsmann-stiftung.de/de/publikationen/publikation/did/gesundheitsmonitor-nr-12016-zweitmeinungen/

Hillen MA et al (2017) Patient-Driven second opinions in oncology: a systematic review. Oncologist 22(10):1197–1211. ► https://doi.org/10.1634/theoncologist.2016-0429

Pieper D et al (2017) Bestandsaufnahme zu Zweitmeinungsverfahren in der Gesetzlichen Krankenversicherung (GKV). Gesundheitswesen 80(10):859–863. ► https://doi.org/10.1055/s-0043-105576

„Austherapiert"? – Kann man nicht noch etwas machen?

Carmen Flecks, Andrea Gaisser und Eva Krieghoff-Henning

© Springer-Verlag GmbH Deutschland, ein Teil von Springer Nature 2020
A. Gaisser, S. Weg-Remers (Hrsg.), *Patientenzentrierte Information in der onkologischen Versorgung,*
https://doi.org/10.1007/978-3-662-60461-8_14

14.1 Wenn die etablierten Therapien versagen

Fortgeschrittene, metastasierte Krebserkrankung – das ist für Patienten, ihre Angehörigen und auch die behandelnden Ärzte eine schwere Situation: Die Krankheit hat sich durchgesetzt, das Ruder ist nicht mehr herumzureißen. Eine erste palliative Therapie, dann Therapieversagen. Die Erkrankung schreitet fort, eine weitere Behandlung folgt… Zwar ist das Arsenal in den letzten Jahren größer geworden, aber irgendwann sind die etablierten Behandlungsmöglichkeiten mit belegter Wirksamkeit ausgeschöpft. Bleibt jetzt nur noch die eigentliche Palliation, die bestmögliche Symptomlinderung und Erhaltung der Lebensqualität – oder lässt sich die Erkrankung doch noch in Schach halten?

Wenn es so weit ist, gehen Patienten ganz unterschiedlich damit um – wie, das hängt auch entscheidend von der Qualität der Kommunikation in der Arzt-Patient-Beziehung ab. Viele Betroffene, aber auch, und oft mehr noch, ihre Angehörigen, können sich nur schwer damit abfinden, besonders wenn der allgemeine Zustand gar nicht so schlecht erscheint:

„Ich will/wir wollen noch nicht aufgeben",

„Da war doch dieser Patient im Fernsehen, der so eine neue Therapie bekommen hat, und die Metastasen gingen weg …",

„Eine Bekannte ist in einer Studie mit einem neuen Medikament …"

Häufig suchen die Betroffenen im Internet nach vielversprechenden Ansätzen und neuen Therapien. Auch Berichte in der Presse und im Fernsehen führen oft dazu, dass Patienten die dort beschriebenen Verfahren nutzen möchten. Ein Beispiel sind die Berichte über die Wirkung von Immun-Checkpoint-Hemmern, die einen regelrechten Immuntherapie-Hype auslösten.

„Mein Bruder ist an einem metastasierten Thymuskarzinom erkrankt. Nach Auskunft der Ärzte sind die verfügbaren Behandlungsmöglichkeiten ausgeschöpft. Wir sind nun auf der Suche, was noch getan werden könnte. Im Gespräch ist eine Immuntherapie mit einem Immun-Checkpoint-Hemmer, der allerdings für die Behandlung des Thymuskarzinoms keine Zulassung hat. Der behandelnde Onkologe hat schon bei der Krankenkasse beantragt, dass die Kosten trotzdem übernommen werden, die Entscheidung steht aber noch aus. Wir haben von einem speziellen Programm mit dem betreffenden Medikament in den USA gehört, in dem die Therapie auch beim Thymuskarzinom möglich und für die Patienten kostenfrei ist. Gibt es ein solches Programm auch in Deutschland? Besteht evtl. die Möglichkeit, im Fall einer Ablehnung seitens der Krankenkasse oder sogar schon im Vorhinein an den Hersteller des Medikaments heranzutreten?"

Viele Anfragen beim Krebsinformationsdienst haben einen solchen Hintergrund.

14.2 Was ist in dieser Situation wichtig?

Wenn der Übergang von antitumoraler Therapie zur rein palliativen Versorgung Thema wird, ist das immer ein kritischer Punkt. Eine Antwort auf Fragen nach weiteren Therapien in weit fortgeschrittenen Erkrankungsstadien erfordert viel Fingerspitzengefühl. Die Patienten und auch ihre Angehörigen befinden sich in einer Ausnahmesituation: Der Tod rückt in greifbare Nähe, und man kann möglicherweise nichts mehr dagegen tun.

In dieser Situation kommt es darauf an, die Betroffenen dort abzuholen, wo sie stehen, ihre Ängste, Hoffnungen und Wünsche zu hören, ernst zu nehmen und darauf einzugehen. Dies nicht zu tun, würde als Zurückweisung wahrgenommen.

Zudem ist nicht ausgeschlossen, dass es für manche Patienten über rein symptomlindernde Maßnahmen hinaus doch noch Möglichkeiten gibt, eine weitere antitumorale Behandlung zu versuchen, im Rahmen einer klinischen Studie oder auch eines individuellen Heilversuchs.

> **Die Entwicklungen in der Onkologie schreiten rasch voran, und neue Therapiekonzepte könnten auch bei fortgeschrittener Erkrankung ggf. noch eine Chance bieten. Defätismus ist also nicht grundsätzlich angezeigt.**

Es ist aber immer eine sorgfältige Nutzen-Risiko-Abwägung erforderlich. Auch sollten die Betroffenen die Chancen realistisch einschätzen, noch eine wirksame Behandlung zu finden – sonst kann die „Fallhöhe" sehr groß sein – wie häufig die Hoffnungen und Erwartungen von Patienten und Angehörigen.

Wie geht man vor, wenn Patienten einfach nur fragen, „ob es denn da nicht noch irgendwas gibt"? Wie kann man als betreuender Arzt herausfinden, ob eine z. B. in der Presse aufgegriffene neue Behandlungsmethode oder eine Studie für den individuellen Patienten sinnvoll sein könnte? Wie kann man Berichte im Internet oder in der Presse richtig einordnen? Wie bewertet man Einzelfall-Erfolgsberichte? Wo sind Informationen verfügbar, wen kann man ansprechen?

Viele Presseberichte über neue Krebstherapien lesen sich so, als seien sie schon zur Behandlung von Patienten einsetzbar – auch wenn bisher nur aus der Zellkultur oder Tiermodellen Hinweise auf eine mögliche antitumorale Wirkung vorliegen. Es ist Patienten oft nur schwer zu vermitteln, wie gut – oder eben noch nicht – ein neuer Ansatz, ein neuer Wirkstoff untersucht ist und warum man Ergebnisse aus der präklinischen Forschung nicht ohne Weiteres auf den Menschen übertragen kann. Zum Thema präklinische Ergebnisse können folgende Erklärungen hilfreich sein:

- Bei Tests an Zellkulturen fehlt die Einbindung in einen lebenden Organismus, sodass Aussagen über unerwünschte Wirkungen allenfalls hypothetisch sind.
- Die Prüfsubstanz wirkt zwar auf Tumorzellen. Ob sie im Organismus aber in ausreichender Menge in den Tumor gelangt und dort wirksam werden kann, muss untersucht werden.

- Versuche im Tiermodell geben zumindest erste Hinweise auf mögliche Nebenwirkungen und darüber, ob in einem Organismus überhaupt eine therapeutisch wirksame Dosis erreicht werden kann. Die Verteilung, Verstoffwechslung und Wirkung einer Substanz im menschlichen Körper kann jedoch anders sein.
- Mögliche Langzeitfolgen lassen sich im Tiermodell wegen des zu kurzen Untersuchungszeitraums gar nicht erkennen.

Ob sich eine Therapie zur Behandlung von Patienten eignet, muss deshalb in klinischen Studien überprüft werden (▶ Kap. 9 „Klinische Studien"). Und selbst wenn erste klinische Daten zu einer neuen Behandlung vorliegen, kann man die Sicherheit und vor allem die Wirksamkeit dieser Behandlung oft immer noch nicht gut genug einschätzen.

Wichtig für die Kommunikation über eine mögliche weitere Behandlung ist zunächst auch die Frage, wie die Chancen einzuschätzen sind, dass ein Patient von einer – häufig noch hochgradig experimentellen – Behandlung profitieren könnte, für die noch wenig wissenschaftliche Evidenz und Anwendungserfahrungen vorliegen.

- Eine Therapie kann bereits für eine anderen Krebserkrankung - oder auch Nicht-Krebserkrankung – zugelassen sein. Dann sind zumindest die Nebenwirkungen gut abschätzbar.
- Manchmal gibt es bereits Daten aus ersten klinischen Studien, die auf eine Wirksamkeit bei der vorliegenden Krebserkrankung und auf akzeptable Verträglichkeit hinweisen.
- Am unteren Ende der „Evidenz-Skala" stehen individuelle Heilversuche mit Substanzen oder Verfahren, die noch gar nicht beim Menschen erprobt wurden oder erst ganz am Anfang der klinischen Entwicklung stehen. Man muss bedenken, dass von etwa 10.000 Substanzen, die präklinisch auf antitumorale Wirkung untersucht werden, nur 1–2 tatsächlich zur Therapie von Patienten zugelassen werden.

- **Wie kommt man als Arzt zur Einschätzung einer Therapie?**

Häufig reicht es bereits, den Patienten nach seiner Informationsquelle zu einer von ihm angesprochenen Therapie zu fragen: Hat der Patient einen Pressebericht oder sogar einen Fachartikel gelesen, hat er eine Empfehlung von Bekannten bekommen oder ist er auf die Internetseiten eines Anbieters gestoßen?

Presseberichte erlauben oft schon eine erste Einordnung: Geht es um präklinische Ergebnisse oder solche aus klinischen Studien? Wird auf die zugrundeliegende Originalpublikation verwiesen, die vielleicht mehr Klarheit bringt? Für weitere Informationen zur jeweiligen Methode ist ggf. auch eine Suche in internationalen Literaturdatenbanken, etwa PubMed, hilfreich. Zum aktuellen Stellenwert einer infrage stehenden Methode informiert auch der Krebsinformationsdienst. Bei Therapien, die von Verwandten oder Freunden empfohlen oder von Patienten selbst im Internet gefunden wurden, handelt es sich erfahrungsgemäß nicht selten um komplementäre und alternative Methoden (KAM). Auch dazu gibt es weitere Informationsquellen. Diese und auch Kriterien zur Einschätzung der jeweiligen Methode sind in ▶ Kap. 18 („Wie beraten zu KAM?") ausführlich dargestellt.

Falls im individuellen Fall eine bestimmte neue, noch nicht für die fragliche Situation zugelassene Therapie grundsätzlich in Betracht kommt, gibt es verschiedene Möglichkeiten, wie ein Patient sie vielleicht erhalten kann: die Teilnahme an einer klinischen Studie, Behandlung im Off-Label-Use, die Teilnahme an einem Härtefallprogramm mit einem schon vergleichsweise gut untersuchten Medikament oder ein individueller Heilversuch.

14.3 Klinische Studien als Möglichkeit des Zugangs zu neuen Therapien

Informationen zu den meisten laufenden klinische Studien sind in Studienportalen frei zugänglich (▶ „Mehr Information"). Nicht ganz einfach ist für Nicht-Onkologen oft die Einordnung, ob eine Studie für den individuellen Patienten geeignet sein könnte.

Auch sind die Ein- und Ausschlusskriterien zu beachten: Ein ausreichender Allgemeinzustand und Fehlen ausgeprägter Einschränkungen von Organfunktionen sind meist Voraussetzung. Bei Patienten mit weit fortgeschrittener Erkrankung ist dies häufig nicht der Fall. Außerdem ist gerade bei neuen Therapieformen für eine Behandlung immer häufiger Voraussetzung, dass die Tumorzellen spezifische molekulargenetische Merkmale aufweisen, beispielsweise eine Genveränderung. Ist das nicht der Fall, kommt die betreffende Studie für den Patienten nicht infrage.

Die Teilnahme an einer Studie bedeutet für Patienten außerdem einen gewissen Aufwand, wie häufige Besuche im Studienzentrum mit zum Teil ausgedehnter Diagnostik oder sogar stationär Aufnahme. Das kann für die Betroffenen belastend sein.

Scheint eine Studienteilnahme grundsätzlich möglich, bietet es sich an, in einem nahegelegenen Krebszentrum nach „passenden" laufenden Studien zu fragen – mit einer bestimmten Therapie oder bei der jeweiligen Erkrankung. Auch der Krebsinformationsdienst kann ggf. Auskunft darüber geben, welche neuen Behandlungsansätze bei einer bestimmten Tumorerkrankung verfolgt werden – dann können Ärzte sich gezielt erkundigen.

Frühe Studien (Phase I, Phase II; bei ▶ Kap. 9 „Klinische Studien"), die in der Regel nur eine begrenzte Zahl von Patienten einschließen, sind zum Teil nicht in Studienregistern verzeichnet und können auch in einem Krebszentrum unbekannt sein, wenn dieses nicht selbst teilnimmt. Dann führt evtl. eine Nachfrage beim Hersteller der Substanz von Interesse zum Erfolg. Auch übergeordnete Studiengruppen könnten in solchen Fällen geeignete Ansprechpartner sein.

Oft lässt sich keine für die individuelle Situation passende Studie finden. Gibt es aber vielleicht doch eine Therapie, die noch nicht oder nur für eine andere Indikation zugelassen ist? Und wenn das so wäre, kann der Patient oder die Patientin sie erhalten, und wie? Liegen belastbare Hinweise vor, dass eine neue Substanz im individuellen Fall erfolgversprechend sein könnte?

„Wir sind auf der Suche nach einer Behandlungsmöglichkeit bei fortgeschrittenem, mehrfach metastasiertem triple-negativem Brustkrebs, der mit den zugelassenen Arzneimitteln nicht mehr zufriedenstellend behandelt werden kann. Es stehen derzeit keine anderen geeigneten Therapieoptionen zur Verfügung, einschließlich einer Studienteilnahme. Alle bisherigen Therapien hatten sehr starke Nebenwirkungen. Jetzt hat man uns die lokale Anwendung von „anti-OX40-Protein"-Antikörpern als eine Möglichkeit genannt, die in verschiedenen Studien eingesetzt wird. Durch die lokale Gabe könnte die Behandlung besser verträglich sein. Allerdings haben wir bisher nur gehört, dass hierzulande keine Studien dazu laufen würden. Wäre diese Behandlung im Rahmen eines individuellen Heilversuchs möglich? Worauf könnte man sich berufen, damit eine Klinik diese Therapie anwendet? Wie könnten die anderswo in Studien bereits verwendeten Präparate auch in diesem Fall bereitgestellt werden? Könnten Sie Kliniken oder Ärzte nennen, die mit dieser Behandlung bereits Erfahrung haben? Uns bleibt nur noch wenig Zeit."

14.4 Behandlung außerhalb von Studien und Leitlinien

Falls keine etablierte Standardtherapie mehr zur Verfügung steht und auch eine klinische Studie nicht infrage kommt, gibt es in vielen Fällen noch Behandlungsmöglichkeiten außerhalb von Leitlinien und Arzneimittelzulassungen. Die Rechtsprechung und die Gesetzgebung haben dafür Wege eröffnet (◘ Tab. 14.1).

14.4.1 Individueller Heilversuch

So können Ärzte grundsätzlich (unter bestimmten Bedingungen) einen Heilversuch durchführen. Die Kostenübernahme durch die Krankenkasse ist allerdings vorab zu klären.

Bei einem „individuellen Heilversuch" setzt der Arzt ein Behandlungsverfahren ein, dessen Wirksamkeit in der fraglichen Situation (noch) nicht ausreichend nachgewiesen oder das für die geplante Anwendung (noch) nicht zugelassen ist. Der individuelle Heilversuch findet im Rahmen der Therapiefreiheit in der unmittelbaren Verantwortung des Arztes statt und stellt aus seiner Sicht die im konkreten Fall beste Behandlung dar. Im Vordergrund stehen das Interesse und das Wohl des Patienten, nicht wie bei klinischen Studien der wissenschaftliche Erkenntnisgewinn zu einer Methode.

> Auch wenn Patienten in dieser Situation häufig bereit sind, jedes Risiko auf sich zu nehmen, muss die ärztliche Aufklärung über alle möglichen Risiken der geplanten Behandlung noch sorgfältiger und umfassender als bei einer Standardbehandlung erfolgen, und die Patienten müssen ihr Einverständnis erklären.

Die Krankenkassen müssen die Kosten für einen individuellen Heilversuch unter bestimmten Voraussetzungen übernehmen. Dies hat das Bundesverfassungsgericht im sogenannten Nikolausbeschluss entschieden (Beschluss des BVerfG vom 06.12.2005, AZ.: BvR 347/98).

⬛ Tab. 14.1   Nicht leitlinienbasierte Therapien: Off-Label-Use, Compassionate Use und individueller Heilversuch. (Aus: Langhof H, Strech D (2017) Off-Label-Use, compassionate use und individuelle Heilversuche: ethische Implikationen zulassungsüberschreitender Arzneimittelanwendungen. In: Erbguth F, Jox R (Hrsg) Angewandte Ethik in der Neuromedizin. Springer-Verlag Berlin Heidelberg)

Merkmal	Off-Label-Use	Compassionate use	Individueller Heilversuch
Arzneimittel zulassungspflichtig nach AMG	Ja	Ja	Ja
Status der Zulassung	Zulassung erteilt in einem snderen Indikationsgebiet	Noch nicht zugelassen, Zulassunf beantragt	Nicht zugelassen; Zulassung nicht beantragt
Indikationsbezogene klinische Studie(n) bereits abgeschlossen oder noch in der Durchführung	Nicht zwingend	Ja, zwingend erforderlich	Nein
Zugang	Verschreibung durch Haus-oder Facharzt	Anmeldung zur Teilnahme am Programm direkt beim pharmazeutischen Hersteller	Anwendung durch Haus-oder Facharzt
Registrierung/Genehmigung enforderlich	Nein	Ja	Nein

Leitsatz des Nikolausbeschlusses

„Es ist mit den Grundrechten aus Art. 2 Abs. 1 GG (Recht auf freie Entfaltung der Persönlichkeit, d. Aut.) in Verbindung mit dem Sozialstaatsprinzip und aus Art. 2 Abs. 2 Satz 1 GG (Recht auf Leben und körperliche Unversehrtheit, d. Aut.) nicht vereinbar, einen gesetzlich Krankenversicherten, für dessen lebensbedrohliche oder regelmäßig tödliche Erkrankung eine allgemein anerkannte, medizinischem Standard entsprechende Behandlung nicht zur Verfügung steht, von der Leistung einer von ihm gewählten, ärztlich angewandten Behandlungsmethode auszuschließen, wenn eine nicht ganz entfernt liegende Aussicht auf Heilung oder auf eine spürbare positive Einwirkung auf den Krankheitsverlauf besteht."

Beschluss des BVerfG Urteil vom 6.12.2005, AZ 1 BvR 347/98

2012 fand der Nikolausbeschluss eine gesetzliche Verankerung in § 2 Abs. 1a des fünften Sozialgesetzbuches (SGB V). Gesetzlich Versicherte können danach unter folgenden Voraussetzungen eine (noch) nicht allgemein anerkannte medizinische Leistung auf Kosten ihrer Krankenversicherung in Anspruch nehmen:

1. Es liegt eine lebensbedrohliche, eine regelmäßig tödlich verlaufende Erkrankung oder eine zumindest wertungsmäßig vergleichbare Erkrankung vor,
2. es existiert keine allgemein anerkannte, dem medizinischen Standard entsprechende Leistung und
3. für die medizinische Leistung besteht eine auf Indizien gestützte, nicht ganz fernliegende Aussicht auf Heilung oder wenigstens eine spürbare positive Einwirkung auf den Krankheitsverlauf.

In den bisherigen Urteilen zum Thema wurde eine Krankheitssituation als „lebensbedrohlich" bewertet, wenn die Erkrankung bei einem Patienten unbehandelt innerhalb kurzer Zeit zum Tod führen würde, z. B. bei einem rezidivierenden Glioblastom. Wie hoch die durch eine Behandlung anfallenden Kosten sind, ist für deren Übernahme unerheblich.

> **Um das Kriterium der nicht ganz fernliegenden Aussicht auf Heilung oder zumindest Besserung zu erfüllen, können ggf. auch nachvollziehbare Assoziationsbeobachtungen, auf der Tumorbiologie und präklinischen Daten beruhende Überlegungen und gut dokumentierte Einzelfallberichte ausreichend sein. Je schwerwiegender und lebensbedrohlicher die Erkrankungssituation ist, umso geringer sind die Anforderungen an Nachweise des Nutzens der Methode, damit die Krankenkasse die Kosten übernimmt.**

14.4.2 Anwendung von Medikamenten außerhalb der Zulassung: Off-Label-Use

Ein Off-Label-Use liegt vor, wenn Patienten mit Arzneimitteln außerhalb ihres zugelassenen Anwendungsgebietes oder der festgelegten Anwendungsbedingungen und Anwendungsformen behandelt werden. Der Off-Label-Use stellt insofern eine besondere Form des individuellen Heilversuchs dar. Schon einige Jahre vor dem Nikolausbeschluss des Bundesverfassungsgerichts hat das Bundessozialgericht Voraussetzungen festgelegt, unter denen die Kosten für eine Behandlung gesetzlich Versicherter im Rahmen eines Off-Label-Use von den gesetzlichen Krankenkassen übernommen werden müssen:

1. Beim Patienten liegt eine schwerwiegende (lebensbedrohliche oder die Lebensqualität auf Dauer nachhaltig beeinträchtigende) Erkrankung vor,
2. es ist keine andere etablierte Therapie verfügbar und
3. es besteht aufgrund der Datenlage die hinreichende Erfolgsaussicht, dass mit dem

Arzneimittel ein kurativer oder palliativer Behandlungserfolg erzielt werden kann.

In der Rechtsprechung wurden zum Beispiel fortgeschrittene Bronchialkarzinome und metastasierte Karzinome der Eileiter oder auch Multiple Sklerose als schwerwiegende Krankheiten anerkannt.

Vom Vorliegen hinreichender Erfolgsaussichten ist auszugehen, wenn „… Forschungsergebnisse vorliegen, die erwarten lassen, dass das betroffene Arzneimittel für die relevante Indikation zugelassen werden kann. Es müssen also Erkenntnisse in der Qualität einer kontrollierten klinischen Prüfung der Phase III (gegenüber Standard oder Placebo) veröffentlich sein (…) und einen klinisch relevanten Nutzen bei vertretbaren Risiken belegen oder außerhalb eines Zulassungsverfahrens gewonnene Erkenntnisse von gleicher Qualität veröffentlicht sein." (Bundessozialgericht, Urteil vom 20.03.2018, Az. B 1 KR 4/17 R).

Die Anforderungen an den Nachweis der Wirksamkeit des Arzneimittels sind demnach bei Anwendung im Off-Label-Use deutlich höher als die im Nikolausbeschluss für Behandlungsmethoden im Heilversuch formulierten. Hintergrund ist, dass der mögliche Nutzen und der mögliche Schaden durch die Behandlung in einem angemessenen Verhältnis stehen müsse und die Gefahr von Neben- und Wechselwirkungen bei Arzneimitteln höher ist als bei anderen Behandlungen, die der Nikolausbeschluss ebenfalls einschließt.

Unabhängig von den vom Bundessozialgericht aufgestellten Grundsätzen zum Off-Label-Use können Arzneimittel zulassungsüberschreitend eingesetzt werden, wenn die vom Bundesministerium für Gesundheit eingesetzten Expertengruppen (§ 35c Abs. 1 SGB V) eine positive Bewertung für die Anwendung des Arzneimittels abgeben und der Gemeinsame Bundesausschuss (G-BA) diese Empfehlung in die Arzneimittelrichtlinie (Anlage VI, Teil A) übernommen hat (§ 30 Arzneimittelrichtlinie). Es handelt sich dann um einen gesetzlich geregelten Off-Label-Use.

Compassionate Use und Härtefallprogramme:
Vom Off-Label-Use zu unterscheiden ist der *„Compassionate Use"* (wörtliche Übersetzung: „Anwendung aus Mitgefühl"). Der Compassionate Use ermöglicht entwickelnden Pharmaunternehmen im Rahmen eines Härtefall-programm (EU-Verordnung EG Nr. 726/2004) Arzneimittel vor der Zulassung unter streng geregelten Bedingungen kostenlos für die Behandlung von Gruppen von Patienten zur Verfügung zu stellen, für die keine wirksamen zugelassenen Medikamente zur Verfügung stehen und die nicht in klinische Studien aufgenommen werden können. Die weiteren Voraussetzungen sind in Deutschland in der Arzneimittel-Härtefall-Verordnung (AMHV) geregelt:

- Das Arzneimittel darf nicht einzelnen Patienten, sondern nur festgelegten Patientengruppen zur Verfügung gestellt werden.
- Es muss eine lebensbedrohliche oder zu einer Behinderung führenden Erkrankung vorliegen („Härtefall"), die mit zugelassenen Arzneimitteln nicht zufriedenstellend behandelt werden kann.
- Es müssen ausreichende Hinweise auf die Wirksamkeit und Sicherheit des Arzneimittels vorliegen.
- Eine klinische Prüfung muss aktuell durchgeführt werden oder ein Zulassungsantrag gestellt worden sein.

Offizielle Compassionate-Use-Programme im Rahmen der Härtefall-Verordnung gibt es in Deutschland allerdings nur wenige. Von Unternehmen angemeldete und genehmigte Härtefall-programme sind beim BfArM bzw. beim Paul-Ehrlich-Institut gelistet (▶ „Mehr Information").

In Einzelfällen geben Hersteller bestimmte in der klinischen Prüfung befindliche Arzneimittel für individuelle Heilversuche kostenlos für einzelne Patienten ab. Dies ist allerdings nicht Gegenstand der Arzneimittel-Härtefall-Verordnung.

14.4.3 Praxis: Vorbereitung und Durchsetzung

„Ich habe ein fortgeschrittenes Leiomyosarkom. Nach mehreren Therapien, die mittlerweile nicht mehr helfen, schlägt mir nun mein behandelnder Arzt eine Immuntherapie vor. Die muss natürlich von der Krankenkasse genehmigt werden. Bei verschiedenen anderen Krebsarten ist diese Therapie schon zugelassen, bei meiner nicht. Meine Fragen: Haben Sie Tipps im Umgang mit der Krankenkasse? Falls meine Krankenkasse ablehnt, welche Möglichkeiten habe ich?"

Für jeden Heilversuch oder Off-Label-Use gilt: Die geplante Behandlung muss plausibel und nachvollziehbar begründet und der gesamte vorausgegangene Behandlungsverlauf sorgfältig und nachvollziehbar dokumentiert werden. Ein Nachweis der erfolgten Abwägung von Nutzen und Risiken mit dem Patienten und dessen Einverständniserklärung sollten schriftlich vorliegen.

Im Vorfeld eines individuellen Heilversuchs muss die Kostenübernahme bei der Krankenkasse beantragt werden und die Bewilligung vorliegen. Häufig stellt den Antrag die Klinik oder der behandelnde Arzt, aber auch der Patient kann dies tun. Nur wenn die Bewilligung der Krankenkasse vorliegt, kann der Arzt oder die Klinik die Kosten für den individuellen Heilversuch abrechnen. Die gesetzlichen Krankenkassen beauftragen bei der Prüfung des Antrags in der Regel den Medizinischen Dienst der Krankenkassen (MDK) mit einer Stellungnahme. Bewilligt die Krankenkasse die Kostenübernahme, so tritt sie auch im Fall behandlungsbedürftiger Nebenwirkungen für die entstehenden Behandlungskosten ein.

Wenn der Antrag auf Kostenübernahme von der Krankenkasse abgelehnt wird, kann der Patient dagegen Widerspruch einlegen. Bleibt dieser erfolglos, besteht noch die Möglichkeit, Klage beim zuständigen Sozialgericht zu erheben.

> **Ob der Antrag auf Kostenübernahme bewilligt wird, hängt in erster Linie von einer nachvollziehbaren und detaillierten Begründung ab. Sofern die Krankenkasse den Antrag mit Bezug auf eine Stellungnahme des MDK ablehnt, sollte der Patient diese unbedingt bei seiner Krankenkasse anfordern. Dann jedoch brauchen Patienten Unterstützung: Nur die behandelnden Ärzte können Widersprüche oder falsche Bewertungen in der MDK-Stellungnahme identifizieren und entsprechende Gegenargumente formulieren. Sie sollten daher unbedingt die MDK-Stellungnahmen gemeinsam mit ihren Patienten durchgehen.**

14.5 Kommunikation!

Die Suche nach weiteren Behandlungsoptionen kann für Patienten und Angehörige in einer schwierigen Situation Hoffnung machen. Nicht immer findet sich aber eine Möglichkeit. Zudem ist der Ausgang offen, und belastbare Daten zur Wirksamkeit und Unbedenklichkeit der fraglichen Therapien in der individuellen Situation wie auch Anwendungserfahrungen fehlen häufig noch.

Gespräche über die Frage weiterer Behandlungen nach Ausschöpfen der konventionellen Therapien sind heikel und erfordern Empathie und Sensibilität. Es gilt auf die – verständlichen – Bedürfnisse der Patienten einzugehen, ohne überzogene Erwartungen mit vorprogrammierter Enttäuschung zu wecken. Eine gute (Risiko-)Kommunikation über zu erwartenden Nutzen und Belastungen möglicher weiterer Therapien trägt dazu bei, dass Betroffene eine realistische Einschätzung gewinnen und eine

informierte Entscheidung treffen können (▶ Kap. 12 „Wie soll ich mich entscheiden?"). Patienten mit fortgeschrittener Erkrankung schätzen ihre Chancen oft deutlich optimistischer ein als ihre Ärzte.

Durch Studien belegt ist auch: Werden die Möglichkeiten und Chancen palliativer, symptomlindernder, supportiver Maßnahmen frühzeitig und einfühlsam angesprochen, die Ängste, Wünsche und Präferenzen des Patienten exploriert, kann es sein dass der Wunsch nach immer weiterer Fortsetzung der antitumoralen Therapie gar nicht entsteht. Auch auf die Lebensqualität in der letzten Lebensphase wirkt sich die frühzeitige Einbindung der Palliativmedizin positiv aus, wenn Patienten auf bestmögliche Betreuung und Begleitung hoffen und vertrauen können.

Belastende Symptome und Schmerzen lassen sich meist wirksam lindern, und die Patienten müssen nicht fürchten, alleingelassen zu werden (▶ Kap. 15 „Worüber oft zu spät gesprochen wird"). Hilfreich kann auch der Hinweis auf psychologische bzw. psychoonkologische Hilfsangebote sein, im Fall auch deren Vermittlung.

> **Zu keinem Zeitpunkt kann „nichts mehr" für einen Patienten getan werden, und er oder sie sollte auch nie das Gefühl haben, dass es so kommen könnte.**

Mehr Information

Für Fachleute

Auswahl nationaler und internationaler Studienregister:

Bundesinstitut für Arzneimittel und Medizinprodukte. Härtefallprogramme und Compassionate Use. ▶ https://www.bfarm.de/DE/Arzneimittel/Arzneimittelzulassung/KlinischePruefung/CompassionateUse/Tabelle/_node.html
Bundesverfassungsgericht. Nikolausbeschluss. ▶ https://www.bundesverfassungsgericht.de/e/rs20051206_1bvr034798.html
ClinicalTrials ▶ https://clinicaltrials.gov/
Deutsches Register Klinischer Studien (DRKS). ▶ https://www.drks.de/drks_web/

EU Clinical Trials Register. ▶ www.clinicaltrialsregister.eu/ctr-search/search

Europäische Arzneimittelagentur (EMA): Compassionate Use. ▶ https://www.ema.europa.eu/en/human-regulatory/research-development/compassionate-use

Gemeinsamer Bundesausschuss. Liste Off-Label verordnungsfähiger Arzneimittel. ▶ https://www.g-ba.de/richtlinien/anlage/15/beschluesse/

International Clinical Trials Registry Platform der WHO (WHO – ICTRP). ▶ http://apps.who.int/trialsearch/Default.aspx

Paul-Ehrlich-Institut. Arzneimittel-Härtefallprogramme/Compassionate Use. ▶ https://www.pei.de/DE/regulation/klinische-pruefung/haertefallprogramme/compassionate-use-inhalt.html

Register des Deutschen Konsortiums für Translationale Krebsforschung (DKTK). ▶ http://dktk.tivano.net/dktk_trial/index.html

Für Patienten

Krebsinformationsdienst: Chance oder Risiko: Einsatz nicht zugelassener Medikamente zur Krebstherapie. ▶ https://www.krebsinformationsdienst.de/tumorarten/grundlagen/neue-verfahren-nicht-zugelassen.php

14

Worüber ungern und oft zu spät gesprochen wird

Andrea Busche-Bässler

© Springer-Verlag GmbH Deutschland, ein Teil von Springer Nature 2020
A. Gaisser, S. Weg-Remers (Hrsg.), *Patientenzentrierte Information in der onkologischen Versorgung*,
https://doi.org/10.1007/978-3-662-60461-8_15

15.1 Ahnen, dass etwas nicht stimmt

15.1.1 Fragen hinter den Fragen

Patienten und Patientinnen, die sich in einer Palliativsituation befinden, und ihre Angehörigen haben meist viele Fragen. Die eigentlichen Anliegen und die damit verbundenen Ängste und Sorgen kommen aber häufig „um die Ecke". Gespräche beim Krebsinformationsdienst beginnen beispielsweise damit, dass nach alternativen Methoden zur Krebstherapie oder nach einer Behandlung in einer klinischen Studie gefragt wird. Oder es wird erst einmal nur gefragt, was von der Diagnose oder dem aktuellen Therapievorschlag zu halten ist. Einigen der Betroffenen ist noch nicht klar, dass die Erkrankung fortgeschritten ist. Dennoch spürt man, dass sie den Ernst der Lage erahnen.

Die 36-jährige Anruferin berichtet, dass sie vor 3½ Jahren an Brustkrebs erkrankt war. Die Chemotherapie habe sie gut vertragen und es gehe ihr seither gut. Der Tumor sei nicht sehr groß gewesen und die 5 befallenen Lymphknoten konnten schon vor der Operation erfolgreich behandelt werden. Nun sei eine sogenannte „Knochenmarkskarzinose" festgestellt worden, die erneut mit einer Chemotherapie behandelt werden soll. Sie fragt, ab wann sie wieder als geheilt gilt, wenn sie sich einer Behandlung unterzieht. Sie habe eine 5-jährige Tochter.

Solche Anfragen machen erst einmal betroffen, und im weiteren Gespräch bewegt man sich auf einem schmalen Grat, auch weil nicht klar ist, was und wieviel eine Patientin oder ein Patient über die Krankheit weiß.

Auch (mit)behandelnde Ärzte können nicht immer einschätzen, wie die Betroffenen denken, fühlen und wo sie stehen, besonders, wenn sie sie noch nicht länger kennen. Jeder Patient, jede Patientin steckt in einer anderen Phase der Krankheitsbewältigung, hat ein eigenes Bild von der Erkrankung, der Heilungschance, der Lebenserwartung. Wie nun die richtigen Worte finden? Wie Raum geben, dass Ängste und Endlichkeit angesprochen werden können? Wie kann man die Lebensqualität verbessern? Wo gibt es weitere, hilfreiche Ansprechpartner?

15.1.2 Ängste und Sorgen

Wird den Betroffenen bewusst, dass ihre Krankheit nicht mehr heilbar ist, sind Ängste und depressive Phasen nicht selten (▶ Kap. 21 „Die Krankheit macht mir zu schaffen"). Gedanken um Abschied, Schmerzen, Leid und Sterben lassen sich nicht mehr ohne Weiteres wegschieben. Finanzielle und wirtschaftliche Sorgen kommen vielleicht erschwerend hinzu.

Belastend sind oft auch Fragen zur Versorgung. Es gibt immer mehr alleinstehende Menschen ohne nahe Angehörige, die sich kümmern könnten. Andere Betroffene machen sich Sorgen, den Angehörigen irgendwann zu sehr zur Last zu fallen. Enttäuschung und Traurigkeit kommen auf, wenn sich Menschen aus dem näheren Umfeld aus Unsicherheit und Unwissenheit zurückziehen. Hier spielt der in unserer Gesellschaft weithin fehlende Zugang zu Krankheit, Sterben und Tod eine Rolle.

Viele Betroffene schaffen es nicht, dies direkt anzusprechen, weshalb wichtige Themenbereiche oft erst spät oder gar nicht thematisiert werden. Ihre innere Not können sie oft nur zum Ausdruck bringen, indem sie „nebenbei" mitteilen, dass es ihnen gerade „auch" seelisch nicht gut geht. Behandelnde Ärzte sind hier ebenfalls in einer nicht einfachen Situation: Einerseits möchten sie nicht vermitteln, dass die Beschwerden „nur" als psychisches Problem eingeordnet werden. Andererseits ist vielen bewusst, dass es oftmals eines längeren Gespräches bedarf, um besser unterstützen zu können. Im Praxisalltag fehlt dafür aber oft die Zeit.

15.2 Palliativversorgung – ab wann darüber sprechen und unterstützen?

Frau A. und ihr Mann haben vor 3 Wochen erfahren, dass die bei ihr vor 4 Jahren festgestellte Darmkrebserkrankung nicht mehr heilbar ist. Sie ist 40 Jahre alt und es wurden Lungen-und Lebermetastasen festgestellt. Sie haben zwei Kinder im Alter von eineinhalb und 5 Jahren. Bis auf einen Husten und vermehrte Müdigkeit, schafft Frau A. den Alltag jedoch noch recht gut. Herr A. ist voll berufstätig und fragt sich mehr und mehr, was auf sie zukommen kann und wie sie das alles schaffen können.

Muss von ärztlicher Seite mitgeteilt werden, dass die Erkrankung nicht mehr heilbar ist, hilft es den Patienten und ihren Angehörigen zu erfahren, welche Unterstützungsangebote zusätzlich zur rein medizinischen Versorgung zur Verfügung stehen. Wichtig ist, dass auch die Angehörigen oder die Familie gestärkt werden kann. Dies vermittelt ihnen das Gefühl, dass sie mit der schwierigen Situation nicht alleingelassen werden.

15.2.1 Empfehlungen zur Vorsorgeplanung

❯ Nach der S3-Leitlinie Palliativmedizin sollten für Patienten mit einer nicht heilbaren Krebserkrankung ab dem Zeitpunkt der Feststellung einer Palliativsituation frühzeitig Informations-und Gesprächsangebote zur Verfügung stehen.

Mit dem Hospiz-und Palliativgesetz (HPG 2015) wurde zudem das Angebot einer „Gesundheitlichen Vorsorgeplanung" eingeführt. Es soll zunächst in Pflegeeinrichtungen und Einrichtungen der Eingliederungshilfe (Einrichtungen für Menschen, die von einer Behinderung bedroht oder schon betroffen sind) angewendet werden.

Das Konzept beruht auf dem international akzeptierten Vorgehen des „Advance Care Planning (ACP)". Die Wünsche der Patienten an ihre medizinische Behandlung und Versorgung sollen im Sinne einer gemeinsamen Entscheidungsfindung (Shared Decision Making) entwickelt, erörtert, dokumentiert und je nach Entwicklung der Situation in Abständen neu ermittelt werden. Die Betroffenen sollen über die verschiedenen Möglichkeiten der medizinisch-pflegerischen Betreuung beraten werden, was auch Hilfen und Angebote zur Sterbebegleitung beinhalten kann. Weiter soll über mögliche Krisen und Notfallsituationen beraten werden, wobei auch der Hausarzt oder andere behandelnde Ärzte, sowie Vertrauenspersonen eingebunden werden.

Die Vorsorgeplanung soll auch für die Zeit gelten, in der die Patienten sich nicht mehr hinsichtlich ihrer Wünsche äußern können. Dieser Prozess umfasst demnach wesentlich mehr, als das Erstellen einer Patientenverfügung/Betreuungsvollmacht. Er ist aufwendig, erfordert das Zusammenführen von Informationen aus Sicht unterschiedlicher Behandler. Bisher kann das Konzept daher nur in zugelassenen Pflegeeinrichtungen (nach SGB XI § 43) oder innerhalb eines größeren Hospiz- und/oder Palliativteams-/netzes, umgesetzt werden.

Auch wenn es aus verschiedenen Gründen noch schwierig ist, Advance Care Planning oder eine frühe Palliativbetreuung im ambulanten und stationären Bereich umzusetzen, zeigen die Ergebnisse aus Studien: Die Lebensqualität der Betroffenen lässt sich erheblich verbessern und die Arbeit von Ärzten und Therapeuten kann zielgerichteter erfolgen, wenn rechtzeitig beraten und unterstützt wird.

15.2.2 Wo stehen die Betroffenen?

Palliativ-Phasen
Die palliative Behandlungsphase kann folgendermaßen eingeteilt werden. Die Phasen sind jedoch nicht immer voneinander abgrenzbar:

- Alltag kann noch gut bewältigt werden
- Zunehmende Krankheitssymptome, aber noch stabilisierende Behandlung
- Bettlägerigkeit und terminale Erkrankung
- Sterbephase

Erhält ein Krebspatient die Nachricht, dass seine Erkrankung mit großer Wahrscheinlichkeit nicht mehr heilbar ist, wird er mit seiner eigenen Sterblichkeit konfrontiert. Auch seine Angehörigen müssen sich – vielleicht zum ersten Mal in ihrem Leben – mit dem Thema Endlichkeit auseinandersetzen. Sie haben häufig große Angst, dass ihr Angehöriger bald versterben könnte.

Vielen Patienten und ihren Familien ist nicht bewusst, dass auch in dieser Situation oft noch für einen längeren Zeitraum ein weitgehend normales Leben möglich ist. Manche Krebserkrankungen können durch Behandlungen zum Stillstand kommen oder zunächst nur sehr langsam fortschreiten. Auch der Ausblick, dass einige Patienten inzwischen schon durch neue Therapieansätze zusätzliche Zeit und Lebensqualität gewinnen können, vermittelt wieder Hoffnung. In einem Gespräch von kompetenter Seite vermittelt, kann dies entlasten und den Betroffenen die Möglichkeit geben, eigene Wege für sich auszuloten und die Situation Schritt für Schritt begreifen zu lernen.

Es ist wichtig, erst einmal lähmende Ängste aufzufangen, damit vorhandene Kräfte gut genutzt werden können. Dass ihre Zeit begrenzt ist, wissen oder ahnen die meisten Betroffenen, und es bewegt sie sehr. Viele schaffen es aber nicht gleich, darüber zu sprechen. Durch aktive und wiederholte Angebote lässt sich verhindern, dass Gespräche zur Vorsorgeplanung immer wieder verschoben oder schließlich gar nicht geführt werden.

Eine besondere Herausforderung ist die Betreuung von Patienten mit rasch fortschreitender Erkrankung. Sie werden oft länger stationär betreut oder haben eine engere Anbindung an onkologische Ambulanzen oder Praxen. In einigen großen Zentren werden Palliativ- und Schmerzmediziner einbezogen, auch psychoonkologische und weitere Unterstützungsangebote können in Anspruch genommen werden.

Kommen die Patienten jedoch nach Hause zurück, wird meist der Hausarzt wieder zum primären Ansprechpartner für alle medizinischen Fragen und auch zum Vermittler für Hilfsangebote – von der ambulanten Palliativversorgung bis hin zu psychologischer Unterstützung und weiteren Hilfen. In der verbleibenden Lebenszeit kann die Lebensqualität von Patienten, wie Angehörigen zusätzlich beeinträchtigt sein, wenn der betreuende Arzt diese Hilfen nicht oder nur unzureichend leisten kann.

15.2.3 Palliativsituation – Patientensicht und Realitäten?

Viele Patienten mit fortgeschrittener Krebserkrankung schätzen ihre Situation und ihre Prognose besser ein, als sie ist. Besonders eindrücklich hat dies eine amerikanische Studie gezeigt, in der Lungenkrebspatienten zu ihrer Erkrankung und Behandlung befragt wurden.

Zu Beginn dieser randomisierten Studie glaubte rund ein Drittel der untersuchten 150 Patienten mit neu diagnostiziertem metastasiertem nicht kleinzelligem Bronchialkarzinom, dass die Erkrankung durch die Therapie heilbar sei. 70 % dachten, dass die Erkrankung durch die Behandlung vorübergehend komplett eliminiert werden kann. Die Patienten wurden in 2 Gruppen aufgeteilt, von denen, die eine neben der onkologischen Behandlung auch eine frühe palliative Betreuung erhielt. Durch die kontinuierliche Begleitung und die Gespräche gewannen die Patienten mit früher Betreuung eine realistischere Vorstellung über ihre Erkrankung, was sich auf Therapieentscheidungen und die Lebensqualität auswirkte (Temel JS et al. 2011).

Diese Ergebnisse unterstreichen, dass kontinuierliche Gespräche über die aktuelle Krankheitssituation helfen, Behandlungen und neue Therapieziele besser einschätzen und abwägen zu können. Je realistischer Betroffene ihre Situation beurteilen können, umso besser sind sie in der Lage mitzuentscheiden. Gegebenenfalls können sie sich dann auch ab einem bestimmten Zeitpunkt darauf einlassen, die Behandlung auf symptomlindernde Maßnahmen wie Schmerztherapie, Linderung von Atemnot und Übelkeit, Gespräche etc. zu beschränken. Der medizinische Fortschritt berührt jedoch auch die Grenzen und Inhalte der Palliativmedizin. Patienten werden zwar meist durch ihre behandelnden Ärzte über den aktuellen Stand ihrer Erkrankung informiert, dennoch suchen Betroffene und Angehörige auch aktiv über das Internet nach weiteren Informationen und Behandlungsmöglichkeiten. Zusätzlich berichten Medien über neue Behandlungsoptionen, beispielsweise personalisierte Therapien und Immuntherapien etc. Je nach Situation können sich neue Wege eröffnen, weshalb auch immer häufiger in der Palliativphase Therapieentscheidungen beeinflusst werden können.

> **Die Empfehlungen der S3-Leitlinie Palliativmedizin (▶ „Mehr Information") besagen, dass nicht nur der Onkologe rechtzeitig an die Einbeziehung eines Palliativmediziners denken sollte, sondern dies auch umgekehrt erfolgen sollte, wenn es sinnvoll erscheint.**

Noch können allerdings nur wenige Patienten längerfristig von diesen neuen Entwicklungen profitieren. Und leider ist das „Mögliche" oftmals durch Medien, die über noch nicht ausreichend geprüfte Ansätze berichten, verzerrt. Das weckt Erwartungen, die schließlich enttäuscht werden müssen: eine schwierige Situation auch in der Kommunikation zwischen Betroffenen und ihren behandelnden Ärzten.

15.2.4 Was wünschen sich Betroffene von ihren Ärzten?

Im Verlauf ihrer Erkrankung waren die meisten Palliativpatienten schon bei zahlreichen Ärzten und meist auch in mehreren Kliniken in Behandlung. Nicht selten stießen sie an Grenzen, wenn es um ihre Wünsche und Bedürfnisse ging. Viele Patienten berichten aber auch von einer guten Beziehung zu ihrem Hausarzt und/oder Onkologen und zu den behandelnden Ärzten und dem Pflegepersonal in den Kliniken. Aus verschiedenen Befragungen von Palliativpatienten lassen sich ihre Wünsche an ihre Ärzte und an die Arzt-Patient-Beziehung ableiten. Dazu gehört vor allem ein gleichbleibender ärztlicher Ansprechpartner, der ihren Erkrankungsverlauf kennt und zu dem sie eine Beziehung aufbauen können.

Wichtig ist für Patienten
- Kompetenz
- Sensibilität
- Ehrlichkeit
- Erreichbarkeit
- Zeit
- Verständnis
- Respektvoller Umgang (keine oberflächlichen Sprüche, kein falsches Trösten)
- Auch über die nichtmedizinischen Probleme sprechen können

15.2.5 Wie kann das Gespräch gelingen?

Hürden

Ängste, Unsicherheiten und Vermeidungsverhalten von Patienten, aber auch von behandelnden Ärzten tragen dazu bei, dass hilfreiche Gespräche nicht oder erst sehr spät erfolgen, häufig erst kurze Zeit vor dem Tod. Das haben Untersuchungen gezeigt. Wenig aktiv angesprochen wird demnach z. B., dass es nur noch wenige oder gar keine Behandlungsoptionen mehr gibt oder auch, dass nicht mehr viel Lebenszeit bleibt. Das mag daran liegen, dass diese Gespräche nicht immer leicht zu führen sind. Hinzu kommt im Praxisalltag der häufig vorhandene Zeitdruck. Angesichts dessen haben viele Ärzte die Sorge, den Patienten nicht ausreichend auffangen zu können, wenn schmerzliche Gefühle hochkommen und diese überhandnehmen.

Ein anderes Problem kann auftreten, wenn Patienten vor dem Arzt „zu viel Respekt" haben. Das folgende Beispiel verdeutlicht dies.

Der Arzt verschreibt gegen Schmerzen starke Opioide oder Medikamente gegen Übelkeit und Erbrechen. Sie wirken nicht ausreichend, aber Patienten teilen dies oft nicht zeitnah mit oder sprechen das Thema über einen längeren Zeitraum gar nicht mehr an. Dies kann eine antitumorale Therapie gefährden, da sie aufgrund zu starker Nebenwirkungen abgebrochen wird. Meist verschlechtert es aber die Lebensqualität unnötig.

Manche Patienten haben Angst, der behandelnde Arzt könnte negative Rückmeldungen als Kritik verstehen. Andere wollen den Arzt nicht zusätzlich belasten und nach weiterer Behandlung fragen. Sie denken, sie selbst müssten auch etwas aushalten. Andere versuchen den Eindruck zu erwecken, dass es ihnen viel besser geht, als dies tatsächlich der Fall ist. Sie hoffen dann, dass ihnen eine weitere tumorspezifische Therapie gewährt wird und sie so weiter „kämpfen" können.

Sicher gibt es zahlreiche weitere Beispiele für erschwerte Situationen, Hindernisse und Widerstände, die dazu führen, dass Gespräche nicht oder nur teilweise gelingen können.

Der Weg zum Dialog

Schreitet eine Krebserkrankung fort, sollten die behandelnden Ärzte für Fragen offen sein, selbst aktiv fragen, wie die Therapien wirken, und Angebote für weitere Gespräche machen. Wesentlich ist aber auch, dass die Betroffenen ihre Krankheitssituation erfassen und verstehen. Das braucht Zeit, Mut und viel Energie. Sich an weitere Ansprechpartner oder andere Patienten oder Angehörige (z. B. über Selbsthilfegruppen) zu wenden, eröffnet andere Blickwinkel und kann die Situation klarer machen. Dies anzupacken, fordert jedoch Kraft. Es kann sein, dass dafür der richtige Zeitpunkt abgewartet werden muss.

> ❯ Die Erfahrung beim Krebsinformationsdienst zeigt: Die Möglichkeit, über „Weiteres" zu sprechen, ergibt sich oft erst, wenn er- und geklärt ist, dass es zwar Mittel und Wege gibt, die Erkrankung eventuell noch einmal zu stabilisieren, sie aber nicht mehr geheilt werden kann. Erst danach folgen Fragen, wie: Was heißt schwer krank? Wie lange ist mit einer Stabilisierung zu rechnen? Wie lange habe ich noch zu leben? Welche Nebenwirkungen hat die weitere Behandlung? Will ich das? Werde ich das noch verkraften?

Können Patienten über diese Themen reden, bricht vielleicht die Traurigkeit über die Lage durch – dennoch wirken sie oft wesentlich entlasteter. Kompetente professionelle Ansprechpartner außerhalb des medizinischen Versorgungskontexts wie der Krebsinformationsdienst, Krebsberatungsstellen, Hospiz und Palliativdienste u. a. können ihnen helfen, auf mehr Augenhöhe in das nächste Gespräch mit den behandelnden Ärzten zu gehen.

Unabhängig davon, in welcher Erkrankungsphase und privaten Situation (familiär, beruflich, wirtschaftlich, sozial) sich die Betroffenen befinden, wird es aber oft ein Balanceakt bleiben, ab wann und über welche Themen in welcher Tiefe gesprochen werden kann. Viele niedergelassene Ärzte bieten für solche Gespräche Termine am Rande der normalen Sprechstunde an.

15.3 Strukturen der palliativen Versorgung

Nach Einschätzung von Experten zeichnet sich aufgrund der demografischen Entwicklung unserer Gesellschaft mit einer

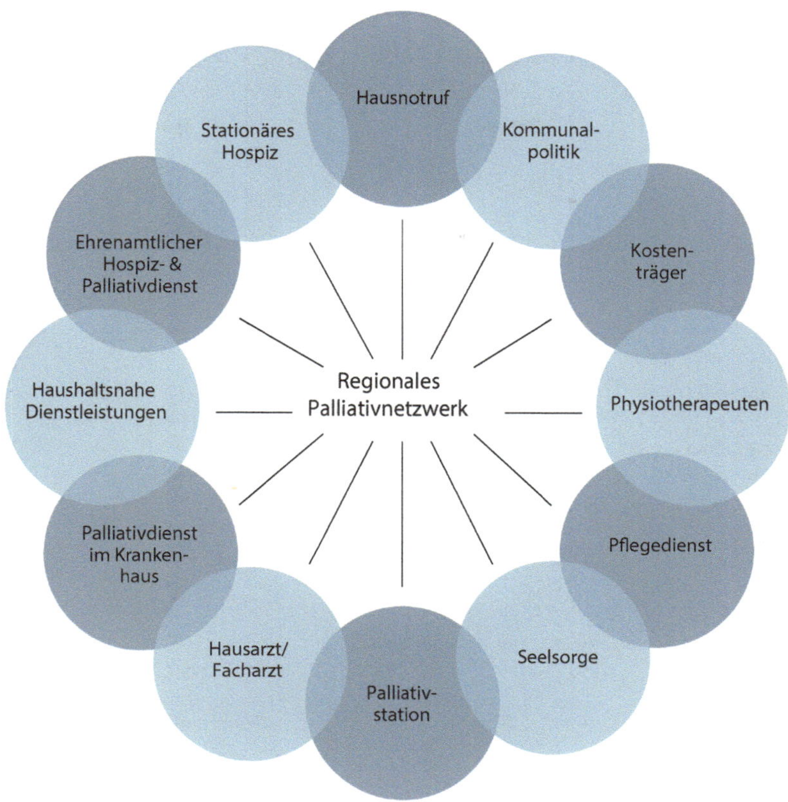

◘ Abb. 15.1 „Ideales" Netzwerk der palliativen Versorgung. (Nach: Deutsche Gesellschaft für Palliativmedizin, mit frdl. Genehmigung)

wachsenden Zahl von Pflegebedürftigen ab, dass dieser Prozess fortgesetzt und die bestehenden Strukturen weiter ausgebaut werden müssen. Eine große Herausforderung wird sein, die an der Versorgung Beteiligten effektiv zu vernetzen (siehe ◘ Abb. 15.1).

Der Auf-und Ausbau von ambulanten und stationären palliativmedizinischen Versorgungsstrukturen wurde in den letzten 15 Jahren in Deutschland sehr weit vorangebracht. ◘ Abb. 15.2 zeigt, welche ambulanten und stationären Angebote und Möglichkeiten der palliativen Versorgung in Abhängigkeit vom Gesundheitszustand zur Verfügung stehen.

Fakten und Informationen zu palliativen Versorgungsstrukturen
- Eine Übersicht zu Strukturen und Behandlungspfaden gibt die S3-Leitlinie Palliativmedizin.
- Über den Wegweiser Hospiz- und Palliativmedizin (► www.wegweiser-hospiz-palliativmedizin) finden sich viele Einrichtungen und Anbieter für die häusliche und stationäre Versorgung.
- Für Ärzte, Pflegende und Apotheker steht an der Klinik für Palliativmedizin der Uniklinik München (LMU) eine Stelle zur Arzneimittelinformation in der Palliativmedizin zur Verfügung (► „Mehr Information").

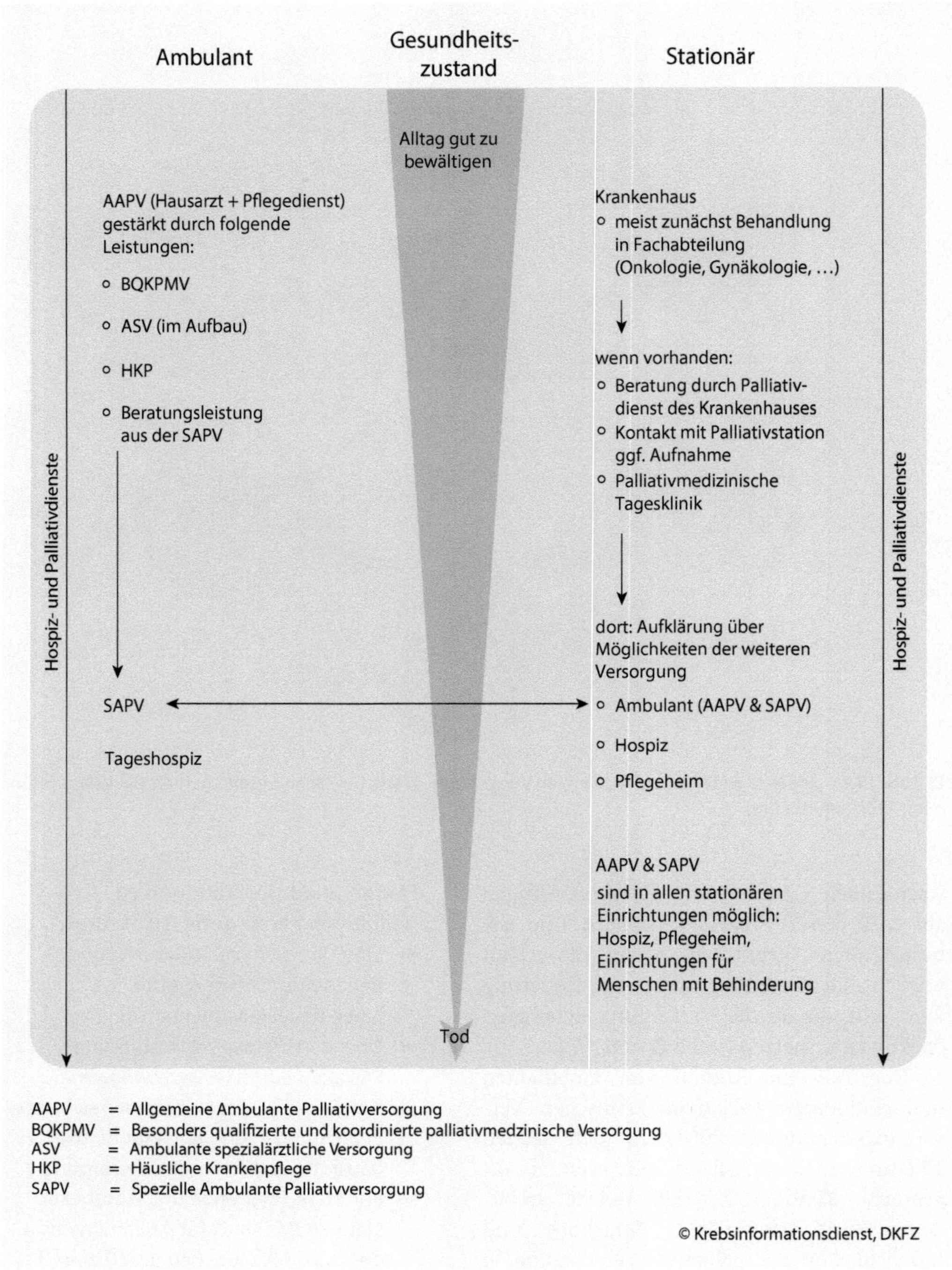

■ Abb. 15.2   Strukturen der Palliativversorgung in Abhängigkeit vom Gesundheitszustand der Patienten

15.3.1 Frühe palliative Führung (FPF)

Der Begriff „Frühe palliative Führung" (FPF) ist vor allem durch die Studie von Temel et al. aus dem Jahr 2010 bekannt geworden. Die Autoren konnten zeigen, dass sich eine frühzeitige und kontinuierliche palliativmedizinische Betreuung positiv auf die Lebensqualität auswirkte.

Seither wird international vermehrt diskutiert, dass schon ab dem Zeitpunkt der Diagnose einer nicht mehr heilbaren Erkrankung eine palliativmedizinische Beratung angeboten werden sollte. Obwohl nun schon einige Jahre vergangen sind, ist es selten, dass eine frühe Palliativbetreuung außerhalb von Modellprojekten angeboten werden kann. Hierzu fehlen ausreichende Strukturen und eine entsprechende Finanzierung. So sind Hausärzte, Onkologen, sowie behandelnde Fachärzte nach wie vor die wichtigsten Ansprechpartner. Besteht der Wunsch der Patienten oder Angehörigen nach zusätzlichen Gesprächen und Behandlungsgeboten (Schmerztherapie, Behandlung belastender Symptome), kann an folgende Möglichkeiten, gedacht werden:

- Werden ihre Patienten in einem onkologischen Spitzenzentrum (Comprehensive Cancer Center – CCC) behandelt, können sie sich erkundigen, ob dort aktuell eine spezialisierte palliativmedizinische Sprechstunde angeboten wird. Eine Erhebung, die 2017 durchgeführt wurde, zeigte, dass 9 von 15 der von der DKG geförderten CCCs eine solche Sprechstunde angeboten haben.

- Gibt es keine solche Ambulanz, kann der Arzt Kontakt zu Schmerzambulanzen oder Palliativstationen der jeweiligen Klinik aufnehmen und sich dort nach bestehenden Strukturen erkundigen. Meist lassen sich so auch klinikansässige oder ortsnahe Palliativteams finden, die ambulant mitbetreuen können.

- Darüber hinaus sind an größeren onkologischen Zentren meist eine psychoonkologische Betreuung, sozialrechtliche Beratungen durch Kliniksozialdienste, Bewegungsangebote oder eine Ernährungsberatung integriert.

Es lohnt sich also, beim nächstgelegenen größeren Zentrum/Klinikum, nach ergänzenden Angeboten oder rein palliativmedizinischen Angeboten zu fragen. Durch den multiprofessionellen Ansatz ist oftmals eine Verbesserung der Situation erreichbar. Sind die Patienten nicht an größeren Zentren angebunden, kann erfragt werden, welche Hospiz-und Palliativdienste, Beratungen durchführen oder spezielle Angebote vor Ort haben. Patienten in einer frühen palliativen Situation sind meist noch mobil und können von solchen ambulanten Hilfen profitieren.

15.3.2 Hilfen für Übergänge

Liegt eine Palliativsituation vor, geht dies oftmals mit häufigen Krankenhausaufenthalten einher. Auch wenn die letzte Lebensphase noch nicht eingetreten ist, sollte rechtzeitig über die Versorgung nachgedacht werden, wenn der Patient oder die Patientin nicht mehr so mobil ist. Befinden sich die Patienten noch in stationärer Betreuung, sind Kliniksozialdienste neben den Ärzten und Pflegekräften die wichtigsten Ansprechpartner. Sie können auch Kontakt mit Hospiz und Palliativdiensten vermitteln.

Wenn es schwierig ist, einen Platz im Pflegeheim oder Hospiz zu finden oder um Zeit zu gewinnen, die Pflege zu Hause zu organisieren, können für Patienten, die noch nicht ständig bettlägerig sind, Rehabilitation oder Kurzzeitpflege eine „Übergangslösung" sein. Je nach Situation sollte an die Möglichkeiten einer onkologischen, bei älteren Patienten auch einer geriatrischen Rehabilitation gedacht werden. Zudem stehen in einigen

Hospizen und Pflegeheimen Kurzzeit-und Tagespflegeplätze zur Verfügung.

Leider kommt es nach einem Klinikaufenthalt nicht selten zu Problemen bei der Fortführung der Behandlung. Dies ist besonders schlimm, wenn Schmerzen und andere belastende Symptome, bestehen. Zum einen ist dies durch eine verzögerte oder unzureichende Kommunikation zwischen Klinik- und niedergelassenen Ärzten bedingt. Zum anderen fehlt schwerkranken Patienten und ihren Angehörigen vielfach die Kraft und Energie, sich für ihre Belange einzusetzen. Der Gesetzgeber hat 2017 dafür eine Verbesserung geschaffen.

> **Entlassmanagement**
> 2017 wurde der Rahmenvertrag zum „Entlassmanagement für Krankenhäuser" verbindlich. Durch ihn sollen die Anschlussmedikation, die Bescheinigung der Arbeitsunfähigkeit und andere „verordnungs-bzw. veranlassungsfähige" Leistungen, z. B. ambulanter Pflegedienst, SAPV, Kurzzeitpflege, Haushaltshilfe, etc. geregelt werden. Das Krankenhaus muss nun für einen nahtlosen Übergang nach Hause sorgen. Verordnungen sind maximal für eine Woche möglich.

Anzumerken ist, dass mit dem Inkrafttreten des Rahmenvertrages die Auswirkungen der rechtlichen Vorgaben für die Verschreibung von starken Opioiden, zu wenig berücksichtigt wurden. Zum einen muss sich ein Krankenhausarzt derzeit (2019) nach dem Betäubungsmittelgesetz und der Betäubungsmittelverschreibungsordnung richten. Danach ist es nicht zulässig, Betäubungsmittel aus dem Bestand der Station mitzugeben. Zum anderen ist es aber aufgrund des Rahmenvertrages Entlassmanagement nicht erlaubt, den Patienten zu entlassen, ohne die weitere medikamentöse Versorgung sicherzustellen. Folglich müssen in den Kliniken zusätzliche Übergangslösungen für dieses Problem gefunden werden, damit Patienten nicht in eine unnötige, belastende Situation geraten, da besonders hier keine Versorgungslücke entstehen darf. Verbände und an der Versorgung beteiligte Ärzte fordern deshalb, dass dies nachgebessert werden sollte.

15.3.3 „Ich will zu Hause bleiben": ambulante Palliativversorgung

Allgemeine ambulante Palliativversorgung (AAPV)

Laut Umfragen wünschen sich die meisten Menschen, zu Hause sterben zu können. Durch die AAPV ist das für die meisten von ihnen möglich. Die AAPV wird durch den Hausarzt und einen Pflegedienst erbracht und wurde in den vergangenen Jahren sehr gestärkt: Die Zahl der Ärzte und Pflegekräfte mit der Zusatzausbildung Palliativmedizin ist deutlich angestiegen. Besonders wichtig: Die gesetzlichen Grundlagen und Rahmenbedingungen für die AAPV wurden weiterentwickelt (z. B. BQKPMV, HPG).

Fehlen nahe Angehörige oder andere Helfer, ist es jedoch nicht möglich, diese Versorgungsform aufrechtzuerhalten oder umzusetzen.

Seit Einführung der AAPV können teilnehmende Ärzte Leistungen für Palliativpatienten zusätzlich abrechnen, müssen jedoch bestimmte Qualitätsanforderungen erfüllen. So soll eine gute Versorgung sichergestellt werden. Die Broschüre „Erläuterungen zu Regelungen der ambulanten Palliativversorgung" bietet weitere Informationen (▶ „Mehr Information").

> **Voraussetzungen für Ärzte, um die AAPV anbieten zu können**
> Theoretische Kenntnisse: eine 40-stündige Weiterbildung in Palliativmedizin oder andere Qualifikationen, die angerechnet werden können.
> Praktische Kenntnisse: eine mindestens 2-wöchige Hospitation in einer Einrichtung der Palliativversorgung oder in einem SAPV Team oder eine Betreuung von mindestens 15 Palliativpatienten innerhalb der letzten 3 Jahre.

Übergang AAPV in SAPV

Der Übergang von der allgemeinen ambulanten Palliativversorgung, in die spezielle ambulante Palliativversorgung wirft immer wieder Fragen auf. Oftmals ist es dann hilfreich, wenn sich die behandelnden Haus-/Fachärzte (z. B. Onkologen) direkt und zeitnah mit einem Palliative-Care-Team in Verbindung setzen, welches SAPV anbietet. Neben fachlichen Fragen, können diese Teams auch bei der Beantragung einer SAPV unterstützen. Aber es müssen auch immer wieder verschiedene, andere Aspekte beachtet werden, beispielsweise, dass die AAPV nur neben der SAPV abgerechnet werden kann, wenn diese nicht in Vollversorgung stattfindet.

Was aber tun, wenn die SAPV noch nicht bewilligt wird, die Patienten aber zunehmend mehr medizinische und pflegerische Hilfe, benötigen? Die AAPV kann dann an Grenzen stoßen. Das kann dann der Fall sein, wenn die Betroffenen nur *ein* schwerwiegendes Symptom haben, aber zunehmend schwächer werden.

„Besonders qualifizierte und koordinierte palliativmedizinische Versorgung" (BQKPMV) Der Gesetzgeber hat 2017 beschlossen, die Versorgung durch die palliativmedizinisch tätigen Hausärzte weiter zu stärken. Hierzu wurde die BQKPMV eingeführt. Hausärzte, die diese – zusätzlich vergüteten – Leistungen anbieten, bedürfen der oben beschriebenen Qualifikationen und müssen sich darüber hinaus darum kümmern, dass alle weiteren Leistungen durch andere Ärzte, Pflegekräfte/Akteure im Sinne einer besseren Versorgungsqualität koordiniert werden. Sie müssen demnach „gut vernetzt" sein, um den Patienten entsprechende Unterstützung und Hilfe bieten zu können. Nicht jeder Hausarzt, der Palliativpatienten mitbetreut, kann dies zusätzlich leisten.

❯ **Ärzte, die über die Ziffern der BQKPMV abrechnen, dürfen nicht gleichzeitig eine SAPV verordnen. Sie müssen die Versorgung also weiterhin alleine „schultern". Laut Gesetz könnte jedoch die reine Beratungsleistung über SAPV in Anspruch genommen werden, sofern diese in der Praxis als „Einzelleistung" über die bestehenden Netzwerke, z. B. Palliative-Care-Teams, verfügbar ist.**

Nehmen die Symptome zu und kann der Hausarzt die Versorgung auch zeitlich nicht mehr schaffen, sollte daher baldmöglichst eine SAPV beantragt werden.

Häusliche Krankenpflege-Richtlinie 2017 wurde auch die „Häusliche Krankenpflege-Richtlinie" durch den G-BA geändert. Seither gehört auch die Symptomkontrolle bei Palliativpatienten zum Leistungskatalog ambulanter Pflegedienste. Pflegekräfte müssen im Gegensatz zur SAPV für die Abrechenbarkeit keine besonderen Qualifikationen aufweisen. Sie soll die pflegerische Versorgung stärken, solange noch keine SAPV benötigt wird, aber erhöhter Pflegebedarf besteht. Daher kann auch diese Leistung nicht gleichzeitig mit SAPV Leistungen abgerechnet werden.

Ambulante Spezialfachärztliche Versorgung (ASV) Eine weitere Neuerung, das ambulante System für Schwerstkranke zu stärken, ist die sogenannte ASV. Sie befindet sich jedoch noch im Aufbau. Nach der gesetzlichen Vorgabe (§ 116b SGB V) umfasst sie die Diagnostik und Behandlung komplexer, schwer therapierbarer Krankheiten, die je nach Erkrankung eine spezielle Qualifikation, eine interdisziplinäre Zusammenarbeit und besondere Ausstattungen erfordern. Vertragsärzte und Krankenhausärzte sollen gemeinsam eine ambulante, hochspezialisierte Versorgung übernehmen. Die Vereinbarungen greifen auch für Krebspatienten. Laut Gesetzgeber ist derzeit (2019) eine Versorgung für Patienten mit gastrointestinalen Tumoren, Tumoren der Bauchhöhle, gynäkologischen und urologischen Tumoren, sowie für Hautkrebs, möglich, sofern es schon Teams in Wohnortnähe gibt. Der Leistungskatalog soll noch erweitert werden. Über die Kassenärztliche Bundesvereinigung können weitere Informationen eingesehen werden. Der „Bundesverband ambulante spezialfachärztliche Versorgung e. V." bietet über seine Internetseite die Möglichkeit, nach diesen Ärzteteams zu suchen.

Hospiz- und Palliativdienste Schließlich kann es in jeder Phase der Erkrankung sinnvoll sein, einen ehrenamtlich tätigen ambulanten Hospizdienst einzubinden, um die ärztliche und pflegerische Versorgung zu ergänzen. Wichtige Gespräche können durch geschulte Mitarbeiter/innen vorbereitet und geführt werden. Zusätzlich kennen sie oft weitere Hilfs-und Unterstützungsmöglichkeiten vor Ort, die den Alltag für alle Beteiligten, erleichtern können.

Spezialisierte Ambulante Palliativversorgung (SAPV)

❯ Leistungen der SAPV sind an das Vorliegen einer nicht heilbaren, fortschreitenden und weit fortgeschrittenen, die Lebenserwartung begrenzenden Erkrankung gebunden. Voraussetzung für die Bewilligung der SAPV ist eine aufwendige, komplexe Versorgungssituation, die von anderen Strukturen nicht adäquat bewältigt werden kann. Reine Beratungsleistungen der SAPV können schon während der AAPV in Anspruch genommen werden, was nicht immer bekannt ist. Durch einen frühzeitigen Kontakt mit einem SAPV-Team können die Optionen im Bedarfsfall schon vorab geklärt werden.

Das medizinische und pflegerische Behandlungsangebot der SAPV-Teams umfasst eine 24-Stunden-Bereitschaft, telefonische Erreichbarkeit und Hausbesuche bei Bedarf. Zusätzliche Angebote, die durch ein multiprofessionelles Team erbracht werden können, kommen hinzu (◘ Abb. 15.1).

❯ Voraussetzungen für Ärzte und Pflegekräfte, um SAPV anbieten zu können (2019)
Ärzte: Es gilt die palliativmedizinische Zusatzweiterbildung nach der aktuell gültigen Weiterbildung der jeweiligen Landesärztekammer. Zudem muss Erfahrung in der ambulanten Palliativbehandlung von mindestens 75 Patienten in den letzten 3 Jahren vorliegen.
Pflegekräfte sollen die „Palliative-Care-Weiterbildung" absolvieren (mind. 160 h, sowie eine mind. 2 jährige Tätigkeit im Bereich „Palliative-Care", davon 6 Monate in einem Hospiz oder auf einer Palliativstation).

Die SAPV ist eine Leistung der gesetzlichen Krankenversicherung (GKV) und kann unabhängig von der Beantragung des Pflegegrades in Anspruch genommen werden. Sie wird in der Regel vom Haus- oder Facharzt veranlasst. Krankenhausärzte und Notärzte dürfen sie nur für 7 Tage verordnen. Die von Arzt und Patient unterschriebene Verordnung wird an ein Palliative Care Team (PCT) gesandt und muss von dort innerhalb von 3 Tagen mit einer Einschätzung zur Versorgung und zum Zeitraum an die zuständige Krankenkasse zur Bewilligung weitergeleitet werden.

Die Krankenkasse ist bis zur Entscheidung der Kostenübernahme verpflichtet zu bezahlen. Wird die Maßnahme bewilligt, muss der Patient keine Zuzahlung leisten. Für Privatversicherte gelten die Vertragsbedingungen mit ihrem Kostenträger. Sie sollten sich rechtzeitig erkundigen, ob und in welcher Höhe die Kosten für SAPV übernommen werden.

Es kommt immer wieder vor, dass eine genehmigte SAPV nicht verlängert oder die Bewilligung zurückgezogen wird. Die Begutachtungsanleitung des Medizinischen Dienstes des Spitzenverbandes der Krankenkassen sieht vor, dass bei der SAPV die medizinisch-pflegerische Versorgung zur Linderung von belastenden Symptomen im Vordergrund stehen sollte.

> Eine weitere tumorspezifische Behandlung führt in der Regel nicht dazu, dass die SAPV verloren geht. In der Praxis kann dieser Punkt jedoch schwierig werden: Beispielsweise, wenn sich Patienten noch einmal an ein spezialisiertes Zentrum zur Zweit-/ Drittmeinung wenden oder den behandelnden Onkologen um einen „letzten" Therapieversuch bitten. Begründet der dort behandelnde Arzt nicht eingehend, dass die Maßnahme primär der Linderung belastender Symptome dient, kann die SAPV zunächst überprüft oder ausgesetzt werden. Ist sie weiter notwendig, sollte dies also unbedingt berücksichtigt werden.

Regional kann es Unterschiede hinsichtlich der Angebote und der Qualität von Palliative-Care-Teams geben. Dies ist dadurch bedingt, dass seit Inkrafttreten der Regelungen zur SAPV die Ausgestaltung der SAPV-Verträge bezüglich Finanzierung und Leistungen vom Gesetzgeber in die Hand von zuständigen Kostenträgern und Leistungserbringern gegeben wurde. Da seit der Einführung der SAPV inzwischen ausreichende Erfahrungen hinsichtlich möglicher Vertragsgestaltungen gewonnen wurden, gibt es nun Bestrebungen, bundesweit gleiche Standards zu etablieren.

15.3.4 „Wir schaffen das zu Hause nicht mehr allein": Palliativstation, Hospiz und Pflegeheim

Wichtig zu wissen ist, dass eine AAPV/SAPV auch in einem Hospiz, Pflegeheim oder in Einrichtungen für behinderte Menschen möglich ist (§ 37 SGB V, § 132d SGB V). Kann ein Patient nicht zu Hause versorgt werden, ist also die medizinische und pflegerische Versorgung durch ein Hospiz oder Pflegeheim oder – vorübergehend – auf einer Palliativstation möglich.

Palliativstation Hier können die Patienten meist umfänglicher betreut werden, als auf normalen onkologischen Stationen. Palliativstationen sind jedoch nicht dafür eingerichtet, Patienten über einen langen Zeitraum aufzunehmen. Sie bieten aber medizinische und pflegerische Hilfe, um belastende Symptome und andere Probleme in den Griff zu bekommen, sodass die Versorgung zu Hause oder im Pflegeheim wieder besser möglich ist. Wenn sich abzeichnet, dass ein Patient häufiger – aber nicht dauerhaft – stationär behandelt werden muss, ist es deshalb sinnvoll, ein Krankenhaus mit einer Palliativstation auszuwählen. Patienten und auch Angehörige wissen oft zu wenig über die Aufgaben und die Möglichkeiten einer Palliativstation. Nicht wenige haben Angst, dort durch die Schicksale von Mitpatienten zu sehr mit dem Tod konfrontiert zu werden, weshalb sie eine Kontaktaufnahme lange hinausschieben.

Hospiz Ist aufgrund zunehmender Verschlechterung des Zustands die weitere Versorgung dauerhaft zu Hause nicht mehr zu gewährleisten, kommt die Möglichkeit der Versorgung in einem Hospiz in den Blick. Die Verordnung für ein Hospiz erfolgt durch den behandelnden Arzt und muss dem Wunsch des Patienten entsprechen. Unbedingt besprochen werden muss, dass im Hospiz in der Regel keine tumorspezifische Therapie mehr erfolgt. Dieser Aspekt ist für die Entscheidung von großer Bedeutung. Aber es sollte auch erklärt werden, dass Schmerztherapie und Behandlung anderer belastender Symptome in der Regel vollumfänglich gewährleistet sind und eine möglichst gute Lebensqualität im Vordergrund steht. Oftmals kann auch der bisher betreuende Hausarzt seine Patienten/Patientinnen weiter betreuen, insofern das Hospiz in seinem Versorgungsbereich liegt.

Pflegeheim Kommt ein Pflegeheim in Betracht, sollte geklärt sein, wie dort auf Palliativpatienten eingegangen werden kann. Wichtig ist, dass das Pflegepersonal ausreichend Erfahrung mit den häufigsten belastenden Symptomen von Krebspatienten hat und eine enge Zusammenarbeit mit Haus -und Fachärzten, sowie Krankenhäusern gewährleistet ist. Probleme und schwierige Situationen sollten rechtzeitig erkannt werden, damit die Betroffenen die notwendige Unterstützung erhalten können. Ebenso sollte gewährleistet sein, dass rechtzeitig ein SAPV-Team hinzugezogen wird. Dies setzt voraus, dass das Pflegeteam des Heimes ausreichend Wissen über Palliativstrukturen hat und im Umgang mit diesen, vertraut ist. In den vergangenen Jahren konnten auch hier Verbesserungen erreicht werden.

Unterstützung für Angehörige

Ein wichtiger Aspekt in der Palliativversorgung ist die Unterstützung von Angehörigen, die vor allem bei häuslicher Pflege sehr belastet werden. Wenn eine häusliche Versorgung des Palliativpatienten gewünscht ist, muss die Pflege mit den Alltagsaufgaben der Angehörigen vereinbar sein. Neben den offiziellen Ansprechpartnern – Pflege- und Krankenkassen, Ämter und Institutionen – können auch unabhängige Beratungsstellen, Angehörige über ihre Rechte und Ansprüche informieren, beispielsweise zur Familienpflegezeit und weiterer Unterstützungsmöglichkeiten (▶ Kap. 26 „Unterstützung für Angehörige"). Angehörige können sich aber auch dann noch beraten lassen, wenn sich die Betroffenen schon in einem Pflegeheim oder Hospiz befinden. Um sie in der letzten Lebensphase begleiten zu können, gibt es auch für diese Situation die Möglichkeit den Arbeitgeber um eine „Auszeit" zu bitten, was gesetzlich unterstützt wird. Zudem können weitere

Hilfen bei den oben genannten Anlaufstellen erfragt werden.

Mehr Information

Für Fachleute

ASV-Servicestelle ASV-Verzeichnis. ▶ www.asv-servicestelle.de/Home/ASVVerzeichnis

Bundesanzeiger Verlag Gesetz zur Verbesserung der Hospiz-und Palliativversorgung (HPG). Bundesgesetzblatt Teil I Nr. ▶ https://www.bundesgesundheitsministerium.de/service/begriffe-von-a-z/h/hospiz-und-palliativgesetz.html#c11968

Bundesarbeitsgemeinschaft Spezialisierte Ambulante Palliativversorgung. ▶ www.bag-sapv.de/

Bundesverband ambulante spezialfachärztliche Versorgung e. V. ▶ www.bv-asv.de/

Deutsche Gesellschaft für Palliativmedizin e. V. ▶ www.dgpalliativmedizin.de/

Deutsche Palliativstiftung. ▶ www.palliativstiftung.de/

Deutscher Hospiz-und Palliativverband e. V. ▶ www.dhpv.de/

Erläuterungen zu Regelungen der ambulanten Palliativversorgung: ▶ http://www.fachverband-sapv.de/index.php/downloads/category/22-ambulante-palliativversogung. Zugegriffen 05. Dez. 2019

Gemeinsamer Bundesausschuss. Richtlinie ambulante spezialfachärztliche Versorgung § 116b SGB V. ▶ http://g-ba.de/richtlinien/80/

Kassenärztliche Bundesvereinigung Ambulante spezialfachärztliche Versorgung (ASV). ▶ www.kbv.de/html/asv.php

Klinik und Poliklinik für Palliativmedizin des Universitätsklinikums München: Arzneimittelinformation Palliativmedizin. ▶ www.klinikum.uni-muenchen.de/Klinik-und-Poliklinik-fuer-Palliativmedizin/de/arzneimittelinfo/Arzneimittelinfo/index.html

Leitlinienprogramm Onkologie. S3-Leitlinie Palliativmedizin (Version 2.0 2019) ▶ www.leitlinienprogramm-onkologie.de/leitlinien/palliativmedizin/

Leitlinienprogramm Onkologie: Supportive Therapien bei Onkologischen Patienten (Version 1.1 – April 2017; AWMF-Registernummer: 032/054OL). ▶ www.leitlinienprogramm-onkologie.de/leitlinien/supportive-therapie/

Für Fachleute und Patienten

Gemeinsamer Bundesausschuss: Patienteninformation zur Ambulanten spezialfachärztlichen Versorgung. ▶ https://www.g-ba.de/

downloads/17-98-4077/2016-11-02_G-BA_Merk-blatt_Patienteninformation_ASV_bf.pdf

Krebsinformationsdienst: Fortgeschrittene Krebserkrankung. ▶ https://www.krebsinformationsdienst.de/service/iblatt/iblatt-palliative-versorgung.pdf

Leitlinienprogramm Onkologie: Patientenleitlinie Palliativmedizin. ▶ www.leitlinienprogramm-onkologie.de/patientenleitlinien/palliativmedizin/

Leitlinienprogramm Onkologie: Patientenleitlinie Supportive Therapie. ▶ www.leitlinienprogramm-onkologie.de/patientenleitlinien/supportive-therapie/

Weiterführende Literatur

Behrendt J et al (2019) Integration von Palliativmedizin in onkologische Spitzenzentren Deutschlands – ambulante Sprechstunden und Rotationsprogramme der spezialisierten Palliativmedizin. TumorDiagn u Ther 40(05):293–299. ▶ https://doi.org/10.1055/a-0900-2392

Gärtner J et al (2016) Frühzeitige spezialisierte palliativmedizinische Mitbehandlung. Palliativmedizin 17(02):83–93. ▶ https://doi.org/10.1055/s-0042-103068

Nauck F, Jansky M (2019) Spezialisierte ambulante Palliativ-Versorgung. TumorDiagn u Ther 40:300–307. ▶ https://doi.org/10.1055/a-0900-2474

Prütz F, Saß A (2017) Daten zur Palliativversorgung in Deutschland. Bundesgesundheitsbl 60:26–36. ▶ https://doi.org/10.1007/s00103-016-2483-8

Temel JS et al (2010) Early palliative care for Patients with metastatic non-small-cell lung cancer. New Eng Med 363:733–742. ▶ https://doi.org/10.1056/NEJMoa1000678

Temel JS et al (2011) Longitudinal perceptions of prognosis and goals of therapy in Patients with metastatic non – small-cell lung cancer: results of a randomized study of early palliative care. J Clin Oncol 29:2319–2326. ▶ https://doi.org/10.1055/a-0900-2392

Komplementäre und alternative Methoden (KAM)

Inhaltsverzeichnis

KAM: Motivation und Informationsbedarf

Anke Ernst und Stefanie Klein

© Springer-Verlag GmbH Deutschland, ein Teil von Springer Nature 2020
A. Gaisser, S. Weg-Remers (Hrsg.), *Patientenzentrierte Information in der onkologischen Versorgung,*
https://doi.org/10.1007/978-3-662-60461-8_16

Viele Krebspatienten haben ein nicht zu unterschätzendes Bedürfnis, mehr zum Thema komplementäre und alternative Methoden (KAM) zu erfahren. Im besten Fall tragen sie diesen Wunsch nach Informationen auch an ihre behandelnden Ärztinnen und Ärzte heran. Behandler finden es aber oft schwierig, mit diesem aus naturwissenschaftlicher Sicht vielfach mit Skepsis betrachteten Thema umzugehen, auch weil ihnen selbst Informationen fehlen. Dabei wäre es, auch im Sinne der Arzt-Patienten-Beziehung, gut und wichtig, das Anliegen und die Beweggründe der Patienten ernst zu nehmen und darauf einzugehen, sie nach Möglichkeit bei ihrer Informationssuche zu unterstützen. Hören Ärztinnen und Ärzte aufmerksam zu, können sie ein Informationsbedürfnis zu KAM leicht erkennen. Die Herangehensweise an das Thema kann unterschiedlich sein – je nachdem wie die Betroffenen ihr Anliegen adressieren.

16.1 Was bedeutet KAM?

In der Medizin steht das Akronym KAM für **komplementäre und alternative Methoden.** Im Zusammenhang mit KAM tauchen verschiedene Begriffe mit unterschiedlicher Konnotation auf – abhängig davon, ob Ärzte und Fachkreise oder Patienten und ihre Angehörigen über solche Methoden sprechen. Im Sprachgebrauch werden Naturheilverfahren, Methoden unbewiesener Wirksamkeit, biologische Therapie, unkonventionelle Methoden oder sanfte Medizin vielfach mit KAM gleichgesetzt.

Tatsächlich gibt es keine allgemein anerkannte, einheitliche und umfassende Definition für komplementäre und alternative Methoden in der Medizin.

Die Weltgesundheitsorganisation (WHO) definiert KAM als ein breites Spektrum von Heilmethoden, die nicht der medizinischen Tradition des jeweiligen Landes entstammen und deshalb nicht in das dort vorherrschende Gesundheitssystem integriert sind.

Nach dem US-amerikanischen National Center for Complementary and Integrative Health (NCCIH) des US-amerikanischen Nationalen Gesundheitsinstituts (NIH) werden KAM folgendermaßen definiert: Methoden, die nicht dem medizinischen Standard entsprechen und die entweder an deren Stelle (alternativ) oder zusätzlich (komplementär) angewendet werden. Die Anwendung komplementärer Verfahren gemeinsam mit etablierten Therapien wird hier als **integrative Medizin** bezeichnet.

Als Standardbehandlung gilt demgegenüber in der Regel die nach aktuellem Wissensstand beste Therapie in einer gegebenen Krankheitssituation. Sie basiert auf der verfügbaren Evidenz aus hochwertigen und aussagekräftigen klinischen Studien, die im Rahmen der evidenzbasierten Medizin unter Einbeziehung ärztlicher Erfahrung für den individuellen Patienten umgesetzt wird.

Fänden sich ausreichende Beweise für die Wirksamkeit einer komplementären oder alternativen Methode, könnte sie sich als Teil der wissenschaftlich begründeten Medizin etablieren.

16.2 Wer fragt nach KAM?

Der Krebsinformationsdienst erhält viele direkte Anfragen zu KAM, und das Thema schwingt in Gesprächen häufig mit. In erster Linie fragten Krebspatienten nach, doch auch Angehörige interessierten sich für komplementäre und alternative Methoden. Verglichen mit anderen Erhebungen zur Nutzung von KAM bei Krebserkrankungen ist die Zahl der Anfragen von Patienten beim Krebsinformationsdienst eher gering. So wenden in Europa rund 40 % aller Patienten KAM an, besonders bei Brustkrebspatientinnen und Patienten mit Hautkrebs liegt der Anteil höher. Die S3-Leitlinie zur Diagnostik, Therapie und Nachsorge des Mammakarzinoms geht beispielsweise davon aus, dass 50–90 % aller Patientinnen sich für KAM interessieren oder diese anwenden möchten.

Am größten ist das Interesse bei Patienten mit (zunächst) kurativ behandelter Krebserkrankung, die nach der Behandlung noch etwas tun möchten, um einen Rückfall zu verhindern. Patienten mit fortgeschrittener Erkrankung, bei denen die etablierten Therapien weitgehend ausgeschöpft sind, sehen in KAM weniger eine Ergänzung, denn eine *Alternative*.

16.3 Warum KAM? – die Beweggründe

Die Motivation von Patienten oder ihrer Angehörigen, sich komplementären und alternativen Methoden zuzuwenden, ist vielfältig: Angst vor Nebenwirkungen, Angst vor einem Rückfall oder die Angst vor dem Sterben, aber auch der Wunsch, selbst aktiv zu werden, die Kontrolle zu behalten, nicht fremdbestimmt zu sein oder der Druck aus dem sozialen Umfeld. Hören Ärztinnen und Ärzte aufmerksam zu, können sie ein solches Informationsbedürfnis leicht erkennen.

16.3.1 Einflüsse von außen auf die Motivation

Patienten stoßen in den Medien, also in Funk, Fernsehen, und Print sowie im Internet auf komplementäre und alternative Methoden. Artikel und Reportagen zu KAM sind beliebt und auch die Werbung hat das Thema längst für sich entdeckt. Hinzu kommen Ratschläge aus dem privaten Umfeld durch Verwandte, Freunde und andere Erkrankte, die den Betroffenen mit ihren Erfahrungen helfen wollen (mehr zu Erfahrungsberichten im ▶ Abschn. 17.3 „Mir wurde was empfohlen…"). Solche Anregungen lösen häufig den Wunsch aus, selbst mehr zu KAM zu erfahren.

16.3.2 Eigene Motivation

Der Wunsch, sich zum Thema KAM informieren zu wollen, kann auch von den Patienten selbst kommen. Ihre Beweggründe sind sehr unterschiedlich, aber oft steht dahinter, die Kontrolle behalten zu wollen. Sie möchten aktiv werden – die Erkrankung, die Therapie und deren Folgen selbst beeinflussen können. Auch subjektive Krankheitstheorien zu Krebs und seiner Entstehung können Ursache für die Hinwendung zu KAM sein (▶ Abschn. 2.1 „Die Suche nach dem Auslöser").

- Manche Patienten möchten unbedingt wissen, woher der Krebs kommt. Dahinter kann sich „naturwissenschaftliches Verstehen-Wollen" verbergen.
- Auch philosophische Fragen nach dem Warum und Wieso sind möglich.

Eine nicht geringe Zahl von Patientinnen und Patienten sehen in der Erkrankung ein körperliches oder seelisches Ungleichgewicht in ihrem Leben, das es so gut es geht zu beseitigen gilt. Für manche ist die Krebserkrankung dann eine Art „Weckruf", für andere gar eine „Strafe" (▶ Abschn. 2.1 „Die Suche nach dem Auslöser").

16.4 Wie wird zu KAM gefragt?

Der Informationsbedarf spiegelt sich in folgenden, so oder ähnlich formulierten Fragen und Aussagen wider:

- Gibt es da nicht noch etwas …?
- Ich möchte lieber etwas Sanftes, Ganzheitliches machen …
- Ich möchte selbst etwas tun …
- Mir wurde da etwas empfohlen …
- Ich habe da etwas gesehen/gelesen …
- Wie vertrage ich die Therapie besser?

> **Für ein vertrauensvolles Arzt-Patienten-Verhältnis ist es wichtig, dass Ärzte erkennen, wenn sich Patienten für KAM interessieren, und darauf eingehen. Auch die Motivation, die sie antreibt, darf nicht vernachlässigt werden (◻ Abb. 16.1).**

Sind Interesse und Motivation erkannt, können Ärzte Patienten und ihren Angehörigen

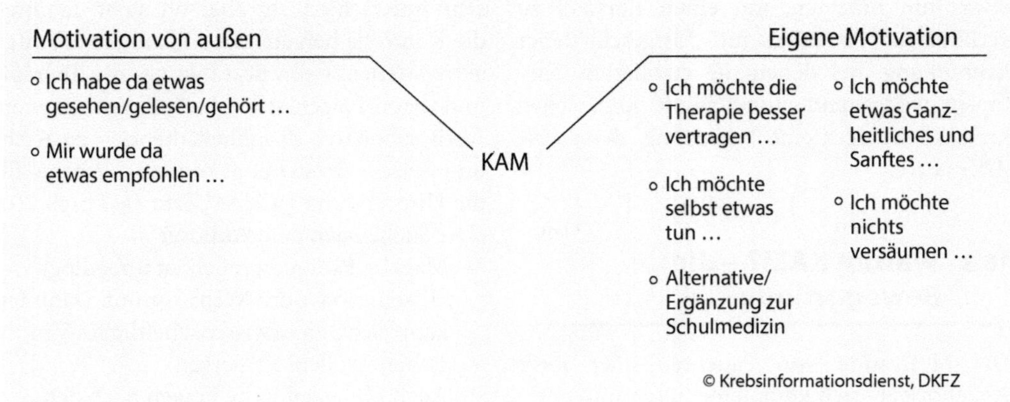

◘ Abb. 16.1 Beweggründe und Motivation von Krebspatienten, KAM anwenden zu wollen

dabei helfen, komplementäre und alternative Methoden einzuordnen und zu bewerten. Auf diese Weise können sie eine informierte Entscheidung für oder gegen KAM treffen.

16.4.1 Die Absicht hinter den Fragen erkennen

Manchmal sind die Motivation und die Erwartungen von Patienten, die Interesse an KAM haben, leicht ersichtlich, in anderen Fällen dagegen nur schwer fassbar. So kann die häufige, aber sehr unspezifische und offene Frage „Gibt es da nicht noch etwas …?" sehr unterschiedliche individuelle Beweggründe haben. Hier ist nicht unbedingt eine schulmedizinische Methode gemeint. Diese Frage lässt sich also nur im Sinne des Patienten beantworten, wenn die Hintergründe geklärt werden:

— Möglicherweise steht der Wunsch nach Hilfe bei der psychologischen Auseinandersetzung und der Bewältigung der Krebserkrankung im Vordergrund.

— Oder aber Patienten wollen verstehen, woher der Krebs kommt: „Warum trifft es mich?" „Habe ich etwas falsch gemacht?" „Trifft mich eine Schuld?" sind typische Fragen, die auf eine subjektive

Krebstheorie hindeuten (▶ Kap. 3 „Wovon kommt der Krebs?").

— Vielleicht suchen Patienten einfach ganz generell weitere Möglichkeiten – zum Beispiel, um ihre Schmerzen oder andere Beschwerden zu lindern.

— Oder sie suchen bei einer fortgeschrittenen Erkrankung nach weiteren Therapiemöglichkeiten, wenn die empfohlenen Optionen die Erkrankung nicht mehr in Schach halten können (▶ Kap. 14 „Kann man nicht noch etwas machen?"). Manchmal kommt in einem solchen Gespräch dann auch eine KAM als „letzter Strohhalm" auf.

— Nicht zuletzt kann hinter der Frage der Wunsch stehen, neue schulmedizinische Ansätze – zum Beispiel im Rahmen einer Studie – für sich zu nutzen.

Es handelt sich zumeist um Fragen, auf die ein Arzt keine gefällige und einfache Antwort geben kann. Umso wichtiger ist das Signal, dass man die Wünsche respektiert und die Beweggründe verstehen möchte. Ärzte sollten in einem solchen Gespräch das Fachwissen möglichst einfühlsam und lebensnah vermitteln. Der Patient sollte sich nicht nur „als Fall" behandelt fühlen.

Zunächst gilt es die Motivation zu verstehen:
- Was meint der Patient/Angehörige genau?
- Warum fragt er nach?
- Was möchte er erreichen – also was ist sein Ziel?

Nur wenn klar ist, was Patienten oder Angehörige zu KAM wissen wollen, können Ärzte darauf eingehen (▶ Kap. 18 „Wie beraten zu KAM?").

Ausgesprochenes versus unausgesprochenes Informationsbedürfnis Oft fragen Patienten konkret und direkt zu bestimmten komplementären und alternativen Methoden, beispielsweise zum Stellenwert von Akupunktur bei Chemotherapie-induziertem Erbrechen oder zur krebshemmenden Wirkung von Honig. Das Anliegen kann aber auch sehr offen formuliert sein, etwa als Wunsch „nach etwas Sanftem" oder „nach dem, was man gehört, gelesen oder gesehen hat". Noch schwieriger wird es, wenn das Informationsbedürfnis indirekt, also mehr oder weniger unausgesprochen vom Patienten an den Arzt herangetragen wird. Wenn also Fragen gestellt werden, ob man denn gar nichts selbst tun könne oder ob wirklich alle Möglichkeiten ausgeschöpft wurden. Dann ist es sinnvoll, die Kommunikation zu vertiefen. Auf diesem Wege lässt sich herausfinden, welche Information sich der Krebskranke wünscht beziehungsweise welche er benötigt.

Selbst das Gespräch suchen Manche Patientinnen und Patienten äußern ihr Anliegen überhaupt nicht, obwohl es – bewusst oder unbewusst – vorhanden ist oder sie sogar bereits KAM anwenden. Aus diesem Grund empfiehlt es sich für Ärzte, das Thema KAM auch von sich aus anzusprechen. Auch fast alle aktuellen S3-Leitlinien im Leitlinienprogramm Onkologie raten inzwischen dazu.

> ❯ **Dass Patientinnen und Patienten die Nutzung von KAM nicht preisgeben, liegt häufig daran, dass ihre Ärzte gar nicht erst danach fragen.**

Dies ist verwunderlich, wenn man bedenkt, dass KAM – alleine oder in Kombination mit der konventionellen Therapie angewendet – durchaus Nebenwirkungen und/oder Wechselwirkungen verursachen können (▶ Kap. 18 „Wie beraten zu KAM?").

Was auch immer die Ursache für die Diskrepanz zwischen Empfehlungen und Versorgungsrealität ist: Ärzte sollten sich der Thematik nicht entziehen. Patientinnen und Patienten schätzen den Austausch mit ihren behandelnden Ärztinnen und Ärzten sehr. Sich ernst- und wahrgenommen zu fühlen, hat zudem einen positiven Einfluss auf die Psyche der Betroffenen und auf die Arzt-Patienten-Beziehung.

Das folgende (▶ Kap. 17 „Anliegen und Erwartungen an KAM – und die Fakten") greift die beim Krebsinformationsdienst am häufigsten geäußerten Fragen und Anliegen im Zusammenhang mit KAM auf. Dabei geht der Krebsinformationsdienst aufgeschlossen mit dem Thema KAM um. Komplementäre und alternative Methoden werden nicht von vornherein als „Quatsch" oder „Quacksalberei" abgetan. Patienten erhalten neutrale und umfassende Informationen zu KAM auf der Basis der verfügbaren Evidenz – oder auch dazu, dass Evidenz fehlt – und eine Risikobewertung (▶ Kap. 18 „Wie beraten zu KAM?"). Dies entspricht den Anforderungen, die auch die verschiedenen onkologischen Leitlinien an eine ärztliche Beratung zum Thema KAM stellen.

Mehr Informationen

Für Fachleute

CAM Cancer: Evidenzbasierte Informationen zu komplementären und alternativen Methoden (KAM) in der Onkologie. ▶ http://cam-cancer.org/en

Deutsche Gesellschaft für Hämatologie und Onkologie (DGHO): Deutsche Übersetzungen der CAM-Summaries. ▶ www.onkopedia.com/de/onkopedia/guidelines

National Center for Complementary and Integrative Health (NCCIH): Fakten, Forschungsergebnisse und Sicherheitsinformationen zu KAM. ▶ https://nccih.nih.gov/

World Health Organisation (WHO): medicines; traditional medicines – definitions. Complementary/alternative medicine (CAM). ▶ https://www.who.int/traditional-complementary-integrative-medicine/en/

Für Patienten

Krebsinformationsdienst: Alternative und komplementäre Methoden in der Krebstherapie. ▶ https://www.krebsinformationsdienst.de/behandlung/unkonv-methoden-index.php

Weiterführende Literatur

Horneber M et al (2012) How many cancer patients use complementary and alternative medicine: a systematic review and metaanalysis. Integr Cancer Ther 11(3):187–203. ▶ https://journals.sagepub.com/doi/10.1177/1534735411423920

Hübner J et al (2017) Komplementäre Onkologie. Ein überflüssiges Konzept? Onkologe 231818:167. ▶ https://doi.org/10.1007/s00761-016-0140-3

Molassiotis A et al (2005) Use of complementary and alternative medicine in cancer patients: a European survey. Ann Oncol 16(4):655–663. ▶ https://doi.org/10.1093/annonc/mdi110

16

Anliegen und Erwartungen an KAM – und die Fakten

Anke Ernst und Stefanie Klein

17.1 Ich möchte lieber etwas Sanftes, Ganzheitliches machen

Patienten und ihre Angehörigen verbinden Krebstherapien oft mit den Begriffen „giftig" und „aggressiv". Dies gilt besonders für Chemotherapie und Bestrahlung, aber auch für große Operationen und die neueren Medikamente aus dem Bereich der zielgerichteten Therapien und der Immuntherapie. Aus Sicht der Betroffenen wird durch die Therapie der Organismus weiter geschädigt, und die eigentlich gesunden Organe beziehungsweise Gewebe werden geschwächt. Dabei ist den Erkrankten in der Regel bewusst, dass die Krebszellen ihren Teil zur Schädigung körperlicher Funktionen beitragen. Die Grenze zwischen Folgen der Erkrankung und Nebenwirkungen der Therapie ist für Patienten zumeist fließend. Wichtig ist den Patienten, dass sie etwas dagegen unternehmen können – etwas gegen den Krebs tun, ohne das Risiko von Nebenwirkungen eingehen zu müssen. Der Wunsch, den „gesunden Körper" zurück zu bekommen, ist sehr verständlich.

17.1.1 Den ganzen Menschen betrachten

Ärzte, aber auch das schulmedizinisch ausgerichtete und abrechnungsorientierte Gesundheitssystem, lassen den Menschen in seiner Gesamtheit – also sein physisches und psychisches Wohlbefinden – häufig außer Acht. Das ist insbesondere für Krebspatientinnen und Krebspatienten nur schwer zu verkraften. Verständlicherweise möchten Betroffene als mehr wahrgenommen werden, als nur ein weiterer „Fall" unter vielen. Sie wünschen sich vielmehr einen ganzheitlichen Therapieansatz.

Es lohnt sich für Ärzte, auf den Wunsch nach einer umfassenden, den ganzen Patienten sehenden Betreuung einzugehen. Studien zeigen: Die Arzt-Patienten-Beziehung wird positiv gestärkt und die Therapietreue von Patienten und Patientinnen erhöht.

17.1.2 Pflanzliche und tierische Arzneimittel

Während der schulmedizinischen Therapien möchten viele Betroffene ihren Körper stärken, um ihn im Kampf gegen den Krebs zu unterstützen oder um belastende Nebenwirkungen abzumildern. Im Gegensatz zu den „giftigen", nebenwirkungsreichen Therapien wollen sie dazu Mittel einsetzen, die sie als ganzheitlich, natürlich und „sanft" ansehen – pflanzliche Präparate eben.

Bei manchen Patienten wirkt die übliche Prophylaxe von Nebenwirkungen der Chemotherapie oder zielgerichteten Therapie nicht ausreichend. Sie fragen dann zum Beispiel nach Ingwertabletten gegen die Übelkeit. Oder es ist im Internet zu lesen, dass man gegen den Medikamenten-bedingten juckenden Hautausschlag auch pflanzliche Hamamelis-Salbe (Zaubernuss) verwenden kann, wenn man Prednisolon oder andere Kortikosteroide nicht gut verträgt.

„Natürliche" Biologie versus „chemisches" Gift

Solche Fragen nach pflanzlichen, also „natürlichen" Mitteln, mit deren Hilfe Nebenwirkungen und Begleiterscheinungen von Krebstherapien vielleicht gelindert werden könnten, sind aus Patientensicht gut nachzuvollziehen.

Betroffenen ist aber häufig nicht bewusst, dass pflanzliche Wirkstoffe nicht zwangsläufig mit sanfter oder harmloser Therapie gleichzusetzen sind. Sie können Allergien auslösen, mit anderen Medikamenten interagieren und, genau wie chemisch-synthetische Produkte, im ganzen Körper Wirkungen entfalten.

Viele in der onkologischen Schulmedizin verwendete Wirkstoffe stammen selbst aus der Natur. Etwa Eribulin: Bei der Substanz handelt es sich um ein strukturell vereinfachtes synthetisches Analogon aus dem pazifischen Meeresschwamm Halichondria okadai. Auch die ursprünglich aus dem Schlafmohn gewonnenen Alkaloide des Opiums, die zur Behandlung starker Schmerzen eingesetzt werden, stammen aus der Natur. Sie sind ebenso wenig sanft, wie es die Bestandteile der Hundsgiftgewächse sind, die sogenannten Vinkaalkaloide. Diese natürlich oder halbsynthetisch hergestellten Zellgifte werden bekanntermaßen als Chemotherapeutika eingesetzt.

> ❯ Patienten sollte vermittelt werden, dass auch vermeintlich harmlose pflanzliche Präparate pharmakologische Wirkstoffe enthalten und neben möglichen erwünschten auch unerwünschte Wirkungen haben können.

Tierische Produkte

Gleiches gilt für alle Substanzen, die von oder aus Tieren gewonnen werden. Hier ist bei KAM zu berücksichtigen, dass diese Produkte tierische Eiweiße enthalten können, die ein allergenes Potenzial haben. Dies gilt etwa für Honig oder für Kolostrum, der Erstmilch von Säugetieren. Auch exotischere Produkte, etwa aus Schaf- oder Rinderthymus, Skorpionen oder Meerestieren hergestellt, enthalten Eiweiße, auf die Menschen – je nach Darreichungsform – unterschiedlich stark allergisch reagieren können.

Zudem können tierische Produkte Krankheiten übertragen. Ein eindrückliches Beispiel ist der BSE-Skandal: 1984 erkrankten in Südengland die ersten Kühe an einer Krankheit, die bis dahin nur bei Schafen auftrat. Durch langjähriges Versagen der britischen Behörden kostete die Erkrankung insgesamt 177 Menschen (letzter Todesfall 2012) sowie Millionen Rinder das Leben. Eine vom Rind auf den Menschen übertragbare neue Variante der Creutzfeld-Jakob-Krankheit war entstanden. Aus diesem Grund ist die Herstellung von Thymuspräparaten aus Rindern und Schafen weniger gängig als aus Schweinen. Oft

enthalten „Thymuspräparate" nun pflanzliche Enzyme, etwa aus Papayapflanzen.

Auf KAM bezogen bedeutet das: Wenn unklar ist, wie und nach welchen Hygienevorschriften Präparate tierischen Ursprungs zur komplementären und alternativen Therapie hergestellt wurden, sollten Patienten Vorsicht walten lassen.

Sanft bedeutet nicht frei von Neben- oder Wechselwirkungen

KAM können, wie normale Arzneimittel, eine Wirkung haben. Gleichzeitig bedeutet das, dass sie normalerweise nicht frei von Nebenwirkungen und Wechselwirkungen sind (▶ Kap. 18 „Wie beraten zu KAM?"). Dies gilt auch – mit gewissen Einschränkungen – für homöopathische Präparate.

Frage

„Ich leide an Hormonrezeptor-positivem Brustkrebs. Da jegliche künstlich zugeführte Hormoneinnahme vermieden werden soll, lautet meine Frage, ob ich das homöopathische Medikament X einnehmen kann? Physisch habe ich alle Behandlungen gut überstanden. Die Psyche leidet noch unter der Krankheit. Vor allem nachts. Dieses Medikament soll helfen."

Die Fakten

Bei dem genannten Präparat handelt es sich um ein sogenanntes homöopathisches Komplexmittel, also eine Mischung von homöopathischen Einzelwirkstoffen in unterschiedlichen Potenzen, hergestellt aus pflanzlichen und tierischen Substanzen und Mineralien.

Werden sogenannte Hochpotenzen (ab D6) eingesetzt, kann man davon ausgehen, dass sie frei von Neben- und Wechselwirkungen sind. Tiefpotenzen (bis D4) können noch eine pharmakologische Wirkung zeigen: Hier muss man von denselben Neben- und Wechselwirkungen ausgehen, die für die Ursubstanz nachweisbar sind. Dabei ist zu berücksichtigen, dass in der Homöopathie auch

Stoffe eingesetzt werden, die unverdünnt giftig und schädlich für den menschlichen Körper sein können.

Im fraglichen Präparat sind die Einzelsubstanzen jeweils in Tiefpotenzen enthalten. Ein Bestandteil ist – unverdünnt eingenommen – stark giftig. Nur bei sehr hoher Verdünnung (ab D6) ist davon auszugehen, dass kein Wirkstoff mehr im Präparat vorhanden ist – und damit keine Nebenwirkungen auftreten können. Bei niedrigen Potenzen – hier D3 – ist dies nicht unbedingt gewährleistet. Nicht auszuschließen ist daher, dass sich Patientinnen und Patienten bei einer regelmäßigen und häufigen Einnahme dieses Präparats mit bestimmten Inhaltsstoffen vergiften können.

Ein gegebenenfalls noch weit größeres Risiko geht von der Homöopathie und auch anderen Präparaten natürlichen Ursprungs aus, wenn Krebspatienten sie statt einer etablierten Krebstherapie mit nachgewiesener Wirksamkeit oder anstelle einer entsprechenden supportiven Therapie einsetzen: Patienten haben ohne eine wirksame Behandlung im Allgemeinen eine schlechtere Prognose.

> **Die Grenze zwischen „giftiger" Chemie und „natürlicher" Biologie in Flora und Fauna ist nicht immer klar zu ziehen. KAM können ebenso wie herkömmliche Arzneimittel Nebenwirkungen und Wechselwirkungen haben. Dies muss Patienten klar kommuniziert werden.**

17.2 „Ich möchte selbst etwas tun"

17.2.1 Sich nicht machtlos fühlen

Krebspatientinnen und Krebspatienten haben ihre eigene Vorstellung davon, was eine individuelle und auf sie zugeschnittene Betreuung sowie eine gelungene Behandlung umfasst. Hinzu kommt, dass Therapien, die gegen Krebserkrankungen eingesetzt werden,

Patienten oftmals körperlich und seelisch sehr beanspruchen. Auch das Gefühl, von Ärzten und Schulmedizin abhängig zu sein, wird als belastend empfunden. In dieser Situation möchten viele Betroffene nicht passiv bleiben, sondern selbst etwas tun und aktiv gegen ihre Erkrankung vorgehen, Nebenwirkungen abmildern und damit ihr Wohlbefinden stärken.

Solchermaßen aktive Patienten fühlen sich ihrer Erkrankung weniger ausgeliefert und damit auch weniger machtlos. Sie haben nicht nur das Gefühl, sich selbst etwas Gutes zu tun, sondern auch, nichts zu versäumen.

Unterstützen Ärzte ihre Patienten dabei, aktiv zu werden, kann dies ihnen dabei helfen, mit den psychischen und physischen Folgen der Krebserkrankung besser zurechtzukommen. Es lohnt sich, bei Patienten mit Krebs immer Körper und Geist der Betroffenen gleichermaßen im Blick zu behalten und hier gegebenenfalls mit Rat und Tat zur Seite zu stehen.

17.2.2 Was kann man denn nun selbst tun?

Betrachtet man die wissenschaftliche Datenlage zum Thema KAM, gibt es tatsächlich nur wenige Methoden, die uneingeschränkt allen Patientinnen und Patienten zu empfehlen sind.

Dies liegt daran, dass es bei KAM oft an wissenschaftlicher Evidenz zur Wirksamkeit und Unbedenklichkeit mangelt. Publizierte Studien zu einzelnen Methoden sind meist von geringer Qualität oder fehlen gänzlich (▶ Abschn. 17.3 „Mir wurde was empfohlen…"). Dies macht es auch den zu Rate gezogenen Ärzten schwer, eine sorgfältige Nutzen-Risiko-Bewertung durchzuführen (▶ Kap. 18 „Wie beraten zu KAM?").

Mind-Body-Verfahren, wie beispielsweise Yoga oder Qi Gong, und individuell angemessene, regelmäßige körperliche Aktivität sind KAM-Methoden, die Ärzte ihren Krebspatienten uneingeschränkt empfehlen können. Die Evidenzlage ist allerdings unterschiedlich gut:

Yoga und körperliche Aktivität

Die Auswirkungen von **Yoga** bei Krebskranken sind, genau wie die körperlicher Aktivität, inzwischen gut untersucht.

Yoga reduziert
- Stress
- Angstgefühle
- Müdigkeit
- Schlafbeschwerden
- Depression

Umgekehrt steigert Yoga
- Lebensqualität
- Körpergefühl und Körperkraft
- Wohlbefinden

Ähnlich positive Effekte bringt Krebspatienten sonst nur moderate, aber regelmäßige **körperliche Aktivität** (▶ Kap. 22 „Was kann ich selbst tun?").

Mindfulness, Qi Gong und Tai-Chi

Achtsamkeitsbasierte Verfahren werden heutzutage oft unter dem Stichwort **Mindfulness** (Achtsamkeit) zusammengefasst: Dahinter verbergen sich Praktiken und Elemente von Psychoedukation, Achtsamkeitsmeditation, Interventionen aus der kognitiven Verhaltenstherapie und Bewegungsübungen. Im Kern geht es darum, die Aufmerksamkeit bewusst und offen auf das gegenwärtige Erleben zu richten.

Die beiden am häufigsten eingesetzten achtsamkeitsbasierten Verfahren in der Onkologie sind die achtsamkeitsbasierte Stressreduktion (Mindfulness-Based Stress Reduction, MBSR) und die achtsamkeitsbasierte kognitive Therapie (Mindfulness-Based Cognitive Therapy, MBCT).

Die Datenlage hinsichtlich Mindfulness bei Krebs ist nicht ganz so gut wie die für Yoga. Es zeigten sich bislang kurz- und mittelfristig positive Effekte auf Depression und Angst bei Patientinnen mit Brustkrebs.

Zu anderen Krebsarten fehlen Studien. Da die Achtsamkeits-Methoden als sicher gelten, können Krebspatienten sie gefahrlos ausprobieren.

Ähnliches kann man zu der aus der Traditionellen Chinesischen Medizin (TCM) stammenden Meditations- und Bewegungsform **Qi Gong** sagen. Zu Qi Gong gibt es Daten, allerdings nicht von starker Evidenz. Sie weisen darauf hin, dass die Methode bei Krebspatienten das Immunsystem unterstützt, Müdigkeit mindert und die Lebensqualität erhöhen kann.

Das sogenannte Schattenboxen, **Tai-Chi** oder Taujiquan, gehört zu den inneren Kampfkünsten. Es wird im Rahmen der TCM zumeist zur Prävention von Krankheiten angewendet. Gute Daten für Krebspatienten fehlen. Tai-Chi kann sich als Sport aber positiv auf die Herz-Kreislauf-Funktion auswirken. Zu beachten ist, dass Tai-Chi deutlich anstrengender sein kann als Qi Gong – dann etwa vergleichbar mit einer Aerobic-Stunde.

Beide Methoden gelten sonst aber als sicher, und Krebspatienten können sie im Rahmen ihrer körperlichen Fähigkeiten ausprobieren.

Gesundes Essen, keine Diäten

Viele Fragen zu KAM, die den Krebsinformationsdienst erreichen, beschäftigen sich mit dem Thema Ernährung. Der generellen Empfehlung, sich auch als Krebspatientin oder Krebspatient gesund und ausgewogen zu ernähren, ist erst mal wenig hinzuzufügen. Mehr zur Ernährung bei Krebs in ▶ Kap. 22 „Was kann ich selbst tun?".

Obwohl Fachgesellschaften davor warnen, dass Diätvorschriften Krebspatienten einschränken und potenziell gefährlich werden können, kursieren Berichte über vermeintlich „hochwirksame Krebsdiäten", definiert als Kostformen, die zu einer Besserung oder Heilung eines Krebsleidens führen sollen.

> ❯ **Krebsdiäten sollen Krebserkrankungen heilen oder bessern. Da es aber für keine der propagierten Kostformen**

wissenschaftliche Belege gibt, dass sie dies tatsächlich leisten können, gelten sie außerhalb von klinischen Studien als KAM.

Einige Diäten sind so streng oder einseitig, dass sie mit einem beträchtlichen Risiko für den Anwender einhergehen.

Breuß-Kur Ein extremes Beispiel für eine nicht zuträgliche Diät stellt die Breuß-Kur dar: Sie schreibt ein 42-tägiges Saft- und Teefasten vor. Erlaubt sind Gemüsesäfte, Kräutertees, auch Zwiebelbrühe und Kartoffelschalentee. Die Flüssigkeitsmenge wird auf einen Liter pro Tag beschränkt, die Aufnahme fester Nahrung ist verboten. Operationen während der Diätphase werden akzeptiert, andere Krebstherapien sind jedoch nicht erlaubt.

Für Ärztinnen und Ärzte ist sofort ersichtlich, dass eine solche Diät selbst bei gesunden Menschen zu einer Mangelernährung führen kann. Für Krebspatienten, die oft von einer Mangelernährung bedroht oder bereits mangelernährt sind, ist eine Breuß-Kur gefährlich: Von einer sechswöchigen Diät ohne feste Nahrung, die zudem Standardtherapien ausschließt, ist unbedingt abzuraten.

Ketogene Diät Andere Diäten sind für Mediziner als nicht so offensichtlich schädlich für den Patienten einzuschätzen und schwerer zu bewerten. Mehr dazu in ▶ Kap. 18 „Wie beraten zu KAM?".

Ein Beispiel dafür ist die sogenannte Ketogene Diät, die von ihren Anhängern auch gegen Krebs eingesetzt wird. Das Prinzip basiert auf einer stark reduzierten Kohlenhydrataufnahme. Eine ballaststoffreiche Kost wird um hochwertige Eiweiße, also solche mit einem hohen Gehalt an essenziellen Aminosäuren, sowie um hohe Mengen an Omega-3-haltigen Ölen und Fetten ergänzt. Bei der Diät soll der Fettgehalt der Nahrung über 60 % liegen. Ebenfalls

müssen Vitamine, Minerale und Spurenelemente zugegeben werden.

Von der Ketogenen Diät erwarten sich Befürworter, dass eine Energiegewinnung über Ketokörper und ein Verzicht auf Kohlenhydrate Krebs eindämmt, vielleicht sogar heilt.

Die Hypothese für diese Diät basiert auf den Prinzipien des Warburg-Effektes: Steht Zellen kaum Sauerstoff zur Energiegewinnung zur Verfügung, weichen sie auf den Abbau von Zucker durch die Glykolyse aus, statt den Zitratzyklus zu nutzen. Dabei entsteht vermehrt Laktat, das zur Ansäuerung von Geweben führt. Manche Krebszellen gewinnen ihre Energie auch in sauerstoffreichem Milieu bevorzugt über die Glykolyse. Der Nobelpreisträger Otto Warburg nannte sie daher „aerobe Glykolyse", heute als Warburg-Effekt bezeichnet.

Tatsächlich gibt es inzwischen wissenschaftliche Untersuchungen und Studien, die zeigen, dass die Zusammensetzung der verschiedenen Nährstoffgruppen, etwa Zuckermengen und -arten, im Körper das Wachstum von Tumoren beeinflussen können.

Klinische Untersuchungen zur Ketogenen Diät bei verschiedenen Krebsarten laufen. Erste Studien mit Krebspatienten waren bislang klein mit jeweils unter 20 Teilnehmern. Die Autoren betonen, dass die Datenlage eine abschließende Beurteilung der Wirksamkeit derzeit nicht zulässt. In den Studien kam es bei einem Teil der Patienten mit fortgeschrittener Erkrankung zu deutlichem Gewichtsverlust. Ob dies mit der Diät, die u. a. zu Appetitlosigkeit führen kann, oder mit dem Erkrankungsstadium zusammenhing, ist unklar. Auch ist die Diät nicht besonders schmackhaft. Zum Teil brachen Patienten die Studie deshalb ab.

Der Anreiz, das Konzept der Ketogenen Diät bei Krebs weiterzuverfolgen, ist der erfolgreiche Einsatz bei anderen Krankheiten – etwa bei Kindern, die sich aufgrund zerebraler Stoffwechselstörungen oder pharmaresistenten Epilepsien kohlenhydratarm ernähren müssen. Auch bei diesen ist die Compliance unterschiedlich. Besonders gut läuft die Diät bei Kindern, bei denen sie schon im Säuglingsalter begonnen wird, die also nie eine andere Kostform kennengelernt haben.

Für Menschen mit terminaler Krebserkrankung ist eine solche Ernährung oft nicht zumutbar. Die Ergebnisse weiterer klinischer Studien zur Ketogenen Diät müssen abgewartet werden, bevor sie für Krebspatienten empfohlen werden kann.

17.3 „Mir wurde was empfohlen…" „Ich habe da was gehört…"

Die Motivation, zu komplementären und alternativen Methoden zu greifen, kann bei Krebspatienten fremdgesteuert sein. Der wohlmeinende Nachbar, die besorgte beste Freundin und oft auch die direkten Angehörigen, die sich mit der Krebserkrankung ihres Familienmitglieds nur schwer abfinden können, versorgen den Betroffenen mit diversen Ratschlägen:

„Hast du schon …. ausprobiert?", „Ich habe gehört …. soll gegen Krebs helfen", „Nimm doch noch… das soll gut sein gegen Neuropathie".

Solche Empfehlungen sind oft von hoher Überzeugungskraft. Sie wecken Hoffnung bei den Betroffenen oder üben einen nicht zu unterschätzenden Druck auf sie aus.

Der Arzt steht hier vor der großen Herausforderung, die Ratschläge mit seinem evidenzbasierten Wissen für die Betroffenen einzuordnen. Im besten Fall kann er Patienten dabei unterstützen, den Versuch mit einer KAM zu wagen. Im schlechtesten Fall muss er Hoffnungen zerstören, da die wissenschaftliche Evidenz zeigt: Die Methode schadet mehr als sie nutzt.

17.3.1 Umgang mit Erfahrungsberichten und Theorien

Die gut gemeinten Ratschläge Angehöriger und Freunde basieren oft auf eigenen Erfahrungen oder denen anderer Betroffener. Auch subjektive Theorien zur Wirkung einer Methode gegen Krebs sind Grundlage für die Empfehlung einer KAM. Recherchieren Patienten im Internet, passiert dasselbe: Sie stoßen auf unzählige Erfahrungsberichte – etwa Blogs anderer Betroffener in Chat-Foren. Dazu kommen Webseiten von Ärzten, Heilpraktikern oder Firmen, die für KAM unter Verwendung von Testimonials werben.

Die wichtigsten Informationsquellen Betroffener zu KAM sind:

- Angehörige/Freunde
- Medien (Internet, Print, Radio/TV)
- Arzt

An den Krebsinformationsdienst wenden sich ebenfalls viele Angehörige ratsuchend, um ihr betroffenes Familienmitglied oder einen Bekannten dabei zu unterstützen, „etwas Gutes für sich zu tun", „die Schulmedizin zu ergänzen" oder „noch etwas anderes im Kampf gegen den Krebs zu finden": Etwa ein Drittel der Anfragen zu den sogenannten „unbewiesenen Methoden" kommen von Angehörigen.

Wie aber geht man damit um, wenn Patienten solch überzeugend klingende Ratschläge erhalten oder im Internet von vermeintlich heilenden KAM gelesen haben? Das Ziel sollte sein, den Patienten zu erklären, warum Erfahrungsberichte nicht von hoher Beweiskraft sind und warum sich auch KAM in klinischen Studien beweisen müssen. Für die Entscheidung für oder gegen KAM, zählt jedoch am Ende eine individuelle Nutzen-Risiko-Abwägung, wie sie in ▶ Kap. 18 („Wie beraten zu KAM?") dargestellt ist.

17.3.2 Evidenz versus Erfahrungsberichte und Theorien: Was kann man Patienten sagen?

Erfahrungsberichte: Die Grenzen aufzeigen

Einige Patienten sind in ihrer Situation nicht zugänglich für das Argument, dass auch komplementäre und alternative Methoden in klinischen Studien geprüft werden müssen. Für Krebspatienten gelten die positiven Erfahrungen anderer als Beleg dafür, dass eine Methode hilft. Wie kommt man hier an die Patienten ran? Das kann man am folgenden Beispiel zu Katzenkrallentee veranschaulichen:

Ein Betroffener hört von einer Mitpatientin in der Selbsthilfegruppe, dass sie mit Katzenkrallentee Symptome der Fatigue lindern konnte. Wegen des engen zeitlichen Zusammenhangs zwischen dem Trinken von Katzenkrallentee und der Besserung von Nebenwirkungen sieht die Patientin einen ursächlichen Zusammenhang. Sie entwickelt aus dieser positiven Erfahrung eine Hypothese: Der Katzenkrallentee hat die Müdigkeit – verursacht durch die Chemotherapie – gebessert. Deshalb rät sie anderen Betroffenen zu Katzenkrallentee.

Was Krebspatienten dazu wissen sollten

Dass Katzenkrallentee auch anderen Betroffenen mit Fatigue hilft, ist aus dieser Kasuistik nicht abzuleiten. In unserem Beispiel könnte es sein, dass sich die Fatigue auch ohne Katzenkrallentee gebessert hätte. Vielleicht gab es relevante Begleitfaktoren, die ebenfalls einen positiven Einfluss auf die Fatigue hatten: Falls die Patientin regelmäßig körperlich aktiv war, könnte auch das der Grund für die Besserung der Beschwerden sein. Nicht auszuschließen ist, dass der beobachtete Effekt dem Aktivwerden gegen die Fatigue geschuldet ist.

Erfahrung allein ist in der Medizin ein problematischer Ratgeber Zu groß ist das Risiko von sogenannten Bestätigungsfehlern. Darunter versteht man kognitive Verzerrungen, wonach ein Mensch bevorzugt jene Informationen aufnimmt, die ihn in seinen Erwartungen bestätigen. Auf diese Weise sind Betroffene zugänglich für Erfahrungsberichte von anderen. Nicht berücksichtigt wird dabei oft, dass bei den Erfahrungen Einzelner viele verschiedene Faktoren eine Rolle spielen können und ein Kausalzusammenhang von Maßnahme und Effekt – Trinken von Katzenkrallentee und Besserung der Fatigue – eben nur scheinbar ist. Wissenschaftliche Methoden der Untersuchung helfen, solche Denkfehler zu vermeiden und Assoziation nicht mit Kausalität zu verwechseln.

Wenn man einem Betroffenen gegenübersitzt, der nach dem Stellenwert einer KAM vor dem Hintergrund eines positiven Erfahrungsberichts fragt, kann man ihm anbieten, diesen Erfahrungsbericht für ihn einzuordnen: So können zum einen die Grenzen von Erfahrungsberichten aufgezeigt, zum anderen die Vorteile aussagekräftiger Studien dargelegt werden.

Vorteile von wissenschaftlichen Nachweisen durch klinische Studien
- In kontrollierten klinischen Studien wird dafür gesorgt, dass die Merkmale der Teilnehmer und mögliche Einflussfaktoren in allen Untersuchungsgruppen gleichverteilt sind. Das erreicht man durch Randomisierung: Die Zuordnung der Patienten, bzw. Probanden zu einer der Gruppen erfolgt nach dem Zufallsprinzip.
- In klinischen Studien lässt sich vermeiden, dass lediglich Erwartungen bestätigt werden. Das gelingt besonders gut durch Verblindung

der Zuordnung der Patienten zu Interventions- bzw. Kontrollgruppe: Weder Arzt noch Patient wissen, in welchem Studienarm ein Patient ist – so können Ergebnisse unvoreingenommen beurteilt und ausgewertet werden.

Beide Prinzipien zusammen ergeben die randomisierte kontrollierte Studie – der Goldstandard bei der wissenschaftlichen Evaluation medizinischer Methoden.

Gerade im KAM-Bereich kann man in den seltensten Fällen auf randomisierte kontrollierte Studien aufbauen. Aus diesem Grund bleibt Ärzten oft keine andere Wahl, als auch auf ihre Erfahrungen zurückzugreifen. Wie man bei der Beratung zu KAM trotz unzureichender Evidenz seriös beraten kann, ist in (▶ Kap. 18 „Wie beraten zu KAM?") dargestellt.

- Erfahrungsberichte sind nicht zuverlässig auf andere Patienten übertragbar.
- Erfahrungsberichte lassen keine Rückschlüsse auf die Verträglichkeit einer Methode zu.

Theorien: Die Evidenz nutzen

Fast ebenso häufig wie persönliche Erfahrungsberichte begleiten zugrunde liegende Theorien die Ratschläge, die Krebspatienten von anderen zu KAM erhalten. Derjenige, der dem Betroffenen eine KAM empfiehlt, liefert häufig gleich eine Theorie dazu, warum die betreffende Methode helfen wird.

„Nach mehreren Zungenkarzinomen sowie einer Lymphknotenmetastase wurden kürzlich bei mir erneut ein Tumor in der Zungenspitze und mehrere Dysplasien festgestellt. Bei der Operation konnten nicht alle Dysplasien entfernt werden. Meine Nachbarin hat mir die Pflanze „Jiaogulan" empfohlen, aus deren Blättern man Tee bereiten oder sie auch direkt kauen kann. Angeblich soll das das Immunsystem stärken und krebshemmende Wirkung

haben. Meine behandelnden Ärzte konnten mir nicht sagen, ob es sinnvoll ist, die Einnahme zu versuchen, oder ob eher abzuraten ist. Können Sie mir dazu Auskunft geben?"

Egal ob – wie in unserem Beispiel – die „Stärkung des Immunsystems" und die „krebshemmende Wirkung" genannt werden, ein positiver Einfluss auf die Psyche, die Förderung der Selbstheilungskräfte oder spirituelle Wirkungen: Die Theorien treffen häufig die subjektiven Vorstellungen zur Krebsentstehung (subjektive Krebstheorien, ▶ Abschn. 2.1 „Die Suche nach dem Auslöser") des Betroffenen und haben damit eine umso größere Überzeugungskraft. Nicht selten vermischt sich hier eine Erkenntnis, gewonnen aus seriöser Grundlagenforschung, mit einer persönlichen Überzeugung, die keinerlei Evidenzgrundlage hat.

Werden Ärzte und Ärztinnen mit solchen Theorien konfrontiert, sollten sie versuchen, diese nachzuvollziehen und zu verstehen, was für den Patienten dahintersteckt. Durch diese Akzeptanz kann sein Vertrauen in die ärztliche Beratung gestärkt werden. Manchmal stellt sich heraus, dass die Theorie der Evidenz aus Studien diametral entgegensteht. Dann kann der Arzt zumindest anbieten darzulegen, was die Wissenschaft zu der Theorie oder der Methode sagt.

Die Evidenzlage zur betreffenden KAM kennen (▶ Kap. 18 „Wie beraten zu KAM?"): Zu wissen, ob zu einer fraglichen Methode schon geforscht wurde und wie die Ergebnisse waren, ist hilfreich für eine solche Beratung.

Zeigt sich, dass die Grundlagenforschung vielleicht die ein oder andere Theorie bestätigt, das Behandlungskonzept aber die Wissenschaft „rechts überholt" hat? Dann hilft dem Patienten eine Einordnung, was „Grundlagenforschung" bedeutet und warum solche Ergebnisse nicht ohne Weiteres direkt auf den Menschen übertragbar sind.

Frage

„Vor 3 Monaten bekam ich die Diagnose Pankreaskarzinom (plus Metastasen auf Bauchfell, inoperabel). Statistisch gesehen entspricht dies einem Todesurteil in 4–6 Monaten. Mittlerweile habe ich 5 Chemos durchlaufen (Folfirinox), die meines Wissens bisher in Studien lediglich einen geringen Wirkungsgrad gezeigt haben. Befürworten Sie eventuell Löwenzahnwurzelextrakt u. a. zur Stärkung des Immunsystems?"

Die Fakten

Der Nutzen von Extrakten aus der Löwenzahnwurzel bei Krebs ist nicht wissenschaftlich belegt. Aus Zellkulturversuchen gibt es zwar Hinweise für eine krebshemmende Wirkung auf verschiedene Krebszelllinien, z. B. Melanom-, Leukämie-, Pankreaskarzinom-, Brustkrebs- und Darmkrebs-Zelllinien, aber diese Ergebnisse sind nicht ohne Weiteres auf den Menschen übertragbar: Die Verhältnisse und Einflussfaktoren im lebenden Organismus auf die Aufnahme, Verteilung und Verstoffwechselung von Substanzen sind nicht berücksichtigt. Insofern lässt sich keine Aussage dazu treffen, welche Wirkungen Löwenzahnextrakt im menschlichen Körper hat – auch nicht im Hinblick auf das Immunsystem. Dessen Einfluss auf eine Krebserkrankung ist zudem nach derzeitigem Kenntnisstand nicht so „einfach" und eindeutig. Krebszellen können sich durch bestimmte Mechanismen und Tarnung der Immunabwehr entziehen. Generell fehlen Belege für einen wesentlichen – und positiven – Einfluss unspezifischer Immunstimulation auf Krebserkrankungen.

Gibt es für eine Theorie keine bestätigende wissenschaftliche Evidenz? Dann kann man fragen, ob die Patientin oder der Patient mehr zu der Methode wissen möchten. Allerdings ist die Aufgeschlossenheit gegenüber wissenschaftlichen Argumenten bei den Befürwortern von komplementären und alternativen Methoden eher gering. Zu groß ist die Überzeugungskraft eines positiven Erfahrungsberichts, zu dem auch gleich die passende Theorie zur Wirkung mitgeliefert wurde. Wird im Gespräch deutlich, dass Patienten an „ihrer" Theorie festhalten und trotz aller Argumente die empfohlene KAM anwenden möchten? Dann ist es im Interesse der Arzt-Patienten-Beziehung besser, diesen Wunsch zu akzeptieren und auf weitere sachliche Argumentation oder gar Belehrung zu verzichten. Wichtige Ausnahme: Die fragliche Methode ist für die Anwender gefährlich. Hier ist entsprechende Aufklärung geboten – auch durch Heilpraktiker (▶ Kap. 18 „Wie beraten zu KAM?").

Ursachen für Krebs verständlich erklären (▶ Abschn. 2.3 „Die Fakten: Krebs als Krankheit der Gene"): Steht eine subjektive Theorie zur Krebsentstehung hinter der Vorstellung zur Wirksamkeit einer KAM, kann es hilfreich sein, dem Patienten die Ursachen für die Entwicklung von Krebs verständlich zu erklären. Dabei sollte unterschieden werden, bei welchen Theorien es sich um reine Mythen handelt und wo schon wissenschaftliche Untersuchungen vorliegen.

Warum sich auch KAM in klinischen Studien beweisen müssen

Setzen sich Betroffene und Ärzte mit dem Thema „Evidenz zu komplementärer und alternativer Medizin" auseinander, stellt sich oft die Frage: Warum ist hier hochwertige Evidenz überhaupt nötig? Gerade wenn die Empfehlung für eine KAM aus dem persönlichen Umfeld kommt, hört man immer wieder ähnliche Argumente:

- Die Methode ist doch natürlich, dann kann sie nicht schlecht sein.
- Die Methode ist sanft, dann kann sie nicht schaden.
- Andern hat's auch geholfen.
- Man kann es doch probieren: Nur, weil nicht bewiesen ist, dass eine Methode wirkt, muss das nicht heißen, dass sie nicht doch wirkt.

In der Tat können all diese Argumente zutreffen, müssen aber nicht. Die Prinzipien der evidenzbasierten Medizin werden von Betroffenen, die sich für komplementäre und alternative Methoden interessieren, oft als überheblich und belehrend, wenn nicht gar als Beschneidung von Chancen empfunden.

> Hier gilt es klar zu machen, dass evidenzbasierte Medizin auch einen Schutz für Patienten darstellt: Sie haben das Recht darauf, dass ihre Ärzte ihnen die Behandlung empfehlen, die die größtmöglichen Chancen bietet, wieder gesund zu werden oder eine Besserung zu erfahren. Bei der Entscheidung, welche Behandlung infrage kommt, sollte der Arzt vernünftige Gründe, also rationale, überprüfbare, nachvollziehbare Erkenntnisse zugrunde legen, wie sie ihm die evidenzbasierte Medizin an die Hand gibt. Ergänzt werden muss dies durch die Einbeziehung von Erwartungen des individuellen Patienten und die ärztliche Erfahrung.

Qualität, Wirksamkeit, Unbedenklichkeit: Was für Arzneimittel gilt, sollte auch für KAM gelten

Bei zugelassenen Arzneimitteln erwarten Patienten, dass sie von hoher Qualität sind. Krebserregende Verunreinigungen wie sie im Zusammenhang mit Valsartan, einem Blutdruckmittel, durch die Medien gingen, führen zu großer Verunsicherung in der Bevölkerung. Patienten erwarten, dass ihnen Medikamente, die sie einnehmen, etwas nützen – und nicht schaden. Nebenwirkungen, Wechselwirkungen und Unverträglichkeiten bereiten ihnen oft große Sorgen. Sie sind nicht selten der Grund, sich von der Schulmedizin abzuwenden.

Werden Patienten hingegen Methoden oder Mittel aus dem KAM-Bereich empfohlen, scheint das oft vergessen – ihnen wird grundsätzlich „Sanftheit" attestiert. Dabei gibt es gute Argumente dafür, dass man die Messlatte, die für konventionelle Arzneimittel gilt, auch für KAM anlegen sollte.

Wenn ein Arzt einen Krebspatienten bei einer komplementären Therapie unterstützen möchte, weil dieser den Wunsch hat, sollte Folgendes berücksichtigt werden:

Qualität Ungeprüfte pflanzliche Produkte, die gegebenenfalls über das Internet aus dem Ausland bestellt werden, können eine mangelnde pharmazeutische Qualität aufweisen oder verunreinigt sein. Hier gilt es darauf hinzuwirken, dass Patienten zumindest auf qualitativ hochwertige Produkte zurückgreifen, etwa indem sie sie in Deutschland aus einer Apotheke und nicht aus dubiosen Internet-Shops beziehen. Was viele Patienten auch nicht wissen: Vielfach werden entsprechende Produkte als Nahrungsergänzungsmittel in den Handel gebracht. Diese unterliegen weitaus weniger strengen Qualitätskriterien als Arzneimittel. Nahrungsergänzungsmittel mit pflanzlichen oder tierischen Wirkstoffen enthalten oft bei weitem nicht die notwendige Konzentration für die gewünschte pharmakologische Wirkung. Darüber hinaus wurden die Inhaltsstoffe nicht standardisiert extrahiert, und in vielen Fällen sind die Bestandteile gar nicht im Einzelnen klar.

Beispiel Weihrauch

Werden Weihrauchkapseln als in Deutschland hergestelltes Rezepturarzneimittel angewendet, ist zumindest die pharmazeutische Qualität sichergestellt: Für den indischen Weihrauch, Boswellia serrata, existiert eine Monographie im Europäischen Arzneibuch.

Wirksamkeit Wenn es für einen Patienten nicht so wichtig ist, dass die Wirksamkeit einer KAM wissenschaftlich nachgewiesen ist, ist es manchmal sinnvoll und pragmatisch, diese Einstellung zu akzeptieren und nicht rational zu argumentieren – was dann oft nicht gut ankommt. Will ein Patient allerdings zugunsten der KAM auf eine nachweislich wirksame Behandlung verzichten, kann er sich dadurch Schaden zufügen oder unnötige Beschwerden riskieren. In diesem Fall sollte der Arzt darüber aufklären.

Beispiel Homöopathie

Homöopathie wird Patienten häufig zur Behandlung der Tumortherapie-induzierten Anämie empfohlen. Die Wirksamkeit ist allerdings nicht durch aussagekräftige Studien bewiesen. Dagegen stehen für Anämie-bedingte Beschwerden effektive schulmedizinische Behandlungsmethoden zur Verfügung.

Unbedenklichkeit Warum komplementär und alternativ nicht immer gleich sanft und unbedenklich bedeutet, wurde bereits in (▶ Abschn. 17.1 „Ich möchte lieber etwas Sanftes, Ganzheitliches machen") erläutert. Wichtig im Zusammenhang mit persönlichen Empfehlungen oder Erfahrungsberichten: Nur, weil eine KAM einer einzelnen Person nicht geschadet hat, muss das nicht generell zutreffen. In (▶ Kap. 18 „Wie beraten zu KAM?") wird ausführlich erläutert, warum Risiken immer auch vor dem individuellen Hintergrund bewertet müssen.

Beispiel Enzyme

Enzympräparate werden im Allgemeinen gut vertragen, manchmal können sie allerdings allergische Reaktionen auslösen, und bei eingeschränkter Nieren- oder Leberfunktion sind sie kontraindiziert.

Mehr Informationen

Für Fachleute

Bundesinstitut für Arzneimittel und Medizinprodukte (BfArM): Besondere Therapierichtungen und traditionelle Arzneimittel. ▶ www.bfarm.de/DE/Arzneimittel/Arzneimittelzulassung/Zulassungsarten/BesondereTherapierichtungen/_node.html
CAM Cancer: Evidenzbasierte Monographien zu den einzelnen komplementären und alternativen Methoden (KAM) in der Onkologie. ▶ http://cam-cancer.org/en/intervention-types-0
Leitlinienprogramm Onkologie: S3-Leitlinie Supportive Therapie bei onkologischen PatientInnen (beleuchtet auch den Stellenwert einiger komplementärer Methoden in der Supportivtherapie). ▶ https://www.leitlinienprogramm-onkologie.de/leitlinien/supportive-therapie/

Für Patienten

Leitlinienprogramm Onkologie: Patientenleitlinie Supportive Therapie (beleuchtet auch den Stellenwert einiger komplementärer Methoden in der Supportivtherapie). ▶ https://www.leitlinienprogramm-onkologie.de/patientenleitlinien/supportive-therapie/

Wie beraten zu KAM?

Anke Ernst und Stefanie Klein

© Springer-Verlag GmbH Deutschland, ein Teil von Springer Nature 2020
A. Gaisser, S. Weg-Remers (Hrsg.), *Patientenzentrierte Information in der onkologischen Versorgung*,
https://doi.org/10.1007/978-3-662-60461-8_18

> **In der Beratung zu KAM gilt es die folgenden Aspekte zu berücksichtigen:**
>
> - Auf das Anliegen eingehen
> - Motivation und Erwartungen erfragen
> - Informationswunsch klären
> - Nach Möglichkeit Nutzen und Risiken einschätzen und erklären
> - Bei nachhaltigem Wunsch gegebenenfalls bei der Informationssuche/bei der Umsetzung unterstützen

18.1 Klassifikationen: Orientierung im KAM-Dschungel

Nicht nur für Ärzte, sondern auch für andere Fachleute, die zu komplementären und alternativen Methoden (KAM) beraten, gelten die grundlegenden Prinzipen der Patientenaufklärung. Patienten müssen demnach über
- die Art der Diagnostik oder Therapie,
- mögliche Alternativen,
- Risiken und Nutzen
- sowie mögliche Konsequenzen

ausführlich und verständlich informiert werden.

Befragungen – und auch die Erfahrung des KID – zeigen, dass Patienten solche Informationen zu KAM suchen, Ärzte jedoch diesem Informationswunsch selten angemessen und ausführlich nachkommen. Das ist nicht erstaunlich, denn es gibt unzählige Methoden, und es ist nicht leicht, einen kompletten Überblick zu haben. Wird der Beratungswunsch ernst genommen, stärkt dies die Arzt-Patienten-Beziehung. Darüber hinaus kann nur ein gut informierter Patient Informationen auch als Hilfe bei der Entscheidung für oder gegen eine KAM nutzen.

Doch wie kann der Arzt bei eingeschränkten zeitlichen Ressourcen schnell zu einer Bewertung der KAM für einen individuellen Patienten gelangen? Und wie geht man bei der Bewertung der Methoden am besten vor?

18.1.1 Ein Blick auf verschiedene Einteilungssysteme zu KAM

Voraussetzung für eine gute Beratung zu komplementären und alternativen Methoden ist, die Methode selbst einordnen zu können. Eine Herausforderung, der bei der Vielzahl an Verfahren, Mitteln und Therapien im KAM-Bereich nicht einfach zu begegnen ist. Verschiedene Institutionen und Fachleute haben sich um eine Einteilung bemüht, um ein Orientierung im KAM-Dschungel zu ermöglichen. So wurden KAM nach erkenntnistheoretischen Prinzipen, nach der Art der Heilmethode, nach der Art der therapeutischen Wirkung, nach verschiedenen Paradigmen für Krankheit und Gesundheit sowie nach „Mainstream"-Methoden oder auf bestimmte Kulturen beschränkte Methoden eingeteilt.

> **Einteilung des US-amerikanischen National Center for Complementary and Integrative Health (NCCIH)**
>
> KAM werden nach ihrem Ursprung drei Gruppen zugeordnet:
> - Auf Naturprodukte basierende Therapien (z. B. Vitamine, Mineralstoffe und andere Nahrungsergänzungsmittel, Phytotherapie)
> - Mind-Body-Therapien (z. B. Meditation, Bewegungstherapien, Tai-Chi)
> - Sonstige Methoden (z. B. Homöopathie, Ayurvedische Medizin)

Eine solche Kategorisierung ist hilfreich, um sich in der Vielzahl der KAM zurecht zu finden. Für das Arzt-Patienten-Gespräch helfen solche Einteilungen jedoch weniger. Warum?

Weil Patienten in der Regel weniger wissen wollen, worum es sich bei einer KAM handelt, sondern vor allem, wie die Methode im Hinblick auf Nutzen und Risiken zu bewerten ist.

„Im August wurde bei mir Brustkrebs diagnostiziert. Operation und Strahlentherapie folgten. Ich habe meine gesamte Ernährung umgestellt: viel Gemüse und Obst, wenig Fleisch. Ich bin normalgewichtig und treibe viel Sport. Normalerweise bin ich gegen Nahrungsergänzungsmittel. Allerdings bin ich jetzt auf Astaxanthin aufmerksam geworden. Ich finde hierüber nur positive Erfahrungen und Berichte über die Wirkungsweise. Es soll phänomenal sein ohne jegliche negativen Nebenwirkungen. Hausarzt und Frauenarzt sind leider nicht informiert über Astaxanthin (wobei ich argwöhne, dass die Pharmaindustrie nichts daran verdient). Kann ich mir davon etwas versprechen und können Sie mir die Einnahme empfehlen oder raten Sie gänzlich ab?“

Die amerikanische Krebsgesellschaft (American Cancer Society) nimmt in ihrer Einteilung von KAM zudem bereits eine Bewertung für Informationssuchende vor (▶ „Mehr Information“). So wird unterschieden zwischen
- bewiesenen, unbewiesenen und widerlegten Methoden oder
- zwischen komplementärer, integrativer und alternativer Anwendung.

Die Organisation gibt auch Anhaltspunkte, wann eine Methode als Quacksalberei und wann als echter Betrug einzustufen ist. Andere Experten fordern, für eine echte Entscheidungshilfe nicht nur die Evidenzlage zur Wirksamkeit von KAM, sondern auch die möglichen Risiken zu berücksichtigen – wie bei anderen Therapien auch. Dadurch gewinnen Ärzte selbst mehr Klarheit über die Methode und können ihren Patienten Empfehlungen geben.

18.2 Praktische Einordnung von Nutzen und Risiken

Der Krebsinformationsdienst klassifiziert bei der Beratung zu KAM diese anhand der Evidenzlage für Nutzen und Risiken. Darüber hinaus wird erfragt, was der Ratsuchende mit der Methode erreichen möchte. Ein Vorgehen, das auch für behandelnde Ärzte in der täglichen Praxis nützlich sein kann.

18.2.1 Die Wirksamkeit bewerten

Zur Bewertung von Wirksamkeit und Nutzen von KAM hat sich folgende Einteilung bewährt:
- Hinweis auf einen Nutzen
- Nutzen nicht bewiesen (Kategorie I–III, siehe ◘ Tab. 18.1)
- Nutzen nicht untersucht
- Nutzen widerlegt

Grundsätzlich wichtig ist herauszufinden, was der Patient mit der Methode erreichen möchte.
- Hat er das Ziel, seine Krebserkrankung damit zu behandeln oder die Behandlung zu unterstützten?
- Möchte er einfach „etwas für sich tun“?
- Oder möchte er belastende Symptome lindern und seine Lebensqualität verbessern?

Darauf muss sich die Bewertung des „Nutzens“ bei der Beratung des Patienten beziehen.

❯ **Um den möglichen Nutzen einer KAM einzuordnen, muss geklärt sein, was der Anwender davon erwartet (◘ Tab. 18.1).**

Hinweis auf Nutzen

Therapeutische Methoden – auch KAM, wenn sie zur antitumoralen oder supportiven Therapie angewendet werden sollen – müssen sich

◘ Tab. 18.1   Beispiele[a] zur Nutzenbewertung von komplementären und alternativen Methoden

Methode	Therapieziel	Nutzenbeurteilung
Akupunktur	Linderung von Chemotherapie-induziertem Erbrechen und Übelkeit	Hinweis auf einen Nutzen
Aromatherapie	Lebensqualität	Hinweis auf einen Nutzen
Budwig-Diät	Behandlung von Krebs	Nutzen nicht untersucht
Coenzym Q10	Behandlung von Krebs	Nutzen nicht bewiesen (Kategorie III)
	Prävention kardialer Nebenwirkungen von Zytostatika	Nutzen nicht bewiesen (Kategorie III)
Desoxycholsäure	Behandlung von Krebs	Nutzen nicht untersucht
Echinacea (*Echinacea purpurea*, *Echinacea pallida* und *Echinacea angustifolia*)	Behandlung von Krebs	Nutzen nicht bewiesen (Kategorie II)
Ginseng (*Panax ginseng*)	Behandlung von Fatigue	Hinweis auf einen Nutzen
	Behandlung von Krebs	Nutzen nicht bewiesen (Kategorie III)
Johanniskraut (*Hypericum perforatum*)	Behandlung von Depression	Hinweis auf einen Nutzen
	Behandlung von Krebs	Nutzen nicht bewiesen (Kategorie III)
Kamelmilch/Kamelurin	Behandlung von Krebs	Nutzen nicht bewiesen (Kategorie I)
„Karotte des Todes" (*Thapsia garganica, Thapsigargin*)	Behandlung von Krebs	Nutzen nicht bewiesen (Kategorie III)
Katzenkralle (*Uncaria tomentosa*)	Behandlung von Krebs	Nutzen nicht bewiesen (Kategorie I)
	Behandlung von Nebenwirkungen durch Chemotherapie	Nutzen nicht bewiesen (Kategorie III)
Kolostrum	Behandlung von Krebs	Nutzen nicht bewiesen (Kategorie I)
Kurkuma (*Curmuma longa*)	Behandlung von Krebs	Nutzen nicht bewiesen (Kategorie III)
Laetrile/Amygdalin	Behandlung von Krebs	Nutzen widerlegt
Maitake (Heilpilz)	Behandlung von Krebs	Nutzen nicht bewiesen (Kategorie II)
Miracle Mineral Supplement (MMS)	Behandlung von Krebs	Nutzen nicht untersucht
Propolis (Bienenharz)	Behandlung von Krebs	Nutzen nicht bewiesen (Kategorie II)
Schafslausfliege (*Melophagus ovinus*)	Behandlung von Krebs	Nutzen nicht untersucht
Skalarwellen	Behandlung von Krebs	Nutzen nicht untersucht

(Fortsetzung)

18

◻ Tab. 18.1 (Fortsetzung)

Methode	Therapieziel	Nutzenbeurteilung
Stachelannone (*Annona muricata*)	Behandlung von Krebs	Nutzen nicht bewiesen (Kategorie I)
Sulphoraphane (in Brokkoli und anderen Kohlarten)	Behandlung von Krebs	Nutzen nicht bewiesen (Kategorie III)
Tai-Chi	Lebensqualität	Nutzen nicht bewiesen (Kategorie III)
Ukrain (*Chelidonium majus* und Thiotepa)	Behandlung von Krebs	Nutzen nicht bewiesen (Kategorie III)
Yoga	Lebensqualität	Hinweis auf eine Nutzen
Weihrauch (*Boswellia ssp.*)	Behandlung von Nebenwirkungen durch Bestrahlung	Nutzen nicht bewiesen (Kategorie III)
Zapper nach Hulda Clark	Behandlung von Krebs	Nutzen nicht untersucht

[a]Die hier aufgeführten Beispiele stammen aus Anfragen an den Krebsinformationsdienst. Die Benennung der Methoden orientiert sich am Wortlaut der Anfragen, weshalb keine wissenschaftliche Trennung nach Art, Herkunft und Inhalt der Methode erfolgte.

an den Kriterien der evidenzbasierten Medizin (EBM) messen lassen (▶ Kap. 7 „Was ist die beste Behandlung in meiner Situation?"). Dies beinhaltet u. a. die Suche nach der jeweils besten wissenschaftlichen Evidenz zur Beantwortung einer Fragestellung.

❯❯ **Bisher gibt es keine hochwertigen randomisierten und kontrollierten klinischen Studien mit KAM, die eine Wirksamkeit gegen Krebs zeigen, etwa nachweislich das Überleben der Patienten verlängern.**

Das heißt nicht, dass grundsätzlich keine KAM gegen Krebs wirksam sein könnte – nur, dass aktuell für keine der gängigen Methoden ausreichende Evidenz vorliegt. Supportive oder sekundärpräventive KAM können aufgrund einer besseren Studienlage oftmals leichter eingeschätzt werden: Beispielsweise scheint Ginseng bei Fatigue zu helfen oder Yoga die Lebensqualität zu verbessern (siehe ◻ Tab. 18.1).

Für KAM, die der KID mit „Hinweis auf einen Nutzen" kategorisiert hat, gibt es Daten aus klinischen Studien, die eine Wirksamkeit bei einer bestimmten Indikation zeigen. Die beste verfügbare Evidenz reicht derzeit jedoch nicht aus, um den Nutzen abschließend beurteilen zu können.

Beispiel Misteltherapie

Frage: „Ich habe Bauchspeicheldrüsenkrebs, der schon gestreut hat. Seit heute bekomme ich in der onkologischen Ambulanz eine Chemo im 14-tägigen Abstand. Meine Frage ist, sollte ich noch was anderes machen? Mir wurde von einem anderen Arzt eine begleitende Misteltherapie angeboten."

Die Fakten: Die häufige Aussage, Mistelpräparate helfen bei Krebs, basiert vor allem auf Hinweisen, dass sie die Lebensqualität verbessern. Den Extrakten aus der weißberigen Mistelpflanze (Viscum album) wurde in Studien eine Verlängerung des Überlebens, Verbesserung der Lebensqualität sowie eine Aktivierung des Immunsystems zugesprochen. Zunächst positive Daten aus den frühen 1990er-Jahren relativierten sich zu einem großen Teil in hochwertigeren systematischen Übersichtsarbeiten und Metaanalysen der letzten Jahre. Dem

Cochrane-Review aus dem Jahr 2008 zufolge gibt es einen schwachen Hinweis darauf, dass Mistelextrakte die Lebensqualität von Brustkrebspatientinnen unter einer Chemotherapie verbessern. Die Autoren kritisieren jedoch, dass mit Mistelextrakten durchgeführte Studien oft starke Schwächen aufweisen. Dies zeigt sich etwa in der lebhaften Diskussion um eine deutschsprachige Veröffentlichung zur Misteltherapie bei Patienten mit fortgeschrittenem Pankreaskarzinom. Kritiker begrüßten den Versuch, eine prospektive randomisierte Studie aufzusetzen. Deren Ergebnisse sehen sie nun aber als unzureichend an, die Wirksamkeit der Mistel in Bezug auf die Endpunkte Gesamtüberleben, krankheitsassoziierte Symptome und Lebensqualität bei fortgeschrittenem Bauchspeicheldrüsenkrebs zu belegen. Bemängelt wurden etwa der unverblindete Vergleichsarm, in dem Patienten kein adäquates, zur Misteltherapie passendes Placebo erhielten, und die monozentrische Durchführung in Serbien.

Nutzen nicht bewiesen

In Zellkultur- oder Tierexperimenten ergeben sich immer wieder Hinweise auf mögliche Behandlungsansätze für Krebs. Einen klinischen Nutzen in der Therapie von krebskranken Menschen beweisen solche Ergebnisse noch nicht. Grundlagenforschung ist nur der Ausgangspunkt für die Entwicklung von Therapien.

Substanzen, die Forscher im Hinblick auf eine mögliche Wirksamkeit bei Krebs untersuchen, stammen nicht selten aus der Natur oder aus der traditionellen Medizin anderer Völker.

Eines der bekanntesten Beispiele für die Entwicklung eines Naturstoffs zum Krebsmedikament ist ein Inhaltsstoff der pazifischen Eibe (Taxus brevifolia): eine Pflanze, die von indigenen nordamerikanischen Völkern jahrhundertelang im Alltag und auch für medizinische Zwecke verwendet wurde. Die klinische Evidenz für die Wirksamkeit des Inhaltsstoffs als Krebstherapie – des heute halbsynthetisch hergestellten Präparats Paclitaxel und anderer Taxane – ist eindeutig.

Im Gegensatz dazu befinden sich die meisten Substanzen aus dem KAM-Bereich noch auf dem Stand der Grundlagenforschung: Da diese Evidenz nicht ausreichend ist, muss ihre Wirksamkeit als „nicht bewiesen" bewertet werden.

> **Evidenz aus der Grundlagenforschung kann solche aus klinischen Studien nicht ersetzen.**

Je nach Stand der Forschung lassen sich drei verschiedene Kategorien unterscheiden (◘ Tab. 18.1):

- Ergebnisse aus der Grundlagenforschung liegen vor, es gibt jedoch keine klinischen Studien am Menschen (Kategorie I).
- Ergebnisse aus der Grundlagenforschung konnten in klinischen Studien am Menschen bisher nicht reproduziert werden (Kategorie II).
- Es liegen Daten aus klinischen Studien mit Krebspatienten vor, aber die Datenlage ist entweder zu widersprüchlich oder nicht aussagekräftig genug, um eine Wirksamkeit zu belegen (Kategorie III).

Beispiel Stachelannone

(Nutzen nicht bewiesen, Kategorie I)
Frage: Ich habe Eierstockkrebs und Lymphknotenmetastasen: Nun habe ich von meinem Bruder Graviola-Saft bekommen und im Internet gelesen, dass er angeblich gegen Krebs wirken soll. Er hat aber auch etliche Nebenwirkungen. Kann ich diesen Saft nehmen oder was ist da zu beachten? Bei den Internet-Seiten, die ich mir angeschaut habe, weiß ich nicht, ob sie seriös sind und man glauben kann, was dort steht.

Die Fakten: Stachelannone (Graviola, Sauersack, Annona muricata) ist ein Baum, der beispielsweise in Mittel- und Südamerika heimisch ist. Die Früchte werden oft als Obst gegessen und zu anderen Lebensmitteln verarbeitet.

Daneben gibt es Nahrungsergänzungsmittel, die pulverisierte Blätter oder Rinde, gefriergetrocknete Frucht oder Extrakte aus einem dieser Pflanzenteile enthalten – oft angeboten mit dem Hinweis, Graviola-Produkte könnten das Wachstum von Krebs hemmen oder eine Krebserkrankung heilen. Isolierte Inhaltsstoffe der Stachelannone, z. B. verschiedene Flavonoide und die natürlichen Gifte des Baums, werden in der onkologischen Grundlagenforschung untersucht. Bisher konnte man eine erste Wirkung zeigen gegen Brust-, Lungen-, Darm-, Prostata-, Pankreas-, Leber- und Hautkrebszellen. Zu den Beobachtungen gehören eine wachstumshemmende Wirkung auf humane Krebszellen in Mäusen sowie eine Förderung apoptotischer und antiproliferativer Prozesse in Krebszelllinien. Klinische Studien, in denen Graviola an Krebspatienten untersucht wurde, liegen nicht vor/sind nicht publiziert. Die Daten reichen bisher nicht aus, um die Wirksamkeit und Unbedenklichkeit von Graviola-Saft bei Krebs zu beurteilen.

Nutzen nicht untersucht

Bei der Suche nach Informationen zu KAM stoßen Patienten im Internet oder in Medienbeiträgen auf eine Vielzahl von Methoden oder Produkten, denen eine Wirkung gegen Krebs zugesprochen wird (▶ Abschn. 17.3 „Mir wurde was empfohlen…"). Oft sind diese aber weder im Rahmen von Grundlagenforschung noch beim Menschen daraufhin untersucht worden.

Beispiel Skalarwellen

Frage: „Mein Bruder hat auf einer Internetseite die Skalarwellentherapie entdeckt. Die klingt sehr vielversprechend und einfach. Warum wird das nicht öfter angewandt? Was spricht gegen die Behandlung? Kann man die Behandlung einfach bei meiner Mutter durchführen? Sie hat Brustkrebs. Mich würde sehr Ihre Meinung, Erfahrung etc. zur Skalarwellentherapie interessieren."

Die Fakten: Der Hypothese nach handelt es sich bei Skalarwellen um eine Form von elektromagnetischen Longitudinalwellen, die durch Energieübertragung auch gegen Krebs wirken sollen. Verschiedene Physiker und Ingenieure hatten keinen Erfolg, die Versuche des Entdeckers der Skalarwellen zu reproduzieren. Die Existenz der Skalarwellen gilt als wissenschaftlich nicht belegt. Eine etwaige Wirkung als Krebstherapie kann deshalb nicht beurteilt werden.

Nutzen widerlegt

Es gibt KAM, deren Nutzen bei Krebs in klinischen Studien widerlegt wurde, die also
- weder das Überleben verlängern,
- noch das Fortschreiten der Erkrankung aufhalten
- oder zu einer Heilung bzw. zu einer Verbesserung der Lebensqualität führen.

Gerade bei solchen Methoden geht es nicht nur um die Frage des fehlenden Nutzens, sondern auch um vorhandene und mögliche Risiken durch die Anwendung.

Beispiel Laetrile

Frage: „Ich bin September 2017 wegen eines Pankreaskarzinoms operiert worden, Bauchspeicheldrüse, Milz und Galle wurden entfernt. Danach 6 Monate Chemo (Gemcitabin), im Mai 2018 CT mit dem Befund eines Rezidivs an den Blutgefäßen, wo der Pankreas war. Jetzt wieder Chemo mit Gemcitabin und nab-Paclitaxel. Meine Frage: Ich würde gerne zusätzlich die Laetrile-Therapie per Infusion bekommen. Was halten Sie davon?"

Die Fakten: Laetrile ist ein Kunstwort (aus engl. „laevorotatory" und „ mandelonitrile") und bezeichnet eine semisynthetische Form des Amygdalins. Amygdalin ist ein cyanogenes Glykosid, das vor allem in Aprikosen- und Pfirsichkernen vorkommt. In Gegenwart von Wasser und dem Enzym β-Glukosidase bildet sich aus Amygdalin giftiges Cyanid (Blausäure). Es handelt sich nicht, wie oft propagiert, um eine lebensnotwendige Substanz: Die Bezeichnung „Vitamin B17" ist schlicht falsch. Ein klinischer Nutzen von Amygdalin oder Laetrile in der Krebstherapie ist nicht belegt. Schon 1982 hat eine von der US-amerikanischen Arzneimittelbehörde FDA und dem National Cancer Institute beauftragte Phase-II-Studie gezeigt, dass Laetrile keine Wirkung gegen Krebs hat. Trotz Überwachung des Cyanid-Blutspiegels traten bei vielen Patienten Vergiftungserscheinungen wie Übelkeit, Erbrechen und Kopfschmerzen auf. Bei einigen wenigen kam es sogar zu einer schweren Cyanidvergiftung.

18.2.2 Die Risiken bewerten

Gerade bei der Frage nach den Risiken von KAM ist die individuelle Situation des Patienten zu berücksichtigen. Es gibt Methoden, für die Risiken eindeutig benannt werden können. Dazu kommen Methoden, deren Risiken abhängig von der Art des Einsatzes der KAM oder von den individuellen Voraussetzungen des Patienten sind.

Für alle Methoden gilt: Patienten müssen darüber aufgeklärt werden, dass der Verzicht auf eine etablierte und nachgewiesenermaßen wirksame Standardbehandlung zugunsten einer KAM mit Risiken verbunden ist. Das gilt nicht nur für die antitumorale, sondern auch für die supportive Therapie bei Nebenwirkungen. Auch die Klärung der finanziellen Belastung durch die Methode gehört zu einem Gespräch über KAM.

KAM-Verfahren sind überwiegend Selbstzahlerleistungen, mit sehr großer Spannbreite der Kosten und ggf. hohen finanziellen Belastungen.

Um Risiken von KAM einzuordnen, bedient sich der Krebsinformationsdienst einer Einteilung, die sich an der Angabe von Kontraindikationen bei Arzneimitteln orientiert:
- keine oder kaum Risiken
- relative Risiken
- absolute Risiken

Zur Einordnung einer KAM bewertet der Krebsinformationsdienst mögliche unerwünschte Ereignisse, Kontraindikationen und Wechselwirkungen im Kontext von patientenindividuellen Voraussetzungen. Dabei ist nicht das Ziel, pauschal von der Anwendung einer KAM abzuraten, sondern dem Betroffenen eine individuelle Nutzen-Risiko-Abwägung zu ermöglichen.

Keine oder kaum Risiken

Zu den KAM, für die bislang keine Risiken bekannt geworden sind, gehören vor allem verschiedene Mind-Body-Therapien wie Qi Gong, Musiktherapie, Reiki, autogenes Training oder Yoga. Bei anderen KAM kann davon ausgegangen werden, dass sie so gut wie keine Risiken bergen, wenn der Patient dabei ärztlich begleitet und die Methode fachkundig angewendet wird: beispielsweise Sport-Trainingsprogramme zur Behandlung von Fatigue, Aromatherapien oder homöopathische Ansätze in der Supportivtherapie von Krebs.

Relative Risiken

Bei einer Einschätzung der Risiken müssen Informationen zur Erkrankungssituation und zum allgemeinen Gesundheitszustand des individuellen Patienten berücksichtigt werden:
- Unerwünschte Ereignisse werden in einer palliativen Therapiesituation oft anders bewertet als in einer adjuvanten Situation bei potenziell kurativer Therapie.
- Vorerkrankungen und Allgemeinzustand eines Patienten können das Ausmaß unerwünschter Wirkungen einer KAM beeinflussen.

Bestimmte Kontraindikationen gelten nur für bestimmte Situationen: So gibt es KAM, die nicht in Schwangerschaft oder Stillzeit, bei Allergien oder bei einem geschwächten Immunsystem angewendet werden dürfen.

Beispiel Gelée Royale

Gelée Royale (Bienenköniginnenfuttersaft) wird als Nahrungsergänzungsmittel vertrieben. In verschiedenen Internetforen wird diskutiert, ob Gelée Royale das Immunsystem von Krebspatienten anregen und so zur Krebstherapie oder zur Linderung von Beschwerden durch die Krebstherapie beitragen kann. Studien am Menschen, die eine solche Hypothese bestätigen, fehlen jedoch.

Da Gelée Royale ein sehr hohes allergenes Potenzial besitzt, rät das Bundesinstitut für Risikobewertung (BfR) von einem Einsatz bei Personen ab, die an Asthma leiden oder bei denen eine familiäre Überempfindlichkeit von Haut und Schleimhäuten bekannt ist.

Wechselwirkungen

Zur Einschätzung möglicher Wechselwirkungen ist die aktuelle Medikationsliste des Patienten entscheidend. Wichtig ist aber auch die Evidenzlage zur fraglichen KAM: Für manche Verfahren sind Wechselwirkungen beschrieben, die lediglich auf theoretischen Überlegungen beruhen, für andere liegen nur präklinische Daten vor. Und dann gibt es Wechselwirkungen, deren Relevanz durch klinische Studien klar belegt ist.

Beispiel Johanniskraut

Johanniskraut (Hypericum perforatum) wird häufig zur Behandlung von leichten bis mittelschweren depressiven Störungen eingesetzt. Eine Wirkung gegen Krebs ist nicht belegt. Johanniskraut induziert zahlreiche Cytochrom P450-Enzyme wie CYP3A4, CYP1A2 oder CYP2C19. Das bedeutet: Die Anwendung ist bei der gleichzeitigen Behandlung mit bestimmten Krebsarzneimitteln, etwa dem Tyrosinkinaseinhibitor Imatinib oder dem Zytostatikum Irinotecan, absolut kontraindiziert. Nicht kontraindiziert ist dagegen der Einsatz von Johanniskrautpräparaten während einer Behandlung mit monoklonalen Antikörpern gegen Krebs, wie z. B. Bevacizumab.

Absolute Risiken

Es gibt KAM mit deutlichen Risiken, von denen mit hoher Wahrscheinlichkeit alle Anwender betroffen sind. Für manche Verfahren sind schwere, gar lebensbedrohliche unerwünschte Ereignisse belegt. Bei solchen Methoden sind in der Regel Behörden oder Leitlinienkommissionen bereits aktiv geworden und haben Stellungnahmen

und Empfehlungen herausgegeben. Die Anwendung des Verfahrens ist dann in Deutschland verboten, oder Experten raten ausdrücklich davon ab.

Beispiel Miracle Mineral Supplement (MMS)

Bei MMS handelt es sich um in destilliertem Wasser aufgelöstes Natriumchlorit ($NaClO_2$), das Natriumsalz der chlorigen Säure. Anbieter im Internet propagieren eine Wirkung von MMS gegen Krebs. Die angebliche Wirksamkeit wurde jedoch nie in Studien untersucht. Natriumchlorit ist im Gegensatz zu Natriumchlorid (Kochsalz) ein starkes Oxidationsmittel. In Reaktion mit Säuren entsteht giftiges Chlordioxid (ClO_2), das je nach Konzentration reizend oder ätzend wirkt. Natriumchlorit ist in Deutschland als Chemikalie erhältlich, aber nicht als Arzneimittel zugelassen. Im Februar 2015 hat das Bundesamt für Arzneimittel und Medizinprodukte (BfArM) die Natriumchlorit-Produkte MMS und MMS2 als zulassungspflichtige und bedenkliche Arzneimittel eingestuft. Das BfArM hat den begründeten Verdacht, dass die Natriumchlorit-Produkte schädliche Wirkungen haben, die über ein vertretbares Maß hinausgehen.

Auch Laetrile und Ukrain sind Beispiele für KAM, die vom BfArM als zulassungspflichtige und bedenkliche Arzneimittel eingestuft wurden.

> ❯ **Birgt eine komplementäre und alternative Methode absolute Risiken, schadet sie Patienten mit hoher Wahrscheinlichkeit.**

18.2.3 Hilfe zur Selbsthilfe

Möchten sich Krebspatienten selbst auf die Suche nach komplementären Methoden machen oder haben sie das bereits getan und können die gefundenen Informationen nicht einordnen? Bietet man hier Unterstützung an, so fühlen sie sich in ihrer Rolle als mündiger Patient gestärkt und ernst genommen.

◼ Tab. 18.2   Fragenkatalog zur Bewertung komplementär- und alternativmedizinischer Methoden durch Patienten

Was sollte man fragen?	Darauf sollte man achten!
Wie lange gibt es [die Methode, die Anwendung, das Produkt] schon?	Fragwürdig ist zum Beispiel, wenn die Wirksamkeit einer Methode trotz langjährigem Einsatz nicht durch aussagekräftige Daten belegt ist.
Sind [die Methode, die Anwendung, das Produkt] und ihre postulierte Wirkungsweise verständlich dargestellt?	Verständliche und nachvollziehbare Erklärungen sind für den Anwender vertrauenerweckender als Übertreibungen.
Ist [die Methode, die Anwendung, das Produkt] an bestimmte Personen oder Orte gebunden?	Vorsicht ist geboten, wenn eine Methode nur durch eine bestimmte Person oder an einem speziellen Ort durchgeführt werden kann.
Gibt es schriftliche Informationen zum Verfahren? (Fachpublikationen, Presseberichte, Erfahrungs- berichte? Sind diese mit Quellen belegt?)	Je mehr zusätzliche Informationen in schriftlicher Form vorliegen, desto besser. Auf diese Weise kann man sich auch selbst ein Bild von dem Angebot machen und findet gegebenenfalls Antworten auf offene Fragen. Quellenangaben erlauben darüber hinaus die Beurteilung der Qualität (Evidenzlevel und Empfehlungsgrad) der schriftlichen Informa- tion. Neutrale Veröffentlichungen, z. B. Artikel in Fachzeitschriften, sind in der Regel aussagekräftiger als werbliche Informationen wie Pressemitteilungen des Anbieters oder individuelle Erfahrungsberichte.
Werden Nutzen und Risiken ausgewogen (bzw. überhaupt) dargestellt? Was kann erreicht werden? Hat [die Methode, die Anwendung, das Produkt] Nebenwirkungen?	Beide Aspekte sollten dargestellt werden. Wird in den Informationen zu einer Methode nur auf den Nutzen und gar nicht auf mögliche unerwünschte Effekte oder Wechselwirkungen eingegangen, sollte man dies kritisch hinterfragen.
Verlangt [die Methode, die Anwendung, das Produkt], dass Lebensstil und Ernährung völlig verändert werden?	Eine ausgewogene Ernährung ist immer empfehlenswert. Verlangt [eine Methode, eine Anwendung, ein Produkt] eine völlige Abkehr vom bisherigen Lebensstil, also einen Lebensstil für „Ein- geweihte", sollte man dies kritisch hinterfragen. Nicht gemeint ist hier ein gesunder Lebensstil, der eine ausgewogene Ernährung, regelmäßigen Sport und Nichtrauchen umfasst.
Wie stehen die Anbieter zur Schulmedizin? Kann man [die Methode, die Anwendung, das Produkt] in Kombination mit schulmedizinischen Behandlungen durchführen und einsetzen (kom- plementärer Ansatz)?	Warnt der Anbieter vor der Schulmedizin oder rät er gar generell von einer schulmedizinischen Behandlung ab, sollte diese Haltung hinterfragt werden.

(Fortsetzung)

18

◼ Tab. 18.2 (Fortsetzung)

Was sollte man fragen?	Darauf sollte man achten!
Muss man [die Methode, die Anwendung, das Produkt] aus dem Ausland beziehen?	Die Qualität von ausländischen Produkten ist nur schwer zu beurteilen. Medikamente aus Deutschland und Europa müssen in der Regel nach vorgeschriebenen Qualitätskriterien hergestellt werden. Die Inhaltsstoffe von Nahrungsergänzungsmitteln müssen angegeben werden. Beides trifft auf Produkte aus dem Ausland nicht unbedingt zu. Das heißt, arzneiliche Qualität und Zusammensetzung entsprechen möglicherweise nicht dem europäischen beziehungsweise deutschen Standard.
Kosten [der Methode, der Anwendung, des Produkts]? Wer bezahlt die Anwendung? Oder wird sogar Vorkasse oder Barzahlung verlangt?	Scheinen die Kosten übertrieben hoch, sollte man Vorsicht walten lassen. Eine Rücksprache mit der zuständigen Krankenkasse empfiehlt sich in jedem Fall vor Beginn der Behandlung. Kosten und Risiken sollten sorgfältig gegen den möglichen Nutzen abgewogen werden.
Was für ein Anbieter steht hinter [der Methode, der Anwendung, dem Produkt]?	Anbieter können kommerzielle Interessen haben. Hersteller, Arzt und Heilpraktiker sind in der Regel nicht frei von Interessenskonflikten, wenn bestimmte Methoden angepriesen werden. Das Vorliegen wie auch das Fehlen von Interessenskonflikten sollte klar benannt sein. Dies fordern die Kriterien für Transparenz guter Gesundheitsinformation. Fehlende Angaben schränken die Beurteilungsmöglichkeit ein.
Wogegen hilft [die Methode, die Anwendung, das Produkt] genau?	Eine Therapie, die eine Heilung bei jedem Krebs, allen Krankheitsstadien und jedem Patienten suggeriert, ist fragwürdig.

Mit einem Fragenkatalog, wie in ◼ Tab. 18.2 dargestellt, können Betroffene, ggf. zusammen mit ihren Ärzten, zu einer Einschätzung von Methoden oder deren Anbietern kommen und werden in die Lage versetzt, Informationen kritisch zu bewerten.

Mehr Information

Für Fachleute

Bundesinstitut für Risikobewertung (BfR): Stellungnahmen, Veröffentlichungen oder europaweite Entscheidungen zu Gesundheitsrisiken vom BfR bewerteter KAM. ▶ www.bfr.bund.de

Bundesinstitut für Risikobewertung: Bewertung einzelner Substanzen aus dem KAM-Bereich ▶ https://www.bfr.bund.de/de/a-z_index.html

CAM Cancer: Evidenzbasierte Informationen zu komplementären und alternativen Methoden (KAM) in der Onkologie ▶ http://cam-cancer.org/en

Cochrane Library: Systematische Reviews zu zahlreichen komplementären und alternativen Methoden bei Krebs (browse reviews -> cancer und complementary & alternative medicine) ▶ https://www.cochranelibrary.com

Deutsche Gesellschaft für Hämatologie und Onkologie (DGHO): Deutsche Übersetzungen der CAM-Summaries. ▶ https://www.onkopedia.com/de/news/komplementaere-und-alternative-therapieverfahren

European Medicines Agency (EMA): Bewertung von Phytotherapeutika zur Anwendung beim Menschen ▶ https://www.ema.europa.eu/en/human-regulatory/herbal-medicinal-products

National Cancer Institute (NCI): Informationen zu einer Auswahl von KAM für Patienten und Ärzte ▶ www.cancer.gov/about-cancer/treatment/cam

National Center for Complementary and Integrative Health (NCCIH): Fakten, Forschungsergebnisse und Sicherheitsinformationen zu KAM ▶ https://nccih.nih.gov/health/atoz.htm

Office of Cancer Complementary and Alternative Medicine (OCCAM): Alphabetische Liste verschiedener KAM mit Links zu weiterführenden Informationen ▶ https://cam.cancer.gov/health_information/cam_therapies_a-z.htm. ▶ www.onkopedia.com/de/onkopedia/guidelines

Für Patienten

Krebsinformationsdienst: Informationsblatt Komplementäre und alternative Krebsmedizin ▶ https://www.krebsinformationsdienst.de/service/iblatt/iblatt-alternative-krebsmedizin.pdf

Weiterführende Literatur

Ernst A, Klein S (2017) Komplementäre und alternative Methoden bei Krebs einordnen und bewerten. Dtsch Med Wochenschr 142(12):873–881. ▶ https://doi.org/10.1055/s-0042-111613

Freuding et al (2019) Mistletoe in oncological treatment: a systematic review. Part 1: survival and safety. J Cancer Res Clin Oncol 145(3):695–707. ▶ https://doi.org/10.1007/s00432-018-02837-4

Freuding et al (2019) Mistletoe in oncological treatment: a systematic review. Part 2: quality of life and toxicity of cancer treatment. J Cancer Res Clin Oncol 145(4):927–939. ▶ https://doi.org/10.1007/s00432-018-02838-3

Johnson SB, Park HS (2018) Complementary medicine, refusal of conventional cancer therapy, and survival among patients with curable cancers. JAMA Oncol 4(10):1375–1381. ▶ https://doi.org/10.1001/jamaoncol.2018.2487

Wie geht es nach der Behandlung weiter?

Inhaltsverzeichnis

Wie ist das mit der Reha?

Bettina Dräger und Carmen Flecks

© Springer-Verlag GmbH Deutschland, ein Teil von Springer Nature 2020
A. Gaisser, S. Weg-Remers (Hrsg.), *Patientenzentrierte Information in der onkologischen Versorgung*,
https://doi.org/10.1007/978-3-662-60461-8_19

19.1 Onkologische Reha: warum und für wen?

„Mein Mann hat Darmkrebs. Er wurde operiert und hat jetzt einen künstlichen Darmausgang. Das Krankenhaus wollte für ihn eine Reha organisieren, gleich nach der Entlassung. Doch mein Mann will davon nichts wissen. Er möchte sich lieber zu Hause erholen. Was wird in einer Reha eigentlich alles gemacht? Ich möchte ihm gern sagen, was ihm die Reha bringen kann, damit er sie doch in Anspruch nimmt."

Viele Patientinnen und Patienten sind nach Beendigung der Erstbehandlung ihrer Krebserkrankung körperlich beeinträchtigt und seelisch erschöpft. Sie brauchen Unterstützung bei der Rückkehr in den Alltag und müssen unter Umständen den Umgang mit neuen Gegebenheiten lernen: der Verlust eines Körperteils oder Organs, die Anlage eines Stomas oder das Vorliegen einer nicht mehr heilbaren Erkrankung. Hier setzt die onkologische Rehabilitation an, eine besondere Form der medizinischen Rehabilitation. Sie verfolgt einen ganzheitlichen Ansatz und betrachtet den betroffenen Menschen in seinem individuellen Lebensumfeld.

Deshalb kommt eine onkologische Reha-Maßnahme nicht nur für Berufstätige infrage. Alle Betroffenen, auch Rentner, nicht selbst rentenversicherte Ehe- oder Lebenspartner und Kinder, sollen in ihr gewohntes Leben zurückfinden und wieder am gesellschaftlichen Leben teilnehmen können. Zugrunde gelegt wird dabei seit 2001 das „bio-psycho-soziale Modell von Krankheit und Gesundheit" der WHO mit dem Klassifikationssystem ICF (Internationale Klassifikation der Funktionsfähigkeit, Behinderung und Gesundheit). Mithilfe der ICF können Auswirkungen einer Erkrankung auf alle Aktivitäten eines Menschen beschrieben werden.

Es ist also nicht die medizinische Diagnose nach ICD-10 entscheidend für die Reha-Bedürftigkeit, sondern die Auswirkung des Gesundheitsproblems auf die Funktionsfähigkeit des Betroffenen in allen Lebensbereichen.

> Ein Rehabilitationsbedarf besteht immer dann, wenn eine funktionelle Einschränkung nach ICF vorliegt, die im Alltags- oder Berufsleben eine Beeinträchtigung darstellt und die durch eine Rehabilitation positiv beeinflusst werden kann.

Die sozialrechtlichen Aspekte und Rahmenbedingungen der onkologischen Reha sind ausführlich in ▶ Abschn. 27.3 „Zurück in den Beruf?" dargestellt.

19.2 Ziele und Möglichkeiten der onkologischen Reha

Die Folgestörungen nach einer Krebstherapie können sehr unterschiedlich sein. Ein Darmkrebspatient muss den Umgang mit seinem Stoma lernen, eine Brustkrebspatientin hat noch Schwierigkeiten mit der Beweglichkeit des Armes auf der operierten Seite. Beide leiden vielleicht unter Fatigue, befinden sich aber in unterschiedlichen Lebenssituationen mit jeweils anderen Anforderungen. Deshalb ist es wichtig, die Ziele einer onkologischen Rehabilitation an die Bedürfnisse der Betroffenen anzupassen.

> „Der Rehabilitand soll durch die Rehabilitation (wieder) befähigt werden, die Aktivitäten des täglichen Lebens, insbesondere die Erwerbsfähigkeit, möglichst in der Art und in dem Ausmaß auszuüben, wie sie für ihn als „normal" (für seinen Lebenskontext typisch) erachtet werden." (BAR Rahmenempfehlungen zur ambulanten medizinischen Rehabilitation, 01.03.2016).

Auch in § 2 der sogenannten „*Ca-Richtlinie*" der Träger der Rentenversicherung zu Leistungen bei Tumorerkrankungen werden in der Neufassung vom 01.07.2018 erstmals Ziele der onkologischen Nachsorgeleistungen definiert: Sie sollen den Behandlungserfolg festigen, den Bedarf an Nachbehandlung und gesundheitlicher und seelischer Stabilisierung abdecken sowie körperliche und seelische Folgen der Krebserkrankung mildern oder beseitigen helfen.

Für den Patienten mit Darmkrebs (Anfragebeispiel unter ▶ Abschn. 19.1) könnte das bedeuten: Schulung im Umgang mit dem Stoma, Ernährungsberatung, Sporttherapie, psychoonkologische Unterstützung, sozialrechtliche Beratung bezüglich des Arbeitsplatzes und Motivation zur Lebensstiländerung mit Abbau von Risikoverhalten (z. B. das Rauchen aufgeben).

> **Die Teilnahme an einer Reha-Maßnahme nach Krebstherapie ist nicht verpflichtend. Sie bietet Patienten aber die Chance, durch vielfältige Therapieangebote mit der Erkrankung und ihren Folgen besser zurecht zu kommen. Wenn eine Anschlussheilbehandlung direkt nach Klinikentlassung nicht möglich ist, kann eine onkologische Rehabilitation bis zum Ende des ersten Jahres nach abgeschlossener Erstbehandlung beantragt werden. Entscheidend sind immer der Reha-Bedarf und die Reha-Fähigkeit des Patienten sowie die positive Rehabilitationsprognose, die durch den behandelnden Arzt bescheinigt werden müssen.**

19.3 Medizinische Voraussetzungen

Medizinische Voraussetzung für eine onkologische Rehabilitation ist ein bestehender Rehabilitationsbedarf. Rehabilitationsbedarf besteht, wenn der Patient oder die Patientin rehabilitationsbedürftig und rehabilitationsfähig ist sowie eine positive Rehabilitationsprognose besteht (◘ Abb. 19.1). Die Begriffe werden im Folgenden näher erläutert.

19.3.1 Rehabilitationsbedürftigkeit

Rehabilitationsbedürftigkeit ist gegeben, wenn eine geminderte oder erheblich gefährdete Leistungsfähigkeit im beruflichen und sozialen Umfeld festgestellt wird. Dabei werden Körperfunktionen, Tätigkeiten (Aktivitäten) und Teilhabe (Partizipation) berücksichtigt.

„Ich habe Brustkrebs und bekomme im Moment Strahlentherapie. Die Chemotherapie und die Operation habe ich schon hinter mir. Immer wieder werde ich gefragt, ob ich nicht eine Reha machen möchte. Aber ich bin froh, wenn die Therapie endlich zu Ende ist und ich mich wieder um meine Familie kümmern kann. Die körperliche Erschöpfung macht mir schon zu schaffen und ich weiß nicht so recht, wie sehr ich den Arm auf der operierten Seite benutzen darf. Ich liege auch nachts oft wach, weil ich Angst habe, dass der Krebs zurückkommt. Soll ich doch eine Reha machen? Was kann mir das bringen?"

Rehabilitationsbedürftigkeit ist bei Patientinnen nach einer Brustkrebstherapie in der Regel gegeben. Oft bestehen funktionelle Bewegungseinschränkungen im Bereich des Armes und der Schulter als Folge der Operation. Es kann zu einem Lymphödem des Armes kommen. Nerven in der Achselhöhle können verletzt sein oder es kann die Nervenfunktion durch die Chemotherapie beeinträchtigt werden, wodurch eventuell neuropathische Beschwerden auftreten. Durch die Strahlentherapie kann es zu Hautproblemen kommen. Chronische Erschöpfung, Konzentrationsstörungen sowie psychische Probleme bei der Krankheitsverarbeitung treten häufig auf. Hier kann eine Rehabilitationsmaßnahme mit vielfältigen Anwendungen zur Linderung und Krankheitsbewältigung beitragen. Physiotherapie und Sporttherapie, manuelle Lymphdrainage und Schulung mit notwendigen Hilfsmitteln, Ernährungstherapie, psychosoziale Beratung

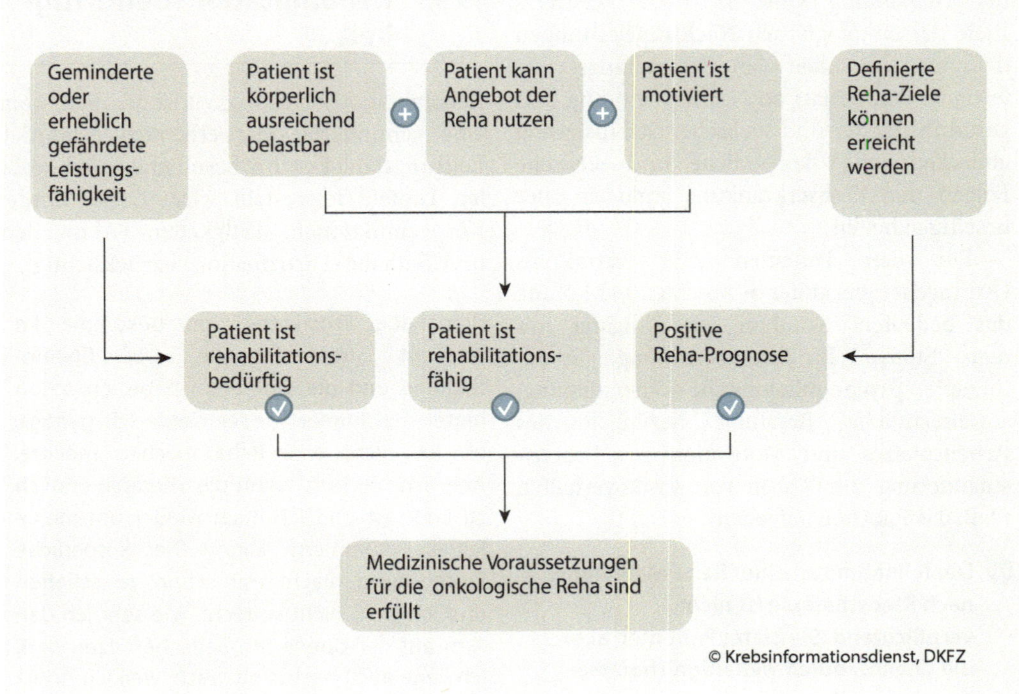

◘ Abb. 19.1   Medizinische Voraussetzungen für die onkologische Rehabilitation

und nicht zuletzt der Austausch mit anderen Betroffenen können bei der Rückkehr in den Alltag helfen.

> **Wichtig ist, dass Ärzte in ihrem Befundbericht zum Reha-Antrag alle Schädigungen und Einschränkungen benennen. Dies gilt auch für Risikofaktoren und medizinische Maßnahmen, die bereits im Rahmen der Krankenbehandlung erbracht wurden.**

19.3.2 Rehabilitationsfähigkeit

Als Voraussetzung für die Bewilligung einer onkologischen Rehabilitation ist die Rehabilitationsfähigkeit von besonderer Bedeutung. Sie ist gegeben, wenn Krebskranke für die Angebote in der Reha ausreichend körperlich und psychisch belastbar sowie motiviert sind. Fraglich kann die Reha-Fähigkeit besonders dann sein, wenn die onkologische Rehabilitation als Anschlussheilbehandlung direkt nach Therapieende erfolgen soll. Für eine AHB müssen die Patienten frühmobilisiert sein, das heißt, sie sollten in der Lage sein, alleine zu essen, die Körperpflege selbstständig durchzuführen und sich ohne fremde Hilfe auf Stationsebene bewegen zu können.

Behandelnde Ärztinnen und Ärzte müssen im Befundbericht deshalb deutlich machen, dass der Patient körperlich ausreichend belastbar und psychisch in der Lage ist, die Möglichkeiten der Rehabilitation zu nutzen. Nur bei gegebener Reha-Fähigkeit kann das therapeutische Angebot wahrgenommen werden und für die Patientin oder den Patienten einen Nutzen haben.

Akute Infektionen (z. B. MRSA), eine andere schwerwiegende Begleiterkrankung oder der noch beeinträchtigte körperliche Zustand nach einer Operation können Reha-Fähigkeit ausschließen oder Kontraindikationen darstellen.

„Mein Vater hat Magenkrebs, ihm wurde der Magen entfernt. Nach der Operation hat er weiter Gewicht verloren – wie auch schon vor der Diagnose. Im Moment ist er so schwach, dass er sich kaum alleine waschen und anziehen kann. Jetzt hat er auch noch eine ungeklärte, akute Hautinfektion, die ihm sehr zu schaffen macht. Die Klinik will nun eine AHB einleiten und ihn bis dahin entlassen. Wäre die AHB für ihn geeignet, damit er wieder zu Kräften kommt?"

Bei einer akuten Erkrankung fehlt es in der Regel an der Rehabilitationsfähigkeit. Die Akutbehandlung geht der Rehabilitation immer vor. In der Beispielanfrage ist zudem fraglich, ob der Patient frühmobilisiert ist. Aufgrund der weiteren Gewichtsabnahme ist auch zweifelhaft, ob der Betroffene ausreichend belastbar ist, um die Angebote im Rahmen einer AHB wahrzunehmen.

Die Anforderungen an die Reha-Fähigkeit sind hoch, um einen angemessenen Reha-Erfolg zu gewährleisten.

19.3.3 Positive Rehabilitationsprognose

Die Rehabilitationsprognose beurteilt die Wahrscheinlichkeit, mit der das angestrebte Reha-Ziel erreichbar ist. Es muss überwiegend wahrscheinlich sein, dass der Patient oder die Patientin das Reha-Ziel erreichen wird. Behandelnde Ärztinnen und Ärzte sollten mit den Patientinnen und Patienten die Ziele bereits bei der Antragstellung besprechen.

„Seit vier Jahren bin ich an einem Multiplen Myelom erkrankt. Ich war schon einmal auf Reha, nach meiner Stammzelltransplantation. Jetzt bekomme ich eine orale Therapie und habe in letzter Zeit zunehmend Probleme mit meinen Schleimhäuten und der Verdauung. Aber am meisten macht mir diese ständige Erschöpfung zu schaffen. Ich habe viel über „Fatigue" gelesen und bin dabei auf Reha-Kliniken gestoßen, die dazu Therapie-Angebote

haben. Meine Erkrankung ist nicht mehr heilbar. Wäre eine Reha trotzdem für mich möglich?"

Gerade für Patienten mit einer nicht mehr heilbaren Krebserkrankung hat die Linderung von Beschwerden, die durch die dauerhafte Therapie verursacht werden, eine große Bedeutung. Auf Grundlage des Sozialgesetzbuches IX („Rehabilitation und Teilhabe behinderter Menschen") haben sie ebenfalls Anspruch auf Verringerung und Beseitigung von funktionellen Einschränkungen und Aktivitätsbehinderungen in ihrem Alltag. Die Verbesserung der Lebensqualität, auch für nicht mehr berufstätige Menschen, kann durch Inanspruchnahme von Leistungen zur Teilhabe gelingen. Für das tumorassoziierte Fatigue-Syndrom gibt es beispielsweise während einer Reha-Maßnahme verschiedene Anwendungen, die zur Besserung der Beschwerden beitragen können:

- Angepasstes körperliches Training zur Verbesserung der Ausdauer und Stärkung der Muskulatur
- Gezielte Physiotherapie und spezielle Massagetechniken
- Psychoonkologische Betreuung zur Erarbeitung eines neuen Lebenskonzeptes mit Akzeptanz und Verständnis der eigenen Situation (z. B. Entlastungsmöglichkeiten im Alltag finden)
- Ergotherapie mit Sensibilitätstraining und Hirnleistungstraining
- Ernährungsberatung (▶ Kap. 22 „Was kann ich selbst tun?")

19.4 Ambulant oder stationär?

Bei der onkologischen Rehabilitation gilt wie in allen Versorgungsbereichen der Grundsatz „ambulant vor stationär". Dennoch werden onkologische Rehabilitationsmaßnahmen häufig stationär durchgeführt. Die Patienten werden kontinuierlich versorgt und sind vom Alltag entlastet. Viele verschiedene Therapieangebote stehen an einem Ort zur Verfügung und der Austausch mit anderen Patienten ist intensiver als bei ambulanter Betreuung. Die räumliche Distanz zum sozialen Umfeld kann eine Entlastung darstellen und bei der Krankheitsverarbeitung helfen.

Doch auch eine ambulante Rehabilitation am Wohnort bietet Vorteile: Die Einbeziehung der Angehörigen in das Reha-Konzept ist leichter möglich, genauso wie eine gezielte Berücksichtigung der Arbeitsplatzsituation oder die Erprobung des Gelernten im Alltag. Der Patient hält sich tagsüber in der Reha-Einrichtung auf und verbringt die Abende und Wochenenden zu Hause. Voraussetzung ist eine ausreichende Mobilität des Betroffenen, die sichergestellte häusliche Versorgung und eine zumutbare Fahrzeit von nicht mehr als 45 min zur Reha-Einrichtung.

Mehr Information

Für Fachleute

Bundesarbeitsgemeinschaft für Rehabilitation: Rahmenempfehlungen und Arbeitshilfen zur Rehabilitation. ▶ https://www.bar-frankfurt.de/service/publikationen/reha-grundlagen.html

Deutsche Rentenversicherung: Informationen zur onkologischen Rehabilitation. ▶ https://www.rehainfo-aerzte.de/de/Inhalt/40_Reha_1x1/01_Medizinische_Reha/03_Onkologie/onkologie.html?nn=520986

Deutsche Rentenversicherung: Leitlinie zur Rehabilitationsbedürftigkeit bei Krebserkrankungen. ▶ https://www.deutsche-rentenversicherung.de/SharedDocs/Downloads/DE/Experten/infos_fuer_aerzte/begutachtung/leitlinien_rehabeduerftigkeit_onkologie_langfassung_pdf.html

Deutsche Rentenversicherung: AHB – Anschlussrehabilitation. ▶ https://www.deutsche-rentenversicherung.de/SharedDocs/Downloads/DE/Traeger/Bund/broschueren/AHB.html

Wichtige Rechtsgrundlagen

Gemeinsamer Bundesausschuss: Richtlinie über Leistungen zur medizinischen Rehabilitation (Rehabilitations-Richtlinie). ▶ https://www.g-ba.de/richtlinien/23/

Träger der Rentenversicherung nach § 31 Absatz 1 Nummer 2 SGB VI für die Erbringung von Leistungen zur onkologischen Nachsorge bei malignen Tumorerkrankungen und Systemerkrankungen (Ca-Richtlinie) vom 28.06.2018. ▶ https://rvrecht.deutsche-rentenversicherung.de/SharedDocs/rvRecht/01_GRA_SGB/06_SGB_VI/pp_0026_50/gra_sgb006_p_0031.html

Für Patienten

Bundesarbeitsgemeinschaft für Rehabilitation: Verzeichnis von Reha-Kliniken unter ▶ https://www.bar-frankfurt.de/datenbanken-verzeichnisse/rehastaettenverzeichnis/rehastaetten-suche/

Bundesministerium für Gesundheit: Vorsorge und Rehabilitation. ▶ https://www.bundesgesundheitsministerium.de/rehabilitation.html

Deutsche Rentenversicherung: Onkologische Reha. ▶ https://www.deutsche-rentenversicherung.de/DRV/DE/Reha/Medizinische-Reha/Onkologische-Reha/onkologische-reha_node.html

Krebsinformationsdienst. Informationen zur Rehabilitation. ▶ https://www.krebsinformationsdienst.de/behandlung/reha-nach-krebs.php

Weiterführende Literatur

Schmidt H et al (2017) Rehabilitationsbedarf bei Tumorpatienten. Im Focus Onkologie 20(5):38–43

Die medizinische Nachsorge

Ursula Will

© Springer-Verlag GmbH Deutschland, ein Teil von Springer Nature 2020
A. Gaisser, S. Weg-Remers (Hrsg.), *Patientenzentrierte Information in der onkologischen Versorgung*,
https://doi.org/10.1007/978-3-662-60461-8_20

Die Behandlung ist vorbei, der Krebs ist weg – Betroffene möchten alles Mögliche tun, damit die Erkrankung nie wiederkommt oder zumindest zurückgedrängt bleibt. Doch auch und gerade wenn die eigentliche Behandlung der Krebserkrankung vorbei ist, stellen sich viele Fragen zur optimalen Nachsorge.

Was ist die optimale Nachsorge bei Darmkrebs? In welchen Abständen sollen Darmspiegelungen, PET und Tumormarker-Bestimmungen erfolgen?

20.1　Warum Nachsorge? Wann beginnt die Nachsorge? Und wie lange dauert sie?

In der Nachsorge erhalten Patienten fortlaufend medizinische und psychosoziale Unterstützung. Ziele der Nachsorge sind das frühzeitige Erkennen eines Rezidivs, das Erfassen und Behandeln von Langzeitfolgen der Krebsbehandlung und die Unterstützung im Umgang mit der Erkrankung im Alltag. Dazu gehören physiotherapeutische Maßnahmen, die Ernährungsberatung sowie die Vermittlung psychoonkologischer und sozialrechtlicher Angebote bei Bedarf.

Medizinisch-wissenschaftliche Leitlinien geben Empfehlungen und Hinweise zur Durchführung der Nachsorge, wie zum Beispiel zu

- Abständen, Häufigkeit und Zeitraum regelmäßiger Nachsorgetermine
- Art und Stellenwert der Nachsorgeuntersuchungen

Sie dienen allerdings lediglich der Orientierung und sollten immer dem individuellen Risiko und den individuellen Bedürfnissen angepasst werden.

Die planmäßigen Nachsorgeuntersuchungen schließen sich per Definition an eine abgeschlossene bzw. vorläufig abgeschlossene Behandlung an. Diese beinhaltet die operative Entfernung des Tumors und, wenn im Therapieplan vorgesehen, die anschließende Strahlentherapie. Häufig beginnt die eigentliche Nachsorge auch nach Abschluss der Reha. Es gibt jedoch viele Patienten, die länger dauernd oder ergänzende, adjuvante Krebsbehandlungen erhalten. Besonders bei Brustkrebs oder Prostatakrebs kann sich die Behandlung länger hinziehen, mit teils über Jahre fortgeführter antihormoneller Therapie. Hier gehen Erstbehandlung, Weiterbehandlung und Nachsorge fließend ineinander über.

Bei Patienten mit Leukämien und Lymphomen dauert die Behandlung primär lange, besonders bei chronischen Verlaufsformen: Erstbehandlung, Kontrolle des Therapieerfolgs, Folgebehandlungen, Verlaufskontrollen und Nachsorge sind dann nicht immer klar voneinander zu trennen.

In etwa deckt die Nachsorge den Zeitraum ab, in dem man als Patientin oder Patient noch mit den Folgen der Erkrankung und ihrer Behandlung zu kämpfen hat und ein erhöhtes Rückfallrisiko besteht. Als Faustregel dafür gelten fünf Jahre. Bei manchen Betroffenen sind es mehr, bei anderen weniger.

Wie lange regelmäßige Termine notwendig sind, hängt nicht nur von der Krebsart ab. Wichtig sind auch der individuelle Krankheitsverlauf sowie Nebenwirkungen und mögliche Spätfolgen von Therapien und Erkrankung und die allgemeine gesundheitliche Verfassung eines Betroffenen.

Bei fortgeschrittener Krebserkrankung sind die Betroffenen meist kontinuierlich in ärztlicher Behandlung. Der Begriff Nachsorge passt dann nicht. Hier stehen nach Möglichkeit die Krankheitskontrolle, der aktuelle Gesundheitszustand und die Lebensqualität im Vordergrund. Untersuchungen und Intervalle orientieren sich an der individuellen Situation.

20

20.2 Ziele der Nachsorge

Die medizinische Nachsorge hat die folgenden Ziele:

- Das frühzeitige Erkennen und Behandeln eines erneuten Tumors (Rezidiv)
- Die gezielte Suche nach Absiedlungen (Metastasen) bei Beschwerden oder begründetem Verdacht
- Das Erkennen und Behandeln von Nebenwirkungen und Spätfolgen der Krebstherapie
- Das Erkennen und Behandeln möglicher Zweitkarzinome (erhöhtes Risiko z. B. nach Therapie mit alkylierenden Zytostatika, Topoisomerase II-Hemmern und bei erblicher Veranlagung)
- Eine allgemeine Beratung unter Berücksichtigung medizinischer, psychosozialer und psychoonkologischer Aspekte

20.3 Und wer zahlt?

Für Krebsnachsorgeuntersuchungen existieren mit Ausnahme der Anforderungen zur Nachsorge im Disease Management Programm (DMP) Brustkrebs **keine detaillierten gesetzlichen Regelungen oder G-BA-Richtlinien.** Welche ambulanten und belegärztlichen Leistungen in der gesetzlichen Krankenversicherung abgerechnet werden dürfen, regelt für Vertragsärzte der Einheitliche Bewertungsmaßstab (EBM). Dort sind unter anderem Zusatzpauschalen für die Behandlung und Betreuung eines Patienten mit einer gesicherten onkologischen Erkrankung bei laufender onkologischer Therapie oder Betreuung im Rahmen der Nachsorge einschließlich deren Leistungsinhalt und Abrechnungsbestimmungen aufgeführt (Zusatzpauschale Onkologie).

Empfehlungen aus ärztlichen Leitlinien der Fachgesellschaften alleine begründen für Patienten **keinen Anspruch** auf bestimmte Nachsorgeleistungen gegenüber der gesetzlichen Krankenversicherung.

> **Ob und welche Nachsorgeleistungen ein Patient auf Kosten der gesetzlichen Krankenversicherung erhält, muss daher der Arzt zunächst für jeden Patienten individuell entscheiden und dabei das Wirtschaftlichkeitsgebot (§ 12 SGB V) beachten. Dazu kann es erforderlich sein, dass er begründet, weshalb bei einer Patientin oder einem Patienten Nachsorgeuntersuchungen über einen längeren Zeitraum oder intensivere Nachsorgeuntersuchungen medizinisch notwendig sind.**

20.4 Wer ist für die Nachsorge zuständig?

In der Regel sind mehrere Ärzte im Rahmen der Krebsdiagnostik und Behandlung involviert. Daher empfiehlt es sich, schon gegen Ende der Krebsbehandlung abzusprechen, welcher Arzt Ansprechpartner in der Nachsorge sein wird. Anfragen an den Krebsinformationsdienst zeigen, dass dies oft ungeklärt ist. Patientinnen und Patienten hängen in der Luft; es fehlt ihnen ein Ansprechpartner für „die Zeit danach".

Findet die Behandlung stationär oder ambulant im Krankenhaus statt, sollte beim Entlassungsgespräch festgelegt werden, wer für die Nachsorge zuständig ist. **Ambulanzen spezialisierter Kliniken** können auch Ansprechpartner für die Nachsorge sein, insbesondere wenn die Behandlung im Rahmen einer klinischen Studie erfolgt ist. Gegen die Nachsorge im Krankenhaus kann zum Beispiel sprechen, dass die Klinik weit weg vom Wohnort liegt: Hier können für Betroffene längere Fahrten und damit zusammenhängende Fahrtkosten anfallen. Möchten

Patienten dennoch zur Nachsorge ins Krankenhaus gehen, sollte im Vorfeld geklärt werden, ob die Fahrtkosten von der Krankenkasse übernommen werden.

In vielen Fällen kann auch ein **niedergelassener Facharzt** die Nachsorge koordinieren, der in der Nachbetreuung von Krebspatienten erfahren ist (siehe auch ► Kap. 6 „Wo erhalte ich die beste Versorgung?"). Zu welchem Facharzt man zur Nachsorge geht, hängt von der jeweiligen Krebserkrankung ab und davon, ob es einen passenden Spezialisten in der Nähe gibt. Je nachdem, welche Untersuchungen oder Behandlungen während der Nachsorge notwendig werden, müssen Betroffene manchmal auch zu mehreren Spezialisten gehen.

Als dritte Möglichkeit ist ein Nachsorgemodell vorstellbar, bei dem ein **Krankenhaus und ein niedergelassener Facharzt** jeweils einen Teil der Nachsorge übernehmen. Dann ist die Abstimmung der beteiligten Partner unabdingbar, damit keine wichtigen Informationen verloren gehen.

Schließlich spielt der **Hausarzt** als zentraler Ansprechpartner und Empfänger aller wichtigen Befunde und Therapieempfehlungen, insbesondere in Notfällen und für andere, nicht krebsbezogene gesundheitliche Fragen eine wichtige Rolle.

20.4.1 Nachsorgepass

Einheitliche Regelungen zu Nachsorgepässen für Tumorpatienten gibt es in Deutschland nicht. Jedoch bieten einige Institutionen, Verbände und Krankenkassen diese kostenlos an. Alle Nachsorgetermine und die wichtigsten Ergebnisse werden dort festgehalten. Auch manche Kliniken stellen Nachsorgepässe oder -kalender zur Verfügung. In einzelnen Bundesländern, wie zum Beispiel in Bayern, werden in behandelnden Kliniken Nachsorgekalender ausgegeben, die eine personenbezogene Nummer tragen. Diese Nummer wird auch für Meldungen an das zuständige Krebsregister

verwendet. Der Nachsorgepass ist zwar weder vorgeschrieben noch zwingend notwendig, kann aber für Patienten hilfreich sein und Orientierung geben.

20.5 Welche Nachsorge ist notwendig/sinnvoll? Und wären mehr Untersuchungen nicht besser?

„Gestern war ich (43 Jahre alt) zum ersten Mal nach meiner Brustkrebserkrankung (mit OP, Bestrahlung) zur Nachsorge beim Frauenarzt. Ich muss noch Tamoxifen einnehmen und wundere mich, dass nur ein Ultraschall der Brust gemacht wurde. Ich habe gehört, dass bei Tamoxifen-Einnahme öfters auch ein Ultraschall des Unterleibs durchgeführt werden soll. Mein Arzt sagt, nur einmal im Jahr. Nun bin ich völlig verunsichert und habe Angst, dass einmal pro Jahr zu wenig ist und etwas zu spät erkannt wird."

20.5.1 Sinn und Unsinn von Untersuchungen

Welche Untersuchungen im Einzelfall wie häufig in der Krebsnachsorge sinnvoll sind, darüber besteht bei Betroffenen oft große Unsicherheit. Dabei wünschen sie sich meist aus Angst vor einem zu spät erkannten Rückfall möglichst viele und eher häufigere Untersuchungen. Doch das ist nicht immer sinnvoll.

Ein Beispiel: Betrachtet man das unter (► Abschn. 20.2) aufgeführte Ziel, Rezidive frühzeitig zu erkennen, so ist das nur sinnvoll, wenn sich daraus Konsequenzen für eine Behandlung ergeben, die auf Verlängerung der Lebenszeit abzielen oder die zumindest das symptomfreie Überleben verbessern. Ist dies nicht der Fall, werden die Patienten durch die „frühzeitige" Diagnose des Rückfalls nur unnötig alarmiert, mit allen dazugehörigen Folgen (◘ Abb. 20.1).

20.5.2 Aspekte der Kommunikation

Vielen Patienten ist es wichtig, bei jedem Termin möglichst umfangreich untersucht zu werden. Andere haben genau davor Angst, weil es sie immer wieder an die Möglichkeit eines Rückfalls erinnert.

> **Es gibt zwar viele Untersuchungen, die in der Krebsnachsorge möglich wären. Sinnvoll sind aber nur Tests, die für Betroffene auch Konsequenzen haben und das weitere Vorgehen besser planbar machen.**

Im Dialog mit Betroffenen ist die Vermittlung von Sinn und Unsinn bzw. Nutzen und Schaden von Nachsorgeuntersuchungen ein wichtiger Bestandteil der Kommunikation. Dass „mehr" und „häufiger" nicht immer besser ist, ist für Patientinnen und Patienten nicht immer einfach zu verstehen.

Zum Eingangsbeispiel „Unterleibssonographie bei Tamoxifentherapie?"

Die aktuell gültige Interdisziplinäre **S3-Leitlinie** für die Früherkennung, Diagnostik, Therapie und Nachsorge des Mammakarzinoms wie auch die Arbeitsgemeinschaft Gynäkologische Onkologie empfehlen neben der jährlichen gynäkologischen Untersuchung im Hinblick auf das unter langdauernder Tamoxifentherapie erhöhte Endometriumkarzinom-Risiko im ersten bis dritten Jahr vierteljährlich eine sorgfältige Anamnese (mit der Frage nach abnormalen vaginalen Blutungen), nicht aber die transvaginale Sonographie zur Bestimmung der Endometriumdicke.
Datenlage zum Endometriumkarzinom-Risiko unter Tamoxifen: Im Gegensatz zu postmenopausalen Frauen ist bei prämenopausalen Patientinnen unter Tamoxifentherapie die Wahrscheinlichkeit nicht erhöht, an einem Endometriumkarzinom zu erkranken. Unabhängig davon wird selbstverständlich empfohlen, bei abnormalen vaginalen

Blutungen den Arzt aufzusuchen, da diese Anzeichen eines sporadisch auftretenden Endometriumkarzinoms sein können.

In der Kommunikation mit der betroffenen Patientin kann der Hinweis auf die auf aktuellem Wissen beruhenden Leitlinienempfehlungen dabei helfen, Unsicherheiten zu nehmen. Aber auch die in ▶ Kap. 12 („Wie soll ich mich entscheiden?") besprochenen Aspekte einer adäquaten, verständlichen Kommunikation des Risikos können hier zur besseren Einschätzung der Situation und zum Verständnis beitragen.

Ausführliche Informationen zur konkreten Nachsorgeempfehlung bei Brustkrebs wie auch zur Datenlage zum Endometriumkarzinom-Risiko unter Tamoxifen tragen dazu bei, dass sich die Patientin sicherer fühlt.

Ein weiteres typisches Beispiel, zu dem Krebspatienten immer wieder irritiert nachfragen, ist die Messung von Tumormarkern. Noch vor wenigen Jahren gehörte die Tumormarker-Bestimmung bei vielen Betroffenen zur Routine, aber heute weiß man: Sie ist nicht immer und bei allen Patienten gleichermaßen sinnvoll. Bei manchen Krebsarten können erhöhte Tumormarker zwar durchaus ein Fortschreiten einer Erkrankung anzeigen. Viel entscheidender als die technische Machbarkeit und diagnostische Sicherheit eines Tests ist aber die Frage, ob das Wissen um einen Rückfall dann auch sinnvolle therapeutische Konsequenzen hat.

Beispiel: Tumormarker-Bestimmung in der Nachsorge von Brustkrebs

Die aktuellen Empfehlungen der Arbeitsgemeinschaft Gynäkologische Onkologie sehen in der Routinenachsorge keine Bestimmung von Tumormarkern vor.

Beispiel: Tumormarker-Bestimmung in der Nachsorge von Lungenkrebs

Nach der aktuellen S3-Leitlinie ist der Nutzen von Tumormarkern in der Nachsorge des Lungenkarzinoms durch Studien nicht belegt.

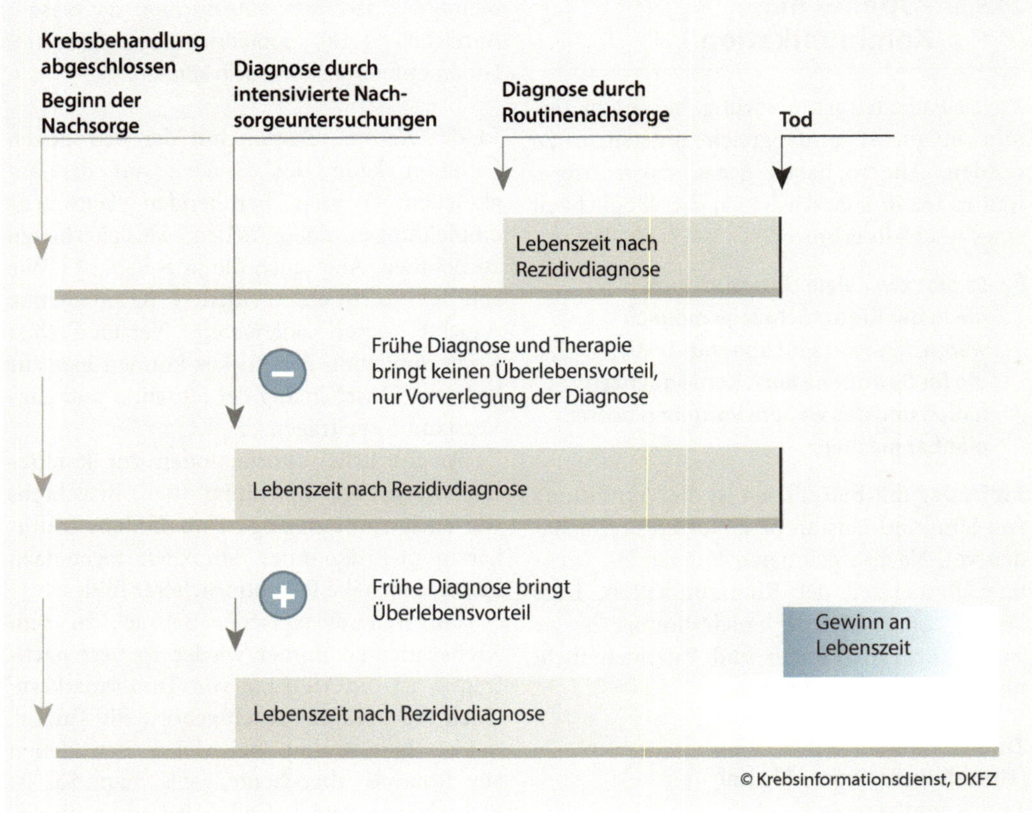

Abb. 20.1 Längeres Überleben durch intensivierte Nachsorge?

Daher wird die routinemäßige Bestimmung von Serummarkern in der Nachsorge von Lungenkrebs nicht empfohlen.

Kann man **nicht** davon ausgehen, dass ein Krebspatient von der Früherkennung eines Rezidivs Vorteile hat, sollten im Rahmen der Nachsorge nach Ansicht von Experten **keine** Tumormarker bestimmt werden.

Ähnliches trifft für die gezielte Suche nach Metastasen zu. Was bringt es einem Patienten, wenn ein Rückfall bei regelmäßigen Computertomografien oder Szintigrafien früh erkannt wird? Ist dadurch die Behandlung voraussichtlich erfolgreicher und weniger belastend? Oder erfährt man nur früher, dass die Krankheit wieder da ist, ohne dass dies Konsequenzen für das Überleben oder die Lebensqualität hat? **Abb. 20.1** visualisiert die Problematik.

20.6 Spezielle Nachsorgeempfehlungen bei erblicher Krebsdisposition

Patientinnen und Patienten mit erblicher Veranlagung können ein erhöhtes Risiko für weitere Krebserkrankungen tragen. So haben zum Beispiel Frauen mit Brustkrebs und nachgewiesener BRCA-Mutation ein erhöhtes Risiko, an einem zweiten Brustkrebs und/oder an Eierstockkrebs zu erkranken (► Kap. 4 „Ist der Krebs erblich?"). Ihnen wird neben den üblichen Brustkrebs-Nachsorgeuntersuchungen eine intensivierte Brustkrebsfrüherkennung empfohlen. Experten empfehlen darüber hinaus die Betreuung und Beratung in den Zentren des Deutschen Konsortiums für Familiären Brust- und Eierstockkrebs.

Auch eine Reihe von vererbbaren Syndromen können mit einem erhöhten Auftreten bestimmter Tumoren einhergehen, für die es zum Teil spezielle Früherkennungsprogramme gibt. Ein Beispiel ist das hereditäre (familiäre) nicht-polypöse kolorektale Krebssyndrom (HNPCC) oder auch Lynchsyndrom genannt. Ursache sind Mutationen in DNA-Reparaturgenen, die autosomaldominant vererbt werden. HNPCC-Patienten und ihren Familien wird ein spezifisches Programm zur Krebsfrüherkennung empfohlen. Diese umfasst ab dem 25. Lebensjahr (bzw. 5 Jahre vor dem frühesten Erstmanifestationsalter von Darmkrebs in der Familie) jährlich eine körperliche Untersuchung, komplette Koloskopie, gynäkologische Untersuchung einschließlich transvaginalem Ultraschall im Hinblick auf Endometrium- und Ovarialkarzinome, sowie ab dem 35. Lebensjahr jährlich eine Ösophago-Gastro-Duodenoskopie im Hinblick auf Magen- und Duodenumkarzinome sowie eine Endometriumbiopsie. Bereits an Darmkrebs erkrankte Patienten mit Lynchsyndrom erhalten die spezifische Früherkennung weiterer Tumoren im Rahmen ihrer Nachsorge.

20.6.1 Wichtig: Informationen austauschen!

Vor- und Nachteile von Nachsorgeuntersuchungen sollten im Vorfeld mit Betroffenen besprochen werden. Um Nutzen und möglichen Schaden einzelner Untersuchungsmethoden gegeneinander abzuwägen, kann im Gespräch mit den Patientinnen und Patienten die Abwägung folgender Fragen hilfreich sein:

- Wie körperlich belastend ist die jeweilige Untersuchung? Was bedeutet die regelmäßige Untersuchung unter psychologischen Aspekten?
- Was sind im individuellen Fall die Vor- und Nachteile einzelner diagnostischer Maßnahmen?
- Wie zuverlässig sind die Ergebnisse von einzelnen Tests und Untersuchungen?
- Hat das Ergebnis Konsequenzen für das weitere Vorgehen und wenn ja, welche? Wäre die Patientin oder der Patient bereit dazu?

20.7 Erkennen von Spätfolgen

Ein wichtiges Thema! In den Gesprächen mit dem Krebsinformationsdienst berichten Patientinnen und Patienten häufig über anhaltende Nebenwirkungen und Folgen der Krebsbehandlung. Oft werden die Beschwerden einfach hingenommen. Viele finden sich mit anhaltenden Symptomen ab. Sie trauen sich nicht, mit vermeintlichen „Bagatellbeschwerden" oder „Nachwehen" einen Arzt aufzusuchen. In der Nachsorge ist es daher wichtig, dem Erkennen von Spätfolgen und deren Behandlung Raum zu geben und gegebenenfalls konkret nachzufragen.

Denn die Krebserkrankung und die Therapie haben vielfältige Auswirkungen auf den Körper, aber auch auf die Psyche der Betroffenen, mit teils erheblichen Einschränkungen der Lebensqualität.

Nebenwirkungen und Folgen halten nicht selten über die Behandlung hinaus an oder treten erst mit längerem zeitlichen Abstand neu auf. In der Nachsorge gilt es dies zu berücksichtigen und auf typische Folgeprobleme zu achten. Patientinnen und Patienten sollten immer dazu ermutigt werden, sich bei Beschwerden auch außerhalb der Nachsorgeintervalle an ihren Arzt zu wenden (▶ Kap. 10 „Und die Nebenwirkungen?").

20.8 Psychosoziale Aspekte in der Nachsorge

Zur Nachsorge gehört neben den medizinischen Aspekten auch die Beratung zu psychosozialen und psychischen Folgen von Erkrankung und Therapie.

Wer ist Ansprechpartner bei Fragen zu Auswirkungen auf das alltägliche Leben? Wer bei Bedarf an pflegerischer Unterstützung, etwa bei der Körperpflege, beim Ankleiden, beim Essen? Und wer hilft bei der Organisation? Wer kann bei der Krankheitsbewältigung unterstützen? Mit wem können Patienten über psychische Belastungen sprechen, wie etwa die Angst vor einem Rückfall? Wer hilft gegebenenfalls Angehörigen weiter?

Für Patientinnen und Patienten, die sich in stationärer Behandlung befinden, steht der Kliniksozialdienst für Fragen zu psychosozialen Themen zur Verfügung. Außerhalb der Klinik sind beispielsweise ambulante Krebsberatungsstellen eine erste, niederschwellige Anlaufstelle für Fragen zu psychosozialen Themen. Auch der Hausarzt und beteiligte Fachärzte können vermitteln: Sie verweisen an weitere spezialisierte Ansprechpartner (siehe dazu auch ▶ Kap. 6 „Die medizinische Nachsorge" und ▶ Kap. 27 „Unterstützung und Hilfen – was steht mir zu?").

Mehr Information

Für Fachleute

Bundesministerium der Justiz und für Verbraucherschutz: Sozialgesetzbuch (SGB) Fünftes Buch (V) – Gesetzliche Krankenversicherung – § 12 Wirtschaftlichkeitsgebot Leistungen der GKV nach § 12 SGB V ▶ http://www.gesetze-im-internet.de/sgb_5/

Gemeinsamer Bundesausschuss (G-BA): DMP-Anforderungs-Richtlinie ▶ https://www.g-ba.de/richtlinien/83/

Kassenärztliche Bundesvereinigung: Online-Version des EBM (Stichwort „Zusatzpauschale Onkologie") ▶ https://www.kbv.de/html/online-ebm.php

Leitlinienprogramm Onkologie: Empfehlungen zur medizinischen Nachsorge in onkologischen Leitlinien. ▶ https://www.leitlinienprogramm-onkologie.de/home/

Für Fachleute und Patienten

Krebsinformationsdienst: Nachsorge bei Krebspatienten ▶ https://www.krebsinformationsdienst.de/behandlung/nachsorge.php

Krebsinformationsdienst: Stellenwert moderner Biomarker in der Krebsdiagnostik und Therapie ▶ https://www.krebsinformationsdienst.de/tumorarten/darmkrebs/risikofaktoren.php

Krebsinformationsdienst: Risiko Brustkrebs: Veranlagung, Vererbung, Genetik ▶ https://www.krebsinformationsdienst.de/tumorarten/brustkrebs/brustkrebsrisiken-persoenlich.php

Krebsinformationsdienst: Familiärer Brust- und Eierstockkrebs ▶ https://www.krebsinformationsdienst.de/service/iblatt/iblatt-familiaerer-brust-u-eierstockkrebs.pdf

Krebsinformationsdienst: Darmkrebs: Welches Risiko bergen die Gene? ▶ https://www.krebsinformationsdienst.de/tumorarten/darmkrebs/risikofaktoren.php

Krebsinformationsdienst: Adressen psychosozialer Krebsberatungsstellen ▶ https://www.krebsinformationsdienst.de/service/iblatt/iblatt-familiaerer-brust-u-eierstockkrebs.pdf

Nachsorgepass/Nachsorgekalender

Bayerische Landesärztekammer: Bayerischer Nachsorgekalender. Bestelladresse in der Wegweiser Patienteninfo ▶ http://www.blaek.de/

Deutsche Krebshilfe e. V.: Nachsorgepass (zum Download und zum Bestellen) ▶ https://www.krebshilfe.de/informieren/ueber-krebs/infothek/

Tumorzentrum Berlin e. V.: Tumorpass ▶ https://www.tzb.de/tumorpass-bestellen/

Tumorzentrum Dresden e. V.: Tumorpass ▶ https://tumorzentrum-dresden.de/bestellung-tumorpass/

UniversitätsTumorCentrum Jena: Nachsorgepass ▶ http://www.tz.uniklinikum-jena.de/Hilfe+für+Patienten/Nachsorgepass.html

Für Patienten

Leitlinienprogramm Onkologie: Patientenleitlinien. ▶ https://www.leitlinienprogramm-onkologie.de/patientenleitlinien/

Weiterführende Literatur

Becker K, Dörr W, Leiter-Stöppke U (2012) Krebsnachsorge: Viel Aufwand mit unklarem Nutzen? Onkologie 35(2):8–12. ▶ https://doi.org/10.1159/000337700

Leben mit und nach Krebs

Inhaltsverzeichnis

„Die Krankheit macht mir zu schaffen." Psychische Belastungen und Hilfen

Doris Lintz

Umfragen in der Allgemeinbevölkerung zeigen: Es gibt keine Erkrankung, vor der sich die Menschen in Deutschland mehr fürchten als vor Krebs. Die meisten haben bereits innerhalb der Familie oder des Freundes- und Bekanntenkreises Fälle von Krebserkrankungen erlebt und dabei Erfahrungen gemacht, die haften bleiben. Diese Erfahrungen können unterschiedlich ausfallen. Im günstigen Fall hat man Menschen erlebt, die eine Krebserkrankung relativ gut überstanden haben. Besonders einprägsam sind jedoch oft die Erfahrungen, bei denen die Krankheit mit großem Leid und mit einem tödlichen Ausgang verbunden war.

Wer selbst an Krebs erkrankt, für den stellt das – auch unabhängig von der Prognose – meist einen erheblichen Einschnitt ins Leben dar. Nicht nur die Konfrontation mit Ängsten und existenziellen Fragen spielt dabei eine Rolle, sondern es sind viele Anpassungsleistungen, die eine schwere körperliche Erkrankung fordert. Dabei ist es nicht verwunderlich, dass im Erleben vieler Patienten die Psyche bei der Verarbeitung „kaum hinterherkommt".

21.1   Krebs – eine Erkrankung mit vielen Herausforderungen

„Für mich ist diese Diagnose ein Schock und ich will es noch gar nicht wahrhaben. Wie kann man so etwas verkraften? Wer kann einem dabei helfen?"

„Nächste Woche werde ich die Chemotherapie beginnen. Allein wenn ich dieses schreckliche Wort höre, wird mir angst und bange."

„Meine Situation als alleinerziehende Mutter mit selbstständiger Arbeit ist durch die Krankheit nicht einfacher geworden. Ich weiß im Moment überhaupt nicht mehr, um was ich mich zuerst kümmern soll."

„Die Behandlung habe ich eigentlich ganz gut hinter mich gebracht, aber ein halbes Jahr später kam ich plötzlich an einen Punkt totaler geistiger und körperlicher Erschöpfung. Ich habe extrem viel geschlafen und geweint und war nicht im Stande, meinen Alltag zu bewältigen."

„Natürlich ist da im Hinterkopf immer diese Angst. Ja wenn diese verdammte Angst nicht wäre. Ich komme nicht zur Ruhe, weil ich bei jedem Ziepen sofort denke, dass der Krebs wieder da ist."

21.1.1   Vom Diagnoseschock bis zur Rezidivangst

„Sie haben Krebs" Viele Betroffene beschreiben, dass sie in der Situation der Diagnosemitteilung das Gefühl hatten, Ihnen werde „der Boden unter den Füßen weggezogen". Entsprechend führt eine Krebsdiagnose bei den meisten Menschen erst einmal zu einem großen Gefühlschaos: Die Angst vor dem ungewissen Ausgang der Erkrankung, vor einschneidenden Behandlungen mit belastenden Nebenwirkungen, vor Schmerzen und Einschränkungen steht dabei oft an erster Stelle. Manche Patientinnen und Patienten beschäftigt gleichzeitig die Frage „Warum hat es gerade mich getroffen?". Wut, Schuld- und Ohnmachtsgefühle können auftreten. Manche fühlen sich verständlicherweise überfordert mit dem, was auf sie zukommt. Denn nach der Diagnosestellung müssen sich Patienten nicht nur mit medizinischen Fakten auseinandersetzen, die für sie meist völliges Neuland bedeuten, sondern gegebenenfalls auch folgenreiche Behandlungsentscheidungen mit treffen. Dabei auch Unsicherheiten aushalten zu müssen, ist eine große Herausforderung.

Die Akutbehandlung überstehen In der Zeit der oft mehrmonatigen Behandlung müssen Patientinnen und Patienten ihren Alltag um die Erkrankung herum neu organisieren. Termine sind zu koordinieren, Wartezeiten durchzustehen. Oft ist es erforderlich, sich auf wechselnde Ansprechpartner einzustellen und immer wieder neues Vertrauen aufzubauen. OP-bedingte körperliche Veränderungen und Therapienebenwirkungen wie Übelkeit, Erschöpfung, Haarausfall oder klimakterische Beschwerden belasten auch die Psyche. Viele Betroffene müssen damit zurechtkommen, dass zumindest vorübergehend vieles, das vorher selbstverständlich war, nicht mehr geht. In besonderem Maße betroffen sind Patienten im erwerbsfähigen Alter, die eine längere Arbeitsunfähigkeit in Kauf nehmen müssen. Die Angst davor, die Arbeitsstelle zu verlieren oder den Beruf dauerhaft nicht mehr wieder aufnehmen zu können, ist für jüngere Menschen existenziell. Bereits die finanziellen Einschränkungen, die vorübergehend bei Krankengeldbezug entstehen, sind für manche Familien schwierig zu verkraften (▶ Kap. 27 „Unterstützung und Hilfen"). Hinzu kommt bei krebsbetroffenen Eltern die Sorge darum, wie die Kinder mit der Erkrankungssituation zurechtkommen.

Mit Spät- und Langzeitfolgen leben Wenn die Haupt-Behandlung abgeschlossen ist, steht oft unausgesprochen die Erwartung im Raum, dass jetzt alles wieder wird wie vorher. Nicht selten kommt aber gerade zu diesem Zeitpunkt eine gewisse Ernüchterung und Enttäuschung auf. Das Anknüpfen an den Stand der Leistungsfähigkeit vor der Erkrankung gelingt oft nicht so schnell – manchmal bleiben auch dauerhafte Einschränkungen (▶ Kap. 10 „Und die Nebenwirkungen?"). Hinzu kommt: Während die laufende Behandlung ein gewisses Gefühl der „Sicherheit" vermittelt hat, kann gerade nach Abschluss der Therapie die Angst vor einer möglichen Rückkehr der Krankheit besonders groß werden. Man spricht dabei auch von Progredienzangst. Durch die Krebserkrankung ist bei vielen Patienten das Vertrauen in den eigenen Körper erschüttert. Gleichzeitig fallen mit dem Abschluss der Behandlung die engmaschigen Kontakte zu medizinischen Einrichtungen weg, sodass der Patient mit seiner Beunruhigung zunächst alleine dasteht. Manche Betroffene beschäftigen sich nun auch vermehrt mit der Frage, was sie selbst dazu beitragen können, damit es nicht zu einem Rückfall kommt.

Wenn keine Aussicht auf Heilung besteht Für Patientinnen und Patienten, die sich bereits in einer Phase der Erkrankung befinden, die keine vollständige Heilung mehr erwarten lässt, rückt die Auseinandersetzung mit der Endlichkeit des Lebens in unmittelbare Nähe. Viele Betroffene müssen damit zurechtkommen, dass niemand mit Sicherheit vorhersagen kann, wie schnell die Erkrankung voranschreiten wird. Der Umgang mit einer fortgeschrittenen Krebserkrankung kann sehr unterschiedlich sein und verschiedene Phasen durchlaufen. Manche Menschen hoffen über lange Zeit noch auf die Chance einer vollständigen Heilung – gegebenenfalls mithilfe neuer oder alternativer Behandlungsmethoden. Andere wiederum gehen früh im Krankheitsprozess bewusst damit um, dass die verbleibende Zeit unter Umständen begrenzt sein könnte. Häufig stellt sich dann das Bedürfnis ein, bestimmte Dinge zu regeln, zu klären oder abzuschließen. Auch die Frage „Wie sehr werde ich leiden müssen, wenn die Krankheit weiter fortschreitet?" kann Betroffene beschäftigen. Frühzeitige Informationen zum Spektrum der palliativmedizinischen Behandlungs- und Betreuungsmöglichkeiten können entlastend sein (▶ Kap. 15 „Worüber ungern gesprochen wird").

21.1.2 Belastungen im Gespräch erkennen und benennen

Patientinnen und Patienten, die sich an den Krebsinformationsdienst wenden, tun dies meist mit der Frage nach einer konkreten Information. Sorgen und Nöte, die sie beschäftigen, deuten sich oft eher zwischen den Zeilen an. Wenn im Gespräch Ängste und Belastungen spürbar sind, ist erfahrungsgemäß das Signal hilfreich, dass der Raum da ist, diese aussprechen zu dürfen. Formulierungen, die die Ausnahmesituation der Betroffenen anerkennen („Ich kann mir vorstellen, dass das für Sie im Moment alles sehr belastend ist") können einen Anfang machen.

> **Auch einfache Fragen, die sich an die Klärung medizinischer Fragen anschließen, („Gibt es noch etwas, das Sie beschäftigt?") können den Patienten dazu ermutigen, das in Worte zu fassen, was ihn aktuell bewegt. Allein das Aussprechen kann entlastend wirken, darüber hinaus können sich Anknüpfungspunkte für das Eruieren möglicher Hilfen bieten.**

Ausführlichere Gespräche dieser Art sind im dicht gedrängten ärztlichen Behandlungsalltag sicherlich nicht immer leicht umzusetzen. Dennoch kann es lohnenswert sein, im Rahmen der Möglichkeiten Zeit für einen Austausch zu schaffen, der die vertrauensvolle Arzt-Patienten-Beziehung stärkt. Viele der Betroffenen, die sich telefonisch an den Krebsinformationsdienst wenden, bedanken sich am Ende des Gesprächs ganz besonders für das Zuhören und die Zeit, die sich das Gegenüber genommen hat.

Abgesehen von den organisatorischen Erfordernissen sind solche Gespräche auch inhaltlich nicht einfach zu führen. Besonders wenn es um einen fortschreitenden Krankheitsverlauf oder eine ungewisse Prognose geht, ist es für den Arzt eine Herausforderung, Ängsten und Unsicherheiten zu begegnen und sie ein Stück weit gemeinsam mit dem

Betroffenen auszuhalten (▶ Kap. 1 „Information und Kommunikation").

> **Fortbildungen zur Arzt-Patienten-Kommunikation bieten die Möglichkeit, sich für Gespräche über schwierige Themen zu rüsten. Entsprechende Kurse gibt es beispielsweise im Fortbildungsangebot von Landesärztekammern.**

21.2 Professionelle Unterstützungsangebote

21.2.1 Braucht jeder Krebspatient professionelle Hilfe?

Sowohl Patienten als auch behandelnde Ärzte fragen sich mitunter, wann es sinnvoll und notwendig ist, professionelle psychosoziale Hilfen in Anspruch zu nehmen. Durch Studien gut belegt ist, dass rund ein Drittel aller Krebspatienten unter einer behandlungsbedürftigen Störung im Sinne des ICD-10 leidet, beispielsweise einer Anpassungsstörung oder Depression. Doch auch Betroffene, bei denen keine psychische Störung im engeren Sinne zu diagnostizieren ist, können angesichts der beschriebenen Herausforderungen durchaus unter der Erkrankungssituation leiden. Eine allgemein hohe psychische Belastung weisen nach Schätzungen mehr als 50 % der Krebspatienten auf.

Entsprechend sieht die S3-Leitlinie *Psychoonkologische Diagnostik, Beratung und Behandlung von erwachsenen Krebspatienten* (Version 1.1, 2014) eine gestufte Versorgung vor. Patienten mit einer Störungsdiagnose sollten gemäß den vorhandenen, spezifischen Leitlinien psychotherapeutisch und/oder medikamentös behandelt werden.

> **Darüber hinaus wird empfohlen, eine psychosoziale *Beratung* jedem Patienten anzubieten – auch wenn keine psychische Störung im engeren Sinne vorliegt.**

Ein Belastungsscreening kann über Fragebogeninstrumente wie beispielsweise das

Anleitung

Erstens:
Bitte kreisen Sie am Thermometer links die Zahl ein (0-10), die am besten beschreibt, wie belastet Sie sich in der letzten Woche einschließlich heute gefühlt haben.

Zweitens:
Bitte geben Sie an, ob Sie in einem der nachfolgenden Bereiche in der letzten Woche einschließlich heute Probleme hatten. Kreuzen Sie für jeden Bereich JA oder NEIN an.

JA	NEIN	**Praktische Probleme**	JA	NEIN	**Körperliche Probleme**
○	○	Wohnsituation	○	○	Schmerzen
○	○	Versicherung	○	○	Übelkeit
○	○	Arbeit/Schule	○	○	Erschöpfung
○	○	Beförderung (Transport)	○	○	Schlaf
○	○	Kinderbetreuung	○	○	Bewegung/Mobilität
			○	○	Waschen/Ankleiden
		Familiäre Probleme	○	○	Äußeres Erscheinungsbild
○	○	im Umgang mit dem Partner	○	○	Atmung
○	○	im Umgang mit den Kindern	○	○	Entzündungen im Mundbereich
			○	○	Essen/Ernährung
		Emotionale Probleme	○	○	Verdauungsstörung
○	○	Sorgen	○	○	Verstopfung
○	○	Ängste	○	○	Durchfall
○	○	Traurigkeit	○	○	Veränderungen beim Wasser lassen
○	○	Depression	○	○	Fieber
○	○	Nervosität	○	○	trockende/juckende Haut
○	○	Verlust des Interesses an alltäglichen Aktivitäten	○	○	trockende/verstopfte Nase
			○	○	Kribbeln in Händen/Füßen
		Spirituelle/ Religiöse Belange	○	○	angeschwollen/aufgedunsen fühlen
○	○	in Bezug auf Gott	○	○	Gedächtnis/Konzentration
○	○	Verlust des Glaubens	○	○	sexuelle Probleme

Thermometer-Skala (links):
10 — extrem belastet
9
8
7
6
5
4
3
2
1
0 — gar nicht belastet

Sonstige Probleme ________________________________

NCCN 2005.1 Distress Management Guideline ©National Comprehensive Cancer Network. Alle Rechte vorbehalten. Deutsche Version: Mehnert A et al (2006) Die deutsche Version des NCCN Distress Thermometers – Empirische Prüfung eines Screening-Instruments zur Erfassung psychosozialer Belastung bei Krebspatienten. Z Psychiat Psychol Psychother 54(3): 213-223.

◘ Abb. 21.1 Distress-Thermometer; ein Wert von ≥5 auf der Skala gilt als Hinweis auf Unterstützungsbedarf, die benannten Probleme spezifizieren diesen. (Nach Mehnert et al. 2006, mit frdl. Genehmigung)

sogenannte Distress-Thermometer erfolgen (◘ Abb. 21.1). Diese Verfahren werden im stationären Setting oder auch in Krebsberatungsstellen eingesetzt (► „Mehr Information").

Bei Verdacht auf eine Belastung mit Krankheitswert kann im ambulanten Bereich eine erste diagnostische Einschätzung im Rahmen einer psychotherapeutischen Sprechstunde durch einen ärztlichen oder Psychologischen Psychotherapeuten erfolgen (► Abschn. 21.2.3 „Welche Unterstützungsangebote gibt es?").

Zu beachten ist: Das subjektive Bedürfnis nach psychosozialer Unterstützung entspricht nicht zwangsläufig dem Belastungsgrad, wie er beispielsweise über entsprechende Fragebogeninstrumente erfasst wird. Nicht alle Patientinnen und Patienten, bei denen sich eine hohe Belastung zeigt, äußern den Wunsch nach psychosozialer Unterstützung. Auf der anderen Seite gibt es Betroffene, die sich Hilfe wünschen und davon profitieren, obwohl man sie insgesamt als eher mäßig belastet einstufen würde.

Psychoonkologische Unterstützung lässt sich demnach nicht ohne Weiteres „verordnen". Das Aufzeigen von Anlaufstellen oder eine Empfehlung kann jedoch die Hemmschwelle senken, vorhandene Möglichkeiten zu nutzen.

Erfahrungsgemäß ist es auch eine Frage des Zeitpunkts, wann Krebspatienten den Wunsch oder das Bedürfnis haben, psychosoziale Angebote wahrzunehmen – möglicherweise auch erst nach Abschluss der Akutbehandlung. Zu wissen, dass es Unterstützungsangebote „für die Schublade" gibt, die sie auch noch zum späteren Zeitpunkt in Anspruch nehmen können, erleben viele Betroffene als entlastend.

Entsprechend kann es hilfreich sein, in der Praxis Informationen zu psychosozialen Anlaufstellen auszulegen oder den Patienten direkt an die Hand zu geben. Krebsberatungsstellen beispielsweise können häufig Flyer zur Verfügung stellen, in denen ihr Angebot beschrieben wird. Eine Kurzinformation zu psychoonkologischen Hilfen ist beim Krebsinformationsdienst erhältlich (▶ „Mehr Information").

Wenn es um die Weitervermittlung von Patientinnen und Patienten mit akutem Unterstützungsbedarf geht, kann auch eine direkte Vernetzung mit Anbietern vor Ort von Nutzen sein.

21.2.2 Psychoonkologie: Was bedeutet das?

Die Psychoonkologie als ein interdisziplinäres Fachgebiet befasst sich vor allem mit den seelischen Auswirkungen von Krebserkrankungen. Psychoonkologische Arbeit in der Praxis strebt danach, Belastungen durch Krankheit und Behandlung zu lindern, Betroffene in der Krankheitsbewältigung zu unterstützen und gemeinsam mit ihnen neue Perspektiven in der gewandelten Lebenssituation zu entwickeln. Ziel ist dabei gemäß S3-Leitlinie Psychoonkologie vor allem die Verbesserung der individuellen Lebensqualität. Eine unmittelbare Einflussnahme auf den Verlauf der Krebserkrankung wird nicht postuliert.

Im Gegensatz zum Begriff des „Psychotherapeuten" ist der Begriff „Psychoonkologe"

in Deutschland nicht geschützt. Dennoch wird die Bezeichnung heute in der Regel mit dem Abschluss einer anerkannten psychoonkologischen Zusatzqualifikation verknüpft. Es gibt eine Reihe von psychoonkologischen Fort- bzw. Weiterbildungsgängen (Curricula), die einheitliche strukturelle und inhaltliche Qualitätskriterien erfüllen und damit die Anerkennung der Deutschen Krebsgesellschaft (DKG) erworben haben. Diese Zusatzqualifikation ist für unterschiedliche Berufsgruppen möglich. Allerdings setzen die meisten Anbieter mindestens ein abgeschlossenes Studium im psychosozialen oder medizinischen Bereich voraus. In der Praxis gibt es „Psychoonkologen" mit anerkannter Weiterbildung, die eher beratend tätig sind, beispielsweise in psychosozialen Krebsberatungsstellen. Und es gibt „Psychoonkologen", die als spezialisierte Psychotherapeuten tätig sind (▶ „Mehr Information").

21.2.3 Welche Unterstützungsangebote gibt es?

Erste Hilfen und Beratung

Patientinnen und Patienten, die mit einer Krebsdiagnose konfrontiert sind, gehen viele Fragen durch den Kopf. Professionelle psychosoziale Unterstützung kann dabei helfen, Antworten zu finden.

Fragen, die sich Patienten stellen
- Wie geht mein Leben jetzt weiter?
- Wie komme ich am besten durch die Zeit der Therapie?
- Was hilft mir, Kraft zu tanken?
- Was bedeutet die Krankheit für meine Partnerschaft?
- Was sagen wir den Kindern? Wie verhalte ich mich meinen Kollegen gegenüber?
- Welche Sozialleistungen stehen mir zu?

Akutkliniken In vielen Akutkliniken ist ein psychoonkologisches Begleitangebot heute regulärer Bestandteil der Versorgung. Patienten in stationärer Behandlung können sich bei Bedarf danach erkundigen, ob es im Haus entsprechende Ansprechpartner gibt – sofern ein Kontakt ihnen nicht aktiv angeboten wird. Insbesondere alle von der Deutschen Krebsgesellschaft zertifizierten Organkrebszentren oder Onkologischen Zentren müssen gemäß Zertifizierungskriterien ein solches Angebot vorhalten. Psychoonkologen im Kliniksetting bieten begleitende Gespräche an. Möglich ist beispielsweise auch eine Unterstützung im Hinblick auf akute Ängste vor belastenden Therapien oder Untersuchungen. In sozialrechtlichen Fragen beraten darüber hinaus die Kliniksozialdienste.

Ambulante Beratung Im ambulanten Bereich machen die regionalen *psychosozialen Krebsberatungsstellen* ein niederschwelliges Gesprächsangebot für Patienten und Angehörige. Sie werden von unterschiedlichen Trägern unterhalten – dazu gehören die Landeskrebsgesellschaften, Wohlfahrtsverbände, Kliniken, Vereine und kommunale Träger. Eine Teilfinanzierung der Krebsberatungsstellen durch gesetzliche und private Krankenkassen ist ab 2020 gesetzlich festgeschrieben. Die Förderung soll auf der Grundlage einheitlicher Qualitätskriterien erfolgen. Für Betroffene und Angehörige ist die Beratung in aller Regel kostenfrei. Die meisten Anlaufstellen beraten sowohl zu psychologischen als auch zu sozialen und sozialrechtlichen Aspekten. Darüber hinaus ist die Ausstattung von Krebsberatungsstellen bislang noch heterogen. Kleinere Einrichtungen haben häufig ein begrenzteres Angebotsspektrum, während größere Anlaufstellen meist über interdisziplinäre Teams verfügen und neben Einzel- und Familiengesprächen auch unterschiedliche Gruppen und Aktivitäten wie z. B. Entspannungstrainings, Kreativ- und Bewegungskurse oder Programme für Kinder krebskranker Eltern anbieten. In

der Krebsberatung tätig sind Sozialarbeiter, Sozialpädagogen, Psychologen oder verwandte Berufsgruppen, häufig mit psychoonkologischer Zusatzqualifikation.

Auch manche *onkologische Schwerpunktpraxen* bieten psychoonkologische Beratung an.

Ein bundesweites Adressverzeichnis psychosozialer Krebsberatungsstellen mit Angaben zum jeweiligen Angebot hält der Krebsinformationsdienst auf seinen Internetseiten vor (► „Mehr Information").

Abhängig vom Wohnort haben in Deutschland jedoch noch nicht alle Krebsbetroffenen Zugang zu einem umfangreichen spezialisierten Beratungsangebot. Wenn in der Nähe keine Krebsberatungsstelle verfügbar ist, kommen auch *allgemeine psychologische Beratungsstellen oder Lebens- und Familienberatungsstellen* als erste Anlaufstellen infrage. Sie beraten Menschen in unterschiedlichen Krisensituationen.

Rehabilitationskliniken Auch in onkologischen Rehabilitationskliniken gehören psychoonkologische Gesprächs- und Gruppenangebote in aller Regel zum Behandlungsspektrum. Entsprechende Interventionen sind auf die Zeit des Aufenthalts begrenzt.

Psychotherapie mit psychoonkologischem Schwerpunkt

Wenn die psychische Belastung ausgeprägt ist oder lange andauert, reicht eine Beratung als Unterstützung oftmals nicht aus. Auch bei vorbestehender psychischer Erkrankung oder schwerwiegenden Problemen in verschiedenen Lebensbereichen kann eine Psychotherapie im engeren Sinne indiziert sein, um gegen anhaltende Ängste, depressive Stimmungszustände oder andere Beschwerden anzugehen. Für manche Betroffene ist die Erkrankung auch ein Anlass, sich in grundsätzlichen Lebensfragen neu zu orientieren.

Im niedergelassenen Bereich gibt es **Psychologische Psychotherapeuten sowie ärztliche Psychotherapeuten** (z. B. Fachärzte für Psychosomatische Medizin und Psychotherapie oder Fachärzte für Psychiatrie und Psychotherapie) mit **psychoonkologischem Schwerpunkt**, die sich im Rahmen eines Fort-/Weiterbildungscurriculums auf die Begleitung von Krebspatienten und Angehörigen spezialisiert haben. Meist behandeln diese Therapeuten nicht ausschließlich Krebsbetroffene, sind jedoch in diesem Thema erfahren und haben eine entsprechende Qualifikation erworben. Ambulante Psychotherapie-Angebote speziell für Krebspatienten machen in manchen Städten auch **psychosomatische oder psychiatrische Klinikambulanzen.**

> Wie bei Patienten ohne Krebserkrankung ist eine Kostenübernahme für eine Kurz- oder Langzeittherapie durch die gesetzlichen Krankenkassen möglich, wenn eine klinisch relevante psychische Störung nach ICD-10 vorliegt, also beispielsweise eine Anpassungsstörung oder Depression. Im Rahmen der sogenannten psychotherapeutischen Sprechstunde, die seit 2017 von allen niedergelassenen Psychologischen Psychotherapeuten und Ärzten mit Genehmigung zur Abrechnung von Richtlinienpsychotherapie angeboten werden muss, kann gegebenenfalls eine erste diagnostische Abklärung erfolgen. Das Aufsuchen einer solchen Sprechstunde ist gleichzeitig die Voraussetzung für weitere psychotherapeutische Leistungen, wenn eine Kostenübernahme durch die gesetzlichen Krankenkassen angestrebt wird.

Der Krebsinformationsdienst bietet auf seinen Internetseiten ein bundesweites Verzeichnis mit Adressen und Angeboten von ambulant psychotherapeutisch tätigen Psychoonkologen. Jeder Eintrag enthält eine Angabe zur Kostenübernahme durch die gesetzlichen Krankenkassen. Auch viele Krebsberatungsstellen vermitteln Adressen von Psychotherapeuten, die häufiger mit Krebsbetroffenen arbeiten.

Von einer flächendeckenden Versorgung mit psychoonkologisch spezialisierten Psychotherapeuten kann in Deutschland jedoch derzeit *nicht* ausgegangen werden. Daher ist es für Krebsbetroffene wichtig zu wissen, dass auch **Psychotherapeuten ohne Spezialisierung** gute Ansprechpartner sein können. Sie behandeln Menschen in unterschiedlichsten Belastungssituationen. Für die Vermittlung von Terminen bei einem niedergelassenen Psychotherapeuten können sich Patientinnen und Patienten auch an die Terminservicestellen der Kassenärztlichen Vereinigungen wenden.

Eine Übersicht zum Spektrum möglicher Unterstützungsangebote für Krebspatienten bietet ◘ Abb. 21.2.

21.2.4 „Ich bin doch nicht verrückt!" – Bedenken und Vorurteilen begegnen

Ein psychosoziales Beratungsangebot aufzusuchen oder sogar eine psychotherapeutische Behandlung in Betracht zu ziehen, ist für viele Menschen auch heute noch mit größeren Hemmschwellen verbunden. Studien zeigen, dass Krebsbetroffene, die stark belastet sind, längst nicht immer psychoonkologische Unterstützungsangebote in Anspruch nehmen. Ein Grund dafür kann die Überzeugung sein, keine professionelle Unterstützung zu brauchen – beispielsweise weil das familiäre Umfeld als ausreichende Stütze erlebt wird. Andere Patienten hegen grundsätzliche Zweifel an der Wirksamkeit solcher Hilfsangebote. Aber auch fehlende Informationen zur Verfügbarkeit entsprechender Anlaufstellen oder bestimmte Bedenken und Vorannahmen können dafür verantwortlich sein.

Die Empfehlung oder das Angebot, professionelle psychosoziale Unterstützung in

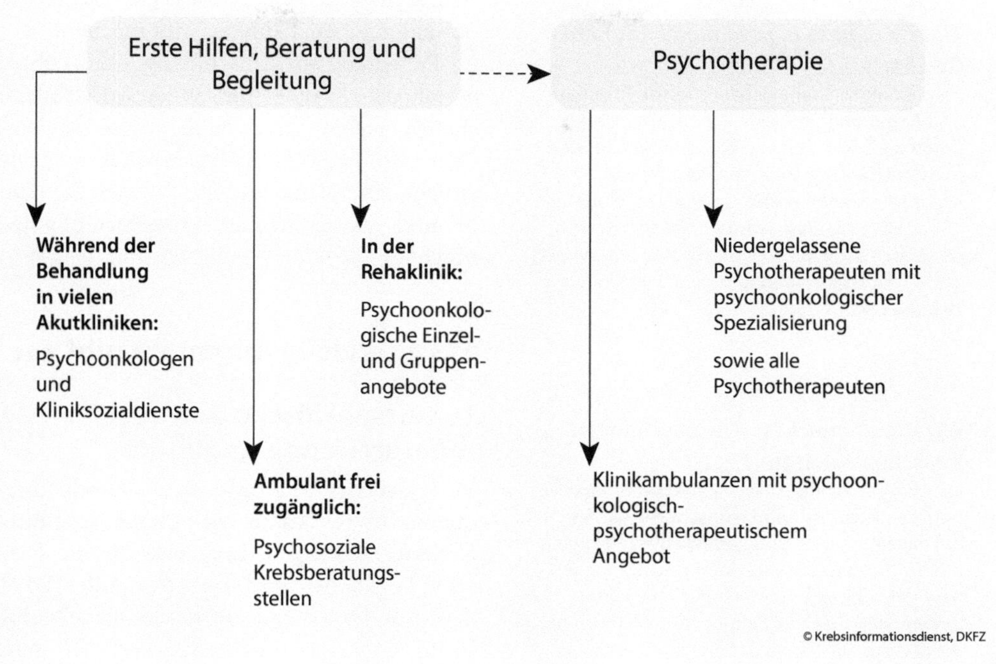

◘ Abb. 21.2 Angebote der psychoonkologischen (Mit)versorgung

Anspruch zu nehmen, kann bei Betroffenen unterschiedlich ankommen. Mancher Patient befürchtet, man traue speziell ihm nicht zu, selbst mit der Situation zurechtzukommen. Das ist insbesondere dann schwierig, wenn der oder die Betroffene ohnehin dazu neigt, das Annehmen von Hilfe für sich als Zeichen der Schwäche zu sehen. Auch kann es vorkommen, dass Patienten, die zum Psychoonkologen „geschickt werden", die Schlussfolgerung ziehen, dass es im Hinblick auf die Prognose Ihrer Erkrankung wohl eher schlecht um sie steht. Und nicht zuletzt stellen sich manche unter einer psychoonkologischen Begleitung eine aufdeckende Intervention vor, die zusätzlich Kraft kostet – möglicherweise sogar verbunden mit der Suche nach einem eigenen „Mitverschulden" an der Erkrankung.

Um solchen Überlegungen vorzugreifen oder entgegenzuwirken, sind einordnende Informationen zu psychoonkologischen und psychosozialen Unterstützungsangeboten hilfreich:

Warum psychoonkologische Unterstützungsangebote heute als selbstverständlicher Bestandteil der Krebsbehandlung gesehen werden
Krebspatienten haben viele Belastungen zu bewältigen und viele Herausforderungen zu meistern. Eine Krebserkrankung stellt für jeden, der davon betroffen ist, eine Ausnahmesituation dar. Deshalb gibt es Unterstützungsangebote, die speziell für Krebsbetroffene und deren Angehörige geschaffen wurden. Jeder Krebspatient hat ein Anrecht darauf, über diese Angebote informiert zu werden und sie bei Bedarf zu nutzen.

21

Worum geht es in psychoonkologischen Gesprächen?
Psychoonkologische Begleitung soll Patienten und Angehörige dabei helfen, möglichst gut durch die Erkrankung zu kommen. Fachleute mit viel Erfahrung in der Begleitung von Krebsbetroffenen und ihren Familien bieten ein offenes Ohr für alles, was Betroffene belastet und beschäftigt. Sie helfen, aktuelle Fragen und Gedanken zu sortieren und neue Perspektiven zu entwickeln.

Wie umfangreich ist eine psychoonkologische Begleitung?
Die Unterstützung richtet sich danach, was der Betroffene braucht und wünscht. Sie kann sich auf ein einmaliges, eher informatives Gespräch beschränken oder eine Begleitung über einen gewissen Zeitraum umfassen. Abseits von Gesprächen machen viele Beratungsstellen und größere Kliniken auch Gruppenangebote wie z. B. Entspannungstrainings.

21.3 Selbsthilfe

21.3.1 Was kann Selbsthilfe leisten?

Skepsis gibt es bei manchen Patienten nicht nur im Hinblick auf die Inanspruchnahme professioneller Unterstützungsangebote, sondern auch in Bezug auf den gezielten Austausch mit Gleichbetroffenen. Nicht wenige Betroffene befürchten, von den Krankenberichten anderer zusätzlich belastet oder „runtergezogen" zu werden. Doch dem gegenüber steht das, was Selbsthilfe bieten kann: Die Möglichkeit zur Begegnung mit anderen Menschen, die ähnliche Belastungen und Sorgen aus eigenem Erleben kennen und nachvollziehen können. Dieses „Verstandenwerden" kann eine wichtige Stütze sein. Zudem bietet Selbsthilfe die Chance, hilfreiche Informationen rund um die Erkrankung zu erhalten. Wenn andere

schildern, wie sie schwierige Situationen bewältigt haben, kann das Mut machen.

Patienten, die unschlüssig sind, ob sie gezielt den Kontakt mit anderen Betroffenen suchen sollen, kann man im Zweifelsfalle raten: Probieren Sie entsprechende Angebote einfach einmal aus und entscheiden Sie dann, ob und wie häufig Sie sie weiterhin nutzen möchten.

21.3.2 Welche Angebote gibt es?

Tumorspezifische und -übergreifende Angebote

Verschiedene bundesweite Selbsthilfeorganisationen kümmern sich um bestimmte Krebserkrankungen, beispielsweise die Deutsche Leukämie- und Lymphomhilfe (DLH), der Bundesverband Prostatakrebsselbsthilfe (BPS) oder das BRCA-Netzwerk für familiären Brust und Eierstockkrebs. Darüber hinaus gibt es Organisationen wie die Frauenselbsthilfe nach Krebs, die sich an Menschen – anders als der Name vermuten lässt, an Männer und Frauen – mit unterschiedlichen Krebserkrankungen richten. Einen Überblick bietet der Krebsinformationsdienst auf seinen Internetseiten (▶ „Mehr Information"). Hinweise auf regionale Gesprächsgruppen, die nicht unter dem Dach einer bundesweiten Organisation stehen, geben die Nationale Kontakt- und Informationsstelle zur Anregung und Unterstützung von Selbsthilfegruppen (NAKOS) oder Krebsberatungsstellen.

Analog und/oder online

Die klassische Form der Selbsthilfe ist das Gruppentreffen vor Ort. Parallel sind auch im Bereich der Selbsthilfe Online-Angebote auf dem Vormarsch. Viele der etablierten Selbsthilfeorganisationen bieten inzwischen die Möglichkeit, in Online-Foren themenspezifisch zu diskutieren. Besonders Krebspatienten, die noch im Berufsleben stehen oder familiäre Verpflichtungen haben, kommt es entgegen, dass Online-Angebote eine flexible Nutzung zu jeder Tages- und Nachtzeit ermöglichen. Außerdem können Betroffene dadurch auch überregional zusammenfinden – dies ist beispielsweise für Patienten mit selteneren Krebserkrankungen besonders relevant.

Kritische Stimmen mahnen jedoch, bei der Nutzung von Online-Angeboten – zu denen auch Social-Media-Gruppen gehören – Datenschutzfragen nicht außer Acht zu lassen.

> **Krebspatienten sollten beachten, dass bei der Preisgabe persönlicher Daten und Informationen im Internet Vorsicht geboten ist.**

Angebote speziell für junge Erwachsene

Verschiedene Selbsthilfeorganisationen haben „Ableger" geschaffen, die sich speziell an Patienten im erwerbsfähigen Alter richten. Beispiele sind die „NetzwerkStatt Krebs" der Frauenselbsthilfe nach Krebs oder die „Junge ILCO" der Selbsthilfevereinigung für Stomaträger und Menschen mit Darmkrebs. Das Projekt „Treffpunkte" der Deutschen Stiftung für junge Erwachsene mit Krebs ist dabei, ein Netz von regionalen Anlaufstellen für den Austausch zwischen jungen Betroffenen mit unterschiedlichen Krebserkrankungen aufzubauen. Auch die NAKOS bietet auf Ihren Internetseiten eine Liste „junger" Selbsthilfegruppen, darunter auch zum Thema Krebs.

Mehr Information

Psychoonkologie

Für Fachleute

Arbeitsgemeinschaft für Psychoonkologie (PSO) innerhalb der Deutschen Krebsgesellschaft (DKG): Screeningverfahren in der Psychoonkologie. ► https://pso-ag.org/de/versorgungsqualitat/diagnostik-und-screening.php

Bundesministerium für Gesundheit: Psychoonkologische Versorgung im Nationalen Krebsplan. ► https://www.bundesgesundheitsministerium.de/themen/praevention/nationaler-krebsplan/was-haben-wir-bisher-erreicht/ziel-9.html

Gemeinsamer Bundesausschuss: Richtlinie über die Durchführung der Psychotherapie. ► https://www.g-ba.de/richtlinien/20/

Leitlinienprogramm Onkologie: S3-Leitlinie Psychoonkologische Diagnostik, Beratung und Behandlung von erwachsenen Krebspatienten, Version 1.1 2014. AWMF-Registernummer 032/051OL. ► https://www.leitlinienprogramm-onkologie.de/leitlinien/psychoonkologie/

Psychoonkologische Fachverbände und Arbeitsgemeinschaften, die sich mit psychoonkologischen Forschungs-, Qualifikations- und Versorgungsfragen befassen und unterschiedliche Berufsgruppen vernetzen, die psychosozial mit Krebsbetroffenen arbeiten:
- Arbeitsgemeinschaft für Psychoonkologie (PSO) innerhalb der Deutschen Krebsgesellschaft (DKG) ► www.pso-ag.org
- Deutsche Arbeitsgemeinschaft für Psychosoziale Onkologie e. V. (dapo) ► www.dapo-ev.de
- Bundesarbeitsgemeinschaft für ambulante psychosoziale Krebsberatung e. V. (BAK) ► www.bak-ev.org

Für Fachleute und Patienten

Krebsinformationsdienst: Adressverzeichnis ambulanter psychosozialer Krebsberatungsstellen. ► https://www.krebsinformationsdienst.de/service/adressen/krebsberatungsstellen.php

Krebsinformationsdienst: Adressverzeichnis ambulant psychotherapeutisch tätiger Psychoonkologen. ► https://www.krebsinformationsdienst.de/service/adressen/psychoonkologen.php

Für Patienten

Krebsinformationsdienst: Informationsblatt des Krebsinformationsdienstes zu psychoonkologischen Hilfen. ► https://www.krebsinformationsdienst.de/service/iblatt/iblatt-psychoonkologie.pdf

Krebsinformationsdienst: Krankheitsverarbeitung – Krebs verkraften und bewältigen. ► https://www.krebsinformationsdienst.de/leben/krankheitsverarbeitung

Leitlinienprogramm Onkologie: Patientenleitlinie Psychoonkologie. ► http://leitlinienprogramm-onkologie.de/Psychoonkologie.91.0.html

Patientenratgeber im Buchhandel (Auswahl)

Herschbach P (Hrsg) (2014) Die Seele stärken. Wie Psychotherapie bei Krebs helfen kann. Patmos

Künzer A, Mamié S, Schürer C (2012) Diagnose-Schock: Krebs. Springer

Mehnert A (2010) Mit Krebs leben lernen. Ein Ratgeber zur Bewältigung psychischer Belastungen. Kohlhammer

21

Weiterführende Literatur

Karger A et al (2017) Communication Skills Trainings: Subjective Appraisal of Physicians from Five Cancer Centres in North Rhine, Germany. Oncol Res Treat 40(9):469–501. ► https://doi.org/10.1159/000479113

Mehnert A, Koch U (2016) Handbuch Psychoonkologie. Hogrefe

Mehnert A et al (2006) Die deutsche Version des NCCN Distress Thermometers – Empirische Prüfung eines Screening-Instruments zur Erfassung psychosozialer Belastung bei Krebspatienten. Z Psychiat Psychol Psychother 54(3):213–223. ► https://doi.org/10.1024/1661-4747.54.3.213

Vitinius F et al (2013) KoMPASS – Konzeption, Implementierung und Erfahrungen mit einem strukturierten Kommunikationstraining für onkologisch tätige Ärzte. Psychother Psych Med 63(12): 482–488. ► https://doi.org/10.1055/s-0033-1341468

Weis J, Brähler E (2013) Psychoonkologie in Forschung und Praxis. Schattauer

Selbsthilfe

Krebsinformationsdienst: Adressen von Krebsselbsthilfeorganisationen und Patientenverbänden. ► https://www.krebsinformationsdienst.de/wegweiser/adressen/selbsthilfe.php

Nationale Kontakt- und Informationsstelle zur Anregung und Unterstützung von Selbsthilfegruppen (NAKOS): Publikationen rund um das Thema Selbsthilfe. ► https://www.nakos.de/service/

Junge Selbsthilfe

– „NetzwerkStatt Krebs". ► https://www.netzwerkstattkrebs.de/

– „Junge ILCO" der Selbsthilfevereinigung für Stomaträger und Menschen mit Darmkrebs. ► www.ilco.de/junge-ilco/

– Projekt „Treffpunkte" der Deutschen Stiftung für junge Erwachsene mit Krebs. ► https://www.junge-erwachsene-mit-krebs.de/projekte/treffpunkte

– Liste junger Selbsthilfegruppen der Nationalen Kontakt- und Informationsstelle zur Anregung und Unterstützung von Selbsthilfegruppen (NAKOS). ► www.schon-mal-an-selbsthilfegruppen-gedacht.de/junge-selbsthilfegruppen

Was kann ich selbst tun?

Alexandra Hennemann und Kerstin Wittenberg

© Springer-Verlag GmbH Deutschland, ein Teil von Springer Nature 2020
A. Gaisser, S. Weg-Remers (Hrsg.), *Patientenzentrierte Information in der onkologischen Versorgung*,
https://doi.org/10.1007/978-3-662-60461-8_22

22.1 Die Motivation

Viele Patienten suchen nach Möglichkeiten, über die von den Ärzten verordnete Therapie hinaus selbst gegen ihre Krebserkrankung aktiv zu werden. Eine wichtige Motivation ist dabei, die eigenen Heilungschancen so weit wie möglich zu verbessern und einem Rückfall oder Progress vorzubeugen.

Das Bedürfnis, aktiv zu werden, selbst zur Heilung beizutragen und sich so Kontrolle über das eigene Leben zurückzuerobern, ist häufig ebenfalls ein Antrieb. Nicht wenige Betroffene erleben sich ab dem Zeitpunkt der Diagnose über verschiedene Therapieschritte hinweg bis zur Nachsorge als passives Objekt medizinischer Behandlung. Verordnete Termine beschneiden die Verfügungsgewalt über die eigene Zeit, besonders längere Wartezeiten vermitteln ein Gefühl von Ohnmacht. Ängste vor eingreifenden Verfahren müssen überwunden oder ausgehalten werden. Medizinische und pflegerische Prozeduren verletzen zum Teil die Schamgrenzen von Patienten wie auch Angehörigen. All das trägt zu dem Bedürfnis bei, selbst wieder Herr (oder Herrin) des Geschehens zu werden und sich als wirkmächtig zu erleben.

Ein zusätzlicher Aspekt ist oft das Gefühl von Zeitdruck. Ab der Diagnose „Krebs" passiert für Patienten in kurzer Zeit sehr viel. Dabei kommt leicht das Gefühl auf, in der Klinik oder Praxis möglichst rasch durch diagnostische und therapeutische Verfahren durchgeschleust und schnell abgefertigt zu werden. Dabei bleiben zum einen manche inhaltlichen Fragen ungeklärt, zum anderen kann eine Verarbeitung des Geschehens nicht in gleichem Tempo erfolgen. Häufig fehlt dann das Gefühl des Aufgehobenseins, erlebt wird eine unvollständige Versorgung und Information.

Auch bei genügend Zeit und einfühlsamer Aufklärung werden Informationen von großer Tragweite jedoch oft nicht direkt in vollem Umfang verstanden. Dann muss das eigentliche Begreifen, das „Hinterherkommen" von den Betroffenen nachgeholt werden.

Insofern kann selbst Aktiv-werden als Teil der Krankheitsverarbeitung für die Betroffenen auch dann wichtig sein, wenn die Versorgung medizinisch gesehen keiner Ergänzung bedarf. Insbesondere die Ernährung und körperliche Aktivität können selbst beeinflusst werden und haben eine wichtige Bedeutung für die Lebensqualität wie auch für die Funktionalität im Alltag. Ein weiterer möglicher Ansatzpunkt für Patienten und Angehörige, um selbst aktiv zu werden, sind Methoden zur Entspannung und psychischen Stärkung.

Viele Betroffene setzen außerdem auf komplementäre und alternative Methoden (KAM) oder beschäftigen sich zumindest mit diesem Themenbereich. Die Erwartungen an den Krebsinformationsdienst sind bei diesem Thema durchaus unterschiedlich: Befürworter erwarten konkrete Empfehlungen (oder eine Bestätigung bestehender Empfehlungen) und Unterstützung bei der Suche nach guten Therapeuten. Skeptische Betroffene formulieren zum Beispiel Erleichterung, dass – vom Umfeld unter Umständen mit Nachdruck empfohlene – KAM-Verfahren nicht notwendig sind, um Heilungschancen so gut wie möglich zu nutzen oder Nebenwirkungen zu behandeln. Häufige Themen sind etwa unklare Risiken und die teils beträchtlichen Kosten für solche Selbstzahler-Angebote. Insgesamt beschäftigt sich ein substanzieller Anteil der Krebspatienten und Angehörigen mit möglichen zusätzlichen Therapien und sucht dazu Informationen – häufig ohne die behandelnden Ärzte darüber zu informieren. Näheres zu komplementären und alternativen Verfahren siehe ▶ Kap. 16–18 „Komplementäre und alternative Methoden").

> **Die Gewissheit und Überzeugung, auch ganz persönlich das maximal Mögliche im Kampf gegen die Krebserkrankung getan zu haben, kann für Betroffene auch im Fall eines Rezidivs oder Progresses wichtig werden: Das Gefühl, sich keine Versäumnisse vorwerfen zu müssen, erlaubt dann eventuell eher eine Akzeptanz der Situation und die Konzentration auf nächste Schritte.**

22.2 Ernährung als Möglichkeit, selbst aktiv zu werden

Aus den Anfragen an den Krebsinformationsdienst ist ersichtlich, dass vielen Patienten, ihren Angehörigen und Freunden das Thema Ernährung wichtig ist. Hier können Betroffene aktiv auf einen Bereich Einfluss nehmen, der ihnen zugänglich und vertraut ist. Auch Angehörige können hier gut unterstützen, zum Beispiel durch die Zubereitung von Essen oder das Besorgen von bestimmten Lebensmitteln.

Andererseits kursieren über die Ernährung bei Krebs viele Empfehlungen, Theorien und Meinungen, die oftmals nicht belegt sind oder die sogar Fehl- oder Mangelernährung zur Folge haben können. Andere Ernährungsempfehlungen sind zwar gesundheitlich unbedenklich, führen aber beispielsweise zu erheblichen Einschränkungen bei der Lebensmittelauswahl oder zu wesentlich höheren Kosten – und damit zu einer zusätzlichen Belastung der Betroffenen.

Nicht wenige Menschen haben sich bereits vor ihrer Krebserkrankung bewusst ernährt oder sind speziellen Ernährungsformen gefolgt und vertreten ausgeprägte Meinungen zu gesundheitlichen oder ethischen Aspekten von Ernährung (z. B. zu Tier- oder Klimaschutz). Im Erkrankungsfall verbinden sich solche Einstellungen bei den Erkrankten und ihrem Umfeld unter Umständen mit subjektiven Theorien zur Krebsentstehung und -behandlung. Aber auch unabhängig davon sind Krebspatienten und ihre Angehörigen oft unsicher, ob sie sich anders ernähren sollten als vor der Erkrankung.

> **Grundlage für alle Ernährungsempfehlungen an Krebspatienten sollte eine individuelle ärztliche Einschätzung sein: Ob durch die Erkrankung oder Therapie besondere Ernährungsprobleme bestehen, die gezielt therapeutisch beeinflusst werden sollen, oder ob im Wesentlichen die Empfehlungen für eine ausgewogene**

und vielfältige Ernährung befolgt werden können, wie sie auch für Gesunde gelten.

Für die praktische Umsetzung eines medizinisch indizierten Ernährungskonzepts können Krebspatientinnen und -patienten bei Bedarf eine individuelle Ernährungsberatung erhalten.

- Viele größere Kliniken bieten für ihre Patienten im Therapiezeitraum Ernährungsberatung an.
- Auch viele Rehakliniken haben ein entsprechendes Angebot.
- Im ambulanten Bereich können Krankenkassen oder Fachverbände helfen, onkologisch qualifizierte Ernährungsberater in der Nähe des Wohnortes zu finden.

Für Patienten und Angehörige kann es schwierig sein, ambulant eine qualifizierte onkologische Ernährungsberatung zu finden, wenn die Klinik oder onkologische Praxis kein Angebot vermittelt. Hinweise der behandelnden Ärzte auf konkrete Adressen von Beratungsmöglichkeiten sind daher bei erkennbarem Bedarf eine sinnvolle Hilfestellung.

Ernährungsberatung kann ärztlich verordnet werden. Es ist jedoch sinnvoll, wenn sich die Betroffenen vorab wegen der Kostenübernahme mit ihrer Krankenkasse in Verbindung setzen. Unter Umständen ist der Zuschuss der Krankenkasse geringer als das Honorar der Ernährungsfachkraft.

Nicht empfohlen werden so genannte Krebsdiäten (▶ Kap. 17 „KAM: Die Anliegen, die Erwartungen, und die Fakten"). Hintergrund für die Bereitschaft von Patienten, solchen zum Teil stark eingreifenden Empfehlungen und einseitigen Ernährungsformen zu folgen, ist häufig die Vorstellung, damit wesentlich zur Heilung beitragen oder gar auf ungeliebte Therapien verzichten zu können. Die Nahrungsaufnahme einseitig einzuschränken, birgt jedoch besonders bei bestehender oder drohender Mangelernährung Risiken.

Bei den meisten Krebspatienten, die die Umstellung ihrer Ernährung als eine Möglichkeit sehen, selbst etwas für sich zu tun, ist eine Ernährungstherapie medizinisch nicht indiziert. Dennoch schreiben sie der Art der Ernährung häufig quasi therapeutischen Charakter zu. Deshalb an dieser Stelle und in Abgrenzung zu allgemeinen Ernährungsempfehlungen ein Exkurs zur klinischen Ernährungstherapie.

Exkurs: Ernährungsassessment und Ernährungstherapie

Bei einer Krebserkrankung ist es wichtig, den Körper ausreichend mit Energie und allen wichtigen Nährstoffen zu versorgen. Mangelernährung führt zum Abbau von Muskelmasse und zur Verschlechterung der körperlichen Funktionsfähigkeit.

Der Ernährungszustand von Krebspatienten sollte frühzeitig erfasst und in regelmäßigen Abständen kontrolliert werden. Besteht ein Risiko für Mangelernährung, sollte der Patient genauer untersucht werden. Ab wann ein Patient als mangelernährt gilt, ist nicht eindeutig definiert:

- Ein Kriterium ist der Body-Mass-Index (BMI): Bei einem BMI unter 18,5 kg/m^2 liegt Mangelernährung vor.
- Ein weiterer wichtiger Anhaltspunkt ist ungewollter Gewichtsverlust in den letzten Monaten, ein Kriterium, das auch Mangelernährung bei übergewichtigen Patienten erfasst.
- Ein Risiko für Mangelernährung lässt sich außerdem anhand der Abschätzung der erwarteten Nahrungsaufnahme in den nächsten Tagen feststellen.

Liegt Mangelernährung vor oder besteht ein hohes Risiko dafür, wird eine Ernährungstherapie empfohlen. Ziele sind, den Ernährungszustand, die körperliche Leistungsfähigkeit, die Verträglichkeit der Krebsbehandlungen und die Lebensqualität des Patienten zu verbessern oder zu erhalten. Bei einer unterstützenden Ernährungstherapie während einer Tumorbehandlung ist der Anteil an Eiweiß und Fett in der Nahrung ggf. höher als dies für Gesunde empfohlen wird.

Entsprechend der Situation des Patienten wird die Nahrungsaufnahme nach dem „Stufenschema der Ernährung" angepasst (◨ Abb. 22.1): Verbessert sich die Ernährungssituation durch Diätberatung, Anreicherung der Speisen oder Trinknahrung nicht, empfehlen Experten eine enterale Ernährung über eine Sonde in den Magen oder oberen Dünndarm. Ist eine Nährstoffaufnahme über den Magen-Darm-Trakt nicht möglich, kommt intravenöse (parenterale) Ernährung in Betracht. Je nach Situation können die verschiedenen Ernährungsformen auch kombiniert eingesetzt werden. Eine Ernährungstherapie ist auch zu Hause möglich.

Bei einer Ernährungstherapie wird vermutlich auch Tumorgewebe besser mit Nährstoffen versorgt. Manche Krebspatienten fürchten das und fragen deshalb beim Krebsinformationsdienst nach Ernährungsformen, mit denen der Tumor gezielt und separat vom übrigen Körper „ausgehungert" werden soll. Es liegen jedoch keine beweiskräftigen Daten dafür vor, dass eine Ernährungstherapie die Prognose von Krebspatienten verschlechtert. Solche Überlegungen sollten deshalb nicht dazu führen, eine klinisch notwendige Ernährungstherapie zu unterlassen.

Ernährungstherapie während der Tumorbehandlung

Bei einer unterstützenden Ernährungstherapie während oder in Vorbereitung einer Tumorbehandlung ist der Anteil an Eiweiß und Fett in der Nahrung ggf. höher als dies für Gesunde empfohlen wird. Vor großen Operationen, etwa von Kopf-Hals-Tumoren, Speiseröhrenkrebs oder Tumoren des Verdauungstrakts, kann eine angereicherte Ernährungstherapie mit Zusätzen von Arginin (Aminosäure), Omega-3-Fettsäuren und Nukleotiden sinnvoll sein.

Wenn eine Mangelernährung bereits besteht oder droht, sollte eine Ernährungstherapie 10 bis 14 Tage vor der Operation beginnen, auch wenn sich dadurch der geplante Operationstermin vielleicht verschiebt. Nach einer Operation wird in der Regel innerhalb von 24 h mit der Nahrungsaufnahme bzw. mit einer Ernährungstherapie begonnen. Eine Ernährungstherapie sollte für 5 bis 7 Tage fortgesetzt werden.

Während einer Chemo- oder Strahlentherapie sollten Patientinnen und Patienten sich ausgewogen und dem individuellen Bedarf entsprechend ernähren, wenn das möglich ist und keine Einschränkungen durch Entzündungen im Mundraum, Übelkeit o.ä. bestehen.

Damit ist auch die ausreichende Versorgung mit Vitaminen und Spurenelementen gewährleistet.

Eine Supplementierung mit Antioxidantien wie Vitamin C, E und Beta-Carotin in hoher Dosierung beeinträchtigt Studien zufolge möglicherweise die Wirksamkeit zeitgleicher Strahlentherapie oder Chemotherapie. In Empfehlungen verschiedener onkologischer Fachgesellschaften wird davon abgeraten.

Viele Patienten erkundigen sich aber beim Krebs-informationsdienst nach solchen Nahrungsergänzungsmitteln: Etwa weil sie ohnehin schon länger entsprechende Präparate einnehmen oder weil sie überlegen, sich speziell im Rahmen der Krebstherapie etwas Gutes zu tun.

Bei Strahlentherapie wird eine routinemäßige Ernährungstherapie nicht empfohlen. Ist aber mit starken Nebenwirkungen wie Mukositis oder Schluckstörungen zu rechnen, können Trinknahrung oder eine enterale Sondenernährung die Nährstoffversorgung sichern. *Nicht empfohlen wird eine zusätzliche Gabe von Probiotika oder Glutamin.*

Während einer Chemotherapie soll die Ernährung regelmäßig überprüft werden, wichtig ist eine ausreichende Energie- und Nährstoffzufuhr. *Nicht empfohlen wird die Gabe von Glutamin, Omega-3-Fettsäuren oder Fischöl.*

> Jede Ernährungstherapie sollte von körperlicher Aktivität bzw. bewegungstherapeutischen Maßnahmen begleitet sein, um Muskelmasse aufzubauen oder zu erhalten, die körperliche Funktionsfähigkeit zu erhalten und Stoffwechselfunktionen zu unterstützen.

Anorexie und Kachexie

Hier ist die Evidenzlage zu Behandlungsmöglichkeiten schwach. Bei Anorexie in einer fortgeschrittenen Erkrankungssituation können Gestagene oder Kortikosteroide über einen begrenzten Zeitraum eingesetzt werden. Bei einer Kachexie waren Kortikosteroide, Cannabispräparate, Insulin, nicht steroidale Antirheumatika, Fischöl oder Omega-3-Fettsäuren in begrenztem Umfang wirksam. Bei Sarkopenie kann der Leucin-Metabolit β-Hydroxy-β-methylbutyrat in Kombination mit Glutamin und Arginin erwogen werden.

22.2.1 Ernährung nach Krebs

Patienten, die ihre Krebsbehandlung abgeschlossen haben, können sich nach den Ernährungsempfehlungen zur Vorbeugung von Krebs richten, soweit es ihnen in der individuellen Situation möglich ist. Wichtig ist dabei, sowohl Unter- als auch Übergewicht zu vermeiden und soweit möglich auf ausreichende körperliche Aktivität zu achten. Gibt es Schwierigkeiten bei der Nahrungsaufnahme oder Verdauung, ist eine individuelle Ernährungsberatung angezeigt.

> **Einseitige „Krebsdiäten" werden nicht empfohlen: Sie können ein Rezidiv nicht verhindern, führen aber unter Umständen durch eine einseitige oder niederkalorische Ernährung zu Mangelernährung. Und auch nach der Therapie gibt es keine Indikation zur Einnahme von Nahrungsergänzungsmitteln oder Mikronährstoffpräparaten, es sei denn, ein Nährstoffmangel ist ärztlich diagnostiziert. Dieser sollte kontrolliert behandelt werden.**

Die meisten Studien zur Rezidivprophylaxe wurden bei Patientinnen mit Mammakarzinom durchgeführt: Im Ergebnis sollte die Ernährung reich an Gemüse und Obst sein und es wird körperliche Bewegung empfohlen. Weiterhin wird allgemein dazu

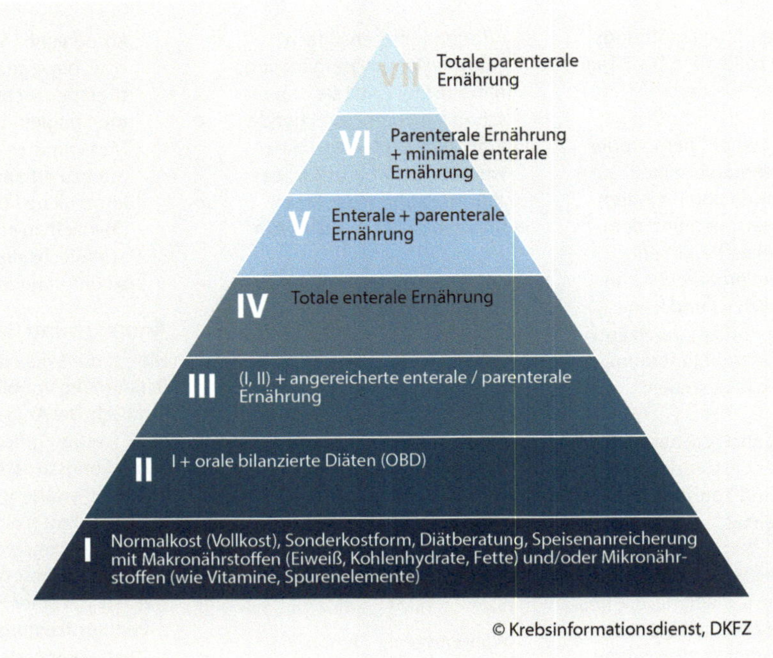

◗ Abb. 22.1   Stufen der klinischen Ernährungstherapie

geraten, das Körpergewicht in einem normalen Bereich zwischen 18,5 bis 25 kg/m^2 zu halten, Vollkornprodukte zu bevorzugen, nur in geringen Mengen gesättigte Fettsäuren aufzunehmen, wenig rotes Fleisch zu essen und wenig Alkohol zu trinken.

In speziellen Situationen, z. B. nach großen operativen Eingriffen am Verdauungssystem mit Wegfall von funktional wichtigen Organen oder Organteilen, muss die Ernährung entsprechend angepasst werden. Mangelzustände müssen durch Substitution ausgeglichen werden.

22.3 Sport und körperliche Aktivität

Eine weitere Möglichkeit selbst etwas zu tun, ist regelmäßige körperliche Bewegung. Sie ist besonders nach einer kurativen Tumorbehandlung wichtig.

Patientinnen und Patienten, die vor der Krebserkrankung nur wenig körperlich aktiv waren, beschäftigen sich aus eigenem Antrieb oft eher mit besonderen Ernährungsformen, Nahrungsergänzungsmitteln oder komplementären Methoden als mit den Möglichkeiten von Sport und Bewegung. Auch die behandelnden Ärzte motivieren häufig nicht gezielt zu mehr Bewegung, obwohl zum Nutzen von angepasstem Training Daten vorliegen.

Aus medizinischer Sicht sollen Patientinnen und Patienten in einem individuell angepassten Umfang Sport treiben. Ziel ist regelmäßige körperliche Aktivität. Die Empfehlungen sprechen hier von ungefähr 30 min mäßiger Aktivität am Tag.

❯ **Körperliche Bewegung umfasst nicht nur Sport im engeren Sinne, sondern auch Alltagsaktivitäten wie Fahrradfahren zum Einkaufen oder Spazierengehen.**

Das Ziel, dass Patienten tatsächlich körperlich aktiv werden und bleiben, ist am ehesten erreichbar, wenn die Betroffenen nicht nur medizinisch motiviert sind. Es darf sich also auch um Lieblingsaktivitäten wie Bowling mit Freunden oder Gartenarbeit handeln, die vielleicht zusätzlich das Gefühl von Normalität in einem vertrauten Rahmen vermitteln. Die jeweilige körperliche Belastung sollte dabei in Rücksprache mit einem behandelnden Arzt an die individuelle Situation angepasst werden. Bewegung wirkt sich häufig auch positiv auf die Psyche aus, kann Anspannung reduzieren oder gedrückter Stimmung entgegenwirken. Bergen die Krebserkrankung selbst oder die Behandlung das Risiko von Einschränkungen der Beweglichkeit, sind gezielte Bewegungsübungen und Physiotherapie sinnvoll.

Auch zu den Effekten von körperlicher Aktivität bei Krebs liegen Untersuchungsergebnisse vor allem für Brustkrebspatientinnen nach einer (kurativen) Behandlung vor, in geringerem Umfang auch für Patienten mit Prostatakarzinom und kolorektalem Karzinom. Durch Interventionsstudien bei Prostatakarzinompatienten und Brustkrebspatientinnen ist belegt, dass körperliche Aktivität Erschöpfungszustände (Fatigue) bessert. Viele Untersuchungen zeigten auch einen positiven Einfluss auf die körperliche Leistungsfähigkeit, die Muskelkraft und auf das Verhältnis von Körperfettanteil zu Muskelmasse. Ein positiver Einfluss zeigte sich außerdem auf die psychische Situation und die Lebensqualität. Beobachtungsstudien deuten darauf hin, dass körperliche Aktivität auch das Rückfallrisiko und die Sterblichkeit bei Brustkrebs verringern könnte, beweiskräftige Untersuchungen dazu fehlen aber bisher.

> **Unter Berücksichtigung der individuellen Situation können praktisch alle Patienten von einem angepassten Trainingsprogramm profitieren. Körperliche Aktivität und Sport sollten bei Tumorerkrankungen einen festen Platz in den Behandlungskonzepten haben.**

Sofern die körperliche Verfassung es zulässt, sollten Patientinnen und Patienten schon während der Behandlung Aktivitäten des täglichen Lebens wiederaufnehmen und zusammen mit ihrem Arzt oder der Ärztin entscheiden, wann und wie viel Bewegung sinnvoll ist. In der Rehabilitationsphase wird aus vorsichtiger Physiotherapie für viele Patienten zunächst Bewegungstherapie und dann angepasster Sport. In fortgeschrittenen Erkrankungsstadien müssen alle körperlichen Belastungen auf die individuelle Situation zugeschnitten werden. Dennoch ist körperliche Aktivität auch hier nicht ausgeschlossen.

Allgemein gilt für Krebspatienten – soweit individuell nichts dagegenspricht – die Empfehlung: insgesamt mindestens 150 min pro Woche moderate körperliche Aktivität, an wenigstens zwei Tagen intensiveres Training. Klar definiert sind Häufigkeit, Intensität, Zeitdauer und Art der Aktivität jedoch nicht. Die tumorspezifischen Leitlinien geben teilweise detailliertere Hinweise, sofern entsprechende Evidenz vorliegt.

S3-Leitlinie zur Früherkennung, Diagnostik, Therapie und Nachsorge des Mammakarzinoms: Pro Woche 150 min moderate oder 75 min intensive körperliche Aktivität, an mindestens zwei Tagen pro Woche Krafttraining, letzteres besonders unter Chemo- und Hormontherapie. Auch bei Fatigue, bei Neuropathie und Lymphödem wird körperliche Aktivität empfohlen.

Konkrete Sport- und Bewegungsangebote gibt es im Rahmen der Rehabilitation. Nach Abschluss der Reha können Betroffene an Krebssportgruppen, meist im Rahmen von Sportvereinen, teilnehmen.

Die gesetzlichen Krankenversicherungen und weitere Versicherungsträger beteiligen sich bei vielen Patienten zumindest für eine gewisse Zeit an den Kosten, wenn ein behandelnder Arzt eine entsprechende Bescheinigung ausstellt. Wann wieder „normaler" Sport erlaubt ist, entscheidet der betreuende Arzt.

22

22.4 Entspannung und Entlastung

Ein weiterer Bereich, in dem Betroffene selbst aktiv werden können, ist die Förderung des Wohlbefindens durch gezielte Entspannung und psychische Entlastung. Zu den häufig eingesetzten und erlernbaren Methoden gehören zum Beispiel die Progressive Muskelrelaxation nach Jacobson, geleitete Imaginationen oder Autogenes Training.

Um Belastungen zu reduzieren und Ressourcen zu stärken, stehen Patienten psychoonkologische Unterstützungsangebote offen. Dies kann beispielsweise eine Beratung oder ein Gruppenangebot in einer psychosozialen Krebsberatungsstelle sein. Bei ausgeprägter Belastung ist vielleicht auch eine Psychotherapie über einen längeren Zeitraum angezeigt. Spezialisierte Ansprechpartner sind Psychotherapeuten mit anerkannter psychoonkologischer Weiterbildung, die Erfahrung in der Begleitung von Krebsbetroffenen haben (▶ Abschn. 21.2 „Professionelle Unterstützungsangebote").

Eine Möglichkeit ist auch der Austausch mit Mitpatientinnen und -patienten. Selbst wenn nicht alle Krebspatienten davon Gebrauch machen (wollen), sollten sie auf Patientenorganisationen und ihre Angebote hingewiesen werden (▶ Abschn. 21.3 „Selbsthilfe"). Der Austausch kann dabei sowohl bei persönlichen Treffen als auch über Online-Tools wie Foren oder Chats stattfinden.

Bei der Nutzung von Online- und Social-Media-Angeboten sollten Krebspatienten sich gut überlegen, welche personenbezogenen Informationen sie zu ihrer Erkrankung und ihren persönlichen Lebensumständen preisgeben wollen. Vorsicht ist insbesondere bei Portalen geboten, die nicht den deutschen Datenschutz-Standards unterliegen.

Darüber hinaus gibt es je nach individueller Vorliebe zahlreiche weitere Angebote, um Körper und Seele etwas Gutes zu tun oder spirituelle Fragen anzusprechen. So schildern Betroffene in Gesprächen mit dem Krebsinformationsdienst körperorientierte Methoden wie Yoga oder Tai-Chi, Methoden zum Stressabbau wie Achtsamkeitstrainings, kreative Ansätze wie künstlerisches Gestalten und Musik oder Ansätze zur Sinngebung wie etwa die Beschäftigung mit der eigenen Biografie als hilfreich. Größere Krebsberatungsstellen und onkologische Rehakliniken machen häufig Gruppenangebote in dieser Richtung, die ein Ausprobieren ermöglichen. Andere Patienten gehen lieber soweit möglich den schon vorher gepflegten Hobbys nach und möchten gerade keine speziellen Angebote für Betroffene wahrnehmen.

Was als Entlastung und Verbesserung der Lebensqualität erlebt wird, ist sehr individuell. Die behandelnden Ärztinnen und Ärzte und andere an der Versorgung beteiligte Berufsgruppen können jedoch ein Spektrum von Möglichkeiten aufzeigen.

> **Es gibt keinen Beleg, dass die angesprochenen Möglichkeiten den Krankheitsverlauf positiv beeinflussen. Im Umkehrschluss kann es aber für Patientinnen und Patienten auch entlastend sein, dass Phasen mit fehlender Motivation für entsprechende Aktivitäten ihre Aussichten für den weiteren Verlauf der Krebserkrankung nicht verschlechtern: Sie müssen nicht (ständig) gegen die Erkrankung aktiv sein und kämpfen, denn auch das kann zur Belastung werden.**

Mehr Information

Ernährung

Arends J et al (2015) Klinische Ernährung in der Onkologie. S3-Leitline der Deutschen Gesellschaft für Ernährungsmedizin e. V. (DGEM) in Kooperation mit der Deutschen Gesellschaft für Hämatologie und Onkologie e. V. (DGHO), der Arbeitsgemeinschaft Supportive Maßnahmen in der Onkologie, Rehabilitation und Sozialmedizin der Deutschen Krebsgesellschaft (ASORS) und der Österreichischen Arbeitsgemeinschaft für klinische Ernährung (AKE). Aktuel Ernahrungsmed 40: e1–e74.   ▶ https://doi.org/10.1055/s-0035-1552741, ▶ https://www.dgem.de/leitlinien

Arends J et al (2017) ESPEN Guidelines on Nutrition in Cancer Patients. Clin Nutr 36:11–48. ▶ https://doi.org/10.1016/j.clnu.2016.07.015

Deutsche Gesellschaft für Ernährung ▶ https://www.dge.de/

International Agency for Research on Cancer (IARC): European Code against Cancer, 4. Auflage 2014. In deutscher Sprache: Europäischer Kodex zur Krebsbekämpfung ▶ http://cancer-code-europe.iarc.fr/index.php/de/

Krebsinformationsdienst: Ernährung bei Krebs ▶ https://www.krebsinformationsdienst.de/leben/alltag/ernaehrung/ernaehrung-index.php

Leitlinienprogramm Onkologie: Interdisziplinäre S3-Leitlinie für die Früherkennung, Diagnostik, Therapie und Nachsorge des Mammakarzinoms. Langversion 4.1 9/2018. AWMF-Registernummer 032-045OL ▶ https://www.leitlinienprogramm-onkologie.de/leitlinien/mammakarzinom/

Weimann A et al (2013) Klinische Ernährung in der Chirurgie. S3-Leitlinie der Deutschen Gesellschaft für Ernährungsmedizin (DGEM) in Zusammenarbeit mit der GESKES, der AKE, der DGCH, der DGAI und der DGAV. Aktuel Ernährungsmed 38:e155-e197. ▶ https://doi.org/10.1055/s-0033-1359887; ▶ https://www.dgem.de/leitlinien

Sport und Bewegung

Campbell KL et al (2019) Exercise Guidelines for Cancer Survivors: Consensus Statement from International Multidisciplinary Roundtable. Med Sci Sports Exerc. 51(11):2375–2390 ▶ https://doi.org/10.1249/MSS.0000000000002116

Krebsinformationsdienst: Bewegung und Sport bei Krebs ▶ https://www.krebsinformationsdienst.de/leben/alltag/ernaehrung/ernaehrung-index.php

Leitlinienprogramm Onkologie: Interdisziplinäre S3-Leitlinie für die Früherkennung, Diagnostik, Therapie und Nachsorge des Mammakarzinoms. Langversion 4.1. 9/2018. AWMF-Registernummer 032-045OL ▶ https://www.leitlinienprogramm-onkologie.de/leitlinien/mammakarzinom/

Entspannung und Entlastung

Krebsinformationsdienst: Bundesweites Verzeichnis psychosozialer Krebsberatungsstellen ▶ www.krebsinformationsdienst.de/service/adressen/krebsberatungsstellen.php

Krebsinformationsdienst: Bundesweites Verzeichnis ambulant tätiger Psychoonkologen ▶ www.krebsinformationsdienst.de/service/adressen/psychoonkologen.php

Krebsinformationsdienst: Bundesweites Verzeichnis von Selbsthilfeorganisationen für Krebspatienten und Angehörige ▶ www.krebsinformationsdienst.de/service/adressen/selbsthilfe.php

Leitlinienprogramm Onkologie: Patientenleitlinie Psychoonkologie ▶ https://www.leitlinienprogramm-onkologie.de/leitlinien/psychoonkologie/

Wer ist zuständig für meine Probleme?

Julia Geulen

© Springer-Verlag GmbH Deutschland, ein Teil von Springer Nature 2020
A. Gaisser, S. Weg-Remers (Hrsg.), *Patientenzentrierte Information in der onkologischen Versorgung*,
https://doi.org/10.1007/978-3-662-60461-8_23

23

„Meine Frau, Jahrgang 1967, hatte 2006 Gebärmutterhalskrebs. Nach OP, Chemo- und Strahlentherapie gilt sie zwar als geheilt, die Folgen der Therapie sind aber extrem belastend. Sie leidet unter 1Lymphödemen, Narbenschmerzen, Immunschwäche und Kraftlosigkeit. Ihr geht es mit jedem Jahr schlechter. Sie ist natürlich in hausärztlicher Behandlung, bekommt Medikamente und manuelle Lymphdrainage. Letztlich wird aber nichts wirklich besser, und regelmäßige Krebsnachsorge findet schon lange nicht mehr statt. Wer kann ihr und uns weiterhelfen? Gibt es Ansprechpartner? Spezialisierte Kliniken?"

So oder so ähnlich lauten viele Anfragen, die den Krebsinformationsdienst erreichen: Wer ist zuständig für mich? Viele Krebspatienten leiden noch Jahre und Jahrzehnte später an den Folgen der Erkrankung und ihrer Behandlung, auch wenn der Krebs geheilt scheint. Nicht alle sind so stark beeinträchtigt wie die Krebs-Überlebende im oben geschilderten Beispiel. Ausmaß, Schwere und Dauer der Beeinträchtigungen variieren stark. Können die einen nach dem Ende der Therapie zu einem normalen Leben zurückkehren, so haben andere schwerwiegende körperliche, psychologische und soziale Probleme (▶ Kap. 21 „Psychische Belastungen und Hilfen" und ▶ Kap. 27 „Unterstützung und Hilfen: Was steht mir zu"). Da spezielle Unterstützungsangebote und adäquate Ansprechpartner oft fehlen oder nicht bekannt sind, fühlen sich viele Menschen nach einer Krebserkrankung auf ihrem weiteren Lebensweg allein gelassen.

23.1 Begriffsklärung „Krebs-Überlebende" (Cancer Survivors)

Der Begriff „**Krebs-Überlebende**" adressiert alle Personen, die irgendwann einmal die Diagnose Krebs erhalten haben. Er ist die deutsche Übersetzung des Begriffs „Cancer Survivors", für den es keine einheitliche internationale Definition gibt. Leben Menschen länger als fünf Jahre nach Diagnosestellung, spricht man in der Regel von „**Krebs-Langzeitüberlebenden**". Nicht alle Betroffenen können sich mit diesen Kategorien identifizieren. Übersetzt aus dem Englischen „people living with and beyond cancer" wird daher oft die Umschreibung „**Menschen, die mit und nach Krebs leben**" verwendet. Eine Formulierung, die mögliche Spätfolgen durch die Erkrankung und ihre Therapie impliziert.

Das Selbstverständnis – die Krebsidentität – der Betroffenen ist nicht nur entscheidend für die bevorzugte Begrifflichkeit, sondern beeinflusst offenbar auch die gesundheitsbezogene Lebensqualität: Untersuchungen zeigen, dass Betroffene, die sich auch fünf oder mehr Jahre nach einer Krebsdiagnose immer noch als Patient fühlen, mehr gesundheitliche Beeinträchtigungen und Angst vor einem Rezidiv haben und auch häufiger depressiv sind als diejenigen, die sich als „Survivor" sehen.

„Neun Jahre nach akuter myeloischer Leukämie mit allogener Knochenmarktransplantation gelte ich als geheilt und bin glücklicherweise beschwerdefrei. Der Begriff „Cancer Survivor" mit seiner positiven Konnotation gefällt mir mit Blick auf meine eigene Krebsgeschichte gut. Aber es ist auch ein bisschen wie Pfeifen im dunklen Wald. Ich bin mir bewusst, dass ich vor Spätfolgen welcher Art auch immer nie gefeit bin".

23.2 Epidemiologie

In Deutschland lebten Ende 2014 insgesamt 4,4 Mio. Personen mit bzw. nach einer Krebserkrankung, davon 1,9 Mio. Männer und 2,5 Mio. Frauen (Cancer Survivors). Bei etwa zwei Dritteln (2,5-3 Mio.) lag die Krebsdiagnose bereits fünf oder mehr Jahre zurück (◻ Abb. 23.1a, b). Sie werden auch als Langzeitüberlebende bezeichnet. Die Überlebensraten sind abhängig von der Krebsart. Die vier häufigsten Krebsarten bei Langzeitüberlebenden

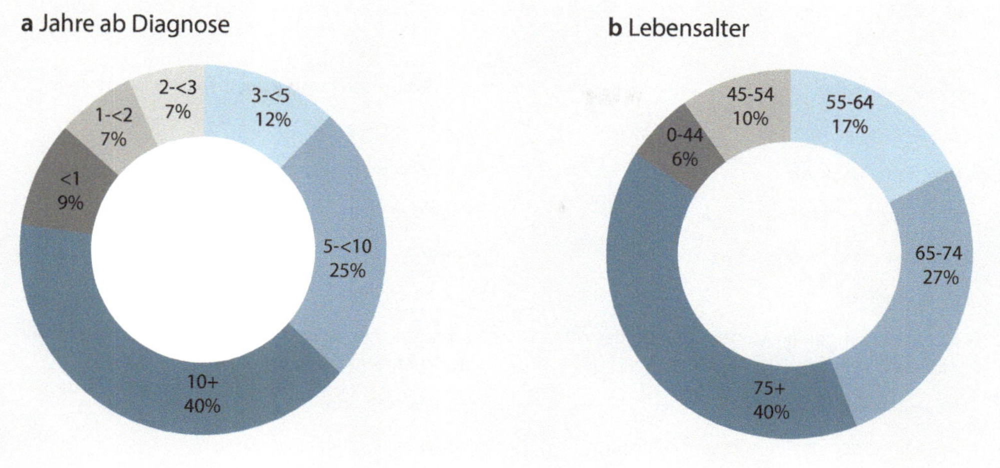

◘ Abb. 23.1 a,b   Verteilung der 4,4 Mio. „Cancer Survivors" in Deutschland **a** nach Zeit ab Diagnose, **b** nach Alter. (Nach: Arndt V, Forum 2019, 34:158–164, mit frdl. Genehmigung)

machen zusammen etwa 60 % aus: Brustkrebs 22 %, Prostatakrebs 18 %, Darmkrebs 10 %, Schwarzer Hautkrebs 10 %.

23.3 Was sind Spätfolgen von Krebs und seiner Behandlung?

Spätfolgen setzen, im Gegensatz zu anhaltenden bzw. Langzeitfolgen (▶ Kap. 10 „Und die Nebenwirkungen?"), verzögert, also erst Monate, Jahre oder gar Jahrzehnte nach Ende der Krebstherapie ein.

Viele Krankheitszustände, die als Spätfolgen auftreten können, sind auch in der Allgemeinbevölkerung und hier häufig mit zunehmendem Alter zu beobachten. Im Einzelfall kann es daher schwierig sein, zwischen Folgen der Krebserkrankung einerseits und Symptomen des Älterwerdens bzw. der im Alter vermehrt auftretenden Komorbiditäten andererseits zu unterscheiden. Zumal oft auch beides parallel vorliegt.

Prinzipiell kann jedes Organsystem betroffen sein. Spätfolgen können medizinischer und psychosozialer Natur sein und sich zudem gegenseitig bedingen. Die Unterteilung in „körperlich" und „psychosozial" ist nicht kategorisch zu verstehen; vielmehr gibt es Überlappungen und fließende Übergänge. Grundsätzlich kennzeichnend für Spätfolgen ist ihr Potenzial, die Lebensqualität stark zu beeinflussen. In der Literatur werden sehr unterschiedliche Zahlen zur Art und Häufigkeit von Langzeitnebenwirkungen und Spätfolgen genannt, auch in Abhängigkeit von der erfolgten Behandlung. Einen Überblick gibt ◘ Tab. 23.1. Große Einigkeit herrscht allerdings in der Einschätzung, dass entsprechende Probleme viele Langzeitüberlebende betreffen.

23.4 Verloren im Gesundheitssystem

» Ich habe das Gefühl, auf dem Weg vom Krebspatienten zum Krebs-Überlebenden verloren gegangen zu sein.

Diese Aussage eines Betroffenen beschreibt das Dilemma, in dem sich Krebs-Langzeitüberlebende oft befinden: Ist die Betreuung in der akuten Erkrankungsphase und auch

◻ Tab. 23.1 Gegenüberstellung von körperlichen und psychosozialen Spätfolgen (in alphabetischer Reihenfolge)

Körperliche Spätfolgen	Psychologische und psychosoziale Spätfolgen
Chronische Schmerzen	Angst, Depression
Endokrine Dysfunktion	Erwerbsunfähigkeit
Herz-, Lungen-, Nierenschäden	Familiäre Probleme, Beziehungsprobleme
Knochen- und Muskelschwund	Fatigue
Lymphödem	Kognitive Probleme
Nebenwirkungen an Mundschleimhaut und Zähnen	Probleme mit dem Körperbild, der eigenen Körperwahrnehmung
Neuropathische Störungen	Soziale Isolation
Schädigungen des Gehörs und der Augen	Veränderung der Lebensperspektive
Schlafstörungen	
Störungen der Sexualität und der Fertilität	
Zweitneoplasien	

im Rahmen der üblichen Nachsorge intensiv, klar strukturiert und geregelt, so wird die Zeit danach von vielen wie das Durchwandern einer Wüste ohne Kompass erlebt – Orientierung und konkrete Ansprechpartner für Hilfs- und Unterstützungsangebote fehlen weitestgehend. Die Betroffenen sind auf sich alleine gestellt, was für sie selbst wie auch für ihre Angehörigen, die gerne helfen würden, aber ebenfalls ratlos sind, sehr belastend ist (► Kap. 26 „Unterstützung für Angehörige").

Für diese komplexe Situation mit ihren unterschiedlichen und sehr individuellen Facetten bietet das deutsche Gesundheitssystem zurzeit keine ausreichenden Versorgungsstrukturen. Schon während der üblichen, meist auf 5 Jahre begrenzten Nachsorge empfehlen die ärztlichen Leitlinien zwar über die reine Rezidiv-Erkennung hinaus auch die Berücksichtigung anderer Aspekte des Lebens mit und nach Krebs, wie z. B. körperliche, seelische und soziale Einschränkungen. In der Praxis wird dies aber nicht immer im notwendigen Maße umgesetzt. Danach fehlen den Patienten meist feste Ansprechpartner und Unterstützung.

23.5 Umfassende Langzeit-Nachsorge

Angesichts der wachsenden Zahl an Krebs-Langzeitüberlebenden und des Problemfeldes „Spätfolgen", sehen viele Experten zunehmend die Notwendigkeit eines Konzeptes zur Langzeit-Nachsorge mit individualisiertem, risikoadaptierten und multidisziplinären Ansatz: Krebs-Langzeitüberlebende werden dabei – entsprechend ihrer Bedarfe und Bedürfnisse – von einem Team verschiedener Fachleute umfassend und langfristig bis lebenslang betreut. Ziel ist es, den Menschen, die mit und nach Krebs leben, ein weitestgehend gesundes und aktives Leben zu ermöglichen. Mehr Überlebenszeit mit einem möglichst hohen Maß an Lebensqualität steht dabei im Fokus. Im Einzelnen umfasst die Langzeit-Nachsorge folgende Aspekte:

- Spätfolgen sollen frühzeitig erkannt und behandelt werden.
- Begleiterkrankungen sollen durch die Vermeidung von Risikofaktoren verhindert werden.

— Bereits vorhandene Komorbiditäten sollen sich nicht verschlechtern.

— Krebsüberlebende sollen in die Lage versetzt werden, wieder eine aktive Rolle im Privatleben wie in der Gesellschaft einzunehmen.

23.6 Suche nach Ansprechpartnern und Angeboten

Die langfristige und sektorenübergreifende Betreuung und Versorgung von Krebs-Langzeitüberlebenden gewinnt zunehmend an Bedeutung. Neben Studien zum Thema gibt es bereits erste regionale Modelle zur Rundum-Versorgung ehemaliger Krebspatienten. Weitere Anlaufstellen befinden sich im Aufbau. Von einem flächendeckenden Angebot kann aber noch nicht die Rede sein.

Diese Situation verlangt von betreuenden Ärzten wie auch von Betroffenen ein besonderes Engagement, um sich hinsichtlich der zur Verfügung stehenden Angebote orientieren zu können. Nicht immer und in jedem Fall muss es eine, womöglich weit entfernte, Spezialsprechstunde sein. In Abhängigkeit von Art und Ausmaß der Beschwerden lohnt ein Ausloten der Möglichkeiten vor Ort, verbunden mit einer stufenweisen Herangehensweise.

Erste Anlaufstelle kann auch der Hausarzt sein, der ggf. Lotsenfunktion übernimmt. Zur symptomatischen Behandlung einzelner Beschwerden können onkologische aber auch andere Fachärzte hinzugezogen werden. Für Krebs-Überlebende mit psychosozialen Problemen sind Krebsberatungsstellen eine gute Adresse, um weitere Auskünfte zu erhalten (▶ Abschn. 21.2 „Professionelle Unterstützungsangebote" und ▶ Kap. 26 „Unterstützung für Angehörige").

Die meisten Erfahrungen und wissenschaftlichen Erkenntnisse zu Spätfolgen von Krebs liegen für Menschen vor, die bereits in jungen Jahren an Krebs erkrankt sind. Für diese Klientel sind daher regionale Spezialsprechstunden am ehesten zu finden.

Angebote und Ansprechpartner für die Langzeit-Nachsorge finden sich unter ▶ „Mehr Information". Aufgrund der ständigen Weiterentwicklung in diesem Bereich erhebt die Zusammenstellung keinen Anspruch auf Vollständigkeit oder Aktualität.

Mehr Information

Für Fachleute

Arbeitsgemeinschaft für Psychoonkologie in der Deutschen Krebsgesellschaft (PSO). ▶ https://pso-ag.org/de/arbeitskreis-arbeitsgruppe/arbeitsgruppe/arbeitsgruppe-adoleszente-und-junge-erwachsene-krebspatienten.php?thisID=66

Arbeitsgruppe LESS (Late Effects Surveillance System). ▶ http://www.nachsorge-ist-vorsorge.de/less-studie/studie/

Deutsche Gesellschaft für Hämatologie und Onkologie (DGHO). ▶ https://www.dgho.de/arbeitskreise/a-g/aya-netzwerk

Deutsche Gesellschaft für Hämatologie und Onkologie (DGHO): AYApedia. Empfehlungen für Heranwachsende und junge Erwachsene mit Krebs. ▶ https://www.onkopedia.com/de/ayapedia/guidelines

Deutsche Arbeitsgemeinschaft für Psychosoziale Onkologie e. V. (dapo). ▶ www.dapo-ev.de

Kinderkrebsinfo.de. Informationsportal zu Krebs- und Bluterkrankungen bei Kindern und Jugendlichen. ▶ https://www.kinderkrebsinfo.de/services/nachsorge_angebote/index_ger.html

Für Fachleute und Patienten

Macmillan Cancer Support (2013) Broschüre „Throwing light on the consequences of cancer and its treatment" (in Englisch). ▶ https://www.macmillan.org.uk/documents/aboutus/research/researchandevaluationreports/throwinglightontheconsequencesofcanceranditstreatment.pdf

Für Patienten

CARE-for-CAYA-Programm (CAYA=Children, Adolescents and Young Adults). ▶ https://www.uke.de/kliniken-institute/zentren/universit%C3%A4res-cancer-center-hamburg-%28ucch%29/behandlungsangebot/leben-nach-krebs/index.html

Deutsche Stiftung für junge Erwachsene mit Krebs. ▶ https://junge-erwachsene-mit-krebs.de/

kinderkrebsinfo.de. Informationsportal zu Krebs- und Bluterkrankungen bei Kindern und Jugendlichen. ▶ https://www.kinderkrebsinfo.de/services/nachsorge_angebote/index_ger.html

Krebsinformationsdienst: Informationen und Ansprechpartner. ▶ https://www.krebsinformationsdienst.de/service/adressen/krebsberatungsstellen.php, ▶ https://www.krebsinformationsdienst.de/leben/index.php, ▶ https://www.krebsinformationsdienst.de/leben/alltag/survivors-krebs-ueberleben.php, ▶ https://www.krebsinformationsdienst.de/behandlung/nachsorge.php

NetzwerkStatt Krebs „Mitten im Leben mit Krebs leben!". ▶ https://www.netzwerkstattkrebs.de/

23

Das verschwiegene Thema: Wie ist es mit der Sexualität?

Beatrice Kunz

© Springer-Verlag GmbH Deutschland, ein Teil von Springer Nature 2020
A. Gaisser, S. Weg-Remers (Hrsg.), *Patientenzentrierte Information in der onkologischen Versorgung*,
https://doi.org/10.1007/978-3-662-60461-8_24

24.1 Nähe und Intimität gehört zum Menschsein

Körperliche Nähe ist ein Grundbedürfnis des Menschen. Die Zugewandtheit vertrauter Menschen bleibt lebenslang integraler Bestandteil des Austauschs untereinander. Erfüllte Sexualität trägt zur „Homöostase" bei: Sie kann Ausgeglichenheit, Selbstbewusstsein und ein Gegengewicht zu belastenden Situationen bieten.

Eine Krebserkrankung greift auch in diesen intimen Bereich der Persönlichkeit ein und erfordert viele Anpassungsleistungen. Betroffene und ihre Partner müssen lernen, mit körperlichen und psychischen Beeinträchtigungen und Veränderungen umzugehen, die infolge der Krebserkrankung selbst oder als Behandlungsfolge auftreten. Hinzu kommt die Belastung durch Unsicherheiten und Ängste, die eine potenziell lebensbedrohliche Erkrankung mit sich bringt.

Direkte Fragen nach Sexualität und Krebs kommen dennoch eher selten beim Krebsinformationsdienst an. Häufig scheint das Thema aber im Verlauf des Gesprächs auf. Manchmal thematisieren es Betroffene eher zaghaft oder „durch die Blume", denn über die eigenen sexuellen Probleme sprechen viele auch heute ungern – erst recht im Zusammenhang mit einer Krebserkrankung.

> **Wenn Ärzte im Gespräch mit ihren Patienten Sexualität als Bestandteil des „normalen" Lebens nicht ausklammern – auch weil es ihnen vielleicht selbst unangenehm oder peinlich ist -, sondern Offenheit für das Thema signalisieren, es ggf. einfühlsam ansprechen, leisten sie einen wichtigen Beitrag für den Umgang mit diesem sensiblen, aber bedeutsamen Thema.**

24.2 Krebs und Sexualität – geht das zusammen?

Krebserkrankungen sind häufig mit körperlichen Einschränkungen verbunden. Bei Tumoren der Geschlechtsorgane führen Operation oder Bestrahlung teilweise oder völlig zum Verlust von Organen oder deren Funktionalität. Die Auswirkungen auf die Sexualität hängen von den betroffenen Organen und der jeweiligen Behandlung ab.

Die folgenden Beispiele geben einen Einblick in Situationen, die Anfragende beim Krebsinformationsdienst so oder so ähnlich thematisieren.

24.2.1 Beispiel: Prostatakrebs

„Ich habe Prostatakrebs und soll mich zwischen Operation und Bestrahlung entscheiden. Nach der Operation geht ja wohl sexuell nicht mehr viel. Jetzt möchte ich wissen, ob das nach Bestrahlung besser ist, und ob die Behandlung genauso gut wirkt. Dann würde ich mich lieber bestrahlen lassen. Ich bin 69. Mit meiner Frau will ich nicht darüber sprechen, aber ich glaube, es ist für sie wichtig, dass ich noch funktioniere."

Bei Männern, die die Diagnose Prostatakrebs erhalten haben, steht häufig schon vor der Therapie die Angst im Vordergrund, zu „versagen" und ihre Partnerin oder ihren Partner nicht mehr befriedigen zu können. Sie bringen Sexualität stark mit Leistungsfähigkeit in Verbindung. Und sie wissen um die möglichen Folgen der Behandlung: Sowohl Operation als auch Bestrahlung können die Erektionsfähigkeit beeinträchtigen, wobei die Wahrscheinlichkeit nach einer OP etwas höher ist. Wenn die Erektionsfähigkeit nach Behandlung beeinträchtigt oder verloren ist, können verschiedene Hilfsmittel wie beispielsweise Vakuumpumpen, Erektionsringe oder Medikamente sexuelle Aktivitäten unterstützen. Wichtig zu wissen: Erektionsfähigkeit und Orgasmusfähigkeit hängen nicht direkt miteinander zusammen. Es ist also durchaus möglich, dass zwar die Erektionsfähigkeit beeinträchtigt ist, der Betroffene aber einen Orgasmus erleben kann. ◘ Tab. 24.1 gibt einen Überblick, was bei Prostatakrebspatienten die Sexualität rein physisch beeinträchtigen kann und welche Hilfen möglich sind.

Die Wahl der Therapie sollte sich zwar in erster Linie am Stadium des Tumors und an der „onkologischen Sicherheit" orientieren, aber auch individuelle Wünschen berücksichtigen. Betroffene sollten ermutigt werden, mit ihrer Partnerin – oder ihrem Partner – darüber zu sprechen.

◘ Tab. 24.1　Beeinflussung der Sexualität bei Prostatakrebspatienten und mögliche Interventionen

Mögliche Probleme	Intervention
Erektile Dysfunktion/ Impotenz	z. B. Vakuumpumpe; Penisring
Ejakulationsstörung	Urologische Abklärung
Orgasmusstörung	Sexualtherapie
Harninkontinenz	z. B. Beckenbodentraining

24.2.2　Beispiel: Mammakarzinom

„Seit ich wegen meiner Brustkrebserkrankung nach der Chemotherapie auch noch eine Hormonbehandlung machen muss, bin ich nur noch müde, habe ständig Hitzewallungen und Schmerzen. Ich würde ja gerne mit meinem Mann zusammen sein, ich vermisse das, aber ich fühle mich einfach nicht so. Kann man nichts machen, damit das besser wird?"

Häufig wird die Sexualität in den alten Mustern weitergedacht, obwohl sich die Situation (für beide Partner) völlig geändert hat. Eine veränderte Körperwahrnehmung, lokale Beschwerden und allgemeine Einschränkungen wie Fatigue, Hitzewallungen und andere Symptome des Hormonentzugs als Folgen der Behandlung sind belastend. Gerade für diese Beschwerden ist körperliche Aktivität durch Sport und Bewegung an der frischen Luft hilfreich. Schmerzen lassen sich durch Analgetika lindern (◘ Tab. 24.2).

Neben den körperlichen Beschwerden ist die Krebserkrankung an sich bedrohlich. Die Angst vor einem Rückfall hat auch auf das sexuelle Verlangen Einfluss. Oft hilft es, diese Ängste anzusprechen und gegebenenfalls psychoonkologische Hilfe zu vermitteln.

24.2.3　Beispiel: Zervixkarzinom

Ich bin wegen Gebärmutterhalskrebs mit Chemotherapie und Bestrahlung behandelt worden.

◘ Tab. 24.2　Beeinflussung der Sexualität bei Brustkrebspatientinnen und mögliche Interventionen

Mögliche Probleme	Intervention
Fatigue	Bewegung und Sport
Hitzewallungen	Akupunktur
Schwitzen	
Trockenheit der Scheide	Lokale Anwendung von Gels oder Cremes (mit oder ohne Hormone)
Gelenkbeschwerden	Nichtsteroidale Antirheumatika
Verändertes Körperbild	z. B. Psychoonkologische Intervention

Jetzt ist bei mir alles total trocken, und der erste Geschlechtsverkehr nach der Behandlung war sehr schmerzhaft. Am liebsten möchte ich gar nicht mehr, aber die körperliche Nähe fehlt mir doch.

Bei gynäkologischen Tumoren wie dem Zervixkarzinom stehen für die Betroffenen häufig zunächst die Folgen der Behandlung im Vordergrund. Sie leiden oft unter Enge und Verkürzung der Vagina und mangelnder Lubrikation, unter Schmerzen und Taubheitsgefühl. Diese Beschwerden lassen sich mit lokaler Applikation von Gels oder Cremes (mit oder ohne Hormone) lindern. Gegen eine enge und verkürzte Scheide – insbesondere nach Strahlentherapie – helfen Vaginaldilatatoren. Auch die frühzeitige, vorsichtige Aufnahme von penetrativem Verkehr ist günstig, wird aber oft nicht in Betracht gezogen (◘ Tab. 24.3).

Für Frauen ist Sexualität mit oder nach Krebs eher ein Partner-Thema: Der Partner möchte wieder Geschlechtsverkehr, während das für die Frau noch nicht infrage kommt oder sie sich eine andere Form von Zärtlichkeit wünschen würde. Außerdem spielt die subjektive Wahrnehmung des Körpers, das Körperbild, eine Rolle. Frauen neigen eher dazu, sich – auch bei objektiv betrachtet kleinen Veränderungen – nicht mehr attraktiv und begehrenswert zu fühlen.

24.2.4 Beispiel: Darmkrebs

„Bei mir musste nach der Operation von Krebs im Enddarm ein dauerhafter künstlicher Darmausgang angelegt werden. Ich komme im Alltag ganz gut damit zurecht, fühle mich aber in bestimmten Situationen sehr unsicher. Nach der Scheidung von meiner Frau möchte ich gerne wieder eine Beziehung eingehen, aber da ist mir das mit dem Beutel schon unangenehm, wenn es jemand sieht. Gibt es da keine Alternativen? Oder was könnte ich sonst machen?"

Ein Stoma stellt an sich kein Hindernis für eine erfüllte Sexualität dar. Aber Angst vor Ablehnung und Scham wirken sich doch oft lähmend aus. Was kann man Patienten raten, um die Scheu vor intimen Kontakten zu verringern? Natürlich, Stoma bleibt Stoma, aber eine kleine Erleichterung ist vielleicht das Tragen spezieller Unterwäsche, in die der Beutel integriert wird und dadurch nicht mehr so deutlich sichtbar ist. Auch kann der Austausch mit anderen Betroffenen helfen, die Scham zu überwinden und offener mit dem Thema umzugehen. Ursachen für eine Beeinträchtigung der Sexualität bei Darmkrebspatienten und mögliche Hilfen zeigt ◘ Tab. 24.4.

> **Was in der Sexualität nach oder mit einer Krebserkrankung „noch geht", hängt von vielen Faktoren ab.**

◘ **Tab. 24.3**   Beeinflussung der Sexualität bei Patientinnen mit gynäkologischen Tumoren und mögliche Interventionen

Mögliche Probleme	Intervention
Schmerzen	Lokale Anwendung von Gels oder Cremes (mit oder ohne Hormone) sowie Dilatatoren
Narbenbildung	
Elastizitätsverlust	
Schleimhautreizungen	
Lymphödeme	Lymphdrainage
Funktionseinschränkungen oder Verlust von Genitalorganen	Rekonstruktive Operationen (wie Neovagina), z. B. kontinente Harnableitung

◻ Tab. 24.4 Beeinflussung der Sexualität bei Darmkrebspatienten und mögliche Interventionen

Mögliche Probleme	Intervention
Stoma	Spezielle „Stoma-Wäsche"
Stuhlinkontinenz	z. B. Anal Plugs (Stopfen)
Scham und verändertes Körperbild	z. B. psychoonkologische Intervention

Besser sollte in einer Partnerschaft die Frage ohnehin lauten: „Was können wir gemeinsam machen, auch wenn es vielleicht ganz anders ist als vorher?".

24.3 „Let's talk about Sex!"

24.3.1 Mit dem Partner sprechen

Obwohl es naheliegt, ist es nicht selbstverständlich: Der erste Ansprechpartner bei Problemen in der Beziehung ist der Partner/ die Partnerin – bzw. sollte es sein. Das gilt auch für sexuelle Probleme. Oft haben Krebspatienten aber gerade hier Hemmungen. Dabei wäre in dieser Situation so wichtig, als Paar miteinander im Gespräch zu bleiben oder ins Gespräch zu kommen. Allerdings ist auch zu berücksichtigen: Unabhängig vom Auftreten einer schweren Erkrankung sind sexuelle Bedürfnisse von Mensch zu Mensch sehr unterschiedlich, und sie können sich im Verlauf der Partnerschaft und im Laufe des Lebens verändern. Vielleicht ist es für Patientinnen und Patienten hilfreich, sich zunächst Gedanken über die eigenen Bedürfnisse und Wünsche zu machen und sie dann anzusprechen. Im Austausch kann auch die Partnerin oder der Partner seine Erwartungen einbringen.

Fragen, die sich Betroffene selbst stellen können
Wie war es vor der Krankheit?
Was hat sich verändert?
Was brauche ich im Moment?
Was tut mir weh? Was tut mir gut?
Was wünscht sich mein Partner/meine Partnerin?
Was beschäftigt ihn/sie?
Kann ich ihn/sie fragen?
Weitere Anregungen zum Nachdenken finden sich in den Broschüren des Krebsinformationsdienstes zu männlicher und weiblicher Sexualität.

24.3.2 Mit Dritten sprechen

Studien weisen darauf hin, dass Patientinnen und Patienten sich schwertun, beim Arzt sexuelle Probleme von sich aus anzusprechen. Auf beiden Seiten besteht häufig eine große Unsicherheit, was und wie man über Sexualität sprechen soll. Betroffene erwarten dabei eher, dass der Arzt das Thema Sexualität von sich aus thematisiert und aktiv danach fragt.

Für den behandelnden Arzt bedeutet dies: Es ist wichtig, Offenheit für entsprechende Fragen zu signalisieren, aber auch herauszufinden, wie die Bedürfnisse im individuellen Fall sind – „Überstülpen" und ggf. Druck erzeugen ist auch nicht der richtige Weg. Die Betroffenen müssen selbst wählen können, ob und wann sie über Sexualität sprechen wollen bzw. können.

Wie der Arzt abhängig von der Situation ins Thema einsteigen kann
Wie sieht es denn in der Partnerschaft aus?
Können Sie schon wieder Nähe, also auch körperlich, zulassen?

> Körperlich geht es ja wieder einigermaßen. Oder haben sie noch Schmerzen? Auch beim Sex?
> Das heißt, sie haben noch Schmerzen im Operationsgebiet? Wann tut es denn weh (auch beim Geschlechtsverkehr)?
> Es gibt noch ein Thema, über das wir noch nicht gesprochen haben, das aber vielleicht wichtig für Sie ist …

Der Arzt muss dabei nicht für alles eine Lösung parat haben. Ein offener Umgang und eine verlässliche Gesprächsbereitschaft sind ein erster Schritt. Oft treten durch die Krebserkrankung auch Probleme zutage oder verstärken sich, die bereits vorher bestanden.

Je nach der individuellen Situation und den entsprechenden Problemen sollten alle infrage kommenden supportivmedizinischen Möglichkeiten besprochen und ausgeschöpft werden, um körperliche Beschwerden zu lindern. Gegebenenfalls ist die Einbeziehung von spezialisierten Fachärzten sinnvoll.

Ob auch Bedarf für psychologisch-beratende Hilfen besteht, sollte der Arzt individuell erfragen und gegebenenfalls an spezialisierte Kollegen verweisen, etwa an einem sexualmedizinisch spezialisierten Facharzt oder einen Sexualtherapeuten, oder geeignete Anlaufstellen nennen. Hier kommen – auch für Fragen zu Sexualität und Partnerschaft bei oder nach Krebs – psychosoziale Krebsberatungsstellen infrage, Sexual- und Partnerschaftsberatung im Speziellen, bieten darüber hinaus beispielsweise die Beratungsstellen von pro familia.

Oft hilft es Patienten zu wissen, dass andere ähnliche Probleme haben und dass es Unterstützung und Lösungen gibt. Manchmal kann der Austausch mit anderen Betroffenen wichtige Impulse liefern, etwa in Selbsthilfeorganisationen (▶ Abschn. 21.3 „Selbsthilfe").

Mehr Information

Für Fachleute und Patienten

Deutsche Gesellschaft für Sexualforschung e. V.: Liste sexualtherapeutisch ausgebildeter Ärzte und Psychologen. ▶ http://dgfs.info/therapeutinnenliste/

Deutsche ILCO e. V.: Broschüre „Lust zum Leben". ▶ https://www.ilco.de/info-bereich/#accordion-1232-51. (zum Bestellen)

Deutschen Leukämie- und Lymphomhilfe (DLH) e. V.: Ratgeber „Sexualität nach Knochenmark- und Stammzelltransplantation". ▶ https://www.leukaemie-hilfe.de/download-informationen.html?tx_drblob_pi1%5BshowUid%5D=88&tx_drblob_pi1%5BbackPid%5D=86&cHash=9e48624f5309a1b6d95d79d379345daa

Frauenselbsthilfe nach Krebs Bundesverband e. V.: Ratgeber „Krebs und Sexualität". ▶ www.frauenselbsthilfe.de/medien/broschueren-orientierungshilfen.html

Informationszentrum für Sexualität und Gesundheit e. V. (ISG). ▶ http://www.isg-info.de/start.html

Krebsinformationsdienst. Ratgeber „Männliche Sexualität und Krebs". ▶ https://www.krebsinformationsdienst.de/service/iblatt/krebspatient-sexualitaet.pdf

Krebsinformationsdienst. Ratgeber „Weibliche Sexualität und Krebs". ▶ https://www.krebsinformationsdienst.de/service/iblatt/krebspatientin-sexualitaet.pdf

pro familia e. V.: Sexual- und Partnerschaftsberatung in Beratungsstellen. ▶ http://www.profamilia.de, ▶ https://profamilia.sextra.de

Weiterführende Literatur

Zettl S, Hartlapp J (2008) Krebs und Sexualität. Ein Ratgeber für Krebspatienten und ihre Partner, 3. aktualisierte und erw. Aufl. Weingärtner-Verlag, Berlin

Zimmermann T, Heinrichs N (2008) Seite an Seite – eine gynäkologische Krebserkrankung in der Partnerschaft gemeinsam bewältigen. Hogrefe-Verlag

Bin ich geheilt? Wie lange habe ich noch? – Die Prognosefrage

Ursula Will

A. Gaisser, S. Weg-Remers (Hrsg.), *Patientenzentrierte Information in der onkologischen Versorgung*, https://doi.org/10.1007/978-3-662-60461-8_25

25.1 Einführung

„Ich habe Gebärmutterhalskrebs in Stadium 2b. Kann ich geheilt werden?"

„Wie lange ist die Lebensdauer bei Darmkrebs im Stadium IV?"

„Muss ich sterben?"

Die Fragen nach dem weiteren Verlauf der Erkrankung, den Heilungschancen und der Lebenserwartung gehören zu den dringendsten Anliegen von Krebspatienten und ihren Angehörigen. Eine entsprechende Aufklärung und Information zu den Erfolgsaussichten im Hinblick auf die Diagnose und Therapie sind zentrale ärztliche Aufgaben (§ 630e BGB, Aufklärungspflichten).

Studien haben gezeigt, dass die Mehrheit der Krebspatienten viele und detaillierte Informationen über ihre Erkrankung und ihre Aussichten haben möchte und dass angemessene, bedarfsorientierte und patientenzentrierte, empathische Aufklärung auch bei ungünstiger Prognose bevorzugt wird. Dennoch gehören konkrete Angaben zur Prognose beziehungsweise zur Lebenserwartung für viele Ärzte zu den schwierigsten und heikelsten Themen in Gesprächen mit Patienten, besonders wenn die Krankheitssituation keinen guten Ausgang erwarten lässt.

Einerseits kann es für manche Patienten wichtig sein zu wissen, dass womöglich nicht mehr viel Lebenszeit bleibt. Dieses Wissen bietet die Chance, persönliche Dinge noch zu regeln oder auch Therapieentscheidungen bewusster und auf der Grundlage einer realistischen Sicht zu treffen. Andererseits ist auch das phasenweise Verdrängen oder das bewusste Nicht-Wissen-Wollen eine legitime Strategie. Diese sollte nicht ungefragt „durchbrochen" werden, gerade im Hinblick auf Zeitangaben zur voraussichtlichen Lebenserwartung. Da außerdem individuelle Verläufe von der statistischen Vorhersage abweichen können, ist es klug, mit konkreten Zahlen zur Prognose beziehungsweise zur Lebenserwartung grundsätzlich vorsichtig zu sein und eher die Spannbreite des möglichen Verlaufs zu nennen.

Hagarty et al. haben 2005 im Rahmen einer Studie 126 Fragebögen von Krebsbetroffenen mit metastasierter Erkrankung ausgewertet. Gefragt wurde nach den Präferenzen zur Überbringung von prognostischen Informationen in Gesprächen sowie der Art und Weise, wie darin Hoffnung vermittelt werden kann:

- **Was wünschen sich Patienten mit fortgeschrittener Erkrankung bei Prognosegesprächen? (Top 10) (nach Hagarty et al. 2005).**

Ärzte sollen
- eine realistische Einschätzung geben
- Patienten als Individuum behandeln
- die Möglichkeit zum Nachfragen geben
- Ergebnisse etc. persönlich mitteilen
- sicherstellen, dass das Gesagte verstanden wurde
- genau erklären, was das Gesagte bedeutet
- Auswirkungen auf das alltägliche Leben erklären
- nachfragen, wie das Gesagte aufgenommen wurde
- deutlich machen, was getan werden kann und was nicht
- Untersuchungsergebnisse im Beisein des Patienten beurteilen

- **Wie vermittelt sich in solchen Gesprächen Hoffnung? (nach Hagarty et al. 2005)**

Der Arzt
- erscheint kompetent und voll über die Situation informiert
- sagt, dass es Behandlungen gibt, die das Krebswachstum verlangsamen
- bietet die beste aktuell verfügbare Behandlung an
- nennt alle infrage kommenden Behandlungsoptionen
- versichert, dass Schmerzen kontrolliert werden können
- zeigt manchmal auch Humor
- bietet an, alle Fragen zu beantworten

- **Informationen zur Prognose sind wichtig**

Individuell, auf die Bedürfnisse der Patientinnen und Patienten zugeschnittene Aufklärung kann in der Situation von Unsicherheit und Ungewissheit Orientierung bieten und Ängste reduzieren. Zudem ermöglicht sie Patienten eine realistische Sicht ihrer Lage.

In einer potenziell kurativen Situation ist es wichtig, die Betroffenen in verständlicher Form über die Chancen durch eine Therapie aufzuklären: Welchen Nutzen kann man erwarten? So fällt es ihnen leichter, auch mögliche Belastungen durch die Behandlung in Kauf zu nehmen.

Aber auch wenn die Aussichten nicht gut sind, kann ehrliche, wahrheitsgetreue Information entlasten. Gleichzeitig ist es hier wichtig, im Gespräch die Möglichkeiten einer an Symptomlinderung und Erhaltung der Lebensqualität orientierten palliativmedizinischen Versorgung aufzuzeigen. Unnötige, belastende Therapien können dadurch unter Umständen vermieden werden. Patientinnen und Patienten sollen sich in keiner Situation im Stich gelassen fühlen oder den Eindruck haben, es könne nichts mehr getan werden (▶ Kap. 15 „Worüber ungern und oft zu spät gesprochen wird").

> **Es geht also nicht um die Frage, ob eine Aufklärung hinsichtlich der Prognose erfolgen soll, sondern um das „Wie?".**

Mit dem Begriff Prognose verbinden Patienten vor allem die Frage der Überlebenschance und der Überlebenszeit, deshalb hier die wichtigsten Begrifflichkeiten:

Definitionen

5-Jahres-Überlebensrate
Anteil der Patienten mit einer bestimmten Erkrankung, die 5 Jahre nach der Diagnosestellung noch leben, entweder in Remission, also ohne Krankheitszeichen, oder auch mit der Erkrankung.

Mediane Überlebenszeit
Zeit ab Diagnosestellung, nach der noch die Hälfte der Patienten mit einer bestimmten Erkrankung am Leben ist.

Durchschnittliche Überlebenszeit (Durchschnitt = Mittelwert = arithmetisches Mittel)
Die Summe aller beobachteten Überlebenszeiten ab Diagnosestellung einer bestimmten Erkrankung, geteilt durch die Gesamtzahl der Patienten.

25.2 Erfahrungen aus Gesprächen beim Krebsinformationsdienst

Fragen zur Prognose werden manchmal direkt gestellt, oder sie schwingen unterschwellig im Gespräch mit. Dahinter stehen Ängste und Unsicherheit über die eigene Zukunft. Für Patienten ist es wichtig, aus Informationen zur Prognose auch Hoffnung ziehen zu können.

In einem Gespräch zur Prognose ist es sinnvoll, zunächst zu erfragen, welche Vorinformationen ein Patient oder Angehörige bereits haben, gegebenenfalls auch, wie die Betroffenen die Situation selbst einschätzen. Des Weiteren ist es wichtig, in Erfahrung zu bringen, welche „Informationstiefe" die Patientin oder der Patient tatsächlich wünscht, vor allem bei eher vagen Fragen: „Was meinen Sie denn, wie geht es mit mir weiter?", „Wie steht es denn um mich?"

Wenn es konkreter werden soll, sind kommunikative Kompetenzen gefragt. Die Rückversicherung, ob das Gesagte verstanden wurde – beziehungsweise ob sich der Vermittler verständlich ausgedrückt hat – gehört dazu. Beschönigungen sollten unbedingt vermieden werden, denn die „Enttäuschung" wäre vorprogrammiert, das Vertrauen mindestens beeinträchtigt.

25.3 Anregungen für die Kommunikation

Gespräche beim Krebsinformationsdienst zeigen, dass die Einschätzung der Prognose zwischen Ärzten und Patienten gerade bei fortgeschrittener Erkrankung teils deutlich differiert. Dies entspricht auch den Ergebnissen einer 2016 veröffentlichten Studie, nach der zwei Drittel aller Krebspatienten Ihre Prognose anders einschätzten als ihre behandelnden Onkologen (Gramling et al. 2016). Die meisten Patienten waren optimistischer als ihre Ärzte, und die wenigsten wussten, dass ihr Arzt die Situation anders einschätzte.

> Eine individuell zugeschnittene, gleichzeitig sachliche und empathische Information über den Krankheitsverlauf und die Überlebenszeit kann zu einem besseren Verständnis und einem realistischeren Umgang mit der Situation beitragen.

Bestimmte allgemeine Fragen und Formulierungen können im Gespräch zur Prognose hilfreich sein, um die Informationen einzuleiten oder „einzubetten".

Dabei gilt es insbesondere folgende Aspekte zu berücksichtigen und zu klären:

- Medizinische Ausgangssituation des Patienten (Tumorstadium, Allgemeinzustand, statistische Lebenserwartung)
- Vorwissen und eigene Einschätzung des Patienten
- Gewünschte Informationstiefe
- Emotionale Lage des Betroffenen
- Soziales Umfeld und verfügbare psychosoziale Unterstützungsmöglichkeiten

Eine Struktur für solche Gespräche bietet z. B. das SPIKES-Modell, das für die Vermittlung schlechter Nachrichten entwickelt wurde (Baile et al. 2000; ◘ Tab. 25.1).

◘ Tab. 25.1 Das SPIKES-Modell: ein Leitfaden für schwierige Gespräche. (Nach Baile et al. 2000, Oncologist 5: 302–11)

S	Setting	Den Gesprächsrahmen gestalten	Angemessene und ungestörte Atmosphäre schaffen, auf Augenhöhe gegenübersitzen, Ruhe und Zugewandtheit vermitteln
P	Perception	Vorwissen und eigene Wahrnehmung des Patienten herausfinden	Offene Fragen, Zuhören, Nachfragen, „Missverständnisse" und unrealistische Vorstellungen ansprechen
I	Invitation	„Einladung" zur Informationsvermittlung	Herausfinden, wie viel der Patient wissen will, erst fragen, dann sagen
K	Knowledge	Informationsvermittlung	Die Fakten in kleinen Portionen besprechen, kein Fachjargon, Verständnis durch Rückfragen sichern, Pausen machen, Nachfragen fördern, auf schlechte Nachrichten vorbereiten
E	Emotions	Emotionen erkennen und anerkennen	Vorbereitet sein, nicht „abwiegeln", empathische Reaktionen, „normalisieren", „Erholung" ermöglichen, sich nicht von eigenen Emotionen „mitreißen" lassen
S	Summary/ Strategy	Zusammenfassung und weiteres Vorgehen	Verständnis rückversichern, das weitere Vorgehen verabreden, nächsten Gesprächstermin festlegen

> Patienten brauchen bei der Verarbeitung von Informationen zur Prognose emotionale Unterstützung. Dies erfordert vom aufklärenden Arzt neben der medizinisch-fachlichen Kompetenz auch ein hohes Maß an Einfühlungsvermögen und Flexibilität.

25.3.1 Kommunikation zu Prognosefragen in verschiedenen Krankheitssituationen

- **Bei Unsicherheit im Hinblick auf Vorinformation, eigene Einschätzung und gewünschte Informationstiefe**
- Erfragen, was für den Patienten wichtig ist und was er bereits weiß, und was er selbst für ein Gefühl hat:
  Was genau wäre Ihnen wichtig zu wissen?
  Was haben Sie denn schon erfahren?
  Was möchten Sie genau erfahren?
  Was beschäftigt Sie am meisten?
  Manche Patienten möchten detaillierte Informationen zu statistischen Zahlen haben, andere erst einmal eine grobe Orientierung. Wie ist das bei Ihnen?
- Im Zweifelsfall bei Fragen zum Therapienutzen zunächst eher den Unterschied durch die Behandlung hinsichtlich der Prognose benennen als die Angabe der Prognose selbst:
  Durch die Therapie wird bei x von 100 Patienten ein Rückfall verhindert/werden x von 100 Patienten mehr geheilt.

- **Generelle Einschränkung statistischer Aussagen**
- Statistische Angaben zur Überlebenszeit/ zur Überlebenswahrscheinlichkeit sind nur Anhaltspunkte und Durchschnittswerte. Sie müssen nicht auf den Einzelfall zutreffen.
- Auch bei gleicher Erkrankung sind die Ausgangsbedingungen von Fall zu Fall unterschiedlich (z. B. Größe, Sitz und Eigenschaften des Tumors, Allgemeinzustand

und Alter des Patienten usw.). Das hat Einfluss auf die Behandlungsmöglichkeiten und den Verlauf der Erkrankung.
- Es ist möglich, dass statistische Angaben schon überholt sind, weil sie auf älteren Studien beruhen, die neuere Behandlungsmethoden noch nicht berücksichtigen.
- Hinter Durchschnittsangaben zur Prognose verbirgt sich immer eine große Bandbreite an Verläufen.
- Im ungünstigen Fall muss man damit rechnen, dass …. Es gibt jedoch auch Patienten, die deutlich länger mit gutem Wohlbefinden leben …
- Krebspatienten und ihre Angehörigen dürfen immer darauf hoffen, dass die Erkrankung innerhalb dieser Bandbreite einen möglichst günstigen Verlauf nimmt.

- **Wenn keine Heilung mehr zu erwarten ist, wenn die Behandlung versagt**
Generell
- Die Behandlung kann die Krebszellen nicht vollständig zerstören/das Krebswachstum wirksam stoppen.
- Das Ziel ist jetzt, das Krebswachstum nach Möglichkeit zu bremsen/den Krankheitsverlauf zu verlangsamen und Beschwerden zu lindern.

Wenn ein chronischer Verlauf möglich oder wahrscheinlich ist
- Die Erkrankung ist zwar nicht vollständig heilbar, macht aber in vielen Fällen wenig Beschwerden und verläuft häufig so langsam, dass sie nicht zur Todesursache wird.
- Selbst wenn es keine Aussicht auf Heilung gibt, können viele Patienten mit der Behandlung über lange Zeit (*je nachdem: viele Jahre*) ein aktives Leben führen.
- Der Alltag gleicht dem Alltag vieler anderer Menschen mit einer chronischen Erkrankung. Viele Patienten benötigen zwar eine begleitende Therapie, die Krankheit muss aber nicht ständig das Leben beherrschen.
- Man kann das eher als eine chronische Erkrankung betrachten, wie ….

Wenn fortschreitender Verlauf wahrscheinlich ist

- Wollen wir darüber sprechen, was Sie im Moment belastet, welche Beschwerden Sie haben, und was wir dagegen tun könnten?
- Was sind Ihre Befürchtungen?
- Heilen kann man die Erkrankung zwar nicht, aber man kann einiges tun, damit die Lebensqualität möglichst lange erhalten bleibt und Beschwerden/Schmerzen gelindert werden.

- **Bei Vollremission**
- Es sind keine Tumorreste/Krebszellen mehr nachweisbar, es besteht also die Möglichkeit einer dauerhaften Heilung. Sicher ist das aber bei Krebserkrankungen nie. Es ist nicht ausgeschlossen, dass die Erkrankung wieder auftritt.

- **Frage nach Heilung in der Nachsorge-Situation**
- Wann man von einer Heilung ausgehen kann, ist von Krebsart zu Krebsart unterschiedlich.
- Bei Tumoren im Frühstadium ist das Rückfallrisiko meist gering.
- Bei Krebserkrankungen mit sehr guten Heilungschancen (z. B. lokal begrenzter Darmkrebs ohne Lymphknotenmetastasen, Hodenkrebs): Das Rückfallrisiko ist nach 5 (10) Jahren statistisch gesehen so gering, dass man von Heilung sprechen kann.
- Bei Tumoren, bei denen auch noch nach vielen Jahren Rückfälle auftreten können (z. B. Brustkrebs, örtlich begrenzter Nierenkrebs): Es ist nicht ausgeschlossen, dass es auch nach Jahren noch zu einem Rückfall kommt, allerdings wird es mit der Zeit immer unwahrscheinlicher.

> **Der Umgang mit ungünstigen oder unsicheren Prognosen stellt Patientinnen und Patienten oft vor eine große Herausforderung, die nicht unterschätzt werden darf. Selbst bei – medizinisch gesehen - relativ guter Prognose kann der Rest an Ungewissheit bzw. das Fehlen einer „Garantie" den Betroffenen schwer zu schaffen machen.**

Bei hoher Belastung ist gegebenenfalls psychoonkologische Unterstützung hilfreich (▶ Kap. 21 „Psychische Belastungen und Hilfen"), auch für in diesem Zusammenhang häufig aufkommende weitere Themen, beispielsweise:

„Habe ich etwas falsch gemacht?" (Verweis ▶ Kap. 3 „Wovon kommt der Krebs?")

„Was bedeutet meine Krankheit für die Familie? (▶ Kap. 26 „Unterstützung für Angehörige")

„Kann ich wieder arbeiten? Was, wenn nicht? (▶ Kap. 27 „Unterstützung und Hilfen")

Mehr Information

Für Fachleute

Epstein RM, Street RL (2007) Patient-Centered Communication in Cancer Care: Promoting Healing and Reducing Suffering, Appendix B. National Cancer Institute, NIH Publication No. 07-6225. Bethesda, MD. ▶ https://pubs.cancer.gov/ncipl/detail.aspx?prodid=T099

Leitlinienprogramm Onkologie. S3-Leitlinie Palliativmedizin für Patienten mit einer nicht heilbaren Krebserkrankung, Langversion 2.0, 2019, AWMF-Registernummer: 128/001OL. ▶ https://www.leitlinienprogramm-onkologie.de/leitlinien/palliativmedizin/.

Schlömer-Doll U, Doll D (2000) Patienten mit Krebs: Information und emotionale Unterstützung. Dtsch Arztebl 2000; 97(46):A-3076 / B-2612 / C-2420 ▶ https://www.aerzteblatt.de/archiv/25097/Patienten-mit-Krebs-Information-und-emotionale-Unterstuetzung.

Schumacher A, Zühlsdorf M (2017) Aufklärung des Tumorpatienten: Weichenstellung für den Umgang mit Krebs. Deutsches Ärzteblatt, Supplement Perspektiven der Onkologie 2/2017 ▶ https://www.aerzteblatt.de/pdf.asp?id=190598.

Weiterführende Literatur (Auswahl)

Baile WF et al (2000) SPIKES: a six-step protocol for delivering bad news – application to the patient with cancer. Oncologist 5:302–311. ▶ https://doi.org/10.1634/theoncologist.5-4-302

Enzinger AC et al (2015) Outcomes of prognostic disclosure: associations with prognostic understanding, distress, and relationship with physician among patients with advanced cancer. J Clin Oncol 33(32):3809–3816. ▶ https://doi.org/10.1200/JCO.2015.61.9239

Gramling R et al (2016) Determinants of patient-oncologist prognostic discordance in advanced cancer. JAMA Oncol 2(11):1421–1426. ▶ https://doi.org/10.1001/jamaoncol.2016.1861

Hagarty P et al (2005) Communicating with realism and hope: incurable cancer patients' views on the disclosure of prognosis (2005). J Clin Oncol 23(6):1278–1288. ▶ https://doi.org/10.1200/JCO.2005.11.138

Heußner P, Jaeger E, Telzerow E (2015) Anforderungen an die Kommunikation und die Betreuung von Patienten mit infauster Prognose. Onkologe 21(10):1069–1073.   ▶ https://doi.org/10.1007/s00761-015-3047-5

Johnson M et al (2015) Prognostic communication in cancer: a critical interpretive synthesis of the literature. Eur J Oncol Nurs 19(5):554–567. ▶ https://doi.org/10.1016/j.ejon.2015.03.001

Schilling G (2019) Kommunikation. In: Oechsle K, Scherg A (Hrsg) FAQ Palliativmedizin. Kapitel 9, S 267–292

Weber M et al (2005) Kommunikation in der Palliativmedizin – Dimensionen existenzieller Begegnung. Onkologe 11:384–391. ▶ https://doi.org/10.1007/s00761-005-0852-2

Unterstützung für Angehörige

Petra Krömer

© Springer-Verlag GmbH Deutschland, ein Teil von Springer Nature 2020
A. Gaisser, S. Weg-Remers (Hrsg.), *Patientenzentrierte Information in der onkologischen Versorgung,*
https://doi.org/10.1007/978-3-662-60461-8_26

Krebs betrifft nicht nur die Erkrankten. Auch das Leben ihrer Familien und engen Freunde verändert sich. Das zeigen auch die Zahlen: Beim Krebsinformationsdienst kommen etwa ein Drittel aller Anfragen von Angehörigen. Sie sind mit betroffen, wollen Information und Orientierung, haben aber meist nicht den gleichen Zugang zu Informationen wie die Patienten selbst, es sei denn, sie begleiten sie zu Arztgesprächen. Welche Fragen und Themen Angehörige bewegen, zeigt ◘ Abb. 26.1.

Mit der Situation umzugehen, ist für alle nicht leicht: Patientinnen und Patienten teilen ihre Angst vor der Zukunft mit den Menschen, die ihnen nahestehen. Dabei ist oft auch die Kommunikation zwischen Patient und Angehörigen schwierig. In vielen Familien muss der gewohnte Alltag neu organisiert werden. Angehörige übernehmen zumindest teilweise Aufgaben, um die sich bisher Patientin oder Patient gekümmert haben, und sind möglicherweise in deren Pflege und Versorgung im Alltag gefordert. Dann ist es besonders wichtig, die eigenen Kräfte zu stärken und sich bei Bedarf Unterstützung zu suchen.

Die behandelnden Ärzte sollten daher immer auch die Angehörigen des Patienten im Blick haben und sie nach Möglichkeit – und mit Einverständnis des Patienten – in Gespräche einbeziehen. Wie kann die Familie minderjährige Kinder unterstützen, und welche professionellen Hilfsangebote gibt es für sie?

26.1 Belastungen und Unterstützungsbedarf

Die Angehörigen von Krebspatienten sind nicht nur durch ihre Sorge um den Patienten belastet, sondern auch im Alltag stark gefragt. Sie übernehmen viele organisatorische Aufgaben für den Patienten: Solche, die durch die Erkrankung neu hinzugekommen sind und solche, die der Patient selber bedingt durch die Erkrankung an die Angehörigen abgeben muss.

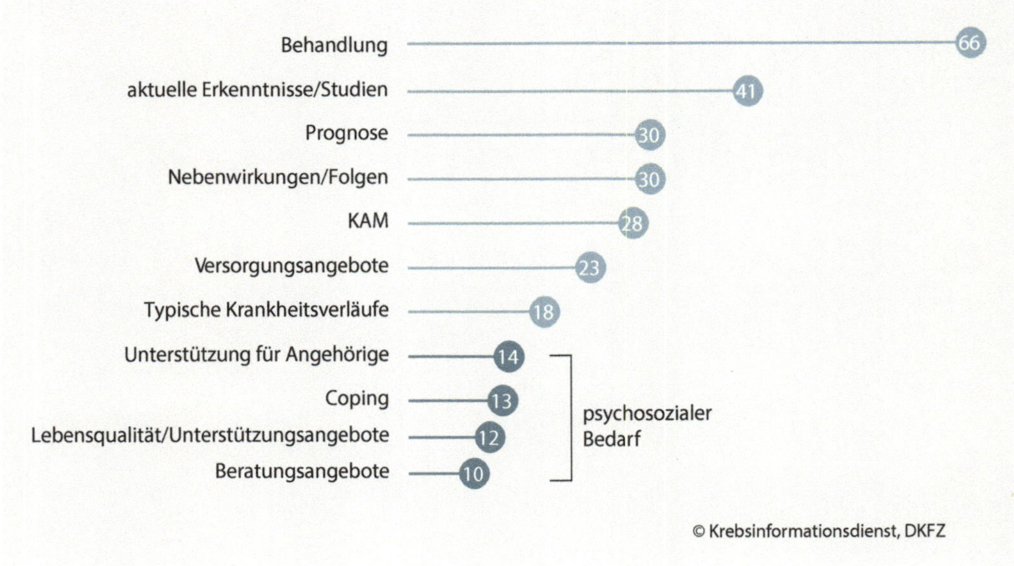

◘ **Abb. 26.1**   Themen, die in >10 % der Anfragen von Angehörigen beim Krebsinformationsdienst angesprochen wurden (Nutzerbefragung 2016, n = 1060, Angaben in % der Befragten, Mehrfachnennungen möglich)

Schreitet eine Krebserkrankung voran und wird ein Patient dadurch pflegebedürftig, kommen auch hier neue Verantwortlichkeiten auf die Angehörigen zu.

Besonders belastende Situationen auch für Angehörige:

- Das Warten auf Untersuchungsbefunde und damit auf Entscheidungen, wie es mit der Behandlung einer Krebserkrankung weitergehen kann.
- Wochen- und monatelange ambulante Therapien, die Auswirkungen auf das häusliche Umfeld haben und bei denen der Patient besondere Unterstützung benötigt. Dies kann beispielsweise eine Begleitung zu ambulanten Behandlungsterminen sein oder auch besondere Hilfestellungen wegen körperlicher Einschränkungen durch die Therapie.
- Anhaltende Beschwerden des Patienten und/oder bleibende Folgen nach Abschluss der Therapie (▶ Abschn. 10.9 „Anhaltende Nebenwirkungen")
- Der Rückfall einer Krebserkrankung und die damit verbundenen Ängste
- Der Umgang mit dem emotional belasteten Patienten und seinen Reaktionen, wie beispielsweise Stimmungsschwankungen und Rückzug

Oft entstehen daraus Gefühle der Ohnmacht und Hilflosigkeit.

Eine Krebserkrankung bedeutet für eine Familie häufig auch finanzielle Sorgen. Bei längerer Dauer kann es erhebliche Einkommenseinbußen geben (▶ Abschn. 27.1 „Wie bin ich bei meiner Erkrankung finanziell abgesichert?").

Mitfühlen, Helfen, Unterstützen – das geht auf Dauer nur, wenn man als Angehöriger selbst die Kraft dazu hat. Wissenschaftliche Studien zeigen: Wer als Angehöriger immer im Einsatz ist, kann an die Grenzen seiner Belastbarkeit kommen – manchmal ohne es selbst zu merken. Daher ist es wichtig, Angehörige frühzeitig auf Unterstützungsmöglichkeiten hinzuweisen und sie darin zu ermutigen, Hilfe anzunehmen.

26.2 Wie können Ärzte helfen?

Viele Angehörige belasten sich über ihre Grenzen hinaus und schaffen es nicht, sich frühzeitig Unterstützung zu suchen. Anfragen, die den Krebsinformationsdienst dann erreichen, gleichen häufig eher Hilferufen:

„Ich weiß nicht mehr, wie ich das schaffen soll. Ich habe selbst so große Angst und kann aber mit meinem Mann, der an Krebs erkrankt ist, nicht darüber reden."

„Meine Mutter ist an Bauchspeicheldrüsenkrebs mit Metastasen erkrankt und kann sich nicht mehr selbst versorgen. Sie wohnt jetzt bei uns im Haus. Sie wird aber immer pflegebedürftiger. Jede Nacht ruft sie mehrmals nach mir. Welche Unterstützungsmöglichkeiten gibt es?"

„Wer hilft mir bei der Versorgung meiner Eltern? Ich bin selbst Vollzeit berufstätig und kann das alleine nicht leisten. Bis vor kurzem konnte mein krebskranker Vater meine pflegebedürftige Mutter noch selbst versorgen."

Selten wird das Thema Belastung direkt von den Angehörigen angesprochen. Häufig kommt der Hilferuf erst im Laufe eines Gespräches über die Erkrankung, die weitere Diagnostik oder Behandlung. Eine „verborgene" psychische Belastung anzusprechen, ist nicht immer leicht.

Einfache Fragen an Angehörige, die zu einem Einstieg in das Thema beitragen können:

- Wie geht es denn *Ihnen* mit der Situation?" „Gibt es jemanden, mit dem Sie über Ihre Ängste und Sorgen sprechen könnten? Eine/n Angehörige/n oder eine/n Freundin, die/der Ihnen zuhört und den Rücken stärkt?
- Haben Sie Rückzugsmöglichkeiten im Alltag, um ein bisschen Luft zu holen, z. B. bei einem Spaziergang, beim Sport oder bei der Musikprobe?
- Wer im Familien- und Freundeskreis könnte praktische Aufgaben übernehmen (Einkaufen, im Haushalt helfen)?

26.2.1 Unterstützungsmöglichkeiten

Psychosoziale Krebsberatungsstellen. Ihr Angebot steht explizit auch Angehörigen offen: Wie geht mein Leben jetzt weiter? Wo finde ich Unterstützung bei der Versorgung? Welche Hilfsmöglichkeiten gibt es? Der Krebsinformationsdienst hält auf seinen Internetseiten eine Datenbank für die bundesweite Suche nach einer Beratungsstelle vor (▶ „Mehr Information").

Ambulant psychotherapeutisch tätige Psychoonkologen. Sie können auch Angehörige von Krebskranken mit Gesprächen und therapeutischen Angeboten unterstützen ▶ Abschn. 21.2). Auch hier bietet der KID auf seinen Internetseiten eine Suchmöglichkeit (▶ „Mehr Information").

Selbsthilfe. Selbsthilfeangebote stehen zum Teil auch Angehörigen offen oder ermöglichen es, entsprechende Kontakte zu knüpfen (▶ Abschn. 21.3 „Selbsthilfe"). Eine Übersicht zu Krebs-Selbsthilfeorganisationen ist ebenfalls online beim KID abrufbar (▶ „Mehr Information").

Hilfen für pflegende Angehörige. Art und Umfang der Pflege sollten frühzeitig mit allen Beteiligten (Patient, Angehörige, behandelnde Ärzte, Kostenträger) angesprochen werden, damit Hilfen organisiert werden können. Auch hierzu informiert der KID im Internet (▶ „Mehr Information").

Sozialrechtliche Ansprechpartner. Hilfestellung bei Fragen zur Kostenübernahme, zu Betreuungsmöglichkeiten für Kinder, zur Beantragung eines Schwerbehindertenausweises, einer Rehabilitation, zur häuslichen Pflege und zu Unterstützungsmöglichkeiten in finanziellen Notlagen bieten sozialrechtliche Ansprechpartner (▶ „Mehr Information").

26.3 Mit Kindern über Krebs sprechen

Zur Sorge um die eigene Krebserkrankung kommt für Eltern häufig die Unsicherheit im Umgang mit ihren Kindern hinzu. Jedes Kind reagiert anders auf die Krebserkrankung eines Elternteils. Vorerfahrungen und Alter des Kindes spielen hierbei eine große Rolle. Gemeinsame Zeit und gewohnte Rituale können zur Entlastung beitragen und Sicherheit geben.

Kinder sollten so früh wie möglich von der Erkrankung eines Elternteils erfahren. Das raten Fachleute. Sie begründen diese Empfehlung so: Kinder sind oft sehr feinfühlig, sie spüren Veränderungen in ihrer Familie und reagieren entsprechend darauf.

Mögliche und typische Reaktions- oder Verhaltensmuster der Kinder:

- **Schuldgefühle:** Besonders kleinere Kinder können glauben, für die Krebserkrankung eines Elternteils mit verantwortlich zu sein. Sie befürchten, nicht brav genug gewesen zu sein oder etwas falsch gemacht zu haben.
- **Angst:** Sie kann besonders im Zusammenhang mit längeren Krankenhausaufenthalten des

betroffenen Elternteils stehen. Zentral kann die Angst vor dem Tod eines Elternteils sein. Auch Gedanken über Ansteckung und Vererbung kommen vor.

- **Aggressionen:** Insbesondere ältere Kinder und Jugendliche können in manchen Situationen aggressiver reagieren als gewohnt.
- **Rückzug:** Auch dies tritt eher bei älteren Kindern und Jugendlichen auf. Für ihre Eltern kann diese Reaktion belastend sein – vor allem, wenn sie als Erwachsene das Gefühl haben, den Zugang zu ihren Kindern zu verlieren.
- **Anpassung:** Kinder aller Altersstufen werden oft früher selbständig. Sie übernehmen Verantwortung für andere Familienmitglieder und können damit selbst unbemerkt in eine Überlastungssituation geraten.
- **Körperliche Beschwerden:** Bettnässen, Schlafprobleme, Bauchschmerzen, Appetit- und Essstörungen, Kopfweh oder Konzentrationsprobleme können als Reaktion auf die veränderte häusliche Situation auftreten.

Natürlich können ähnliche Verhaltensweisen bei Kindern nicht nur bei der Erkrankung von Mutter oder Vater, sondern auch anderer sehr nahestehender Menschen wie der Großeltern auftreten.

Ein Thema, das viele Eltern insbesondere bei Erstdiagnose, aber auch im Verlauf einer fortschreitenden Erkrankung beschäftigt, ist die Frage, wie und in welchem Umfang man mit Kindern über die Erkrankungssituation sprechen sollte. Unsicherheit und der Wunsch, sie nicht unnötig zu belasten, können dazu führen, dass insbesondere jüngere Kinder unzureichend informiert werden.

Experten raten dazu, Kinder so früh wie möglich aufzuklären. Da sie atmosphärische

Veränderungen spüren, stellt es in der Regel für Kinder eher eine Entlastung dar, wenn sie eine Erklärung für diese Veränderungen haben. Außerdem stärkt es das Vertrauensverhältnis, wenn Kinder das Gefühl haben, einbezogen zu werden. Versucht man, die Erkrankung möglichst von ihnen fernzuhalten, besteht immer die Gefahr, dass sie irgendwann zufällig oder über Dritte von der Diagnose erfahren. Wenn Kinder dann das Gefühl haben, dass ihnen Informationen gezielt vorenthalten worden sind, kann es dazu führen, dass sie ein grundlegendes Misstrauen entwickeln.

> **Eine einfache Grundregel bei der Aufklärung heißt: Eltern müssen nicht alles im Detail erzählen, aber alles was erzählt wird, sollte der Wahrheit entsprechen.**

Nicht in jeder Altersstufe ist es sinnvoll, Kinder mit detaillierten Informationen zu versorgen. Jedoch sollte man beispielsweise keine Versprechungen machen, von denen man nicht sicher weiß, dass man sie einhalten kann. Wenn manche Dinge noch unklar sind, wie z. B. die Dauer eines Krankenhausaufenthalts oder die Art der Behandlung, ist es in Ordnung zu vermitteln: Wir wissen es noch nicht, aber wir sagen Dir Bescheid, wenn wir Näheres wissen.

26.3.1 Altersgemäße Information und Kommunikation

- **Kleinkinder**

Unmittelbar anstehende Ereignisse sollen vorbereitet werden (z. B. Krankenhausaufenthalt, Haarausfall). Was bleibt im täglichen Alltag bestehen, was wird anders (z. B. konkrete Erläuterung zum Bringen zur und Abholen aus der Kinderkrippe, Abendritual).

- **Kindergartenkinder**

Die Aufmerksamkeitsspanne der Kinder ist zu berücksichtigen. Das Wort „Krebs" sollte verwendet werden, denn andere

Kontaktpersonen werden es vermutlich auch verwenden. Wichtige Informationen zur Erkrankung sind der Name „Krebs" und die Tatsache, dass diese Erkrankung nicht ansteckend ist. Auch trägt das Kind keine Schuld an der Erkrankung des Elternteils. Veränderungen im Alltag sollten angekündigt werden. Wichtige Kontaktpersonen sollten auch über die Erkrankung informiert werden, wie beispielsweise Erzieher.

▪ Schulkinder

Sie sollten das Gefühl bekommen, ihre Fragen stellen zu dürfen. Die Informationen sollten wahr und dem Aufnahmevermögen des Kindes angemessen sein. Auch hier sollten wichtige Kontaktpersonen wie der Klassenlehrer über die Erkrankung informiert werden. Eventuell können schulische Hilfsangebote einbezogen werden (wie Beratungslehrer, Schulsozialarbeiter oder Schulpsychologische Beratungsstellen). Oft finden es Schulkinder schwierig, mit ihren Klassenkameraden über die Erkrankung der Eltern zu sprechen. Dies kann man zuhause üben.

▪ Jugendliche

Eltern sollten aktiv das Gespräch suchen und auch möglichst konkret sagen, wenn sie von ihren fast erwachsenen Kindern Unterstützung wünschen. Es sollten aber genügend Freiräume für die eigenen Aktivitäten der Kinder bleiben. Eventuell möchten Jugendliche selbst mit einem behandelnden Arzt sprechen, um beispielsweise Ursache und Behandlung der elterlichen Erkrankung und auch das eigene Erkrankungsrisiko zu klären.

26.3.2 Hilfsangebote für krebskranke Eltern und ihre Kinder

Um Familien bei der Krankheitsbewältigung zu unterstützen, gibt es Informations- und Beratungsangebote, die auch im Sinne einer präventiven Hilfe in Anspruch genommen werden können.

Persönliche Beratungen bieten z. B. folgende Einrichtungen an:

- Psychosoziale Unterstützungsangebote in Kliniken, zum Beispiel über den Kliniksozialdienst
- Elternberatung und spezielle Angebote für Kinder in Krebsberatungsstellen (► „Mehr Information").
- Familien- und Erziehungsberatungsstellen (► „Mehr Information")
- Beratungsmöglichkeiten an Schulen
- Niedergelassene Kinder- und Jugendpsychotherapeuten bei ausgeprägter Belastung eines Kindes

Darüber hinaus befassen sich zahlreiche Broschüren und Bücher mit dem Thema „Mit Kindern über Krebs sprechen". Eine Übersicht kostenlos erhältlicher Broschüren (Auswahl) ist auf den Internetseiten des Krebsinformationsdienstes zu finden (► „Mehr Information"). Weitere Broschüren und Bücher können telefonisch beim Krebsinformationsdienst erfragt werden.

Spezielle Informations- und Unterstützungsangebote für Kinder krebskranker Eltern im Internet sind unter „Mehr Information" zusammengestellt.

Mehr Information

Für Fachleute

Leitlinienprogramm Onkologie: S3-Leitlinie „Psycho-onkologische Diagnostik, Beratung und Behandlung von erwachsenen Krebspatienten". ► https://www.leitlinienprogramm-onkologie.de/leitlinien/psycho-onkologie/

Für Fachleute, Patienten und Angehörige

Deutschen Arbeitsgemeinschaft für Jugend- und Eheberatung e.V. (DAJEB): Bundesweites Beratungsstellenverzeichnis. ► https://www.dajeb.de/beratungsfuehrer-online/beratung-in-ihrer-naehe/
Krebsinformationsdiens. Krebs: Hilfe für Angehörige und Freunde. Helfen und helfen lassen: Wie man miteinander reden kann, wo es Unterstützung

gibt. ► https://www.krebsinformationsdienst.de/leben/krankheitsverarbeitung/angehoerige.php

Krebsinformationsdienst. Psychosoziale Krebsberatungsstellen. ► https://www.krebsinformationsdienst.de/service/adressen/krebsberatungsstellen.php

Krebsinformationsdienst. Wenn Eltern Krebs haben: Wie erklärt man Kindern die eigene Krankheit? ► https://www.krebsinformationsdienst.de/leben/krankheitsverarbeitung/kindern-krebs-erklaeren.php

Krebsinformationsdienst. Praxen ambulant psychotherapeutisch tätiger Psychoonkologen. ► https://www.krebsinformationsdienst.de/service/adressen/psychoonkologen.php

Krebsinformationsdienst. Informationsblatt „Psychoonkologische Hilfen: Anlaufstellen für Krebspatienten". ► https://www.krebsinformationsdienst.de/service/iblatt/iblatt-psychoonkologie.pdf

Krebsinformationsdienst. Informationsblatt „Sozialrechtliche Fragen bei Krebs: Anlaufstellen für Krebspatienten" ► https://www.krebsinformationsdienst.de/service/iblatt/iblatt-sozialrecht.pdf

Für Patienten und Angehörige

Leitlinienprogramm Onkologie: Patientenleitlinie „Psychosoziale Unterstützung für Krebspatienten und Angehörige". ► www.leitlinienprogramm-onkologie.de/patientenleitlinien/psychoonkologie/

Krebsinformationsdienst. Krebs-Selbsthilfegruppen und Patientenverbände ► https://www.krebsinformationsdienst.de/service/adressen/selbsthilfe.php

Krebsinformationsdienst. So wird häusliche Krankenpflege organisiert: Ansprechpartner ► https://www.krebsinformationsdienst.de/leben/alltag/pflege/krankenpflege-adressen.php

Krebsinformationsdienst. Kostenlose Broschüren zum Thema "Leben mit Krebs" ► https://www.krebsinformationsdienst.de/service/broschueren/leben-mit-krebs.php

Für Kinder krebskranker Eltern

Flüsterpost e. V. – Unterstützung für Kinder krebskranker Eltern. ► http://kinder-krebskranker-eltern.de

Hilfe für Kinder krebskranker Eltern e. V. ► https://www.hkke.org/

Sozialrecht

Inhaltsverzeichnis

Unterstützung und Hilfen – was steht mir zu?

Carmen Flecks

© Springer-Verlag GmbH Deutschland, ein Teil von Springer Nature 2020
A. Gaisser, S. Weg-Remers (Hrsg.), *Patientenzentrierte Information in der onkologischen Versorgung*,
https://doi.org/10.1007/978-3-662-60461-8_27

27.1 Wie bin ich bei meiner Erkrankung finanziell abgesichert?

Häufig haben Krebspatienten und ihre Familien finanzielle Sorgen. Die finanzielle Absicherung im Krankheitsfall ist nicht immer leicht zu überblicken und dies kann sehr belastend sein. Patienten und ihre Angehörigen wissen oft nicht, welche Leistungen sie erhalten können, wie hoch sie sind und an wen sie sich wenden können. Hinzu kommt, dass sich die Leistungen und Zuständigkeiten für arbeitsunfähige Patientinnen und Patienten im Verlauf der Erkrankung immer wieder ändern können. Ein Hin und Her zwischen den Sozialversicherungsträgern – meist Krankenkasse, Rentenversicherung und Arbeitsagentur – beginnt. Auch den Krebsinformationsdienst erreichen immer wieder Anfragen rund um dieses Thema.

„Mein Mann (42 Jahre) ist an Magenkrebs erkrankt und bekommt zurzeit eine Chemotherapie. Danach soll er operiert werden. Da er in unserer Familie der Alleinverdiener ist, mache ich mir nun auch große Sorgen um unsere finanzielle Absicherung. Wir haben zwei kleine Kinder und kommen so schon kaum über die Runden. Dann sind wir auch noch frisch umgezogen und zahlen schon fast die Hälfte unseres Einkommens für Miete. Können Sie mir sagen, welche Leistungen uns zustehen? An wen müssen wir uns wenden, und wer kann uns unterstützen?"

In dieser und ähnlichen Situationen erscheinen Patienten auch häufig mit der Bitte um ärztliche Bescheinigungen oder Stellungnahmen zu sozialmedizinischen Gutachten in den Arztpraxen. Ärztinnen und Ärzte sind wichtige Unterstützer, wenn Leistungen gegenüber Sozialversicherungsträgern geltend gemacht werden. Die folgenden Abschnitte zeigen, welche Unterstützungsmöglichkeiten Krebspatienten offenstehen (für eine Übersicht der Begriffe, ihrer rechtlichen Definitionen und der jeweiligen Unterstützungsmöglichkeiten siehe ◨ Tab. 27.1).

27.1.1 Entgeltfortzahlung

Zu Beginn der Erkrankung erhalten Arbeitnehmer in der Regel für sechs Wochen weiter in voller Höhe ihren Lohn oder ihr Gehalt von ihrem Arbeitgeber (Entgeltfortzahlung).

Voraussetzung für die Entgeltfortzahlung ist, dass der Arbeitnehmer seinen Arbeitgeber unverzüglich darüber informiert, dass er krank ist, und ihm eine Arbeitsunfähigkeitsbescheinigung des behandelnden Arztes im Original (AU-Bescheinigung, „Krankmeldung") vorlegt. Einen Durchschlag der AU-Bescheinigung sendet der Arbeitnehmer an die Krankenkasse, den anderen behält er für seine Unterlagen. Bei lange andauernden Erkrankungen müssen die nachfolgenden, neuen AU-Bescheinigungen nachgereicht werden (Folgebescheinigungen).

> **Die Arbeitsunfähigkeitsbescheinigung gehört zu den Formularen, die am häufigsten in Arztpraxen ausgefüllt werden. Die mit den AU-Bescheinigungen verbundenen Haftungsrisiken für Ärztinnen und Ärzte haben sich verringert, seit auf dem Vordruck ein fettgedruckter Hinweis für Patienten steht: Versicherte müssen ihre Arbeitsunfähigkeit lückenlos nachweisen und sich spätestens am Tag, der dem letzten Tag der Arbeitsunfähigkeitsbescheinigung folgt, wieder bei ihrem Arzt oder ihrer Ärztin vorstellen, um eine neue AU-Bescheinigung zu erhalten. Wenn Patienten diesen Hinweis nicht befolgen und bei den Krankschreibungen Lücken entstehen, können sie ihren Krankengeldanspruch verlieren.**

◘ Tab. 27.1 Arbeitsunfähigkeit – Berufsunfähigkeit – Erwerbsminderung

	Rechtliche Definition	Finanzielle Absicherung für Patienten
Arbeitsunfähigkeit	Arbeitsunfähigkeit liegt vor, wenn Versicherte **vorübergehend** aufgrund von Krankheit ihre zuletzt vor der Arbeitsunfähigkeit ausgeübte Tätigkeit nicht mehr oder nur unter Gefahr der Verschlimmerung der Erkrankung ausführen können	Krankengeld; Arbeitslosengeld I nach der Nahtlosigkeitsregelung; Arbeitslosengeld II („Hartz IV") bei Bedürftigkeit
Berufsunfähigkeit	Berufsunfähig sind Versicherte, die aus gesundheitlichen Gründen weder im erlernten noch in einem vergleichbaren Beruf halb so viel leisten können, wie gesunde Berufstätige mit ähnlicher Ausbildung, gleichwertigen Kenntnissen und Fähigkeiten. Kurz: Personen können mit ihrem erlernten Beruf nicht mehr ihren Lebensunterhalt sichern	Personen, die nach dem 1.01.1961 geboren sind, erhalten keine gesetzliche Rente wegen Berufsunfähigkeit mehr; Berufsunfähige können sich jedoch im Rahmen von beruflichen Reha-Maßnahmen qualifizieren; Personen, die vor dem 1.01.1961 geboren wurden, erhalten bei Berufsunfähigkeit eine halbe Erwerbsminderungsrente; Arbeitslosengeld II („Hartz IV") bei Bedürftigkeit
Erwerbsunfähigkeit/Erwerbsminderung	Voll erwerbsgemindert sind Personen, die weniger als 3 Stunden auf dem allgemeinen Arbeitsmarkt tätig sein können. Teilweise erwerbsgemindert sind Personen, die zwischen 3 und weniger als sechs Stunden arbeiten können. Bei **Prognosen** ist darauf abzustellen, ob in den nächsten 3 Jahren mit einer Erwerbsminderung zu rechnen ist	(teilweise) Erwerbsminderungsrente; Grundsicherung für Erwerbsgeminderte („Sozialhilfe")

27.1.2 Krankengeld

Dauert die Erkrankung länger als sechs Wochen, erhält der Arbeitnehmer Krankengeld, das von der Krankenkasse bezahlt wird. Der Arbeitgeber informiert die (gesetzliche) Krankenkasse seines Arbeitnehmers über das Ende der Entgeltfortzahlung. Er teilt der Krankenkasse auch die Höhe des Gehalts seines Arbeitnehmers mit, damit auf dieser Grundlage das Krankengeld berechnet werden kann. Das Krankengeld beträgt ca. 70 % des letzten Bruttoarbeitsentgelts und maximal 90 % des Nettoentgelts.

Die Krankenkassen stellen auf ihren Internetseiten automatische „Krankengeldrechner" zur Verfügung. So können Arbeitnehmer schon frühzeitig selbst ausrechnen, wie hoch ihr Krankengeldanspruch voraussichtlich sein wird. Krankengeld wird maximal für 78 Wochen ausgezahlt. Von den 78 Wochen wird jedoch die Zeit abgezogen, während der der Versicherte Entgeltfortzahlung oder Übergangsgeld während einer Reha (▶ Abschn. 27.2 „Welchen Anspruch habe ich auf Rehabilitationsmaßnahmen?") erhalten hat. Wichtig auch hierfür ist die lückenlose Bescheinigung der Arbeitsunfähigkeit durch den behandelnden Arzt.

27.1.3 Wenn das Krankengeld nicht reicht …

Wenn das Krankengeld nicht ausreicht, sollten Patienten klären, ob ihr Arbeitgeber einen **Krankengeldzuschuss** gewährt. Beim Krankengeldzuschuss zahlt der Arbeitgeber die Differenz zwischen dem Nettogehalt und dem Krankengeld an seinen kranken Arbeitnehmer aus. Für den Krankengeldzuschuss gibt es keine gesetzliche Regelung, er kann sich jedoch in Tarif- und Arbeitsverträgen sowie Betriebsvereinbarungen finden. Auskunft darüber können die Personalabteilung und der Betriebs- oder Personalrat geben.

Familien, Alleinerziehende und alle anderen Menschen mit geringem Krankengeldanspruch, die über keine Ersparnisse oder Vermögen verfügen, können **Arbeitslosengeld II** („Hartz IV") beim zuständigen Jobcenter beantragen. Beim Arbeitslosengeld II handelt es sich um eine steuerfinanzierte Sozialleistung, nicht um eine beitragsfinanzierte Leistung der Sozialversicherung. Deshalb erhalten nur die Menschen Arbeitslosengeld II, die ihren Lebensunterhalt auch nicht aus ihrem eigenen Einkommen oder Vermögen bestreiten können.

> Das Existenzminimum beträgt für eine vierköpfige Familie mit zwei kleinen Kindern nach den Hartz IV-Regelsätzen 1.254.- EUR. (2019) Zusätzlich wird im Rahmen der Hartz IV-Leistungen die Miete übernommen. Das Jobcenter zieht dann jedoch von dem errechneten Leistungsanspruch (inklusive der Miete) das Krankengeld ab. Die Differenz wird als Arbeitslosengeld II ergänzend zum Krankengeld bezahlt („Arbeitslosengeld II – Aufstockung"). Die Familie in der Beispielanfrage könnte so zusätzlich zum Krankengeld noch aufstockend Arbeitslosengeld II erhalten, sofern sie kein Vermögen hat.

Besteht trotz geringem Krankengeld kein Anspruch auf Arbeitslosengeld II, können Betroffene **Wohngeld** beantragen. Das ist beispielsweise der Fall, wenn das Krankengeld knapp unter dem Betrag liegt, ab dem sie aufstockend Arbeitslosengeld II erhalten könnten. Für die Bewilligung von Wohngeld sind die Gemeinden („Wohngeldstellen") zuständig. Jede Gemeinde kann selbst festlegen, bis zu welchem Einkommen Wohngeld bewilligt wird, sodass die Bewilligungsvoraussetzungen für Wohngeld regional unterschiedlich sind. Neben dem Einkommen ist die Bewilligung von Wohngeld unter anderem von der Miethöhe und der Anzahl der Familienmitglieder abhängig.

> Die „Chronikerbescheinigung für die Zuzahlungsbefreiung" (Muster 55) ist ein häufig nachgefragtes Formular in Praxen. Krebspatienten gelten bei der Zuzahlungsbefreiung meist als chronisch krank und sind dankbar, wenn sie in der Praxis aktiv darauf angesprochen werden und unkompliziert das ausgefüllte Formular erhalten. Für viele Patienten ist Befreiung von der Zuzahlung für Arzneimittel, Heilmittel, stationäre Aufenthalte usw. eine spürbare finanzielle Entlastung.

27.1.4 Jetzt schon Reha beantragen?

„Ich habe von der Krankenkasse ein Schreiben erhalten, in dem ich aufgefordert werde, einen Reha-Antrag zu stellen. Die Krankenkasse droht, dass sie mir kein Krankengeld mehr auszahlt, wenn ich den Reha-Antrag nicht stelle. Ich weiß aber doch noch gar nicht, ob die momentane Behandlung wirkt und wie lange sie dauern wird. Daher kann ich momentan noch nicht absehen, wann ich fit genug für eine Reha bin. Was soll ich jetzt machen? Und wie kommt die Krankenkasse überhaupt dazu, mich zur Reha aufzufordern?"

Schon nach 21 Tagen Arbeitsunfähigkeit dürfen Krankenkassen beim behandelnden Arzt nachhaken, wie lange ein Patient voraussichtlich noch arbeitsunfähig sein wird und ob seine Erwerbsfähigkeit bedroht ist. Für Ärztinnen und Ärzte bedeutet dies, Antworten auf Fragen finden zu müssen, die noch weit in der Zukunft liegen. Sie sollen Dauer und Verlauf einer Chemo- oder Strahlentherapie, die gerade erst begonnen hat oder den Erfolg einer Operation, die erst noch bevorsteht, einschätzen. Dabei sind die Prognosen, die der Arzt gegenüber der Krankenkasse macht, für den Patienten von großer Bedeutung. Sie entscheiden mit darüber, ob ein Patient das im Beispiel genannte Aufforderungsschreiben der Krankenkasse erhält oder nicht und damit, ob er weiterhin Krankengeld erhält oder berentet wird.

Für Krebspatienten ist das Aufforderungsschreiben der Krankenkasse eine zusätzliche Belastung. Wie die Beispielanfrage zeigt, werden Patienten einerseits über den mit dem Arzt abgesprochenen Behandlungsplan verunsichert. Andererseits bekommen sie Angst, kein Krankengeld mehr zu erhalten, wenn sie den Reha-Antrag nicht stellen. Häufig wissen Patienten auch gar nicht, dass sie sich in einer Situation befinden, die über ihre berufliche und finanzielle Zukunft entscheidet und damit von enormer Bedeutung ist: Stellen sie den Reha-Antrag nicht innerhalb der 10-Wochen-Frist, wird die Krankengeldzahlung eingestellt. Stellen sie den Reha-Antrag, kann ihn die Rentenversicherung im Laufe des Antragsverfahrens oder nach einer Reha-Maßnahme in einen Rentenantrag umdeuten. Das kann zum Beispiel der Fall sein, wenn sich aus den medizinischen Unterlagen ergibt, dass die Behandlung nicht anschlägt oder sehr lange dauern wird. In der Folge verlieren die Patienten ihren Krankengeldanspruch und werden Erwerbsminderungsrentner.

Problematisch für die Betroffenen ist dabei, dass die Erwerbsminderungsrente häufig geringer ist als das Krankengeld, sie also mit finanziellen Einbußen rechnen müssen. Hinzu kommt, dass Erwerbsminderungsrenten nur befristet bewilligt werden, in der Regel für 1 bis 2 Jahre. Wenn nicht in einem

bindenden Tarifvertrag anders geregelt, kann eine befristete Berentung dazu führen, dass Patienten ihren Arbeitsplatz dauerhaft verlieren. Wenn die Behandlung dann abgeschlossen ist und sie aus medizinischer Sicht wieder arbeiten könnten, müssen sie sich erst wieder einen neuen Arbeitsplatz suchen. Die sozialmedizinische Beurteilung, ob Patienten noch arbeitsfähig oder schon erwerbsunfähig sind, liegt in der Kompetenz der behandelnden Ärzte und Ärztinnen.

> **Wichtig ist deshalb, dass sich jeder Arzt oder jede Ärztin bewusst macht, welche Konsequenzen die angegebene Prognose für den Patienten haben kann. Im Einzelfall kann auch ein Gespräch zwischen Arzt und Patient über die Themen „Erwerbsminderung" und „Rente" hilfreich sein.**

Je konkreter die Angaben sind, die der Arzt bei Nachfragen der Krankenkasse macht, umso besser. Für die Krankenkasse wird dann gegebenenfalls deutlich, dass sich der Patient derzeit noch in einer akuten Behandlungsphase befindet und eine Reha aktuell medizinisch nicht sinnvoll ist oder dass er oder sie bald wieder arbeiten können wird. Fordert die Krankenkasse einen Patienten zu einem sehr frühen Behandlungszeitpunkt zur Reha auf, fehlt es in der Regel bereits an der Rehabilitationsfähigkeit (▶ Abschn. 27.2 „Welchen Anspruch habe ich auf Rehabilitationsmaßnahmen?").

27.1.5 **Wenn der Anspruch auf Krankengeld endet**

Finanzielle Sorgen und die Angst vor „Hartz IV" (Arbeitslosengeld II, s. o.) sind ständige Begleiter vieler Krebspatienten. 78 Wochen, die Dauer des Krankengeldanspruchs, sind oft zu kurz, um eine Krebsbehandlung abzuschließen.

„Leider hat die Chemotherapie nicht den erhofften Erfolg gebracht. Die letzte CT-Kontrolle hat gezeigt, dass die Metastasen trotz

Behandlung größer geworden sind. In der Tumorkonferenz soll nun über eine weitere Therapie beraten werden. Jetzt läuft zu allem Übel auch noch mein Krankengeld aus. Ich weiß nicht mehr, wie es weitergehen soll. Muss ich jetzt Hartz IV beantragen?"

Die Antwort ist: Nein, nicht in jedem Fall. Unter bestimmten Voraussetzungen haben Krebspatienten nach Ende ihres Krankengeldanspruchs einen Anspruch auf Arbeitslosengeld I.

Das Besondere an diesem Arbeitslosengeldanspruch ist, dass er auch besteht, wenn die Patienten noch in einem ungekündigten Arbeitsverhältnis stehen. Das Arbeitslosengeld I soll hier eine nahtlose finanzielle Absicherung für den Zeitraum schaffen, nachdem das Krankengeld ausgelaufen ist, aber noch nicht über eine Rente wegen Erwerbsminderung entschieden wurde oder sie noch gar nicht beantragt wurde (sogenannte Nahtlosigkeitsregelung). Es soll gerade verhindern, dass Betroffene in diesem Zeitraum Sozialleistungen wie Arbeitslosengeld II („Hartz IV") in Anspruch nehmen müssen. Das Arbeitslosengeld I entspricht meist dem Betrag, den die Patienten zuvor als Krankengeld erhalten haben.

Wenn Patienten bei der Arbeitsagentur (nicht Jobcenter!) ihren Antrag auf Arbeitslosengeld I stellen, werden sie in der Regel aufgefordert, innerhalb von 4 Wochen einen Antrag auf medizinische Rehabilitation bei der Deutschen Rentenversicherung (DRV) zu stellen. Diese Aufforderung ist hinsichtlich möglicher Konsequenzen vergleichbar der Aufforderung der Krankenkassen, einen Reha-Antrag zu stellen (▶ Abschn. 27.1.4 „Jetzt schon Reha beantragen?"). Die Patienten haben auch hier keine Wahl. Wenn sie den Reha-Antrag innerhalb der 4-Wochenfrist nicht stellen, erhalten sie kein Arbeitslosengeld I. Stellen sie den Antrag, kann ihn auch hier die Rentenversicherung in einen Rentenantrag umdeuten. Auch hier gilt: die Prognose des behandelnden Arztes oder der behandelnden Ärztin in Arztbriefen, Befundberichten, Entlassberichten usw. hat erhebliche Auswirkungen. Es empfiehlt sich, dazu das Gespräch mit den Betroffenen zu suchen.

> **Oft können Ärztinnen und Ärzte auf die Entscheidung der Arbeitsagentur bzw. der Rentenversicherung durch überzeugende Arztbriefe und Befundberichte einwirken. Auch können sie ihre Patienten dabei unterstützen, Argumente im Hinblick auf ein medizinisches Gutachten des Medizinischen Dienstes der Krankenkassen bzw. des ärztlichen Dienstes der DRV oder Arbeitsagentur zu finden. Patienten können die medizinischen Stellungnahmen und Gutachten formlos bei der DRV, ihrer Krankenkasse oder der Arbeitsagentur anfordern.**

Dabei ist auch wichtig zu wissen: Wenn das Krankengeld ausgelaufen ist, ist die entscheidende Voraussetzung für den Anspruch auf Arbeitslosengeld I, dass Patienten mehr als 6 Monate lang nicht mindestens 15 Stunden wöchentlich arbeiten können. Das bedeutet: Wenn Patienten in absehbar kürzerer Zeit, also weniger als 6 Monate, nach Ende der Krankengeldzahlung voraussichtlich wieder arbeitsfähig sein werden, können sie nicht von dieser Sonderregelung profitieren. Sie erhalten dann kein Arbeitslosengeld I und müssen Arbeitslosengeld II beantragen, wenn sie ihren Lebensunterhalt nicht anderweitig bestreiten können. Sofern nach ärztlicher Prognose die Arbeitsunfähigkeit noch länger als 6 Monate andauert, jedoch danach wieder eine Arbeitsaufnahme möglich erscheint, erhalten Patienten Arbeitslosengeld I. Möglich ist auch, dass zwischenzeitlich die DRV über eine befristete Rente wegen Erwerbsminderung entscheidet. Mit Bewilligung einer Rente endet der Anspruch auf Arbeitslosengeld.

> **Je mehr Sozialversicherungsträger beteiligt sind, umso unübersichtlicher werden häufig die Ansprüche der Patienten und umso schwieriger die**

Entscheidungen, was zu tun ist. Dies liegt insbesondere daran, dass jeder Sozialversicherungsträger seine eigenen sozialmedizinischen Gutachter hat und auch nicht verpflichtet ist, die Bewertungen anderer Gutachter zu akzeptieren.

◼ Abb. 27.1 zeigt die gesetzlich garantierten finanziellen Absicherungen und Hilfen im Krankheitsfall im chronologischen Verlauf.

27.2 Welchen Anspruch habe ich auf Rehabilitationsmaßnahmen?

27.2.1 Wie oft kann ich in die Reha?

Häufig fragen Patientinnen und Patienten beim Krebsinformationsdienst an, wie oft sie eine medizinische Rehabilitationsmaßnahme (Reha) in Anspruch nehmen können.

„Ich hatte eine Leber-OP und war in einer Anschlussheilbehandlung (AHB). Das Jahr darauf in einer Reha, die mir sehr gut getan hat. Dort wurde mir gesagt, dass ich noch zwei weitere stationäre Rehas beantragen kann. Das habe ich auch gemacht, aber schon die nächste Reha wurde abgelehnt. Wieso?"

In der Regel werden medizinische Reha-Maßnahmen nur alle vier Jahre bewilligt. Für Krebspatientinnen und Krebspatienten gelten innerhalb der ersten zwei Jahre nach Ende der Primärbehandlung jedoch besondere Regelungen für onkologische Rehabilitationsleistungen. Diese sind in der sogenannten „Ca-Richtlinie" der Rentenversicherungsträger geregelt:

Auszug Ca-Richtlinie (Gemeinsame Richtlinie der Rentenversicherung nach § 31 Abs. 1 Nr. 2 SGB VI für die Erbringung von Leistungen zur onkologischen Nachsorge bei malignen Tumorerkrankungen und Systemerkrankungen vom 28.06.2018):

1. Die Träger der Rentenversicherung können (…) Leistungen zur onkologischen Nachsorge bei malignen Tumorerkrankungen und Systemerkrankungen (onkologische Nachsorgeleistungen) erbringen.

2. Die Leistungen nach Absatz 1 werden bis zum Ablauf eines Jahres nach einer beendeten Primärbehandlung erbracht. Darüber hinaus können spätestens bis zum Ablauf von zwei Jahren nach beendeter Primärbehandlung Maßnahmen im Einzelfall erbracht werden, wenn erhebliche Funktionsstörungen entweder durch die Tumorerkrankung selbst oder durch Komplikationen beziehungsweise Therapiefolgen vorliegen. (…)

Nach Ablauf der zwei Jahre bestehen für an Krebs erkrankte Menschen hinsichtlich der Reha-Maßnahmen keine besonderen Regelungen mehr. Wie alle anderen Patientinnen und Patienten können sie dann in der Regel nur noch frühestens alle vier Jahre eine Reha-Maßnahme in Anspruch nehmen.

Auch für Krebspatienten gilt: Einen automatischen Anspruch auf eine bestimmte Anzahl von Reha-Maßnahmen haben sie nicht. Trotz der besonderen Regelungen in der Ca-Richtlinie ist für die Bewilligung jedes Reha-Antrags die medizinische Notwendigkeit entscheidend.

Daher muss von ärztlicher Seite immer konkret begründet werden, dass bei einer Patientin oder einem Patienten anhaltende Funktionsstörungen bestehen, die allein durch akutmedizinische Intervention nicht ausreichend zu beeinflussen sind. Weiter muss dargelegt werden, dass gerade durch die spezifischen therapeutischen Mittel der Rehabilitation voraussichtlich eine Verbesserung dieser Einschränkungen erreicht werden kann (▶ Kap. 19 „Wie ist das mit der Reha?")

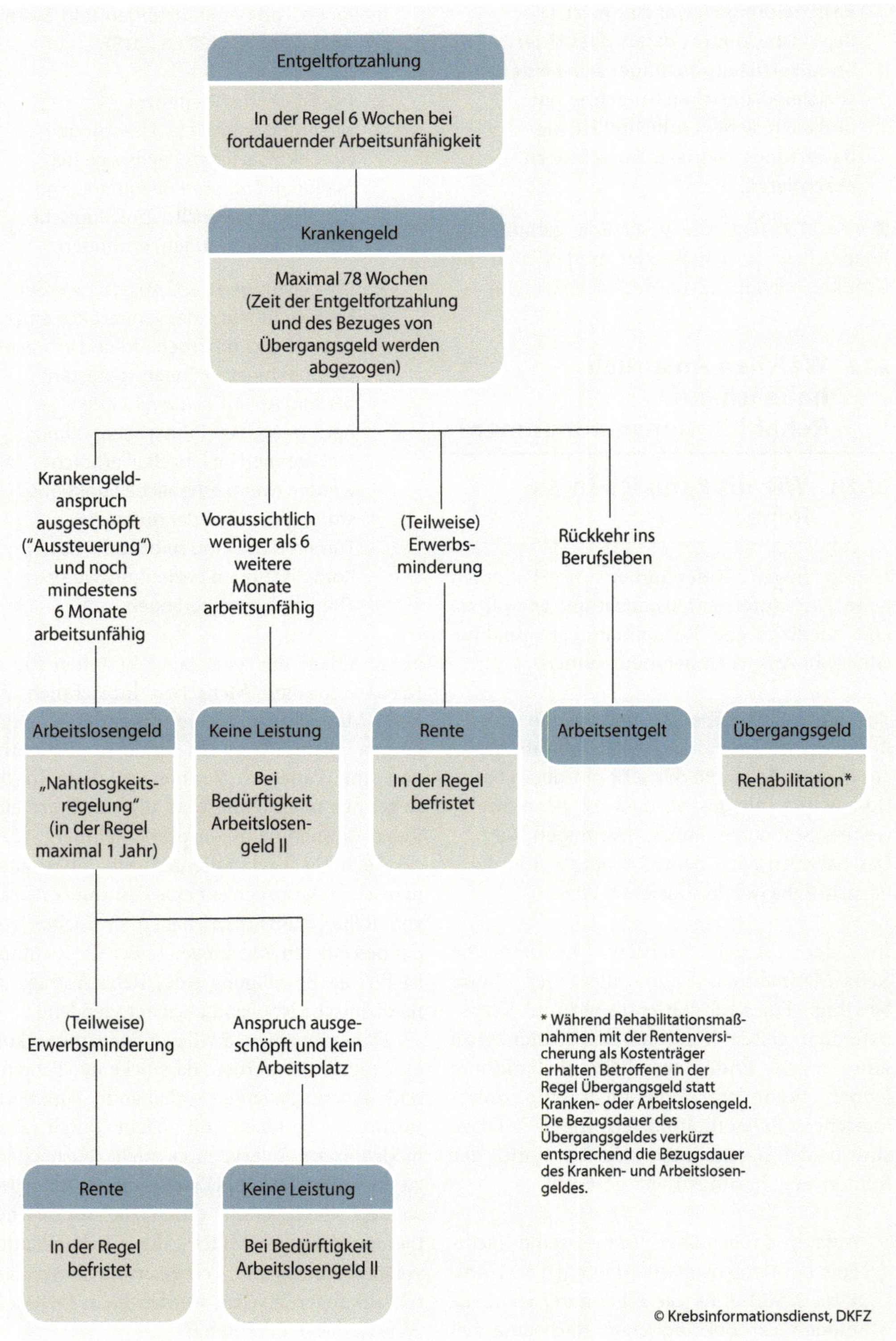

◻ **Abb. 27.1**   Finanzielle Absicherung im Krankheitsfall

27.2.2 Anschlussrehabilitation (AHB) oder spätere Reha?

Wie im Anfragebeispiel können sich Krebspatientinnen und Krebspatienten im Anschluss an eine stationäre Behandlung auch für eine Reha in Form einer Anschlussrehabilitation (kurz: AHB nach der früheren Bezeichnung „Anschlussheilbehandlung") entscheiden, als Alternative zu einer späteren onkologischen Rehabilitation. ◘ Tab. 27.2 gibt einen Überblick über die unterschiedlichen Merkmale von Anschlussheilbehandlung, onkologischer Rehabilitation und medizinischer Rehabilitation.

Die AHB schließt sich in der Regel direkt an die stationäre Krankenhausbehandlung an, also ohne Wartezeit. Sie wird von der Klinik in die Wege geleitet. Das ist die Besonderheit der AHB. Die medizinischen Leistungsangebote bei AHB und anderen Rehas sind aber identisch. Jede medizinische Reha, also auch die AHB, kann stationär oder ganztägig ambulant erfolgen, dauert drei Wochen und kann bei begründetem Bedarf um ein bis zwei Wochen verlängert werden. In der Regel ist für die AHB und die Rehabilitation bei Krebspatienten der Rentenversicherungsträger zuständiger Kostenträger.

> Im Idealfall gehen Patienten von der Klinik direkt in die AHB-Einrichtung. Wenn sie zunächst nach Hause entlassen werden, soll der Zeitraum von 14 Tagen zwischen dem Ende der Krankenhausbehandlung und dem Beginn der AHB nicht überschritten werden. Nur im Einzelfall kann diese 2-Wochen-Frist verlängert werden, wenn es aus medizinischen Gründen geboten (z. B. noch laufende Strahlentherapie) oder aus organisatorischen Gründen (z. B. kein Platz in einer geeigneten Einrichtung) notwendig ist.

Falls ein Beginn der AHB im genannten Zeitrahmen nicht möglich ist, kann nach dem Ende der Primärbehandlung eine „normale"

onkologische Rehabilitation gewährt werden. Die onkologische Rehabilitation müssen Betroffene selbst beantragen. Der behandelnde Arzt oder die behandelnde Ärztin geben eine medizinische Stellungnahme ab.

Im Reha-Antrag können Wünsche für bestimmte Reha-Kliniken angegeben werden. Patientinnen und Patienten haben jedoch keinen Anspruch auf die Bewilligung der Reha in einer bestimmten Einrichtung. Klinik-Wünsche sollten bereits im Antrag ärztlich begründet werden (beispielsweise Aufenthalt am Meer bei zusätzlichen Atemwegerkrankungen, Atemwegserkrankungen bestimmte konfessionelle Trägerschaft der Einrichtung, besondere Therapieangebote für einzelne Krebsarten, besondere Ernährungsangebote für Unverträglichkeiten, familienorientiertes Konzept). Wird die Wunschklinik abgelehnt, kann oft bereits ein Anruf beim Kostenträger oder ein formloses Schreiben dazu führen, dass diese doch bewilligt wird.

27.3 Zurück in den Beruf?

Spätestens wenn das Ende der Behandlung absehbar ist, beginnen erwerbstätige Patientinnen und Patienten, sich über die Rückkehr in den Beruf Gedanken zu machen. Sie oder auch ihre Angehörigen wenden sich dann mit Fragen wie den folgenden an den Krebsinformationsdienst:

„Ich bin an Brustkrebs erkrankt, wurde brusterhaltend operiert und soll in Kürze noch eine 5-wöchige Bestrahlung und eine mindestens 5-jährige Hormontherapie bekommen. Nach Abschluss der Bestrahlung möchte ich gerne wieder arbeiten. Obwohl ich bisher alles gut überstanden habe, habe ich Angst, dass ich nach den Behandlungen nicht wieder so fit bin wie früher. Muss ich gleich wieder voll arbeiten? Ich habe auch Angst, dass mir mein Arbeitgeber kündigt, wenn ich nicht mehr so leistungsfähig bin wie früher."

◧ Tab. 27.2 Unterschiede zwischen Anschlussheilbehandlung – onkologischer Rehabilitation – medizinischer Rehabilitation allgemein

	Anschlussheilbehandlung/ Anschlussrehabilitation (AHB)	Onkologische Rehabilitation	Medizinische Rehabilitation (allgemein)
Inhalt und Umfang	Alle Maßnahmen dauern 3 Wochen und können verlängert werden. Sie werden stationär oder ganztägig ambulant durchgeführt. Leistungsangebote und die Einrichtungen sind häufig identisch		
Rechtsgrundlage	§§ 15 SGB VI, 40 SGB V, 42 SGB IX,	§ 31 Absatz 1 Satz 2 SGB VI in Verbindung mit Ca-Richtlinie (Gemeinsame Richtlinien der Träger der Rentenversicherung nach § 31 Absatz 1 Nummer 2 SGB VI für die Erbringung von Leistungen zur onkologischen Nachsorge bei malignen Tumorerkrankungen und Systemerkrankungen vom 28. Juni 2018)	§§ 15 SGB VI, 40 SGB V, 42 SGB IX,
Indikationen	Nur bei bestimmten Indikationen, z. B. onkologischen Krankheiten, auch prophylaktische Mastektomie und/oder Ovarektomie bei genetischer Disposition (BRCA1/2) sowie therapiebedürftiges Carcinoma in situ der Mamma	Bei allen onkologischen Erkrankungen und Beeinträchtigungen	Bei allen Erkrankungen bzw. Funktionsstörungen
Verfahren	Direktverfahren (Klinik gibt Impuls für AHB, prüft versicherungsrechtliche[a] Voraussetzungen und organisiert schnellstmöglich eine direkte Verlegung). Das Direktverfahren ist ein besonderes Antragsverfahren, bei dem eine Entscheidung des Rentenversicherungsträgers nicht abgewartet werden muss	Antragsverfahren (Patient/in stellt Antrag selbst, behandelnder Arzt/behandelnde Ärztin gibt ärztliche Stellungnahme ab)	Antragsverfahren (Patient/in stellt Antrag sich selbst, behandelnder Arzt/behandelnde Ärztin gibt ärztliche Stellungnahme ab)

(Fortsetzung)

◘ Tab. 27.2 (Fortsetzung)

	Anschlussheilbehandlung/Anschlussrehabilitation (AHB)	Onkologische Rehabilitation	Medizinische Rehabilitation (allgemein)
Behandlungs-situation	Im unmittelbaren Anschluss an stationäre Krankenhausbehandlung (in der Regel bis spätestens 14 Tage nach Entlassung[b])	Unabhängig von stationärer Krankenhausbehandlung, wenn Akutbehandlung nicht ausreichend ist; Primärbehandlung muss abgeschlossen sein	Unabhängig von stationärer Behandlung, wenn Akutbehandlung nicht ausreichend ist
Abstände zwischen Rehas	Nach jeder stationären Behandlung möglich	In der Regel innerhalb eines Jahres nach Ende der Primärbehandlung; im Einzelfall weitere Reha innerhalb von zwei Jahren nach Primärbehandlung möglich, wenn erhebliche Funktionsbeeinträchtigungen aufgrund der Krebserkrankung, Komplikationen oder Therapiefolgen	In der Regel alle 4 Jahre
Rehabilitationsziel	Funktionsstörungen beheben	Funktionsstörungen beheben	Erhalt der Erwerbsfähigkeit

[a]Wenn eine AHB nicht in Betracht kommt (z. B. bei Überschreiten der 14-Tagesfrist), kann die Klinik statt einer AHB eine Anschlussgesundheitsmaßnahme (AGM) beantragen. Hier findet nicht das Direktverfahren Anwendung, sondern ein bevorzugtes, schnelleres Antragsverfahren (Schnellverfahren)
[b]Bei zusätzlichen ambulanten Behandlungsverfahren (z. B. Strahlentherapie, Chemotherapie, Rückverlagerungs-Operation nach Anus Praeter) kann die 14-Tages Frist auch mit dem letzten ambulanten Behandlungstag der Primärbehandlung beginnen. Die AHB kann dann auch vom behandelnden Radiologen eingeleitet werden

27.3.1 Betriebliches Ein-gliederungsmanagement (BEM)

Nach einer längeren Krebserkrankung gibt es verschiedene Möglichkeiten, schrittweise wieder in den Berufsalltag einzusteigen. Um zu klären, wie es weitergeht, müssen Arbeitgeber für Mitarbeiterinnen und Mitarbeiter, die mehr als sechs Wochen krank sind, ein sogenanntes „Betriebliches Eingliederungsmanagement" (BEM) anbieten – unabhängig von der Größe des Betriebes. Das BEM ist ein Verfahren, bei dem Arbeitgeber und Arbeitnehmer gemeinsam beraten, wie der berufliche Wiedereinstieg und eine dauerhafte Beschäftigung erreicht werden können. Hier kann zum Beispiel geklärt werden, ob eine Arbeitszeitverkürzung oder eine Umgestaltung des Arbeitsplatzes in Betracht kommen. Der genaue Ablauf des BEM ist nicht gesetzlich vorgeschrieben. In der Regel findet ein persönliches Gespräch statt, an dem auf Wunsch des Arbeitnehmers auch der Betriebsrat, ein Betriebsarzt, die Schwerbehindertenvertretung oder eine andere Person teilnehmen können.

> **Patientinnen und Patienten haben vor einem BEM-Gespräch häufig Angst. Sie sind unsicher, ob sie ihren Aufgaben „wie früher" gerecht werden können. Hinzu kommt die Sorge vor den Fragen des Arbeitsgebers oder des Vorgesetzten zur Leistungsfähigkeit und zur Prognose. Dabei ist das BEM-Verfahren für die Patientinnen und Patienten sehr wichtig. Zum einen riskieren sie eine Kündigung, wenn sie nicht am BEM-Gespräch teilnehmen. Zum anderen haben sie in einem – auch medizinisch - gut vorbereiteten BEM-Gespräch die beste Möglichkeit alles das anzusprechen, was für sie maßgeblich ist, um dauerhaft an ihren Arbeitsplatz zurückkehren zu können. Dazu können z. B. besondere Arbeitsmittel wie höhenverstellbare Schreibtische zählen oder auch eine Arbeitszeitverkürzung.**
>
> **Betroffene sind deshalb darauf angewiesen, von ihrem Arzt eine klare medizinische Einschätzung ihrer Leistungsfähigkeit zu erhalten. Dabei bedarf es neben der rein medizinischen Bewertung immer auch einer empathischen Betrachtung der psychosozialen Aspekte, die eine Krebserkrankung mit sich bringt.**

Hamburger Modell

Im BEM-Gespräch wird insbesondere die Möglichkeit der stufenweisen Wiedereingliederung (auch als *„Hamburger Modell"* bezeichnet) besprochen. Dabei handelt es sich um eine Rehabilitations-Maßnahme, die Patienten in der Regel nutzen, wenn sie nach langer Krankheit wieder zu arbeiten beginnen wollen. Die stufenweise Wiedereingliederung kann aber auch unabhängig von einem BEM-Gespräch in die Wege geleitet werden.

Beim „Hamburger Modell" planen der behandelnde Arzt und der Patient bzw. die Patientin gemeinsam, wie die stufenweise Wiedereingliederung in den Arbeitsalltag erfolgen soll. Im Wiedereingliederungsplan (Musterformular 20) wird dazu festgelegt, an welchen Tagen pro Woche und für wie viele Stunden täglich der Patient arbeitet, beispielsweise im ersten Monat an zwei Tagen je drei Stunden, im zweiten an drei Tagen je drei Stunden usw. Der Arbeitgeber und der Kostenträger müssen dem Plan zustimmen. Ziel ist, dass Arbeitnehmerinnen oder Arbeitnehmer nach spätestens sechs Monaten wieder im früheren Umfang oder mit der geplanten Arbeitszeitverkürzung arbeiten können.

Während der stufenweisen Wiedereingliederung sind Betroffene weiter arbeitsunfähig. Sie erhalten keine Zahlungen von ihrem Arbeitgeber. Hierfür ist der Kostenträger zuständig, von dem aktuell Leistungen bezogen werden: Beziehen sie bei Beginn des Hamburger Modells Krankengeld, erhalten sie es weiter. Kostenträger ist die Krankenkasse. Erhalten sie Arbeitslosengeld, z. B. nach der Nahtlosigkeitsregelung (▶ Abschn. 27.1 „Wie bin ich bei meiner Erkrankung finanziell abgesichert?"), so ist die Arbeitsagentur zuständig, und sie beziehen weiter Arbeitslosengeld. Steht die stufenweise Wiedereingliederung im engen Zusammenhang mit einer anderen Reha-Maßnahme des Rentenversicherungsträgers, so kann der Rentenversicherungsträger zuständig sein und Übergangsgeld bezahlen (▶ Abschn. 27.3 „Zurück in den Beruf?"). In besonderen Fallkonstellationen können auch die Unfallkasse/Berufsgenossenschaft oder das Jobcenter Kostenträger sein.

> **Zu den ärztlichen Pflichten zählt es, den Wiedereingliederungsplan sorgfältig auf die Leistungsfähigkeit des Patienten abzustimmen und im weiteren Verlauf zu überprüfen. Daneben ist bei der ärztlichen Empfehlung für eine stufenweise Wiedereingliederung zu beachten, wie lange der aktuell zuständige Kostenträger noch Leistungen erbringen muss. Beginn und Dauer der Wiedereingliederung sollten darauf abgestimmt sein, sonst läuft der Betroffene Gefahr, keine Leistungen mehr zu erhalten. Im Einzelfall kann es erforderlich sein, einen weiteren Kostenträger in die Wiedereingliederung einzubeziehen.**

27.3.2 Schwerbehinderung

Viele Patienten leiden nach ihrer Krebserkrankung unter Fatigue oder haben andere Beeinträchtigungen. Sie wünschen sich daher, ihre Arbeitszeit dauerhaft oder zumindest vorübergehend zu verringern. Während einer medizinischen Rehabilitation oder auch während der stufenweisen Wiedereingliederung stellen sie fest, dass sie nicht mehr im bisherigen Umfang arbeiten können oder wollen (z. B. Wechsel von Vollzeit in Teilzeit). Da Krebspatienten meist eine festgestellte Schwerbehinderung haben, genießen sie besondere Rechte. Zu Voraussetzungen und Folgen einer Schwerbehinderung siehe ◘ Tab. 27.3.

◘ **Tab. 27.3** Voraussetzungen und Konsequenzen von (Schwer-)Behinderung

Bezeichnung	Voraussetzungen	Folgen und Ansprechpartner
Von Behinderung bedrohte Menschen	Es ist eine Beeinträchtigung zu erwarten, die der Definition von Behinderung entspricht.	– Integrationsamt kann für Beratungen in Anspruch genommen werden
Schwerbehinderten Menschen gleichgestellte Menschen	Menschen mit einem Grad der Behinderung unter 50, aber wenigstens 30, wenn sie infolge ihrer Behinderung ohne die Gleichstellung einen geeigneten Arbeitsplatz nicht erlangen oder behalten können.	– Integrationsamt kann für Beratungen in Anspruch genommen werden – Besonderer Kündigungsschutz, Kündigung nur mit Zustimmung des Integrationsamtes möglich – Befreiung von Mehrarbeit (Überstunden)
Schwerbehinderte Menschen	Grad der Behinderung von mindestens 50	– Integrationsamt kann für Beratungen in Anspruch genommen werden – Besonderer Kündigungsschutz; Kündigung nur mit Zustimmung des Integrationsamtes möglich – Befreiung von Mehrarbeit (Überstunden) – Zusatzurlaub

Definition Behinderung nach § 2 Absatz 1 SGB IX

Menschen mit Behinderungen sind Menschen, die körperliche, seelische, geistige oder Sinnesbeeinträchtigungen haben, die sie in Wechselwirkung mit einstellungs- und umweltbedingten Barrieren an der gleichberechtigten Teilhabe an der Gesellschaft mit hoher Wahrscheinlichkeit länger als sechs Monate hindern können. Eine Beeinträchtigung nach Satz 1 liegt (nur; Ergänzung d. Verf.) vor, wenn der Körper- und Gesundheitszustand von dem für das Lebensalter typischen Zustand abweicht.

Schwerbehinderte und Schwerbehinderten gleichgestellte Menschen haben Anspruch darauf, dass ihr Arbeitsplatz und insbesondere ihre Arbeitszeit ihren Behinderungen oder Einschränkungen angepasst werden. Dies gilt jedoch nur, wenn dem Arbeitgeber der damit verbundene Aufwand zumutbar ist. Schwerbehinderte und von Behinderung bedrohte Menschen haben einen besonderen Anspruch auf Arbeitszeitverkürzung, der über die für gesunde Arbeitnehmer geltenden gesetzlichen Regelungen (Teilzeit-Befristungsgesetz) hinausgeht. Weiter haben Schwerbehinderte die Möglichkeit, sich von Bereitschaftsdiensten, Überstunden und Schichtdiensten freistellen zu lassen. Die Feststellung der Schwerbehinderung ist jedoch vor allem wegen der besonderen Kündigungsvoraussetzungen von Bedeutung. Eine Kündigung Schwerbehinderter oder ihnen gleichgestellter Menschen ist nur mit Zustimmung des Integrationsamtes möglich.

> **Wenn Patienten einen Antrag auf Feststellung einer Schwerbehinderung stellen, holt das Versorgungsamt in der Regel Befundberichte bei den behandelnden Ärztinnen und Ärzten ein. Sie sind dabei aufgefordert, nicht nur die Diagnosen anzugeben, sondern so konkret wie möglich die Beeinträchtigungen der Patientin**

oder des Patienten darzustellen. Hierzu ist häufig ein Gespräch mit dem Patienten erforderlich. Ein Blick in die Versorgungs-Medizin-Verordnung (VersmedV) kann vergegenwärtigen, worauf es bei der Feststellung der Schwerbehinderung genau ankommt. Ärztliche Unterstützung ist häufig auch erforderlich, wenn Arbeitnehmer gegenüber dem Arbeitgeber ihr Recht auf einen Arbeitsplatz, der ihre Einschränkungen berücksichtigt, durchsetzen wollen.

27.4 Wie ist das mit der Rente?

Immer mehr Menschen werden von einer Krebserkrankung geheilt (▶ Kap. 23 „Wer ist zuständig für meine Probleme?"). Eine Rückkehr in den (beruflichen) Alltag, so wie er vor der Erkrankung war, ist jedoch vielen Langzeitüberlebenden nicht möglich. Die körperlichen und psychischen Einschränkungen sind zu massiv.

„Ich (49) bin am Non-Hodgkin-Lymphom Stadium IV erkrankt. Nach erfolgreicher Therapie mit Chemo und Bestrahlung schleiche ich mich durchs Leben. Es ist nicht einfach, weil mir keiner glaubt, wie es mir wirklich geht. Zu schaffen macht mir meine geringere Leistungsfähigkeit, das sehr schwache Denkvermögen und die Gewichtszunahme. Ich bin sehr vorgealtert und das fällt mir nicht leicht zu akzeptieren. Das Hamburger Modell habe ich nach vier Wochen abgebrochen. Nach vier Stunden Arbeit war ich völlig erschöpft. Ich kann nicht mehr in meinem Beruf als leitende Ingenieurin arbeiten. Zumindest nicht in Vollzeit. Doch von einer Teilzeit-Tätigkeit kann ich meinen Lebensunterhalt nicht finanzieren. Gibt es noch irgendwelche Möglichkeiten für mich?"

Mit einem vorzeitig beendeten Hamburger Modell – wie im Beispiel – ist die berufliche Wiedereingliederung zunächst gescheitert.

Das bedeutet aber nicht automatisch, dass die Betroffenen nun auf Dauer vom Berufsleben ausgeschlossen sind und berentet werden. Auch hier gilt der Grundsatz „Reha vor Rente". Eine berufliche Rehabilitation (Teilhabe am Arbeitsleben) kann Krebspatienten neue Möglichkeiten eröffnen, um im Arbeitsleben trotz Einschränkungen wieder Fuß zu fassen.

27.4.1 Berufliche Rehabilitation (Teilhabe am Arbeitsleben)

Im Rahmen einer beruflichen Rehabilitation haben Betroffene die Möglichkeit, sich für eine andere Tätigkeit zu qualifizieren, um mit dem verbliebenen Leistungsvermögen beruflich aktiv bleiben zu können. Eine berufliche Rehabilitationsleistung kann z. B. einzelne Qualifizierungskurse oder eine zweijährige Berufsausbildung, umgangssprachlich auch „Umschulung" genannt, umfassen.

> **Wenn Betroffene einen Antrag auf berufliche Rehabilitation stellen, wenden sie sich häufig an ihre behandelnden Ärztinnen und Ärzte. Sie bitten um eine medizinische Stellungnahme, die sie dem Kostenträger, meist der Rentenversicherungsträger oder die Arbeitsagentur, vorlegen können. Häufig fordern auch die Kostenträger direkt bei den behandelnden Ärzten Befundberichte an.**
> **In einem offenen Arzt-Patienten-Gespräch kann zunächst geklärt werden, ob das neue Berufsziel aus medizinischer Sicht realistisch ist. Ärztinnen und Ärzte können die beruflichen Pläne ihrer Patienten unterstützen, indem sie die Funktionseinschränkungen für den „alten" Beruf und die verbliebene Leistungsfähigkeit für den „neuen" Beruf konkret darstellen.**

27.4.2 Rente wegen (teilweiser) Erwerbsminderung

Während einer beruflichen Rehabilitationsmaßnahme oder auch unabhängig davon können Betroffene damit konfrontiert sein, dass sie nicht so leistungsfähig sind wie vor der Erkrankung. Sie haben dann die Möglichkeit einen Antrag auf Rente wegen voller oder teilweiser Erwerbsminderung zu stellen.

Definition (Teil-) Erwerbsminderung (§ 43 SGB VI)

Teilweise erwerbsgemindert sind Versicherte, die wegen Krankheit oder Behinderung auf nicht absehbare Zeit außerstande sind, unter den üblichen Bedingungen des allgemeinen Arbeitsmarktes mindestens sechs Stunden täglich erwerbstätig zu sein.
Voll erwerbsgemindert sind Versicherte, die wegen Krankheit oder Behinderung auf nicht absehbare Zeit außerstande sind, unter den üblichen Bedingungen des allgemeinen Arbeitsmarktes mindestens drei Stunden täglich erwerbstätig zu sein.

Vor diesem Schritt zögern Betroffene jedoch häufig, da sie nicht wissen, wie sie die finanzielle Lücke füllen können, die bei einer (Teil-) Erwerbsminderungsrente auf sie zukommt.

> **Patientinnen und Patienten können sich bei ihrer Rentenversicherung die Höhe einer möglicherweise bevorstehenden (Teil-)Erwerbsminderungsrente kostenlos berechnen lassen.**

Eine Teil-Erwerbsminderungsrente kann auch ergänzend zu einer Teilzeit-Tätigkeit bezogen werden. Sie ist daher für Krebsbetroffene mit eingeschränkter Leistungsfähigkeit eine Möglichkeit, ihre Arbeitszeit zu reduzieren und die finanziellen Einbußen mit der Teilerwerbsminderung teilweise auszugleichen. Es gibt heute verschiedene rechtliche Möglichkeiten, eine Vollzeittätigkeit in Teilzeit umzuwandeln (▶ Abschn. 27.3 „Zurück in den Beruf?").

> **Patientinnen und Patienten können sich von ihrem Arbeitgeber den voraussichtlichen Brutto- und Nettolohn für eine bestimmte Wochenarbeitszeit ausrechnen lassen.**

Stellt der Rentenversicherer hingegen fest, dass das Leistungsvermögen nicht nur teilweise, sondern vollständig aufgehoben ist, erhalten Betroffene eine (volle) Erwerbsminderungsrente. Auch hier haben Betroffene die Möglichkeit zur Rente anrechnungsfrei hinzuzuverdienen.

Wie viel Patientinnen und Patienten hinzuverdienen können, ohne dass es von ihrer Rentenzahlung abgezogen wird, ist von verschiedenen Faktoren abhängig. Die zuständige Rentenversicherung informiert dazu kostenlos.

Entscheidend für die Feststellung der Leistungsfähigkeit ist nicht, ob der erlernte oder konkret ausgeübte Beruf noch im bisherigen Umfang ausgeübt werden kann, sondern ob überhaupt noch irgendeine vergütete Tätigkeit am Arbeitsmarkt möglich ist. Die berufliche Qualifikation wird dabei nicht berücksichtigt. Eine Ausnahme gilt nur für Jahrgänge bis 1960, die noch eine Berufsunfähigkeitsrente erhalten können (siehe ◻ Tab. 27.1).

> **Der Rentenversicherungsträger bewilligt Erwerbsminderungsrenten grundsätzlich zunächst befristet, meist für zwei Jahre. Danach wird die Leistungsfähigkeit erneut geprüft. Für Betroffene kann eine befristete Rentenzahlung damit bedeuten, dass sie sich nach dieser Zeit wieder einen Arbeitsplatz suchen müssen (▶ Abschn. 27.1 „Wie bin ich bei meiner Erkrankung finanziell abgesichert?").**

Wenn die Rente nicht reicht?

Die Leistungen aus einer (Teil-)Erwerbsminderungsrente reichen nicht immer, um damit den Lebensunterhalt zu bestreiten. Häufig lässt es der Gesundheitszustand von Patientinnen und Patienten auch nicht zu, dass sie zur Rente hinzuverdienen. Dann können sie auf staatliche Unterstützung angewiesen sein. Menschen mit einer (Teil-) Erwerbsminderung erhalten in der Regel ergänzend Arbeitslosengeld II (SGB II). Patientinnen und Patienten mit voller Erwerbsminderung können Anspruch auf Grundsicherung für Erwerbsgeminderte nach SGB XII haben. Voraussetzung ist, dass sie kein Vermögen haben (▶ Abschn. 27.1 „Wie bin ich bei meiner Erkrankung finanziell abgesichert?").

Mehr Information

Finanzielle Absicherung bei Erkrankung

Für Fachleute

Bundesversicherungsamt. Rundschreiben: Hinweise zur Durchführung des Widerspruchsverfahrens bei gesetzlichen Krankenkassen (Erscheinungsdatum 28.06.2018). ▶ https://www.bundesversicherungsamt.de/aufsicht/krankenversicherung/rundschreiben.html#c129

Gemeinsamer Bundesausschuss. Richtlinie über die Beurteilung der Arbeitsunfähigkeit und die Maßnahmen zur stufenweisen Wiedereingliederung (Arbeitsunfähigkeitsrichtlinie). ▶ https://www.g-ba.de/richtlinien/2/

Kassenärztliche Bundesvereinigung. Arbeitsunfähigkeit. ▶ https://www.kbv.de/html/arbeitsunfaehigkeit.php

Für Patienten

Bundesministerium für Gesundheit. Ratgeber Krankenversicherung. ▶ https://www.bundesgesundheitsministerium.de/service/publikationen/gesundheit/details.html?bmg[pubid]=2494

Bundesministerium für Gesundheit. Online-Ratgeber zur Krankenversicherung. ▶ https://www.bundesgesundheitsministerium.de/themen/krankenversicherung/online-ratgeber-krankenversicherung.html

Bundesministerium für Arbeit und Soziales. Soziale Sicherung im Überblick 2019. ▶ https://www.bmas.de/DE/Service/Medien/Publikationen/a721-soziale-sicherung-ueberblick.html

Krebsinformationsdienst. Fachkreise-News „Arbeitsunfähig oder schon erwerbsgemindert?". ▶ https://www.krebsinformationsdienst.de/fachkreise/

nachrichten/2018/fk09-krankenkasse-erwerbsfae-higkeit-krebspatient.php
Krebsinformationsdienst. Informationsblatt „Sozial-rechtliche Ansprechpartner". ► https://www.krebsinformationsdienst.de/service/iblatt/iblatt-so-zialrecht.pdf

Wichtige Rechtsgrundlagen

Erwerbsminderungsrente: § 43 SGB VI. ► https://www.gesetze-im-internet.de/sgb_6/__43.html
Krankengeld: §§ 44 ff SGB V. ► https://www.gesetze-im-internet.de/sgb_5/index.html
Nahtlosigkeitsregelung: 145 SGB III. ► https://www.gesetze-im-internet.de/sgb_3/__145.html

Rehabilitation

Für Fachleute

Arbeitsgemeinschaft für Krebsbekämpfung der Träger der gesetzlichen Kranken- und Renten-versicherung im Lande NRW. Rehabilitation. ► https://www.argekrebsnw.de/Startsei-te.2.0.html
BAR – Bundesarbeitsgemeinschaft für Rehabilitation. Vereinbarungen. ► https://www.bar-frankfurt.de/service/publikationen/reha-vereinbarungen.html
Deutsche Rentenversicherung Bund. Informatio-nen zur onkologischen Rehabilitation: Leitlinien für die sozialmedizinische Begutachtung der Rehabilitationsbedürftigkeit bei onkologischen Krankheiten (Stand Januar 2011), Leitlinie zur sozialmedizinischen Beurteilung der Leistungs-fähigkeit bei Mamma-Karzinom (Januar 2011). ► https://www.deutsche-rentenversicherung.de/DRV/DE/Experten/Infos-fuer-Aerzte/Begut-achtung/begutachtung.html
Deutsche Rentenversicherung Bund. rvRecht® - Gemeinsames Literatursystem der Träger der Deutschen Rentenversicherung. ► https://rvrecht.deutsche-rentenversicherung.de/DE/Home/home_node.html
Deutsche Rentenversicherung Bund. Broschüre „AHB – Anschlussrehabilitation" (Stand 31.1.2018). ► https://www.deutsche-rentenversicherung.de/SharedDocs/Downloads/DE/Traeger/Bund/bro-schueren/AHB.html
Kassenärztliche Bundesvereinigung. Rehabilitation. ► https://www.kbv.de/html/rehabilitation.php

Für Patienten

Arbeitsgemeinschaft für Krebsbekämpfung der Trä-ger der gesetzlichen Kranken- und Rentenver-sicherung im Lande NRW, Rehabilitation. ► https://www.argekrebsnw.de/Startseite.2.0.html
Deutsche Rentenversicherung Bund. Rehabilitation nach Tumorerkrankungen. ► https://www.deutsche-

rentenversicherung.de/SharedDocs/Downloads/DE/Broschueren/national/rehabilitation_nach_tumor-erkrankungen.pdf%3f__blob%3dpublicationFi-le%26v%3d2
Krebsinformationsdienst, Rehabilitation bei Krebs. ► https://www.krebsinformationsdienst.de/leben/alltag/rehabilitation-nach-krebs.php

Wichtige Rechtsgrundlagen

§ 15 SGB VI: Leistungen zur medizinischen Rehabilitation. ► https://www.gesetze-im-inter-net.de/sgb_6/__15.html
§ 31 SGB VI: Sonstige Leistungen. ► https://www.gesetze-im-internet.de/sgb_6/__31.html
§ 40 SGB V: Leistungen zur medizinischen Reha-bilitation. ► https://www.gesetze-im-internet.de/sgb_5/__40.html
§ 42 SGB IX: Leistungen zur medizinischen Rehabilitation. ► https://www.gesetze-im-internet.de/sgb_9_2018/__42.html
Gemeinsame Richtlinie der Träger der Rentenver-sicherung nach § 31 Absatz 1 Nummer 2 SGB VI für die Erbringung von Leistungen zur onko-logischen Nachsorge bei malignen Tumor-erkrankungen und Systemerkrankungen (Ca-Richtlinie) vom 28.06.2018. ► https://rvrecht.deutsche-rentenversicherung.de/SharedDocs/rvRecht/01_GRA_SGB/06_SGB_VI/pp_0026_50/gra_sgb006_p_0031.html#doc1576692body-Text10

Zurück in den Beruf

Für Fachleute

Kassenärztliche Bundesvereinigung. Ärztlicher Wiedereingliederungsplan. ► https://www.kbv.de/html/1150_38178.php

Für Patienten

Bundesministerium für Arbeit und Soziales. Ratgeber für Menschen mit Behinderungen. ► https://www.bmas.de/DE/Service/Medien/Publikationen/a712-ratgeber-fuer-behinderte-mens.html;
Bundesministerium für Arbeit und Soziales. Schritt für Schritt zurück in den Job. ► https://www.bmas.de/DE/Service/Medien/Publikationen/a748-be-triebliche-eingliederung.html
Integrationsämter. Behinderung und Beruf. ► https://www.integrationsaemter.de/Aktuell/72c/index.html

Wichtige Rechtsgrundlagen

§ 167 Absatz 2 SGB IX (Betriebliches Eingliederungs-management). ► https://www.gesetze-im-inter-net.de/sgb_9_2018/__167.html

§ 74 SGB V (Hamburger Modell). ▶ https://www.gesetze-im-internet.de/sgb_5/__74.html

§ 28 SGB IX (Hamburger Modell). ▶ https://www.gesetze-im-internet.de/sgb_9_2018/__28.html

Versorgungsmedizinische Grundsätze. Versorgungsmedizinverordnung (VersMEdV). ▶ https://www.bmas.de/DE/Service/Medien/Publikationen/k710-anhaltspunkte-fuer-die-aerztliche-gutachtertaetigkeit.html oder ▶ https://www.gesetze-im-internet.de/versmedv/BJNR241200008.html

Rente

Für Fachleute

Deutsche Rentenversicherung Bund. Infos für Ärzte. ▶ https://www.deutsche-rentenversicherung.de/DRV/DE/Experten/Infos-fuer-Aerzte/infos-fuer-aerzte_node.html

Für Patienten

Bundesministerium für Arbeit und Soziales. Rentenlexikon. ▶ https://www.bmas.de/DE/Themen/Rente/Rentenlexikon/rentenlexikon.html

Bundesministerium für Arbeit und Soziales. Ratgeber zur Rente. ▶ https://www.bmas.de/DE/Service/Medien/Publikationen/a815-ratgeber-zur-rente.html

Deutsche Rentenversicherung Bund. Die reguläre Altersrente. ▶ https://www.deutsche-rentenversicherung.de/DRV/DE/Rente/Allgemeine-Informationen/Rentenarten-und-Leistungen/Die-regulaere-Altersrente/Die_regulaere_Altersrente.html

Deutsche Rentenversicherung Bund. Erwerbsminderungsrente. ▶ https://www.deutsche-rentenversicherung.de/DRV/DE/Rente/Allgemeine-Informationen/Rentenarten-und-Leistungen/Erwerbsminderungsrente/Erwerbsminderungsrente.html

Deutsche Rentenversicherung Bund. Altersrente für schwerbehinderte Menschen. ▶ https://www.deutsche-rentenversicherung.de/DRV/DE/Rente/Allgemeine-Informationen/Rentenarten-und-Leistungen/Altersrente-fuer-schwerbehinderte-Menschen/Altersrente_fuer_schwerbehinderte_Menschen.html

Hilfen für Kommunikation und Informationsvermittlung

Inhaltsverzeichnis

Tipps und Tools zur Unterstützung von Information und Kommunikation

Andrea Gaisser

© Springer-Verlag GmbH Deutschland, ein Teil von Springer Nature 2020
A. Gaisser, S. Weg-Remers (Hrsg.), *Patientenzentrierte Information in der onkologischen Versorgung*,
https://doi.org/10.1007/978-3-662-60461-8_28

28.1 Am Patienten orientieren

Keine Frage, Patienten brauchen von ihrem Arzt Informationen, damit sie verstehen, wie ihre Situation ist und welche Möglichkeiten die Medizin ihnen bietet, wie der mögliche Nutzen ist, welche Risiken bestehen und was sie ggf. selbst beitragen können und müssen, damit sie die Behandlung mittragen und das erhoffte, mindestens das bestmögliche Ergebnis erreicht wird.

In der Praxis ist eine solche effektive und effiziente Information nicht immer einfach, die Dinge sind komplex und kompliziert, klare und eindeutige Aussagen oft nicht möglich, die Ungewissheit ist oft groß. Die Kommunikation im Sinne und entsprechend den Bedürfnissen des individuellen Patienten zu gestalten, erfordert Empathie und Zeit, die im getakteten Alltag eigentlich immer fehlt. Umso wichtiger ist es, die verfügbare Zeit bestmöglich – für die Patienten – zu nutzen. Bestmöglich in dem Sinne, dass er oder sie die Bedeutung der gegebenen Informationen verstehen und auf sich beziehen können, mit ihren persönlichen Erwartungen und Präferenzen abgleichen und dann idealerweise zusammen mit dem Arzt den Weg bestimmen, der zu gehen ist.

Entscheidend für das Gelingen ist dabei immer, die individuelle Gesundheitskompetenz der Patienten zu berücksichtigen: ihre Fähigkeit, gesundheitsbezogene Informationen zu verstehen, für sich zu bewerten und dann in Handeln – oder in eine Entscheidung – umzusetzen. Auf der Ebene dieser individuellen Fähigkeiten muss die Kommunikation ansetzen (► Abschn. 1.5 „Gesundheitskompetenz als Verantwortung der Versorgung").

Es ist gut, zunächst Vorwissen, Vorstellungen, Verstehensmöglichkeiten und Bedürfnisse sensibel und empathisch zu explorieren, um die eigene Kommunikation daran anzupassen und die Betroffenen dort abzuholen, wo sie sich kognitiv und emotional befinden:

Erst fragen (und die Antwort anhören), dann sagen.

Das schafft eine Basis für vertrauensvolle und offene, patientenzentrierte Kommunikation (► Abschn. 1.6 „Patientenzentrierte Kommunikation") und ist auch eine Grundregel in der Informations- und Beratungspraxis des Krebsinformationsdienstes.

Wenn es dann an die Informationsvermittlung geht, können, je nach Situation, verschiedene Techniken und Tools die Gestaltung der Kommunikation und Verstehen und Verständnis bei Patienten erleichtern, von denen einige hier kurz vorgestellt werden. Diese und viele andere Hinweise und praktische Tipps für eine verständnisorientierte Kommunikation gibt auch ein Band, der im Rahmen des 2018 gestarteten Nationalen Aktionsplans Gesundheitskompetenz erstellt und herausgegeben wurde (Schmidt-Kaehler et al. 2017; ► „Mehr Information"). Zudem wird dort aufgezeigt, welche Warnsignale auf eine eingeschränkte Gesundheitskompetenz hinweisen können.

28.2 Das Verständnis fördern und sicherstellen

- **Chunk and Check: Informationen in kleinen Portionen geben, immer rückfragen**

Eine Krebserkrankung belastet und überfordert, wirft die Betroffenen auf sich selbst zurück und verunsichert existenziell. Das ist bei der Diagnose so, und letztlich kehren diese Gefühle besonders bei jedem Arzttermin zurück: die Angst, die Unsicherheit, ob doch wieder etwas ist, ob es schlimmer geworden ist, ob irgendwelche Beschwerden mit DER Erkrankung in Zusammenhang stehen. Das ist so, auch wenn Patienten nach außen sachlich erscheinen. Die Angst ist da und schränkt die kognitive Wahrnehmung ein.

Wenn das Gespräch sich um die Krebserkrankung dreht, um Befunde und deren Bedeutung, muss man jedenfalls damit rechnen, dass die Patienten durch ihren inneren Film blockiert sind und nur Bruchstücke aufnehmen, „gerne" solche, die negativ assoziiert werden. Das betrifft auch die nonverbale Kommunikation seitens des Arztes, seine Mimik und Körpersprache und seine Stimmlage, die Raum für allerlei Interpretationen geben.

> **Es ist hilfreich, Informationen in kleinen Portionen zu geben und danach eine Pause zu machen, die dem Gegenüber Raum für eine Reaktion gibt, in Gestalt von Nachfragen oder nonverbal, diese Reaktion, wie auch immer sie ist, anzuerkennen und darauf einzugehen und sich rückzuversichern, dass das Gesagte verstanden wurde: „Ist das bis hierher verständlich gewesen?" (siehe Teach back)**

- **Teach back: Gesagtes zusammenfassen (lassen)**

Am Ende eines Gesprächs, in dem wichtige und bedeutsame Informationen vermittelt und besprochen wurden – ggf. auch schon in dessen Verlauf (siehe „Chunk and Check") – möchte man doch sichergehen, dass alles angekommen ist und verstanden wurde, auch wenn die Patientin oder der Patient nur wenige oder gar keine Fragen stellt. Vielleicht hat er oder sie während des ganzen Gesprächs wenig oder gar nicht nachgefragt, vielleicht zwar Verständnis signalisiert – aber ist das wirklich so?

Allerdings fordert die Frage *„Haben Sie denn alles verstanden, was wir besprochen haben?"* fast Zustimmung heraus, wollen die so Gefragten nicht zugeben, dass sie schwer von Begriff sind oder gar unaufmerksam waren. Denn der Arzt hat sich ja Mühe gegeben!

> **Eine gute Technik ist hier, die Patienten geschickt dazu einzuladen, in eigenen Worten wiederzugeben, was sie aus dem Gespräch mitgenommen haben:**
> *„Das war jetzt viel neue Information, sollen wir die wichtigsten Punkte nochmals durchgehen? Ich möchte sicher sein, dass wir auf einem Stand sind, dass ich mich verständlich ausgedrückt habe."*
> *„Wollen Sie mir jetzt noch einmal in Ihren Worten sagen, was wir jetzt machen, wie es jetzt weitergeht?"*

Die Teach-back-Methode hat sich vielfach bewährt und unterstützt die Arzt-Patient-Kommunikation durch Einbeziehung und Aktivierung der Patienten.

28.3 Gespräche gut strukturieren und führen

In der Krebsmedizin sind die wenigsten Arzt-Patient-Gespräche einfach: Sie sind in der Regel auf Patientenseite stark emotions- und angstbesetzt, besonders wenn Befunde erwartet werden oder Therapien nicht anschlagen, wenn schlechte Nachrichten zu überbringen sind.

Auch Ärzten fallen solche Gespräche oft nicht leicht, sie sind selbst emotional involviert und unsicher. Ein verinnerlichter Leitfaden für Rahmen und wichtige Elemente des Gesprächs – auch aus Patientensicht – kann helfen, dass wesentliche Aspekte nicht unter den Tisch fallen und das Gespräch nicht entgleitet, „sich aufhängt" oder sich im Kreis dreht. Mit Akronymen belegt, sind solche Leitfäden leicht merkbar und dienen als innere Checkliste.

Einige Beispiele für solche Gesprächsleitfäden oder -modelle für unterschiedliche Situationen aus dem angelsächsischen Sprachraum sind im Folgenden zusammengestellt:

- Ein Leitfaden für alle Konsultationen: CLASS (◘ Tab. 28.1)
- Umgang mit Emotionen: NURSE und EVE (◘ Tab. 28.2 und 28.3)
- Überbringen schlechter Nachrichten: SPIKES (◘ Tab. 28.4)

◘ Tab. 28.1 Das CLASS-Modell. (Nach MD Anderson Cancer Center I*Care E-Learning Resources)

C	Context	Gesprächssituation	Gesprächssituation angemessen und ungestört gestalten (mindestens auf mögliche Störungen vorbereiten), Offenheit signalisieren, entspannte, zugewandte Haltung, Augenhöhe, keine „Barrieren" (Schreibtisch, Bildschirm et.)
L	Listening skills	Aktiv zuhören	Offene Fragen, den Patienten aussprechen lassen, Zuhören und „Folgen" signalisieren (Nicken) signalisieren und „Folgen", Stichworte des Patienten aufnehmen, Gesagtes klären („Wenn ich Sie richtig verstanden habe …", „Sagen Sie mir doch bitte etwas mehr dazu …")
A	Acknowledge emotions	Emotionen anerkennen	Emotionen und ihren Auslöser erkennen, benennen, und anerkennen („Das muss schlimm für Sie gewesen sein …", „Das würde die meisten Menschen beunruhigen …")
S	Strategy	Vorgehen verabreden	Einen Vorschlag für das weitere Vorgehen machen, der die Erwartungen und Präferenzen des Patienten berücksichtigt, und mit dem Patienten abstimmen
S	Summary	Zusammenfassung und Abschluss	Das Besprochene klar und verständlich zusammenfassen, Verständnis sicherstellen, fragen, ob der Patient weitere Fragen hat, ggf. Besprechung weiterer Fragen beim nächsten Gespräch anbieten, Termin vereinbaren

◘ Tab. 28.2 Das NURSE-Modell. (Nach Back et al. 2005)

N	Naming	Emotionen benennen: „Ich merke, dass Sie ganz aufgewühlt sind, dass Sie das jetzt aus der Fassung bringt, dass Sie jetzt sehr zornig/verärgert sind …"
U	Understanding	Wenn möglich Verständnis für die Emotion und ihren Auslöser ausdrücken, die Reaktion „normalisieren": „Es ist ganz verständlich, dass Sie das jetzt aus der Fassung bringt" „Es ist normal, dass Sie so reagieren, das geht den meisten Patienten so, wenn sie das hören"
R	Respecting	Respekt oder Anerkennung für den Patienten zum Ausdruck bringen: „Sie müssen jetzt viel mitmachen, Sie sind sehr tapfer …"
S	Supporting	Unterstützung anbieten: „Wir wollen gemeinsam sehen, was Ihnen helfen könnte" „Was könnte Ihnen jetzt besonders helfen?" (ggf. Vorschläge machen)
E	Exploring	Weitere Aspekte zur Emotion herausfinden: „Was macht Ihnen (am meisten) Angst dabei?" „Was befürchten Sie jetzt am meisten?" „Was ist besonders schlimm für Sie?" „Wollen Sie mir mehr dazu sagen, wie Sie sich jetzt fühlen?"

◖ Tab. 28.3 Das EVE-Modell. (Nach MD Anderson Cancer Center I*Care E-Learning Resources)

E	Explore	Die Emotion identifizieren (Ärger, Zorn, Traurigkeit, Furcht …) Mehr zu den Ursachen herausfinden: „Wollen Sie mir mehr dazu sagen, wie Sie sich fühlen?" Die Emotion benennen und anerkennen: „Ich merke, dass Sie verärgert, traurig, bedrückt, … sind"
V	Validate	Deutlich machen, dass die Emotion angemessen ist „Ich kann verstehen, dass Sie das zornig, traurig, hilflos … macht" „Die meisten Menschen würden sich in dieser Situation so fühlen"
E	Empathic response	Auf die Emotion in einer Weise reagieren, die deutlich macht, dass Sie sie erkannt haben und sie verstehen „Es tut mir leid, das das so und so ist, und ich verstehe, dass Sie sich so und so fühlen" „Ich höre, was Sie sagen, das muss sehr schwierig/belastend für Sie gewesen sein"

◖ Tab. 28.4 Das SPIKES-Modell. (Nach Baile et al. 2000)

S	Setting	Den Gesprächsrahmen gestalten	Angemessene und ungestörte Atmosphäre schaffen, vorbereitet sein, Bezugsperson/en nach Wunsch des Patienten einbeziehen, auf Augenhöhe gegenübersitzen, Ruhe und Zugewandtheit vermitteln
P	Perception	Vorwissen und eigene Wahrnehmung des Patienten und ggf. der Angehörigen herausfinden	Offene Fragen, Zuhören, Nachfragen, „Missverständnisse" und unrealistische Vorstellungen erkennen und ggf. ansprechen, auf Zeichen von Abwehr und Verleugnung achten
I	Invitation	„Einladung" zur Informationsvermittlung	Herausfinden, wie viel der Patient wissen will: *erst fragen, dann sagen,* anbieten, alle aufkommenden Fragen zu beantworten, akzeptieren, wenn der Patient lieber nichts oder nichts Genaues wissen will
K	Knowledge	Informationsvermittlung	Die Fakten in kleinen Portionen besprechen, kein Fachjargon, Verständnis durch Rückfragen sichern, Pausen machen, Nachfragen fördern, wahrgenommene „Lücken" im Verständnis füllen, Missverständnisse klären
E	Emotions	Emotionen erkennen und anerkennen	Vorbereitet sein, nicht „abwiegeln", empathische Reaktionen, die Emotion „normalisieren", „Erholung" ermöglichen, sich nicht von eigenen Emotionen „mitreißen" lassen *„Das ist jetzt sicher keine gute Nachricht für Sie"* *„Ich sehe, dass Sie aufgeregt sind – möchten Sie darüber sprechen, was Sie beunruhigt/wie Sie sich fühlen?"* *„Es ist ganz normal, dass Sie das jetzt aus der Fassung bringt"* *„Erzählen Sie mir doch mehr dazu"*
S	Summary/ Strategy	Zusammenfassung und weiteres Vorgehen	Verständnis rückversichern, das weitere Vorgehen verabreden, nächsten Gesprächstermin festlegen

❯ **Eine schlechte Nachricht ist jegliche Nachricht, die aus Sicht des Patienten den Ausblick auf die eigene Zukunft negativ färbt – „schlecht" definiert sich immer durch den Empfänger. Man weiß also als „Absender" einer Information nie sicher, ob sie als schlechte Nachricht beim Patienten ankommt.**

Auch beim Krebsinformationsdienst folgen die Informations- und Beratungsgespräche einer Struktur von der Klärung des Anliegens über die Ermittlung des konkreten Bedarfs und der gewünschten Informationstiefe über die empathische, patientenzentrierte und portionierte Informationsvermittlung mit „teach back" hin zu Zusammenfassung und Ausblick auf weitere Schritte und Benennung von Ansprechpartnern und weiterführenden Informationen. Emotionale Reaktionen, nonverbal oder verbal, werden wahrgenommen, geklärt, anerkannt und „validiert".

Mehr Information

Weiterführende Quellen und Literatur

Ärztekammer Nordrhein (2015) Kommunikation im medizinischen Alltag. Ein Leitfaden für die Praxis. ► https://www.aekno.de/wissenswertes/dokumentenarchiv/aerztekammer-nordrhein/kommunikation-im-medizinischen-alltag

Back AL et al (2005) Approaching difficult communication tasks in oncology. CA Cancer J Clin 55(3):164–177. ► https://doi.org/10.3322/canjclin.55.3.164

Baile WF et al (2000) SPIKES-A six-step protocol for delivering bad news: application to the patient with cancer. Oncologist 5(4):302–311. ► https://doi.org/10.1634/theoncologist.5-4-302

Kassenärztliche Bundesvereinigung. Arzt-Patienten-Kommunikation: Verschiedene unterstützende Materialien zum Download (u. a. Arzt-Patienten Kommunikation – Modul für Moderatoren, 9/2018). ► https://www.kbv.de/html/arzt-patienten-kommunikation.php

MD Anderson Cancer Center I*Care (Communication Skills Education) E-Learning Resources: The Complete Guide to Communication Skills in Clinical Practice©. ► https://www.mdanderson.org/education-training/professional-education/i-care/for-health-care-professionals-educators/e-learning-resources.html

NHS Education for Scotland. The health literacy place. ► http://www.healthliteracyplace.org.uk/tools-and-techniques/

Schmidt-Kaehler et al (2017) Gesundheitskompetenz: Verständlich informieren und beraten. Material- und Methodensammlung zur Verbraucher- und Patientenberatung für Zielgruppen mit geringer Gesundheitskompetenz. Bielefeld, Universität Bielefeld. ► http://www.uni-bielefeld.de/gesundhw/ag6/downloads/Material-_und_Methodensammlung.pdf

Schweizerische Akademie der Medizinischen Wissenschaften (2013) Kommunikation im medizinischen Alltag – Ein Leitfaden für die Praxis. ► https://www.samw.ch/de/Publikationen/Leitfaden-fuer-die-Praxis.html

Schweizerisches Rotes Kreuz. Patientengespräche im Migrationskontext. ► https://migesexpert.migesplus.ch/patientengespraeche-im-migrationskontext/

Informationen recherchieren und bewerten

Birgit Hiller

© Springer-Verlag GmbH Deutschland, ein Teil von Springer Nature 2020
A. Gaisser, S. Weg-Remers (Hrsg.), *Patientenzentrierte Information in der onkologischen Versorgung*,
https://doi.org/10.1007/978-3-662-60461-8_29

29.1 Worum es geht

„Sie haben mir gesagt, dass diese Therapie für mich gut sei. Woher wissen Sie das? Wer sagt mir, dass Sie sich nicht irren?" Diese Frage dürfte eine der Herausforderungen im Gespräch mit Patientinnen und Patienten darstellen: Ihre Beantwortung trägt wesentlich zur partizipativen Entscheidungsfindung bei (▶ Kap. 1.4 „Beteiligungswunsch und partizipative Entscheidung"). Sie erfordert es nicht nur, die Quellen des eigenen Wissens und der vermittelten Informationen zu benennen.

- Man muss Betroffenen auch aufzeigen, nach welchen Kriterien man genau diese Informationsquellen für ihre individuelle Situation ausgewählt und bewertet hat.
- Zu einem guten Gespräch gehört es zudem, die eigenen persönlichen Erfahrungen transparent von den Empfehlungen anhand externer Quellen abzugrenzen.

Im Praxis- oder Klinikalltag kommt eine weitere Herausforderung hinzu: Patientinnen und Patienten, die selbst aktiv nach Informationen suchen, benötigen Unterstützung, um den Stellenwert der von ihnen gefundenen Informationen einstufen zu können. Ein Beispiel:

Warum ist der systematische Review unter Einbeziehung vieler klinischer Studien zur Melanom-Therapie wichtiger für die Therapieplanung als die anekdotische Fallserie eines Arztes, der das Schicksal weniger Betroffener erfasst und nur im Internet veröffentlicht?

Hier kommt das Thema Evidenz ins Spiel: Der Spruch „wer heilt, hat recht" hat ausgedient. Heute gilt: „Wer heilt, muss das beweisen können". Forschungsergebnisse müssen in den Qualitätsanforderungen der evidenzbasierten Medizin entsprechender Form publiziert sein: Die Methodik muss transparent sein, sodass die Ergebnisse nachprüfbar und ggf. in weiteren Versuchen reproduzierbar sind. Von dieser Forderung sind Krebstherapien nicht ausgenommen, die sich als komplementär oder alternativ einordnen lassen (▶ Kap. 16, 17 und 18 „Komplementäre und alternative Methoden").

Für die Therapiewahl benötigen Betroffene beispielsweise auch Informationen dazu, warum eine Maßnahme für bestimmte Krankheitssituationen eine Behandlung „nach Leitlinie" sein kann, für deren Kosten die gesetzlichen Krankenkassen aufkommen – und warum die gleiche Maßnahme bei anderen Indikationen ein Off Label Use wäre, für den die Kosten nur nach individueller Entscheidung von der Versicherung getragen werden. Patientinnen und Patienten müssen zudem nachvollziehen können, warum insbesondere neue zielgerichtete Wirkstoffe nicht automatisch gegen jeden Krebs und in jeder Krankheitssituation helfen.

29.2 Relevanz, Aktualität, Evidenz: Qualitätskriterien für Gesundheitsinformationen

Woran orientiert man sich angesichts der täglichen Flut an Informationen über Fortschritte, Rückschritte und neue Hoffnungen in der Krebsmedizin? Wie kann man die Wertigkeit und Bedeutung gesundheitsbezogener Informationen gegenüber Patientinnen und Patienten darlegen, belegen und erklären?

Die Relevanz für die jeweilige Situation und die Aktualität sind Gütemerkmale, die keiner umfänglichen Erläuterung bedürfen. Mit die wichtigste Rolle spielt heute die Evidenz als Qualitätskriterium. Es gibt mehrere international genutzte Systeme, um „die Kraft des Beweises" zu beschreiben. In Deutschland finden solche Systeme vor allem in evidenzbasierten Leitlinien ihren Niederschlag. Der Evidenzgrad eignet sich jedoch auch zur Bewertung aller anderen Publikationen.

Ein Beispiel für eine der bekannteren Klassifizierungsmöglichkeiten ist die des Oxford Centre for Evidence-based Medicine (CEBM):

An der Spitze stehen Metaanalysen randomisierter klinischer Studien und für Aussagen zur Prognose systematische Übersichtsarbeiten mit prospektiven Kohortenstudien als Grundlage.

Es folgen in immer weiterer Abstufung weniger aufwendige Studien- und Publikationstypen.

Am Ende stehen Fallserien und schließlich Expertenmeinungen ohne weitere Bewertung der wissenschaftlichen Datenlage.

Ist die Evidenz einer Aussage zu Nutzen oder auch Risiken einer Therapie nicht beurteilbar, ist dies ebenfalls eine wichtige Information. Daraus abgeleitet werden abgestufte Empfehlungsgrade (◗ Tab. 29.1).

■ Leitlinien als Referenz nutzen: Effizienter Einstieg in die Informationssuche

Ein wichtiger Einstieg für die eigene Informationsrecherche sind evidenzbasierte onkologische Leitlinien. Sie stehen inzwischen zu vielen Tumorentitäten, aber auch lokalisationsübergreifend zur Verfügung und haben einen festen Stellenwert im Praxis- oder Klinikalltag. Leitlinien bieten einen Rahmen für die jeweils mit der besten Evidenz belegten Diagnose- und

◗ Tab. 29.1   CEBM-Level der Evidenz (Centre for Evidence-Based Medicine, University of Oxford)

Evidenzniveau	Therapieeffekte
1a	„Evidenz" aufgrund von Meta-Analysen randomisierter klinischer Studien in systematischen Übersichtsarbeiten; mit statistischer Homogenität zwischen den Ergebnissen der verschiedenen Studien (d. h. ohne dass die Ergebnisse der einzelnen Studien stark voneinander abweichen)
1b	„Evidenz" aufgrund mindestens einer randomisierten kontrollierten Studie (mit engem Konfidenzintervall)
1c	„Alles oder nichts"-Fallserien
2a	„Evidenz" aufgrund einer systematischen Übersichtsarbeit gut angelegter Kohortenstudien (prospektiv), mit statistischer Homogenität zwischen den Ergebnissen der verschiedenen Studien (d. h. ohne dass die Ergebnisse der einzelnen Studien stark voneinander abweichen)
2b	„Evidenz" aufgrund mindestens einer gut angelegten Kohorten-Studie oder einer randomisierten kontrollierten Studie mit niedriger Qualität (z. B. weniger als 80 % „follow up")
2c	„Evidenz" durch Outcome-Research-Studien (= Studien, in denen Endpunkte erfasst werden, die für den Patienten relevant sind, z. B. Lebensqualität)
3a	„Evidenz" aufgrund einer systematischen Übersichtsarbeit von Fall-Kontroll-Studien (retrospektiv), mit statistischer Homogenität zwischen den Ergebnissen der verschiedenen Studien (d. h. ohne dass die Ergebnisse der einzelnen Studien stark voneinander abweichen)
3b	„Evidenz" aufgrund mindestens einer Fall-Kontroll-Studie
4	„Evidenz" aufgrund von Fallserien oder aufgrund von Kohorten- und Fall-Kontroll-Studien von niedriger Qualität
5	„Evidenz" aufgrund von Berichten/Expertenmeinungen ohne explizite kritische Bewertung der wissenschaftlichen Datenlage, oder basierend auf physiologischen Modellen/Laborforschung, Vergleichen oder Grundsätzen

Therapiemöglichkeiten. Die den Empfehlungen zugrundeliegenden Quellen sind von den Experten der jeweiligen Leitliniengruppe systematisch auf ihre Qualität und Aussagekraft geprüft und bewertet und unter Beteiligung von Patientenvertretern formuliert. Evidenzbasierte Leitlinien stellen die begründete Referenz für die Behandlung dar. Daher sollte man neue Fachpublikationen genauso wie von Patienten eingebrachte Informationen aus anderen Quellen zunächst mit diesen abgleichen.

> Evidenzbasierte Leitlinien, Metaanalysen und systematische Reviews sind ein guter Einstieg für die Informationssuche. Man kann weitere Publikationen leichter einschätzen, wenn man sie mit den dort definierten Standards vergleicht.

Den schnellen und kostenfreien Zugang zu onkologischen Leitlinien bieten die Internetseiten der Arbeitsgemeinschaft der Wissenschaftlichen Medizinischen Fachgesellschaften (AWMF) und die Seiten des deutschen Leitlinienprogramms Onkologie. Außerhalb der AWMF geben einzelne Fachgesellschaften ebenfalls evidenzbasierte Empfehlungen zu verschiedenen die onkologische Versorgung berührenden Themen heraus.

Doch nicht zu allen onkologischen Fragestellungen gibt es Leitlinien. Für die Bewertung von Einzelthemen stellen dann zum Beispiel die über die Cochrane Library zugänglichen systematischen Reviews eine wichtige Quelle dar: Die Internationale Cochrane Collaboration hat sich zum Ziel gesetzt, aktuelle medizinische Informationen und deren Evidenz allgemein verfügbar zu machen. Abstracts und allgemeinverständliche Zusammenfassungen sind frei zugänglich. Ausgewählte Themen stellt Cochrane Deutschland auch in deutscher Sprache zur Verfügung.

Neue Arzneimittel für die Krebstherapie werden nach Marktzulassung in Deutschland durch das Institut für Qualität und Wirtschaftlichkeit im Gesundheitswesen (IQWiG) auf ihren Zusatznutzen hin bewertet. Die entsprechenden Berichte werden unter anderem auf den Internetseiten des IQWiG und des Gemeinsamen Bundesausschusses (G-BA)-publiziert.

Zur Bewertung neuerer Publikationen, die noch nicht in den gültigen Leitlinien berücksichtigt sind, hat die evidenzbasierte Medizin weitere Bewertungskriterien bereitgestellt, etwa die CONSORT-Checkliste.

■ **Leitlinienbasierte Empfehlungen: Kommunikation mit Betroffenen**

> Eine Leitlinie ist kein „Schema F", das Betroffenen einfach übergestülpt wird. Patientinnen und Patienten müssen wissen, dass ihre Therapie auf jeden Fall an ihre individuelle Situation angepasst wird.

Ein Begriff, der im Alltag ebenfalls leicht zu Missverständnissen führen kann, ist der sogenannte „Standard". Warum? Für Fachkreise ist er in der Regel positiv besetzt, was sich auch durch Formulierungen wie etwa „Goldstandard" kenntlich macht. Patientinnen und Patienten können Sätze wie „Sie erhalten die Standardtherapie" jedoch ganz anders verstehen, etwa als „Ich erhalte nur eine durchschnittliche, mittelmäßige Behandlung". Sinnvoll ist die Erläuterung, dass der Begriff Standardtherapie vielmehr für die derzeit beste etablierte Therapie steht, im Sinn einer evidenzbasierten (Leitlinien-) Empfehlung.

■ **Konsens in Leitlinien: Wo die Erfahrung mit einfließt**

Bei der Nutzung von Leitlinien ist die Unterscheidung wichtig zwischen Empfehlungen, die anhand systematischer Literatursuchen und der Bewertung der Evidenz zustande kam, und solchen, die mangels ausreichend klarer Evidenz als Expertenkonsens unter Einbeziehung praktischer Erfahrungen formuliert sind. Die ◻ Tab. 29.2 und 29.3 sind

▣ Tab. 29.2 Schema der Empfehlungsgraduierung

Empfehlungsgrad	Beschreibung	Ausdrucksweise
A	Starke Empfehlung	Soll/soll nicht
B	Empfehlung	Sollte/sollte nicht
0	Empfehlung offen	Kann/kann verzichtet werden

▣ Tab. 29.3 Klassifikation der Konsensstärke

Konsensstärke	Prozentuale Übereinstimmung
Starker Konsens	Zustimmung von > als 95 % der Teilnehmer
Konsens	Zustimmung von 75–95 % der Teilnehmer
Mehrheitliche Zustimmung	Zustimmung von > 50–75 % der Teilnehmer
Kein Konsens	Zustimmung von < 50 % der Teilnehmer

als Beispiel der S3-Leitlinie „Kolorektales Karzinom" entnommen, Stand Januar 2019, AWMF-Registernummer: 021/007OL.

29.3 Sicher surfen – Krebspatienten im Internet und in sozialen Netzwerken

In vielen Untersuchungen zeigt sich: Der Wunsch nach dem Gespräch mit dem Arzt steht für Betroffene an erster Stelle. Im Alltag ist allerdings das Internet für die allermeisten Krebspatienten und Krebspatientinnen zur ersten und am häufigsten genutzten Informationsquelle geworden. Sogenannter „user generated content", also Inhalte von Nutzern für Nutzer, steht heute gleichberechtigt neben den Inhalten der Organisationen und Institutionen in der Onkologie. Insbesondere die sozialen Netzwerke haben dem Austausch Betroffener untereinander – als „virtueller Selbsthilfe" – einen neuen Stellenwert verschafft.

Fast von Anfang an wurde die Entwicklung des Internets von der Diskussion um die Qualität der Inhalte begleitet, insbesondere im Gesundheitsbereich. In der Folge wurden seit Ende der 90er Jahre von Institutionen wie dem Aktionsforum Gesundheitsinformationssystem e. V. (afgis) oder dem Deutschen Netzwerk Evidenzbasierte Medizin (DNebM) eine Reihe von Qualitätskriterien für Gesundheitsinformationen entwickelt. Sie lassen sich auch für die Beratung von Krebspatientinnen und Krebspatienten nutzen.

29.3.1 Aktuelle Zahlen: Wer ist online, wer nicht?

Anfang 2019 waren 64 Mio. Menschen in Deutschland online. Dies berichtet das Statistische Bundesamt in seinem regelmäßigen Bericht zur IT-Nutzung. Die Mehrzahl nutzt inzwischen mobile Endgeräte, also Smartphones oder Tablets, auch wenn die meisten Nutzerinnen und Nutzer über mehrere Zugangsmöglichkeiten verfügen.

Für die Nutzung von Foren und Chats zum Thema Krebs oder den Anteil der Menschen, die sich zu Krebsthemen auch über soziale Netzwerke wie Twitter Facebook, YouTube, Instagram usw. informieren, gibt es keine ebenso verlässlichen Daten. Immerhin ist etwa die Hälfte der Menschen, die in Deutschland überhaupt über einen Internetzugang verfügen, auch in den sozialen Netzwerken unterwegs.

> **Das Thema Gesundheit steht nach dem Online-Einkauf und der Kommunikation per E-Mail an dritter Stelle der Anlässe für die Nutzung, noch vor dem Online-Banking, dem Streamen von Videos und der Nutzung sozialer Netzwerke.**

Die Altersgrenzen fallen: Ende 2018 waren etwa 63 % der über 65-Jährigen im Netz. Verlässliche Zahlen dazu, wie es mit dem Internetzugang bei tatsächlich Hochbetagten aussieht, fehlen allerdings. Wo es noch Barrieren für die Internetnutzung gibt, sind sie vor allem in einem niedrigen Bildungsgrad sowie mangelnden Sprachkenntnissen begründet. Beides schränkt die aktive Suche nach qualitativ hochwertigen Informationen ein – über alle Altersgruppen hinweg.

29.3.2 Qualität beurteilen: Form, Vermittlung, Inhalt

Welche Merkmale beschreiben die Qualität von internetbasierten Gesundheitsinformationen? Vor einer Antwort auf diese Frage steht die nach dem jeweiligen Qualitätsaspekt, der bewertet werden soll.

Barrierefreiheit und Datenschutz: Diese Anforderungen an Internetseiten sind in der Europäischen Union heute weitgehend durch Gesetze und Verordnungen geregelt. Barrierefrei zugänglich sind heute die meisten Informationen online, und sei es über mobile Endgeräte, in denen entsprechende Unterstützungsprogramme heute meist integriert sind.

Doch insbesondere die Einhaltung des Datenschutzes wird immer wieder zum Problem, insbesondere seit im Frühjahr 2018 durch eine neue EU-weite Regelung die Anforderungen verschärft wurden. Hinzu kommt: Nicht nur die sozialen Netzwerke, sondern auch viele deutschsprachige Informationen zu Krebs und Krebstherapien werden aus Ländern angeboten, in denen solche Vorgaben fehlen – zum Schaden der Nutzerinnen und Nutzer.

Vermittlungsqualität und Qualität der Darstellung: Internetseiten, die sich nicht an den Bedürfnissen ihrer Hauptzielgruppen orientieren, verlieren an Attraktivität. Das Problem für viele Organisationen im Gesundheitswesen: Ein gutes Design, leicht verständliche Erläuterungen, die durch Bilder und Grafiken ergänzt werden, und ein Angebot, das auf dem PC genauso gut lesbar ist wie auf dem Handy, kosten Geld. Gerade für Institutionen mit öffentlicher Finanzierung oder Organisationen auf Spendenbasis ist es oft schwer, mit den perfekt programmierten und optisch ansprechend präsentierten Informationen kommerzieller Anbieter mitzuhalten.

Aktualität und Richtigkeit der Inhalte: Nur die Frage nach der Aktualität ist einfach zu beantworten. Bei der inhaltlichen Richtigkeit gibt es einige Fallstricke: Denn wer entscheidet, was richtig ist und was nicht? Wo endet die Meinungsfreiheit im Bereich Gesundheit, wo beginnt Zensur? Die Frage nach Kriterien zur Bewertung der eigentlichen Inhalte wurde bei der Entwicklung der verschiedenen Kriterienkataloge auf deutscher wie internationaler Ebene sehr kontrovers diskutiert.

Heute gilt für medizinische Inhalte der Evidenzgrad als anerkanntes Kriterium.

Für Erfahrungsberichte, in Chats oder Foren, bei denen die persönliche Sichtweise im Vordergrund steht, lässt sich die Evidenz jedoch nur sehr bedingt einfordern. Insbesondere die Bundesverbände der Krebsselbsthilfe haben sich in den letzten Jahren daher sehr bemüht, bei ihren Internetangeboten eine klare Trennung zwischen dem Bereich des Erfahrungsaustauschs und der eher faktenorientierten Vermittlung von Wissen zu Krebs zu trennen.

Die heute in Deutschland zur Verfügung stehenden Kriterienkataloge zur Bewertung von internetbasierten Informationen lassen sich zwei verschiedenen Schwerpunkten zuordnen:

Transparenzkriterien versuchen die Qualität einer Internetinformation anhand beschreibender Aussagen zu erfassen; der Inhalt an sich bleibt außen vor. Entsprechende Kataloge sind schon länger etabliert und ausgereift auch für externe Zertifizierungen.

Inhaltliche Qualitätskriterien wurden ebenfalls schon sehr früh entwickelt. Sie sind bis heute jedoch nicht unumstritten. Die Diskussion entzündet sich immer wieder an der mangelnden Überprüfbarkeit bzw. der zu großen Differenz der Ergebnisse unterschiedlicher Prüfer. Diese Kataloge sind derzeit daher vor allem für Anbieter von Internetinformationen als Grundlage einer Selbstverpflichtung zur Qualität relevant.

Die ursprünglich für statische Internetseiten entwickelten Kriterien lassen sich, wenn auch mit Einschränkungen, auch für Informationen in den sozialen Netzwerken anwenden. Ein Schwerpunkt liegt hier darin, private Meinungsäußerungen von Informationen zu trennen, die für sich selbst einen Anspruch auf Allgemeingültigkeit reklamieren.

■ **Transparenzkriterien**

In Deutschland entwickelte im Auftrag des Bundesministeriums für Gesundheit bereits 2001 das *Aktionsforum Gesundheitsinformationssystem,* kurz *afgis,* einen Katalog von Transparenzkriterien (◻ Tab. 29.4). Die *afgis*-Kriterien sind in mehrere deutsche Gesetze eingeflossen. Der Kriterienkatalog wurde zudem operationalisiert, als Grundlage einer fachlichen Prüfung und Zertifizierung auf Antrag.

Betrachtet man die Fülle an Internetinformationen allein in deutscher Sprache, hat das heute kostenpflichtige Gütesiegel von afgis e. V. allerdings bis heute keine große Verbreitung gefunden. Die Kriterien sind jedoch so formuliert, dass sie sich auch zur schnellen Prüfung selbst durch wenig geübte Internetnutzer eignen. Eine Hilfestellung bietet der Krebsinformationsdienst mit seinem kostenlosen Informationsblatt „Sicher surfen – so finden Sie gute Informationen" (▶ „Mehr Information").

Den afgis-Kriterien sehr ähnlich sind die Kriterien der internationalen „Health on the

---

◻ **Tab. 29.4** Aktionsforum Gesundheitsinformationssystem (afgis e. V.): Transparenzkriterien für Informationsseiten im Internet (Stand Februar 2019)

afgis-Transparenzkriterien für Gesundheitsinformationen im Internet

Der Anbieter ist leicht zu erkennen.

Ziele und Zielgruppen werden genannt.

Autoren und Quellen der Informationen werden offengelegt.

Alter und Aktualität der Information sind angegeben.

Man kann mit dem Anbieter in Kontakt treten.

Es finden sich Angaben zur Qualitätssicherung der Internetseite.

Werbung und Information sind voneinander getrennt und lassen sich gut unterscheiden.

Der Anbieter gibt Auskunft über seine Finanzierung und Kooperationen/Sponsoren.

Nutzer können erkennen, ob ihre Daten beim Besuch einer Internetseite gespeichert sind, welche dies sind und was damit weiter passiert.

Net"-Foundation *(HON)*, die ebenfalls ein Prüfsiegel vergibt (▶ „Mehr Information").

■ **Inhaltliche Qualitätskriterien**

Ein erster Ansatz auch einer inhaltlichen Bewertung bot das *DISCERN*-Instrument, das bis heute nicht nur für Internettexte, sondern auch für Broschüren etc. herangezogen werden kann.

DISCERN fragt teils ähnliche Punkte ab wie die Kriterien von *afgis* und *HON*, etwa die nach der Transparenz über die Ziele, das Alter und die Quellen einer Information. *DISCERN* bezieht darüber hinaus aber auch Fragen ein, die die Inhalte und die Bedeutsamkeit für Nutzer bewerten. Nach einem fünfstufigen Punktesystem können Nutzer für sich selbst einschätzen, ob in einer Gesundheitsinformation Nutzen, Risiken und mögliche Alternativen einer Therapie aufgeführt sind, ebenso wie die Folgen einer Nichtbehandlung. Auch Informationen zu Auswirkungen auf die Lebensqualität werden gefordert. Insgesamt zielt *DISCERN* auf die Prüfung, ob eine Information Grundlage für eine partizipative Entscheidungsfindung sein kann (◘ Tab. 29.5). Ob ein Kriterium objektiv erfüllt ist, ist jedoch bis heute nicht ausreichend exakt definiert; Prüfungen anhand der *DISCERN*-Kriterien führen selbst unter geschulten Bewertern zu teilweise erheblich abweichenden Ergebnissen.

Die „*Gute Praxis Gesundheitsinformation*", abgekürzt *GPGI*, wurde von einer Arbeitsgruppe im Deutschen Netzwerk Evidenzbasierte Medizin entwickelt. Das bereits in der zweiten Version vorliegende Positionspapier richtet sich vor allem an Anbieter von Gesundheitsinformationen und soll als Grundlage einer Selbstverpflichtung dienen.

Eine wichtige Forderung ist unter anderem die nach einem Methodenpapier, in dem die Verantwortlichen für eine Gesundheitsinformation ihre Vorgehensweise in definierter Form beschreiben: von der systematischen Recherche nach geeigneten

---

◘ **Tab. 29.5**   Kurzübersicht über die DISCERN-Kriterien

Eine qualitativ gute Publikation über Behandlungsalternativen wird

1. Klare Ziele haben

2. Ihre Ziele erreichen

3. Für den Nutzer bedeutsam sein

4. Ihre Informationsquellen klar benennen

5. Das Erstellungsdatum der Informationen klar benennen

6. Ausgewogen und unbeeinflusst sein

7. Zusätzliche Informationsquellen aufführen

8. Auf Bereiche von Unsicherheit hinweisen

9. Die Wirkungsweise eines Behandlungsverfahrens beschreiben

10. Den Nutzen eines Behandlungsverfahrens beschreiben

11. Die Risiken eines Behandlungsverfahrens beschreiben

12. Die Folgen einer Nicht-Behandlung beschreiben

13. Die Auswirkungen von Behandlungsverfahren auf die Lebensqualität beschreiben

14. Verdeutlichen, dass mehr als ein mögliches Behandlungsverfahren existieren könnte

15. Eine partnerschaftliche Entscheidungsfindung (shared decision-making) unterstützen

Quellen bis hin zum zielgruppenorientierten Umgang mit Zahlen und Risikoangaben oder der Berücksichtigung von Geschlechtsunterschieden. Mögliche Interessenkonflikte müssen transparent benannt werden.

Gefordert wird auch eine sachlich angemessene Darstellung – gerade für das Thema Krebs ein wichtiges Kriterium: Information soll keine Angst machen, aber auch keine falschen Hoffnungen wecken.

Ergänzend zur GPGI ist zu Fragen der Gestaltung von Gesundheitsinformationen ebenfalls unter dem Dach des Netzwerks Evidenzbasierte Medizin eine *„Leitlinie Evidenzbasierte Gesundheitsinformation"* entwickelt worden. Nach konsentierten Ergebnisparametern – entscheidend dabei Wissen, Risikowahrnehmung und Verstehen – wurde die Evidenz aus randomisierten Studien zu verschiedenen formalen Aspekten der Vermittlung, u. a. zur Risikokommunikation, systematisch aufgearbeitet und in Empfehlungen umgesetzt.

29.3.3 Aktiv beraten: Patienten für Qualität sensibilisieren

Wie wichtig ist Patientinnen und Patienten, ob eine Internetseite, ein Online-Forum oder eine Facebook-Info qualitativ hochwertig erstellt und betrieben werden?

Aufschlussreich ist in diesem Zusammenhang eine 2018 erschienene Untersuchung der Bertelsmann-Stiftung: Patienten waren zufrieden mit „Dr. Google", sie fanden, was sie suchen. Doch fast jeder Dritte verschwieg dem Arzt die vorherige Online-Infosuche. Unabhängige und öffentlich finanzierte Webseiten wurden nicht als vertrauenswürdiger eingestuft als kommerzielle. Die Erklärung der Fachleute ist das sogenannte „Confirmation Bias": Nutzerinnen und Nutzer vertrauen vor allem Informationen, die ihre eigene Wahrnehmung bestätigen. Diese Beobachtung verdeutlicht somit auch die Rolle, die subjektive Krankheitstheorien für die Akzeptanz oder Ablehnung von Therapievorschlägen spielen.

(► Abschn. 2.1 „Die Suche nach dem Auslöser", ► Kap. 16 „KAM: Motivation und Informationsbedarf").

Die Autoren der Studie weisen jedoch auch darauf hin: Nur 20 % der Ärzte ermutigten Patienten zur Informationssuche im Internet oder leiteten sie dazu an. Ihr Ratschlag: die Informationsquelle Internet strategisch nutzen. Aus ihrer Sicht sollten Ärzte und Ärztinnen Betroffene bei der Suche nach Gesundheitsinformationen stärker unterstützen und beraten.

Mehr Information

Informationen recherchieren und bewerten
Für Fachleute

Krebsinformationsdienst. Informationsblatt „Medizinische Fachliteratur: Artikel in Literaturdatenbanken suchen und finden". ► https://www.krebsinformationsdienst.de/service/iblatt/iblatt-literatursuche.pdf
Krebsinformationsdienst.med. Ressourcen-Center mit einer Auswahl überwiegend frei zugänglicher Quellen zum Einstieg in verschiedene Themen. ► https://www.krebsinformationsdienst.de/fachkreise/ressourcen/index.php

Leitlinien, Reviews und vergleichbare Datensammlungen (Auswahl)

Arbeitsgemeinschaft der Wissenschaftlichen Medizinischen Fachgesellschaften (AWMF). Medizinische Leitlinien. ► https://www.awmf.org/leitlinien
Cochrane Library. Systematische Übersichtsarbeiten zu verschiedensten medizinischen Fragestellungen. ► https://www.cochranelibrary.com/
Leitlinienprogramm Onkologie. ► https://www.leitlinienprogramm-onkologie.de/home/
Zentrum für Qualität in der Pflege. Datenbank zu pflegerelevanten Leitlinien (national und international). ► https://pflegeleitlinien.zqp.de/data.php

Frühe Nutzenbewertung neuer Wirkstoffe (Auswahl)

Gemeinsamen Bundesausschuss (G-BA). ► https://www.g-ba.de/informationen/nutzenbewertung/
Institut für Qualität und Wirtschaftlichkeit im Gesundheitswesen (IQWIG). ► https://www.iqwig.de/de/projekte-ergebnisse/publikationen/iqwig-berichte.1071.html
Kassenärztliche Bundesvereinigung (KBV). ► https://www.kbv.de/html/fruehe-nutzenbewertung.php

Hintergründe zur Evidenzbasierten Medizin (Auswahl)

Cochrane Deutschland. Ressourcen zu zahlreichen EbM-Themen. ▶ https://www.cochrane.de
Deutsches Netzwerk Evidenzbasierte Medizin e. V.: Ressourcen zu EbM. ▶ https://www.ebm-netzwerk.de/de/service-ressourcen

Studien bewerten (Auswahl)

Antes G et al (2011) CONSORT 2010: Aktualisierte Leitlinie für Berichte randomisierter Studien im Parallelgruppen-Design. Dtsch Med Wochenschr 136:e20–e23. ▶ https://doi.org/10.10 55/s-0031-1272980
CONSORT. Kriterien zur transparenten Publikation von Studien (auch in deutscher Übersetzung). ▶ http://www.consort-statement.org/; ▶ http://www.consort-statement.org/downloads/translations
Equator Network. Kritierien zur Publikation und Bewertung von verschiedenen Studientypen. ▶ https://www.equator-network.org/library/

Für Patienten

Krebsinformationsdienst. Informationsblatt „Behandlungswahl: Was muss ich wissen?". ▶ https://www.krebsinformationsdienst.de/service/iblatt/iblatt-behandlungswahl.pdf
Krebsinformationsdienst. Informationsblatt „Klinische Studien: Was muss ich wissen?". ▶ https://www.krebsinformationsdienst.de/service/iblatt/iblatt-klinischestudien.pdf

Sicher surfen
Für Fachleute und Patienten

Bertelsmann Stiftung (2018) Bertelsmann- Gesundheitsinfos: Wer suchet, der findet – Patienten mit Dr. Google zufrieden. Spotlight Gesundheit Nr. 2.2018: ▶ https://www.bertelsmann-stiftung.de/fileadmin/files/BSt/Publikationen/GrauePublikationen/VV_SpotGes_Gesundheitsinfos_final.pdf
Statistisches Bundesamt. IT-Nutzung. ▶ https://www.destatis.de/DE/Themen/Gesellschaft-Umwelt/Einkommen-Konsum-Lebensbedingungen/IT-Nutzung/Publikationen/Downloads-IT-Nutzung/private-haushalte-ikt-2150400187004.html

Transparenzkriterien und inhaltliche Anforderungen an gute Gesundheitsinformation (Auswahl)

Aktionsforum Gesundheitsinformationssystem (afgis) e. V. ▶ https://www.afgis.de/
Deutsches Netzwerk Evidenzbasierte Medizin e. V. (2016) Gute Praxis Gesundheitsinformation. Ein Positionspapier des Deutsches Netzwerks Evidenzbasierte Medizin e. V. Version 2.0. ▶ https://www.ebm-netzwerk.de/de/medien/pdf/gpgi_2_2016 0721.pdf
DISCERN-Online (deutsche Version). ▶ http://www.discern.de
Health on the Net Foundation (HON). ▶ https://www.hon.ch/en/
Leitlinie evidenzbasierte Gesundheitsinformation. ▶ https://www.leitlinie-gesundheitsinformation.de/

Für Patienten

Krebsinformationsdienst. Informationsblatt „Sicher surfen – so finden Sie gute Informationen". ▶ https://www.krebsinformationsdienst.de/service/iblatt/iblatt-sichersurfen.pdf

Ein Angebot: Der Krebsinformationsdienst

Susanne Weg-Remers

© Springer-Verlag GmbH Deutschland, ein Teil von Springer Nature 2020
A. Gaisser, S. Weg-Remers (Hrsg.), *Patientenzentrierte Information in der onkologischen Versorgung*,
https://doi.org/10.1007/978-3-662-60461-8_30

30.1 Historie

Der Krebsinformationsdienst (KID) des Deutschen Krebsforschungszentrums (DKFZ) wurde 1986 nach dem Vorbild des Cancer Information Service des National Cancer Institutes der USA gegründet. Krebskranke und ihre Angehörigen, aber auch interessierte Bürger sollten die Möglichkeit bekommen, am Telefon mit einer kompetenten Person über das mit vielen Tabus behaftete Thema Krebs zu sprechen, auf Wunsch auch anonym. Dieses damals völlig neuartige Angebot wurde ausgesprochen gut angenommen und über die Jahre sukzessive ausgebaut:

- Im Jahr 1999 wurde die Internetseite ▶ www.krebsinformationsdienst.de online geschaltet, auf der Nutzer verständliche und verlässliche Sachinformationen finden.
- Seit 2001 können sich Ratsuchende nicht nur telefonisch, sondern auch per E-Mail an den Krebsinformationsdienst wenden.
- In Sozialen Netzwerken wie Facebook und Instagram ist der Krebsinformationsdienst seit 2012 aktiv.
- 2014 wurde mit dem krebsinformationsdienst.med ein spezielles Angebot für Fachleute eröffnet, die an der Versorgung von Krebspatienten beteiligt sind: Ärzte, Pflegekräfte, Psychologen, Sozialpädagogen und Sozialarbeiter, Apotheker und viele weitere.

30.2 Ziele des Krebsinformationsdienstes

Ziel des Krebsinformationsdienstes ist die Erstellung und Vermittlung von wissenschaftlich fundierten Informationen rund um das Thema Krebs: über seine Ursachen, die Möglichkeiten der Vorbeugung, die Angebote zur Früherkennung, über Untersuchungs- und Behandlungsverfahren und über das Leben mit einer Tumorerkrankung. Dazu gehört auch die Nennung wichtiger Anlaufstellen zur Information, Beratung und Versorgung bei Krebs.

Versorgung optimieren Durch wissenschaftlich fundierte Aufklärung über Möglichkeiten und Alternativen in einer bestimmten Krankheitssituation trägt der Krebsinformationsdienst dazu bei, die individuelle Versorgung von Krebspatienten zu verbessern. Einer Unterversorgung, aber auch Über- oder Fehlversorgung gilt es vorzubeugen.

Gesundheitskompetenz steigern Mit Informationen über Krebs wird die Kompetenz Ratsuchender und ihre Souveränität im Umgang mit krebsbezogenen Themen gestärkt und für den Dialog mit den behandelnden Ärzten und anderen Fachleuten gerüstet. Dies gilt für Fragen der Prävention und Früherkennung ebenso wie für die Diagnose und Therapie von Krebs. Gesundheitskompetenz ist auch eine wichtige Voraussetzung, um den eigenen Bedarf an Unterstützung bei der Verarbeitung der seelischen, psychischen und sozialen Folgen von Krebs zu erkennen.

Orientierung im Gesundheitswesen erleichtern Der Krebsinformationsdienst nimmt eine Wegweiser-Funktion ein und hilft bei der Orientierung im deutschen Gesundheitssystem: Er vernetzt Patienten, Angehörige und interessierte Bürger, aber auch Fachleute mit den für sie jeweils relevanten Leistungsanbietern im Gesundheitswesen sowie weiteren Anbietern von Information, Beratung und Unterstützung.

Lebensqualität verbessern Durch die Vermittlung entsprechender Hilfs- und Beratungsangebote erleichtert der Krebsinformationsdienst Betroffenen und ihrem sozialen Umfeld den Umgang mit entsprechenden Problemen und trägt zu einer Verbesserung ihrer Lebensqualität bei.

Forschungsergebnisse zugänglich machen Als Bindeglied zwischen Forschung und Praxis wirkt der Krebsinformationsdienst am schnellen Wissenstransfer klinisch relevanter Forschungsergebnisse mit. Dazu trägt insbesondere der krebsinformationsdienst. med für Fachkreise bei.

30.3 Grundprinzipien des Krebsinformationsdienstes

30.3.1 Evidenzbasierung, Aktualität, Qualität

Als Abteilung des Deutschen Krebsforschungszentrums, der größten biomedizinischen Forschungseinrichtung in Deutschland, ist der Krebsinformationsdienst der Evidenzbasierung und Aktualität seiner Informationsangebote in besonderem Maße verpflichtet. Der immense Wissenszuwachs in der Onkologie stellt das Team des Krebsinformationsdienstes vor quantitative und qualitative Herausforderungen: bei der Aktualisierung der internen Wissensdatenbank (der Grundlage aller vermittelten Inhalte), bei der Pflege des Internetauftritts und bei der individuellen Informationsvermittlung. Der Krebsinformationsdienst steht für hohe Qualitätsstandards bei der Informationsvermittlung. Der zielgruppengerechten, sachlichen und doch empathischen Vermittlung von Informationen über Krebs wird durch ein umfassendes Qualitätsmanagement aller Angebote Rechnung getragen.

30.3.2 Neutralität und Unabhängigkeit

Der Krebsinformationsdienst ist ein für den Nutzer kostenfreies Angebot des Deutschen Krebsforschungszentrums. Bis 2009 wurde das Angebot durch verschiedene Instrumente der Projektförderung finanziert, ganz überwiegend durch das Bundesministerium für Gesundheit. Seit 2010 wird der Krebsinformationsdienst durch das Bundesministerium für Bildung und Forschung und durch das Ministerium für Wissenschaft, Forschung und Kunst des Landes Baden-Württemberg institutionell gefördert. Im Rahmen von Projekten kommen Mittel des Bundesministeriums für Gesundheit und anderer Partner hinzu. Durch diese Form der Finanzierung ist der Krebsinformationsdienst unabhängig und frei von Interessenkonflikten. Er informiert ausschließlich auf Basis der besten verfügbaren wissenschaftlichen Evidenz.

30.3.3 Evaluationsforschung

Im Rahmen seines Qualitätsmanagements dokumentiert der Krebsinformationsdienst anonymisiert die Abläufe bei der Nutzung der verschiedenen Informationskanäle, gemäß den Vorgaben der Datenschutzgrundverordnung (DSGV). Diese Daten nutzt der Krebsinformationsdienst zur Evaluation und Optimierung der eigenen Angebote, um diese noch besser an den Bedürfnissen der angesprochenen Zielgruppen auszurichten.

Darüber hinaus werden in regelmäßigen Abständen Befragungen zur Nutzerzufriedenheit durchgeführt, in deren Rahmen weitere Daten zu verschiedenen Fragestellungen erhoben und analysiert werden, beispielsweise zum Informationsbedarf oder zu besonderen Anliegen definierter Zielgruppen. Mit der Publikation dieser Erkenntnisse trägt der Krebsinformationsdienst dazu bei, die Versorgung Betroffener und ihres sozialen Umfeldes im deutschen Gesundheitssystem zu verbessern und Angebote der Prävention und Früherkennung, Diagnostik und Therapie von Krebserkrankungen zu optimieren.

30.4 Die Angebote des Krebsinformationsdienstes

30.4.1 Individuelle Information: aktuell, verständlich und evidenzbasiert

Auch heute noch ist die Vermittlung individueller Information per Telefon und E-Mail eine der Hauptaufgaben des Krebsinformationsdienstes. Nutzerinnen und Nutzer stellen ihre Fragen aber auch per Brief, in den sozialen Netzwerken oder in persönlichen Sprechstunden in Heidelberg, bzw. in Dresden, der Außenstelle des Krebsinformationsdienstes (◨ Abb. 30.1).

Heute beantworten Ärztinnen und Ärzte in Heidelberg und Dresden rund 33.500 individuelle Anfragen von Ratsuchenden pro Jahr an sieben Tagen die Woche – aktuell und wissenschaftlich fundiert, davon rund 1300 Anfragen von Profis aus dem Gesundheitssystem. Das Themenspektrum ist breit:

- Patientinnen und Patienten und ihre Angehörigen suchen vor allem detaillierte Informationen zur Diagnose und zu Behandlungsmöglichkeiten und zum Leben mit der Erkrankung sowie Hinweise zu hilfreichen Anlaufstellen im Gesundheitssystem. Für interessierte Bürger stehen Fragen zu Risikofaktoren, zur Krebsvorbeugung und Früherkennung oder zur aktuellen Krebsforschung im Vordergrund. Das umfassende Angebot des Krebsinformationsdienstes stärkt die Gesundheitskompetenz des Einzelnen und schafft die Basis für einen Dialog auf Augenhöhe mit den behandelnden Ärztinnen und Ärzten, sodass Patienten für partizipative Entscheidungen bestmöglich gerüstet werden.
- Fachleute, die sich beruflich mit dem Thema Krebs befassen, erhalten zuverlässig und kompetent aktuelle Informationen auf der Basis der besten verfügbaren wissenschaftlichen Evidenz. Für sie sind insbesondere allgemeine medizinische Informationen relevant, häufig aber auch Wissen zu den Versorgungsangeboten in einem konkreten Fall. Die übersichtliche Aufbereitung von Forschungsergebnissen sowie die individuelle Zusammenstellung relevanter Quellen generieren für die Fachkreise einen unmittelbaren Nutzen für die Patientenversorgung.

30.4.2 Information zum Thema Krebs mit hoher Breitenwirkung

Über seine Internetseite ▶ www.krebsinformationsdienst.de vermittelt der Krebsinformationsdienst aktuelles Wissen über Krebs, Adressen und Ansprechpartner und weiterführende Linktipps. Ca. 60 Broschüren, Infoflyer und Informationsblätter zu häufig nachgefragten Themen sind über die Internetseite zugänglich:

Service für Patienten, Angehörige und Interessierte

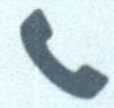
0800 – 420 30 40 (kostenlos)
täglich von 8:00 – 20:00 Uhr

krebsinformationsdienst@dkfz.de

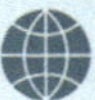
www.krebsinformationsdienst.de

Service für Fachkreise

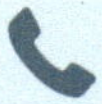
0800 – 430 40 50 (kostenlos)
Mo – Fr von 8:00 – 20:00 Uhr

kid.med@dkfz.de

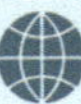
www.krebsinformationsdienst.de/fachkreise

◨ **Abb. 30.1**   Kontaktdaten des Krebsinformationsdienstes

zum Bestellen oder für den Download. Rund 7.2 Mio. individuelle Besucherinnen und Besucher nutzten 2018 dieses Angebot. In sozialen Netzwerken wie Facebook und Instagram bietet der Dienst aktuelle Nachrichten und lädt zur Diskussion ein. Für Fachkreise bietet die Internetseite relevante Informationen aus der medizinischen Forschung und verweist auf weiterführende wissenschaftliche Internetressourcen. Newsletter für medizinische Fachkreise und speziell für Psychoonkologen vermitteln Aktuelles rund um das Thema Krebs.

Mehr Informationen

Für Fachleute

Krebsinformationsdienst. Informationen zu Auftrag und Arbeitsweise des Krebsinformationsdienstes, Methodenpapier, Jahresberichte, etc. ► www.krebsinformationsdienst.de/wirueberuns.php

Weiterführende Literatur

Rosset M, Reifegerste D, Baumann E, Kludt E, Weg-Remers S (2019) Langzeittrends beim Krebsinformationsdienst (KID) des Deutschen Krebsforschungszentrums (DKFZ). Bundesgesundheitsbl 62:1120–1128